糖尿病诊治和健康管理

主　编　冯晓丹　谢翠华　龚妮容
副主编　谭　莹　吴振勇　苏达永　钟晓红
　　　　邱　胜　罗祥蓉　蒋　娅

图书在版编目（CIP）数据

糖尿病诊治和健康管理 / 冯晓丹，谢翠华，龚妮容主编. —广州：广东科技出版社，2021.5

ISBN 978-7-5359-7638-3

Ⅰ.①糖… Ⅱ.①冯…②谢…③龚… Ⅲ.①糖尿病—防治 Ⅳ.①R587.1

中国版本图书馆CIP数据核字（2021）第074854号

糖尿病诊治和健康管理
Tangniaobing Zhenzhi he Jiankang Guanli

出 版 人：朱文清
责任编辑：刘 耕 马霄行
封面设计：刘 萌
责任校对：李云柯
责任印制：彭海波
出版发行：广东科技出版社
　　　　　（广州市环市东路水荫路11号　邮政编码：510075）
销售热线：020-37592148 / 37607413
http://www.gdstp.com.cn
E-mail：gdkjzbb@gdstp.com.cn
经　　销：广东新华发行集团股份有限公司
排　　版：创溢文化
印　　刷：佛山市浩文彩色印刷有限公司
　　　　　（佛山市南海区狮山科技工业园A区　邮政编码：528225）

规　　格：787mm×1 092mm　1/16　印张24.75　字数500千
版　　次：2021年5月第1版
　　　　　2021年5月第1次印刷
定　　价：158.00元

如发现因印装质量问题影响阅读，请与广东科技出版社印制室
联系调换（电话：020-37607272）。

《糖尿病诊治和健康管理》编委会

主　编　冯晓丹　谢翠华　龚妮容

副主编　谭　莹　吴振勇　苏达永　钟晓红　邱　胜　罗祥蓉　蒋　娅

编　者（按姓氏笔画排序）

王永锋　复旦大学附属中山医院青浦分院	易亚亚　南方医科大学南方医院
卢　颜　南方医科大学南方医院	易枝秀　南方医科大学南方医院
包　涵　南方医科大学南方医院	罗祥蓉　南方医科大学南方医院
冯晓丹　广州开发区医院	周书敏　广州开发区医院
江　峡　广东省人民医院南海医院	胡丽萍　南方医科大学南方医院
苏达永　广州开发区医院	钟晓红　南方医科大学南方医院
吴振勇　广州开发区医院	郭金星　上海市宝山区仁和医院
邱　胜　南方医科大学南方医院	曹　维　南方医科大学南方医院
余永武　清华大学附属垂杨柳医院	龚妮容　南方医科大学南方医院
宋召喜　河南科技大学第三附属医院—洛阳东方医院	彭乔伊　南方医科大学南方医院
张　镭　南方医科大学南方医院	蒋　娅　南方医科大学南方医院
张汉平　广州开发区医院	蒋建平　南方医科大学南方医院
张婷婷　南方医科大学南方医院	谢翠华　南方医科大学南方医院
陈裕洁　广州开发区医院	路　影　广州开发区医院
林　进　福州市第六医院	谭　莹　广州开发区医院

前言
Foreword

  经济的快速发展和人们生活方式的改变，使得糖尿病的发病率不断攀升，跃升为影响人类健康的主要慢性流行病，因此做好糖尿病的防治工作，对降低发病率、提高治疗率、减少相关并发症至关重要。

  随着新技术、新药物和新治疗方法的涌现，以及许多大规模、多中心、长时程的循证医学研究结果不断问世，关于糖尿病的理论研究不断深化、诊疗水平不断提高，同时研究成果及其临床应用也更具科学性和普适性。

  在这样一个信息爆炸的时代，实时更新知识体系，了解最新动态，正确理解、应用指南是对每个内分泌科医师以及从事内分泌相关疾病诊治的全科医师的基本要求。更重要的是，至2020年，我国已基本建立符合我国国情的分级诊疗制度，将在社区医院对糖尿病等慢性病进行首诊，基层医师需要更多地掌握标准化、规范化的疾病诊疗方法，需要更多的专科诊治经验，这些技能将密切影响疾病的控制率和人们的健康状况。因此，我们将糖尿病的理论知识结合最新的指南和研究进展的信息，进行汇总并编辑成册，希望能够满足广大基层医师和初涉内分泌领域的医师，尤其是从事糖尿病临床工作的医师的需要，使其可以用最短的时间尽可能全面地了解上述信息，更好地服务于患者。同时本书对糖尿病患者的自我教育亦有一些裨益。

  由于作者水平有限，错漏之处在所难免，敬请读者惠予指正。

冯晓丹

2021年3月

目录 Contents

第一章 糖尿病总论 ... 001
 第一节 流行病学与危害 ... 002
 第二节 糖尿病的诊断 ... 004
 第三节 糖的生理作用及来源和去路 ... 005
 第四节 糖代谢的调节 ... 006
 第五节 葡萄糖的毒性作用及糖与疾病的关系 ... 008
 第六节 糖尿病的病因和分型 ... 010
 第七节 糖尿病的病理生理 ... 016
 第八节 糖尿病的发病机制 ... 020
 第九节 糖尿病慢性并发症的病因和发病机制 ... 029

第二章 糖尿病的预防 ... 043
 第一节 概述 ... 043
 第二节 一级预防 ... 049
 第三节 二级预防 ... 050
 第四节 三级预防 ... 052
 第五节 糖尿病社区防治模式的建立 ... 056

第三章 糖尿病的检测 ... 057
 第一节 血糖的检测 ... 057
 第二节 代谢状态严重程度或控制程度的检查 ... 072
 第三节 胰岛功能的检查 ... 079
 第四节 糖尿病并发症的检查 ... 083
 第五节 病因和发病机制的检查 ... 089

第四章 动态血糖监测 ... 100
 第一节 动态血糖监测总论 ... 100
 第二节 扫描式葡萄糖监测 ... 107
 第三节 动态葡萄糖图谱 ... 110

第五章 糖尿病的治疗总则 118
第一节 糖尿病的治疗目标 118
第二节 糖尿病的生活方式干预 120
第三节 糖尿病患者健康教育 121
第四节 糖尿病的监测 124
第五节 糖尿病的药物治疗原则 126

第六章 糖尿病的药物治疗 131
第一节 概述 131
第二节 非胰岛素促泌剂 132
第三节 胰岛素促泌剂 138
第四节 中医中药治疗 145

第七章 糖尿病的胰岛素治疗 152
第一节 概述 152
第二节 胰岛素剂型及特点 153
第三节 胰岛素的临床治疗方案 153

第八章 胰岛素泵 160
第一节 概述 160
第二节 胰岛素泵的临床应用 165
第三节 胰岛素泵的剂量设定和调整技巧 170

第九章 糖尿病的手术治疗 175
第一节 减重手术 175
第二节 胰腺移植 180
第三节 干细胞移植 181

第十章 糖尿病的饮食治疗 185
第一节 糖尿病饮食治疗概述 185
第二节 糖尿病的饮食构成 187
第三节 糖尿病患者的饮食治疗方案 195

第十一章 糖尿病的运动治疗 206
第一节 概述 206
第二节 糖尿病患者的运动方案 211
第三节 糖尿病患者运动的注意事项 216

第十二章　糖尿病和妊娠 218
- 第一节　概述 218
- 第二节　妊娠期糖尿病的筛查和诊断 224
- 第三节　糖尿病的孕前管理 225
- 第四节　糖尿病的孕期管理 226
- 第五节　糖尿病的分娩管理 229
- 第六节　糖尿病的产后管理及随访 230

第十三章　老年糖尿病 232
- 第一节　概述 232
- 第二节　老年糖尿病的并发症及共存疾病 234
- 第三节　老年人血糖控制的目标及其设定 235
- 第四节　老年低血糖 237
- 第五节　老年人降糖药物的选择 238
- 第六节　老年糖尿病患者的饮食与运动 240

第十四章　儿童和青少年糖尿病 243
- 第一节　儿童和青少年糖尿病人群特征 243
- 第二节　儿童和青少年糖尿病的治疗管理目标 244
- 第三节　儿童和青少年降糖药、降压药、降脂药的选择 246
- 第四节　儿童和青少年营养管理 247
- 第五节　儿童和青少年运动管理 248
- 第六节　儿童和青少年心理干预 248

第十五章　糖尿病急性并发症及其处理 250
- 第一节　糖尿病酮症酸中毒 250
- 第二节　高血糖高渗状态 256
- 第三节　糖尿病合并低血糖 261
- 第四节　糖尿病乳酸酸中毒 264

第十六章　糖尿病慢性并发症及其处理 271
- 第一节　糖尿病心脏病 271
- 第二节　糖尿病脑血管病 274
- 第三节　糖尿病合并高血压 277
- 第四节　糖尿病肾脏疾病 279
- 第五节　糖尿病泌尿系统其他病变 284
- 第六节　糖尿病视网膜病变 288
- 第七节　糖尿病神经病变 290

第八节　糖尿病足 295
　　第九节　糖尿病脂代谢紊乱 300
　　第十节　糖尿病胃肠功能紊乱 303
　　第十一节　糖尿病皮肤病变 304
　　第十二节　糖尿病性骨质疏松症 306
　　第十三节　糖尿病甲状腺功能亢进联合病 310

第十七章　糖尿病与感染 315
　　第一节　糖尿病患者易患感染的发病机制 315
　　第二节　感染对糖尿病代谢的影响 317
　　第三节　糖尿病常见感染因素、部位及处理 318
　　第四节　糖尿病合并感染的防治 321

第十八章　糖尿病围手术期的管理 324
　　第一节　手术和麻醉对糖代谢的影响 324
　　第二节　糖尿病围手术期的血糖管理 325

第十九章　糖尿病患者心理干预 332
　　第一节　糖尿病患者心理变化 332
　　第二节　糖尿病患者心理护理干预 337
　　第三节　糖尿病患者的自身心理调节 344
　　第四节　医患沟通的作用 349
　　第五节　如何加强医患沟通 350
　　第六节　接诊中的心理护理要点 352

第二十章　糖尿病筛查及监测 355
　　第一节　糖尿病前期筛查和监测 355
　　第二节　糖尿病并发症筛查目的和人群 358
　　第三节　糖尿病肾脏疾病的筛查 359
　　第四节　糖尿病视网膜病变的筛查 360
　　第五节　糖尿病周围神经病变的筛查 364
　　第六节　糖尿病足的筛查 365

第二十一章　糖尿病的护理 368
　　第一节　护理评估 368
　　第二节　护理措施 369

参考文献 378

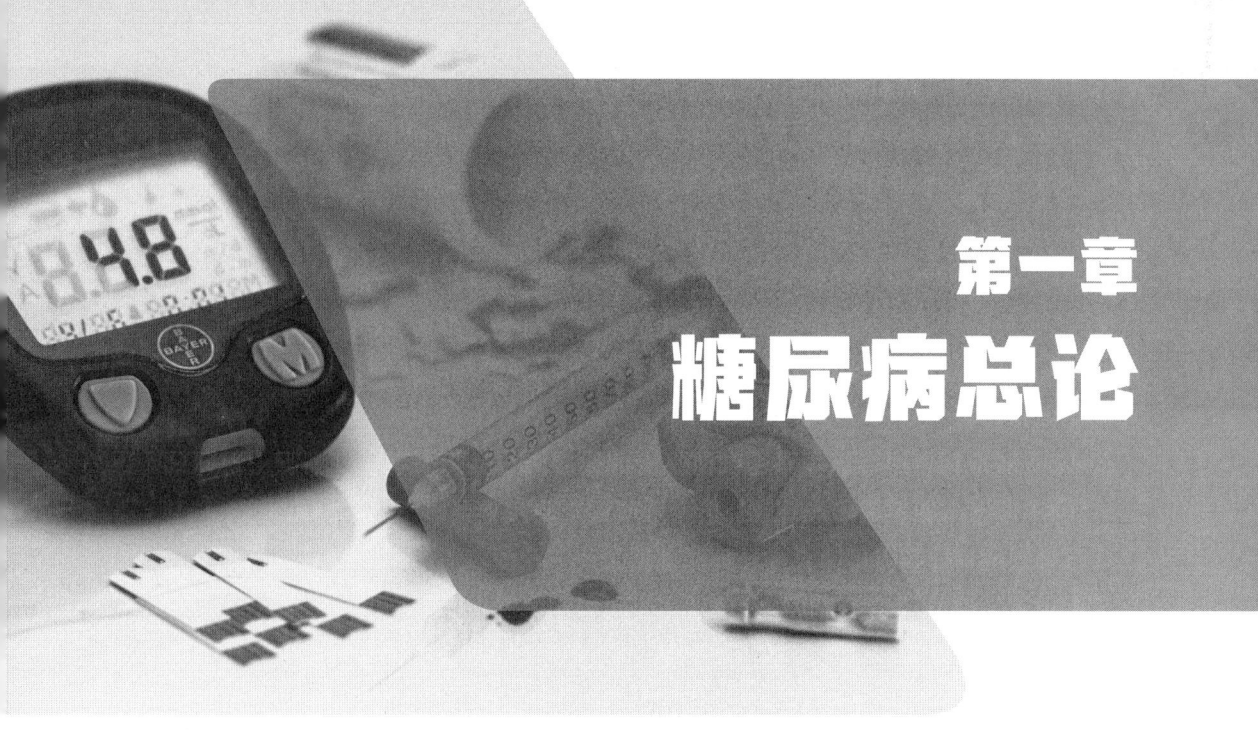

第一章 糖尿病总论

糖尿病（diabetes mellitus，DM）是由遗传和环境共同引起的一组以糖代谢紊乱为主要表现的临床综合征。胰岛素缺乏和胰岛素作用障碍单独或同时引起碳水化合物、脂肪、蛋白质、水和电解质等的代谢紊乱，临床以慢性高血糖为主要特征，其急性并发症有糖尿病酮症酸中毒（diabetic ketoacidosis，DKA）、高渗性高血糖状态（hyperosmolar hyperglycemic state，HHS）和乳酸酸中毒。糖尿病可引发多种慢性并发症，导致器官功能障碍和衰竭，甚至致残或致死。

糖尿病，中医称为"消渴"病，归纳为饮食不节、情志失调、素体阴虚的病因；肝郁化火而产生上消（多饮）、中消（多食）、下消（多尿）的疾病。

按照病因来说，糖尿病是遗传因素和环境因素长时间共同作用的结果。遗传因素是患糖尿病的内因，环境因素是患糖尿病的外因，外因通过内因而起作用，导致发病。

按照性质来说，糖尿病是一种慢性、全身性、代谢性的疾病。慢性，意味着糖尿病长久难愈、遗患终身；全身性，意味着糖尿病影响全身各个器官和各种组织；代谢性，意味着机体内胰岛素分泌缺陷或机体对胰岛素的需求增大、利用不足而引起的血糖升高及尿糖出现，严重时可发生脂肪、蛋白质、电解质、水及酸碱平衡的全面紊乱，引起酮症酸中毒等急性损害。如果糖尿病长期得不到良好控制，还能引发脑、心脏、神经、眼、肾脏等重要器官和组织的并发症，造成残疾或死亡。

按照病因特点，糖尿病可分为原发性与继发性两大类。原发性，即指始发病为糖尿病；继发性，即指由其他疾病或药物所导致的糖尿病，例如，胰腺病变切除，无法制造胰岛素而产生的糖尿病。原发性糖尿病最常见的有两种类型：2型糖尿病和1型糖尿病。两者区别见表1-1。2型糖尿病占糖尿病发病总数的95%以上。

表1-1 2型糖尿病与1型糖尿病的区别

鉴别项目	2型糖尿病	1型糖尿病
发病年龄	中老年	30岁以下
起病	缓慢	急
症状	轻、中	中、重
体重	不减，肥胖多见	减轻，消瘦
酮症酸中毒	不易发生	易发生
胰岛素释放曲线	大致正常，高峰后移或高胰岛素血症	低平
免疫学标志	GAD_{65}（-）	GAD_{65}（+）
	ICA（-）	ICA（+）

注：GAD为谷氨酸脱羧酶抗体；ICA为胰岛细胞抗体；GAD_{65}为谷氨酸脱羧酶抗体65。

目前对于1型糖尿病的预防是比较困难的；但对于2型糖尿病来说，只要我们注意到有关危险因素，积极采取预防措施，完全可以控制其发展，甚至有可能使得病情发生逆转。

2型糖尿病的病变发展过程经历三期：高危人群、糖耐量受损、糖尿病。

高危人群：现时血糖正常，但易患糖尿病的人群。其包括有糖尿病家族史者、肥胖者、血糖增高或尿糖呈阳性者、高脂血症者、有巨大儿分娩史者、吸烟酗酒者等。

糖耐量受损（impaired glucose tolerance，IGT）：高危人群进一步发展，可步入糖耐量受损阶段。此类人群的血糖没有升高到可以确诊糖尿病的水平，但已经发生异常。糖耐量受损可分为空腹血糖受损（impaired fasting glucose，IFG）和餐后血糖受损（impaired postprandial glucose，IPT）。一般而言，糖耐量受损者，在2~3年后，有1/3的人群糖耐量恢复正常，1/3的人群糖耐量保持不变，1/3的人群发展为糖尿病。在此阶段，注意控制饮食、坚持运动，有望回归健康人群行列，但如果仍不加控制，不节制饮食、体重增加、发生肥胖等，其发展为糖尿病的风险和概率将会极大增加。

第一节 流行病学与危害

一、我国糖尿病流行的特点

（1）以2型糖尿病为主，1型糖尿病及其他类型糖尿病少见。2013年全国调查中2型糖尿病发病率为10.4%，男性发病率（11.1%）高于女性发病率（9.6%）。

（2）各民族间的糖尿病发病率存在较大差异：满族为15.0%、汉族为14.7%、维吾尔族为12.2%、壮族为12.0%、回族为10.6%、藏族为4.3%。

（3）经济发达地区的糖尿病发病率明显高于不发达地区，城市居民糖尿病发病率（12.0%）高于农村居民糖尿病发病率（8.9%）。

（4）未诊断的糖尿病患者比例较高。2013年全国调查显示，未诊断的糖尿病患者占总数的63%。

（5）肥胖和超重人群糖尿病发病率显著增加，肥胖人群糖尿病发病率比正常体重人群高2倍。2013年体重指数（BMI）分层显示，BMI$<$25 kg/m^{2}者糖尿病发病率为7.8%，25 kg/m^2≤BMI$<$30 kg/m^{2}者糖尿病发病率为15.4%，BMI≥30 kg/m^{2}者糖尿病发病率为21.2%。

二、我国糖尿病的流行病学演变

30多年来，我国成人糖尿病发病率显著增加。1980年全国14省、市30万人的流行病学资料显示，糖尿病发病率为0.67%。1994—1995年全国19省、市21万人的流行病学调查显示，25～64岁人群糖尿病发病率为2.28%，糖耐量异常发病率为2.12%。2002年中国居民营养与健康状况调查同时进行了糖尿病的流行情况调查，该调查利用空腹血糖大于5.5 mmol/L作为筛选指标，对高于此水平的人做口服葡萄糖耐量试验（OGTT）。结果显示，在18岁以上人群中，城市人口的糖尿病发病率为4.5%，农村人口的糖尿病发病率为1.8%。2007—2008年，中华医学会糖尿病学分会（CDS）组织全国14个省市开展了糖尿病流行病学调查，结果显示，我国20岁及以上成年人的糖尿病发病率为9.7%。2010年中国疾病预防控制中心（CDC）和中华医学会内分泌学分会（CSE）调查了中国18岁及以上人群糖尿病的患病情况，显示糖尿病发病率为9.7%。2013年我国慢性病及其危险因素监测显示，18岁及以上人群糖尿病发病率为10.4%。根据最新的流调数据，依世界卫生组织（WHO）诊断标准，我国糖尿病发病率上升至11.2%。

三、我国糖尿病流行的可能影响因素

（1）城市化：随着经济的发展，我国的城市化进程明显加快，城镇人口占全国人口比例从2000年的34%上升到2016年的57%。城市化导致人们生活方式改变，体力活动明显减少，生活节奏的加快也使得人们长期处于应激环境中，这都与糖尿病的发生密切相关。

（2）老龄化：我国60岁以上老年人的比例逐年增加，2000年为10%，到2006年增加到13%，2008年、2013年的调查显示60岁以上老年人糖尿病发病率均在20%以上。

（3）超重和肥胖发病率增加：《中国居民营养与慢性病状况报告（2015年）》显示，全国18岁及以上成人超重率为30.1%，肥胖率为11.9%，比2002年上升了7.3%和4.8%；6～17岁儿童青少年超重率为9.6%，肥胖率为6.4%，比2002年上升了5.1%和4.3%。

（4）中国人的遗传易感性：2型糖尿病的遗传易感性存在着种族差异。与高加索人相比，在调整性别、年龄和BMI后，亚裔人患糖尿病的风险高出60%。在发达国家及地区居住的华人糖尿病发病率明显高于高加索人糖尿病发病率。目前全球已经定位超过100个2型糖尿病易感位点，其中30%在中国人群中得到验证，另外在中国人的基因中发现*PAX4*、*NOS1AP*等多个2型糖尿病易感基因，这些基因可使中国人2型糖尿病发生风险增加5%～25%。根据与中国人2型糖尿病显著相关的40个易感位点构建的遗传评分模型可应用于预测中国人2型糖尿病的发生，且主要与胰岛β细胞功能衰退有关。

（冯晓丹）

第二节　糖尿病的诊断

糖尿病的临床诊断应依据静脉血浆血糖检测结果而不是毛细血管血糖检测结果。目前国际通用的诊断标准和分类是世界卫生组织（WHO）1999年的标准。糖代谢状态分类和糖尿病诊断标准见表1-2和表1-3。

表1-2　糖代谢状态分类（WHO 1999年）

糖代谢分类	空腹血糖/（mmol·L^{-1}）	糖负荷后2 h血糖/（mmol·L^{-1}）
正常血糖	<6.1	<7.8
空腹血糖受损（IFG）	≥6.1，<7.0	<7.8
糖耐量异常（IGT）	<7.0	≥7.8，<11.1
糖尿病	≥7.0	≥11.1

资料来源：《中国2型糖尿病防治指南（2020年版）》（中华医学会糖尿病学分会）。
注：IFG和IGT统称糖调节受损，也称糖尿病前期。空腹血糖正常参考范围下限通常为3.9mmol/L。

表1-3　糖尿病诊断标准

诊断标准	静脉血浆葡萄糖/（mmol·L^{-1}）
典型糖尿病症状（烦渴、多饮、多尿、多食，不明原因体重下降）加上随机血糖	≥11.1
或加上空腹血糖	≥7.0
或加上葡萄糖负荷后2 h血糖	≥11.1
或加上HbA1c	≥6.5%
无典型糖尿病症状患者需改日复查确认	

资料来源：《中国2型糖尿病防治指南（2020年版）》（中华医学会糖尿病学分会）。
注：空腹指至少8 h没有进食；随机血糖值不考虑上次用餐时间；一日中任意时间的血糖值，不能作为诊断空腹血糖异常或糖耐量异常的标准。

IFG和IGT血浆葡萄糖或75 g OGTT后2 h血浆葡萄糖值可单独用于流行病学调查或人群筛查。当OGTT的目的是明确糖代谢状态时，仅需检测空腹血糖和OGTT后2 h血糖。我国资料显示，仅查空腹血糖，则糖尿病的漏诊率较高，理想的调查是同时检查空腹血糖及OGTT后2 h血糖。OGTT其他时间点的血糖值不作为诊断标准。建议已达到糖调节受损的人群，应进行OGTT检查，以提高糖尿病的诊断率。

急性感染、创伤或其他应激情况下可出现暂时性血糖增高，若没有明确的糖尿病病史，就临床诊断而言不能以此时的血糖值诊断糖尿病，须在应激消除后复查，再确定糖代谢状态，检测糖化血红蛋白（HbA1c）有助于诊断。2011年WHO建议在条件具备的国家和地区采用HbA1c检测糖尿病。《中国2型糖尿病防治指南（2020年版）》将HbA1c纳入糖尿病诊断标准，建议在有严格质量控制的实验室，采用标准化检测方法测定的HbA1c可以作为糖尿病的补充诊断标准。但是在以下情况只能根据静脉血浆葡萄糖水平诊断糖尿病：镰状细胞病、妊娠（中晚期）、葡萄糖-6-磷酸脱氢酶缺乏症、艾滋病、血液透析、近期失血或输血、促红细胞生成素治疗等。此外，不推荐采用HbA1c筛查囊性纤维化相关糖尿病。

（冯晓丹）

第三节　糖的生理作用及来源和去路

血糖是指血液中的糖，主要是葡萄糖。正常人早晨空腹时，静脉血中的血糖浓度为4～6 mmol/L。饭后由于血液中吸入大量葡萄糖，血糖可暂时升高，并于饭后2 h逐渐恢复到正常水平。

糖是维持人体生命的基本能量物质，可以说没有糖，人的生命活动将无法维持。人们每日吃的米饭、面、红薯、土豆、水果等，都含有糖，糖果、糕点、牛奶、豆浆、甜品、饮料等，也都含有蔗糖或果糖。在人体中，糖以葡萄糖的形式通过血液流向各个组织、器官，为细胞提供养分和能量。传统观念认为，糖会引起身体发胖，其实并非如此，糖摄入过多才会引起肥胖。饮食结构均衡，体重保持适中，适量摄入糖则是有益无害的。

在正常情况之下，血糖浓度能在一定范围内维持恒定，与它的来源与去路有直接关系。在神经和体液的调节和控制下，血糖的来源和去路处于动态平衡状态，从而使血糖浓度保持在正常范围，稳定在相对恒定的水平上。

一、血糖的来源

血糖的来源主要有2个方面：

（1）食物中淀粉等糖类物质经过消化吸收进入血液，补充血糖。

（2）空腹时血糖浓度下降，肝脏储存的肝糖原分解，补充血糖。肝脏是体内储存糖原最多的器官之一，成人肝糖原的储存量为100～200 g，除作为肝脏本身的能量来源外，更主要的是作为补充血糖浓度的主要来源。因为肝脏含有葡萄糖磷酸激酶，它可以水解肝细胞中的磷酸葡萄糖，使之转变为游离的葡萄糖，进入血液，补充血糖。

肌肉组织亦含有大量的肌糖原，但由于肌细胞中不含有这种磷酸激酶，故肌糖原不能变为游离的葡萄糖而补充血糖。肾脏亦含有葡萄糖磷酸激酶，正常情况下肾脏组织糖原含量并不高，故在补充血糖浓度上意义并不大，但在饥饿情况下，除肝脏的糖异生作用能力可增强外，肾脏的糖异生作用能力亦可增强，它可以把某些非糖物质转变成磷酸葡萄糖，再分解为游离葡萄糖，补充部分血糖。

二、血糖的去路

血糖的去路有以下5个方面：

（1）氧化分解产生能量，以供机体利用。如肌肉细胞，除可利用自身储存的肌糖原外，还可利用血糖，通过氧化作为能量的来源。

（2）当血糖浓度较高时，可以进入肝脏、肌肉及其他组织的细胞，合成糖原备用。

（3）作为合成细胞和组织中其他糖类的原料。如核酸中的核糖、脱氧核糖，结缔组织中的黏多糖，乳汁中的乳糖，肝脏用来解毒的葡萄糖醛酸等。

（4）可以转化为脂肪。

（5）当血糖浓度超过8.9 mmol/L时，可以由尿液排出。当血糖浓度低于8.9 mmol/L时，经肾小球滤过进入肾小管内的葡萄糖，可以被肾小管全部重吸收，因此尿液中不会出现葡萄糖。当血糖浓度超过8.9 mmol/L时，经肾小球滤过的葡萄糖过多，超过了肾小管的重吸收能力，于是尿液中出现葡萄糖，称为糖尿，此时的血糖浓度值，称为肾糖阈。

（冯晓丹）

第四节　糖代谢的调节

人体血糖的调节以体液的调节为主，同时又受到神经的调节。当血糖升高时，下丘脑的相关区域兴奋，通过副交感神经直接刺激胰岛β细胞释放胰岛素，并同时抑制胰岛α细胞分泌胰高血糖素，从而使血糖降低。当血糖降低时，下丘脑的另一个区域兴奋，通过交感神经作用于胰岛α细胞，并促进胰岛α细胞分泌胰高血糖素，同时作用于肝脏，促进肝糖原的分解，使血糖上升；另外，神经系统还通过控制甲状腺和肾上腺的分泌活动来调节血糖含量。但中枢神经系统通过激素对糖代谢的调节更为重要。以下着重介绍对糖代谢影响较大的几种激素的调节作用。

一、胰岛素

胰岛素对糖代谢的影响最大，是体内唯一能降低血糖的激素。注射胰岛素后，血糖明显下降，细胞利用葡萄糖增多，肝脏、肌肉组织内糖原的储存量亦增多。胰岛素的主要作用有以下5个方面：

（1）胰岛素能增加细胞对葡萄糖的通透性，使葡萄糖容易进入细胞内进行代谢。葡萄糖大量进入细胞，从而降低血糖。

（2）胰岛素有增强葡萄糖磷酸激酶活性的作用。葡萄糖磷酸激酶的作用是使葡萄糖磷酸化成为磷酸葡萄糖，磷酸葡萄糖不能自由进出细胞，胰岛素促进葡萄糖在细胞内转化为磷酸葡萄糖，有利于葡萄糖合成糖原或分解氧化，从而降低血糖。

（3）胰岛素可以加强糖原合成酶系的活性，特别是肝脏，因此有利于糖原的合成。

（4）胰岛素具有加强由磷酸甘油醛到丙酮酸的酶系的活性，因此有利于磷酸葡萄糖的分解。

（5）胰岛素具有抑制肝脏、肾脏组织的糖异生作用及对抗糖皮质激素的作用。

从以上可以看出，胰岛素对糖代谢的调节功能主要为促进葡萄糖进入细胞，并且加强对葡萄糖的利用，促进糖原的合成。

二、肾上腺素

肾上腺素有升高血糖的作用，可以促进血糖和血中乳酸水平的增加，前者是因为肾上腺素加速了肝糖原的分解，后者是因为肾上腺素加速了肌糖原的分解。肾上腺素的这种作用是通过激活肝细胞和肌细胞中的磷酸化酶的活性，促进肝内和肌肉中糖原的分解。同时肾上腺素还具有抑制胰岛素分泌的作用，两种作用最终造成了血糖水平的升高。

三、肾上腺皮质激素

肾上腺皮质激素包括糖皮质激素和盐皮质激素，其中前者具有升高血糖的作用。当注射糖皮质激素后，可引起血糖升高，甚至出现糖尿病。糖皮质激素对糖代谢的主要作用在于增强糖异生，表现在以下2个方面：

（1）糖皮质激素具有增强糖异生的作用，特别是促进氨基酸转化为葡萄糖。长期使用糖皮质激素时，肝脏可以选择性地增加与糖异生作用有关的酶系的活性，因而肝糖原储存量增加；糖皮质激素可增加肝脏中磷酸葡萄糖磷酸酶的活性，使血液中葡萄糖水平升高。与胰岛素对糖异生作用的有关酶系具有抑制作用相反，糖皮质激素对其具有刺激作用,在正常情况下,酶系的活性是这两种激素互相协调的结果。

(2)糖皮质激素可以加速脂肪组织分解,其甘油部分,通过糖异生作用,可转化为葡萄糖。

四、甲状腺激素

对于甲状腺激素分泌不足的患者,其血糖浓度与肝糖原的水平可保持正常。而对于甲状腺功能亢进的患者,其饭后甲状腺激素加速了肠道中葡萄糖的吸收,导致餐后血糖水平升高。甲状腺激素分泌过多,除可加速肝脏对葡萄糖的吸收外,还可加速肌肉组织对葡萄糖的利用,因而常表现出肝糖原与肌糖原低于正常水平,在饥饿时还可能出现低血糖的现象。

五、胰升糖素

胰升糖素能激活肝磷酸化酶,而对肌肉的磷酸化酶没有作用,故胰升糖素只能促进肝糖原分解而引起血糖升高,对肌糖原无作用。血糖升高的同时,血中乳酸并不增加。

(冯晓丹)

第五节 葡萄糖的毒性作用及糖与疾病的关系

一、葡萄糖的毒性作用

1940年医学研究者就已认识到葡萄糖的毒性。高血糖对组织细胞有"浸泡渗透"作用,即葡萄糖也会对细胞产生毒性作用,使细胞变性,多种组织和细胞发生非酶糖化,改变其性质和功能,使组织结构发生不可逆变化,从而导致细胞免疫能力受损以及各种细胞周期异常。由于高血糖的长期存在,便有多种多样的急性并发症和慢性并发症发生,严重时可导致糖尿病性肾脏功能衰竭、失眠、下肢坏疽等。

胰岛素分泌缺陷或不能充分发挥作用,致使葡萄糖转运至细胞内给机体供能发生障碍,而堆积在血液循环中,表现为高血糖。这种机体对胰岛素生物利用不敏感、反应效应差的情况,称为胰岛素抵抗。而胰岛素抵抗会引发胰岛β细胞功能受损。

这种高糖毒性会给机体带来各种病理损害:

(1)血液中葡萄糖水平升高,形成高血糖,脂肪及蛋白质的分解加速。

(2)高血糖反应导致全身毛细血管壁加速增厚,管腔变细,红细胞不易通过,造成组织细胞缺氧。

(3)肾脏发生肾小球硬化、肾乳头坏死等病理改变。

（4）眼底视网膜毛细血管出现微血管瘤、眼底出血、渗出等。

（5）神经细胞变性，神经纤维发生阶段性脱髓鞘病变。

（6）高血糖伴发血脂代谢紊乱，由此产生脂毒性的作用。

（7）冠状动脉、脑血管及下肢动脉硬化较非糖尿病患者发生得更早且更严重。

二、糖与疾病的关系

糖是酸性物质，其化学成分碳、氢、氧中的氢和氧的比例为2∶1，与水的结构相同，故又称为碳水化合物。若糖摄入太多，使体质呈酸性，就会降低人体的抗病能力，引起经常性感冒、感染、骨质疏松等。若糖摄入过量，脱羧辅酶的需要亦明显增加，而食物中维生素B_1来源有限，一旦缺乏，则会影响乳酸、丙酮酸等代谢产物的分解。这些代谢产物若在体内蓄积，则会干扰大脑高级中枢的神经功能，引起头晕头痛、乏力失眠、食欲不振、精神萎靡、神经衰弱等。研究证明，过多的糖摄入已经成为仅次于烟、酒、盐、少运动的第五号危险因素。

（1）糖与结石。糖与高糖饮食会使尿液中钙、镁排出增多，草酸钙水平上升，尿液浓度升高，容易引起泌尿系统结石。

（2）糖与结核。过多的糖摄入会导致白细胞的杀菌作用减弱，糖的摄入量越多，白细胞杀菌作用受抑制的程度越强，容易造成结核感染和结核杆菌在体内的蔓延。因此，当患有急性感染、感冒、扁桃体炎、肺炎时，不宜吃糖。

（3）糖与近视。体内糖的代谢需要维生素B_1，若糖摄入量过多，维生素B_1消耗增加，可能发生神经变性。糖摄入量过多还易造成体内缺钙，使眼球内膜的弹力减退，引起近视。

（4）糖与肾炎。肾炎是一种忌盐疾病，这很容易诱使人吃糖。然而，肾炎患者的血管功能已受到损伤，而糖具有促使血管内脂质代谢紊乱的作用，糖摄入过多会加重肾脏负担，影响患者康复。

（5）糖与风湿病。风湿病患者体内的碱储备本来就少，而糖属酸性，糖摄入量过多，导致碱的消耗增加，会加重病情。

（6）糖与胃肠道疾病。糖能促使胃酸增多，加重胃病患者的病情，严重时易造成胃十二指肠溃疡。糖还能减弱肠道蠕动，导致便秘及痔疮的频繁发作。因此，糖是胃肠道疾病患者的忌食品。

（7）糖与皮肤病。多余的糖会转化成脂肪，皮脂分泌增多，不利于皮肤健康和皮肤病的治疗，化脓性皮肤病或脂溢性皮炎患者，多吃糖往往容易加重病情。且多吃糖会影响体内脂肪的消耗，造成肥胖，形成高脂血症。

（8）糖与糖尿病。长期过量食糖，致使血糖上升，胰岛功能失常，引起糖尿病。

（9）糖与儿童营养不良。儿童若多吃糖会使食欲下降，从食物中获得的其他营素，如蛋白质、维生素、钙、磷、铁等必然减少，长期下去，往往会导致营养不良。软骨病、脚气病、智力不足、消化不良、多动症、性格暴躁等的发生，也与食糖过多有关。

当然，并不是说患有以上疾病的人不能食糖，而是要适度或在医师指导下合理食糖，以利于身体健康。

（冯晓丹　张镭）

第六节　糖尿病的病因和分型

一、糖尿病的病因

糖尿病的病因十分复杂，目前尚未完全阐明，一般认为与以下因素有关：

（1）遗传因素。糖尿病是遗传性疾病，遗传学研究表明，糖尿病发病率在血统亲属中与非血统亲属中有显著差异，前者较后者高出5倍。在1型糖尿病的病因中，遗传因素的重要性为50%，而在2型糖尿病中，其重要性在90%以上，可见，2型糖尿病的病因中遗传因素的重要性明显高于1型糖尿病。

（2）精神因素。国内外的研究公认了精神因素在糖尿病的发生、发展中所起的作用，认为精神的紧张、激动及各种应激状态，会引起升高血糖激素的大量分泌，如生长激素、肾上腺激素、胰升糖素及肾上腺皮质激素等。

（3）肥胖因素。目前认为肥胖是糖尿病的一个重要诱发原因，有60%～80%的2型糖尿病患者在发病前均为肥胖者，肥胖的程度与糖尿病发病率呈正比。基础研究材料表明：随着年龄的增加，当体力活动逐渐减少时，人体肌肉与脂肪的比例也在改变。从25岁到75岁，肌肉组织逐渐减少，占人体体重的比重由47%减少到36%；而脂肪成分随之增多，占人体体重的比重由20%增加到36%。这是老年人，特别是肥胖多脂肪的老年人糖尿病明显增多的主要原因之一。

（4）长期摄食过量。饮食过多而不节制，营养过剩，使原已潜在的功能低下的胰岛β细胞负担过重，从而诱发糖尿病。现国内外亦形成"生活越富裕、身体越丰满、糖尿病越增多"的概念。

二、糖尿病的病因学分型

采用WHO 1999年的糖尿病病因学分型体系，根据病因学证据将糖尿病分为4大类，即1型糖尿病、2型糖尿病、特殊类型糖尿病和妊娠期糖尿病（GDM）。1型糖尿病、2型糖尿病和GDM是临床常见类型。1型糖尿病的病因和发病机制尚不清楚，其显著的病理学和病理生理学特征是胰岛β细胞数量显著减少和消失所导致的胰岛素分泌显著下降或缺失。2型糖尿病的病因和发病机制目前亦不明确，其显著的病理学和病理生理学特征为胰岛素调控葡萄糖代谢能力的下降（胰岛素抵抗）伴随胰岛β细胞功能缺陷所导致的胰岛素分泌减少（或相对减少）。特殊类型糖尿病是病因学相对明确的糖尿病。随着对糖尿病发病机制研究的深入，特殊类型糖尿病的种类会逐渐增加。GDM指妊娠期间发生的不同程度的糖代谢异常，但血糖未达到显性糖尿病水平，可能是2型糖尿病的一种变异型。

（一）1型糖尿病

1型糖尿病（type 1 diabetes mellitus，T1DM）：胰岛β细胞毁坏，常导致胰岛素分泌绝对不足。目前认为，T1DM的病因和发病机制与遗传因素、环境因素及自身免疫因素均有关。遗传因素对T1DM的发病有一定影响。遗传学研究显示，T1DM是多基因和多因素共同作用的结果。现已发现，与T1DM发病相关的基因位点至少有17个，分别定位于不同的染色体。目前认为，人类白细胞组织相容性抗原（HLA）基因（即T1DM1基因，定位于染色体6p21）是主效基因，其余皆为次效基因，而HLA-DQ位点则为T1DM易感的决定因子。

体液免疫和细胞免疫参与T1DM的病理过程。T1DM是一种由T淋巴细胞介导的，以免疫性胰岛炎和选择性胰岛β细胞损伤为特征的自身免疫性疾病。T淋巴细胞的中枢或周围耐受紊乱可能与自身免疫性糖尿病有关，胰岛素可能作为自身抗原触发自身免疫反应。激活的T淋巴细胞可通过3个途径造成胰岛β细胞的自身免疫性损伤：①激活的T淋巴细胞增殖和分化，成为胰岛β细胞的细胞毒，破坏胰岛β细胞；②激活的T淋巴细胞使Th淋巴细胞分泌针对相应抗原的各种抗体；③激活的T淋巴细胞释放多种免疫因子，在胰岛β细胞自身免疫损伤中起重要作用。

（1）自身免疫性分为急发型和缓发型，其GAD和/或ICA呈阳性。

（2）特发性无自身免疫证据。

（二）2型糖尿病

2型糖尿病（type 2 diabetes mellitus，T2DM）：胰岛素抵抗和/或胰岛素分泌障碍。目前认为，T2DM是一种遗传因素和环境因素共同作用而形成的多基因遗传性复杂疾病，其特征为胰岛素抵抗、胰岛素分泌不足和肝糖输出增多。调节代谢和胰岛素抵抗的新途径有FGF21、脂联素和PPARr系统。FGF19、FGF21和FGF23是体内矿物质和其他物质代谢调节的关键因子。FGF19和胆酸调节体内酸碱和胆固醇代谢。在脂肪组织中，FGF21具有klotho依赖和非klotho依赖的两条途径，调节能量代谢。

大多数T2DM为多个基因和多种环境因素共同参与并相互作用的多基因、多环境因素复杂病，一般有以下特点：①参与发病的基因多，但各参与基因的作用程度不同，起主要作用者为主效基因，作用较小者为次要基因，即各个基因对糖代谢的影响程度与效果不同，各基因间可呈正性或负性交互作用；②不同患者致病易感基因的种类不同，非糖尿病患者也可能有致病易感基因；③各易感基因分别作用于糖代谢的不同环节。

（三）特殊类型糖尿病

1. 胰岛β细胞功能遗传性缺陷

（1）青少年的成人起病型糖尿病（MODY）。MODY是一种以常染色体显性遗传方式在家系内传递的早发但临床表现类似2型糖尿病的疾病。MODY是临床诊断。目前通用的MODY诊断标准有三点：①家系内至少三代直系亲属内均有糖尿病患者，且其传递符合常染色体显性遗传规律；②家系内至少有一个糖尿病患者的诊断年龄在25岁或以下；③糖尿病确诊后至少在两年内不需要使用胰岛素以控制血糖。

（2）线粒体基因突变糖尿病。线粒体基因突变糖尿病是最为多见的单基因突变糖尿病，该类型的糖尿病患者占中国成人糖尿病患者的0.6%。绝大多数线粒体基因突变糖尿病是由线粒体亮氨酸转运RNA基因［tRNALeu（UUR）］上的线粒体核苷酸序位3243上的A→G（A3243G）突变所致。最为常见的临床表现为母系遗传、糖尿病或伴耳聋。对具有下列一种尤其是多种情况者，应疑为线粒体基因突变糖尿病：①在家系内糖尿病的传递符合母系遗传；②起病早伴病程中胰岛β细胞分泌功能明显进行性降低或尚伴体重指数低且胰岛自身抗体检测阴性的糖尿病患者；③伴神经性耳聋的糖尿病患者；④伴中枢神经系统、骨骼肌表现、心肌病、视网膜色素变性、眼外肌麻痹或乳酸酸中毒的糖尿病患者或家族中有上述表现者。对疑似者首先应进行tRNALeu（UUR）A3243G突变检测。

2. 胰岛素作用遗传性缺陷

如胰岛素基因突变、胰岛素受体缺陷A型胰岛素抵抗、妖精貌综合征（donohue syndrome）、Rabson-Mendenhall综合征、脂肪萎缩性糖尿病等。

3. 胰腺外分泌疾病

如胰腺炎、胰腺肿瘤、胰腺囊性纤维化、血色病、纤维钙化性胰腺病等。

4. 内分泌疾病

如肢端肥大症、库欣综合征、胰高糖素瘤、嗜铬细胞瘤、甲状腺功能亢进症、生长抑素瘤、醛固酮瘤等。

5. 药物或化学品所致的糖尿病

如Vacor（N-3吡啶甲基N-P硝基苯尿素）、喷他脒、烟酸、糖皮质激素、甲状腺激素、二氮嗪、β-肾上腺素能激动剂、噻嗪类利尿剂、苯妥英钠、γ-干扰素等，大多数都能引起糖耐量减退。

6. 感染所致的糖尿病

如先天性风疹、巨细胞病毒感染及其他。

7. 不常见的免疫介导性糖尿病

如僵人（stiff-man）综合征、胰岛素自身免疫综合征、胰岛素受体抗体及其他。

8. 其他与糖尿病相关的遗传综合征

如Down综合征、Klinefelter综合征、Turner综合征、Wolfram综合征、Friedreich共济失调、Hun-tington舞蹈病、Laurence-Moon-Biedl综合征、强直性肌营养不良、卟啉病、Prader-Willi综合征及其他。

（四）妊娠期糖尿病

妊娠期糖尿病（GDM）是指妊娠期间才出现或发现的糖尿病或任何程度的糖耐量异常，是糖尿病分类中的一种独立类型。多数患者于分娩后可恢复正常，仅30%以下患者于5～10年随访中转变为糖尿病。已知是糖尿病的患者妊娠时不属于此型，包括孕前患有糖尿病（1型糖尿病、2型糖尿病或特殊类型糖尿病合并妊娠）者。其中妊娠期糖尿病占孕期糖尿病的80%～90%。糖尿病合并妊娠和妊娠期糖尿病两者对母婴的健康都会造成严重危害。

三、糖尿病的诊断

诊断切点为HbA1c≥6.5%。我国2010年开始进行"中国糖化血红蛋白教育计划"，随后原国家食品药品监督管理局发布了糖化血红蛋白分析仪的行业标准，原国家卫生和计划生育委员会（卫计委）临床检验中心发布了《糖化血红蛋白实验室检测指南》，并实行了原国家卫计委临床检验中心组织的室间质量评价计划，我国的HbA1c检测标准化程度逐步提高，但各地区差别仍较大。因此，对于采用标准化检测方法并有严格质量控制的医院，可以用HbA1c作为糖尿病诊断标准。国内一些研究结果显示，在中国成人中，HbA1c诊断糖尿病的最佳切点为6.2%～6.4%，以6.3%的依据为多。

四、各种类型糖尿病的特点

（一）1型糖尿病的特点

（1）1型糖尿病具有以下特点：①起病较急；②发病年龄通常小于30岁，典型病例见于小儿及青少年，但任何年龄均可能发病；③"三多一少"（多食、多饮、多尿，体重减轻）症状明显，体形非肥胖；④必须依赖胰岛素治疗，一旦骤停胰岛素则易发生酮症或酮症酸中毒；⑤空腹或餐后的血清C肽浓度明显降低，血浆胰岛素水平低，服糖刺激后分泌仍呈低平曲线；⑥出现自身免疫标记，如谷氨酸脱羧酶抗体（GADA或GAD-Ab）、胰岛细胞抗体（ICA）、人胰岛细胞抗原2抗体（IA-2A）、锌转运体8抗体（ZnT8A）等，其中以GADA最具特征；⑦遗传为重要因素，表现为第6对染色体上HLA某些抗原的阳性率增减。

85%～90%的1型糖尿病患者空腹血糖开始升高时，可检测到一种或多种上述自身抗体。有些患者病情发展较慢，胰岛素分泌极少，体形消瘦，必须注射外源性胰岛素才能防治酮症酸中毒，到成年期通过血清GAD测定，才被发现是1型糖尿病。在1型糖尿病中，有一种缓慢进展的亚型，即成人隐匿性自身免疫糖尿病（latent autoimmune diabetes in adults，LADA）。LADA在起病早期与2型糖尿病的临床表现类似，需要依靠GADA以及其他胰岛自身抗体的检测才能明确诊断。近年国内大样本LADA研究显示其发病率约为6%，与2型糖尿病相比，LADA患者的年龄和体重均较低，且随年龄或体重增加发病率下降。LADA患者C肽水平及合并有高脂血症、高血压病、肥胖的比例均较2型糖尿病低。如果不确定分类诊断，可先做一个临时性分类用于指导治疗。然后依据对治疗的反应以及随访观察其临床表现，重新评估、分型。

（2）特发性1型糖尿病原因未明，为1型糖尿病中的少数，患者多为非洲或亚洲人，虽有永久胰岛素分泌缺乏和酮症酸中毒，但无自身免疫证据，也无HLA特点。

（3）爆发性1型糖尿病，由日本学者提出，目前国际上多采用日本学者Imagawa等提出的诊断标准：①出现高血糖症状1周内发生酮症或酮症酸中毒；②血清空腹C肽＜0.1 nmol/L，而餐后2 h C肽＜0.17 nmol/L；③初诊时血糖＞16 mmol/L而HbA1c＜8.5%。按照美国糖尿病协会（ADA）和WHO的糖尿病分类标准，爆发性1型糖尿病属于特发性1型糖尿病的一种亚型。该病来势凶猛，进展迅速，预后极差，临床表现为起病更加急骤、病情更加凶险的一类糖尿病。如果在临床上见到患者血糖极高、病情进展迅速、病情危重，伴有胰酶升高，需考虑爆发性1型糖尿病。

（4）1型糖尿病和2型糖尿病的主要鉴别点。

不能依据血糖浓度区分是1型糖尿病还是2型糖尿病。即使是被视为1型糖尿病典型特征的糖尿病酮症酸中毒在2型糖尿病中也会出现。在患者起病初期进行分类有时的确很困难。目前诊断1型糖尿病主要根据临床特征。

（二）2型糖尿病的特点

2型糖尿病具有以下特点：①起病较慢；②常见于中老年人，偶见于幼儿；③血浆胰岛素水平相对不足，在糖刺激后呈延迟释放状态，有时肥胖患者空腹血浆胰岛素基值可能偏高，糖刺激后胰岛素基值亦高于正常人，但比相同体重的非糖尿病肥胖者低；④遗传因素甚为重要，但HLA呈阴性；⑤ICA常呈阴性；⑥胰岛素效应往往甚差；⑦早期时一般单用口服抗糖尿病药即可控制血糖。

2型糖尿病患者主要由于胰岛素抵抗合并有相对性胰岛素分泌不足所致。这类患者并不依赖外源性胰岛素而生存，但有些需用胰岛素以控制高血糖症。在这类患者中，可能有一些是特殊类型的糖尿病，明确后这些类型的比例可能会下降。该型大部分的患者伴肥胖，肥胖症本身可引起胰岛素抵抗。即使以传统体重指标鉴定并不肥胖的患者，在内脏中仍可有体脂的积聚。由于高血糖症发展缓慢，早期症状很轻微而不典型或无症状，故常经过许多年始被确诊，然而，患者很容易发生大血管和微血管并发症。面对胰岛素抵抗和高血糖症，尽管胰岛β细胞会分泌更多的胰岛素，血胰岛素水平常高于正常，但仍不能使血糖正常化，说明胰岛β细胞分泌功能有一定缺陷，不足以代偿胰岛素抵抗，且胰岛素抵抗带来胰岛素效能下降。已观察到糖尿病患者胰腺组织中炎症因子高表达，但无胰岛β细胞自身免疫破坏，推测2型糖尿病是与多基因突变或多态性变化有关的疾病，但确切的机制尚未阐明。

（三）特殊类型糖尿病的特点

1. 胰岛β细胞基因遗传性缺陷

（1）线粒体DNA突变糖尿病。最为常见的临床表现为母系遗传，起病年龄早、不胖或较消瘦，疾病初期呈2型糖尿病表现，无酮症酸中毒倾向，以后胰岛β细胞功能日渐减退，最后常会发展为需用胰岛素才能控制的高血糖症。患者在糖尿病发生前后，可能伴有不同程度的听力障碍，有神经、肌肉和眼病表现等。

（2）青少年的成人起病型糖尿病（MODY）。发病年龄常在25岁以下，伴轻度高血糖症，是一种以常染色体显性遗传方式在家系内传递的早发但临床表现类似2型糖尿病的疾病。在不同染色体上的基因位点发生异常。其主要特征是胰岛素分泌进行性减少，而胰岛素的作用没有或极少有缺陷。目前，国际上已发现了14种MODY类型。如MODY 1型基因变异发生在染色体12的肝细胞核因子（HNF-4α）上；MODY 2型基因变异发生在染色体7p的葡萄糖激酶基因上，导致葡萄糖激酶分子的缺陷，因而要求较高血浆葡萄糖才能兴奋出正常的胰岛素分泌水平；MODY 3型基因变异发生在染色体20q的HNF-1α上；MODY 4型基因变异与染色体17上的肝细胞核因子1β（HNF-1β）基因突变有关；MODY 6型基因变异则与位于第2染色体的神经源性分化因子/胰岛β细胞E-核转录激活物2（Neuro DI/BETA2）有关；近期研究证实，MODY 7、MODY 8基因变异分别与KLF 11（Kruppel-like factor 11）、CEL（carboxyl ester lipase）有关，但是MODY 8基因变异较为罕见。

（3）少数家族有常染色体遗传的基因异常，在胰岛素原转变为胰岛素时发生困难，或合成变异的胰岛素，影响其与胰岛素受体的结合。

2. 胰岛素作用遗传性缺陷

如胰岛素受体的变异，有些患者可能伴有黑棘皮病，女性患者可能有男性化特征和卵巢囊肿，过去被称为胰岛素受体缺陷A型胰岛素抵抗。在儿童中，胰岛素受体基因变异可能引起严重胰岛素抵抗，称为妖精貌综合征和Rabson-Mendenhall综合征。

3. 药物或化学品所致的糖尿病

如Vacor（鼠药）和Pentamidine（喷他脒）能永久性破坏胰岛β细胞，烟草酸和糖皮质激素可损害胰岛素的功能，IFN-α可导致糖尿病并常伴有胰岛素抗体，等等。

4. 胰腺外分泌疾病

一些弥漫性胰腺组织损害可引起糖尿病，主要有胰腺炎、外伤、感染、胰腺肿瘤手术等，当然一些胰腺肿瘤引起糖尿病的机制可能不仅仅是简单的胰岛β细胞数量减少。

5. 内分泌疾病

一些激素（生长激素、皮质醇、胰高血糖素、肾上腺素）可以对抗胰岛素的作用，当其过量可以引起糖尿病，典型的表现为过量激素去除后血糖可以恢复。

6. 新生儿糖尿病

出生后6个月内发病的糖尿病称新生儿糖尿病，是一种少见的特殊类型糖尿病，临床上分为短暂性新生儿糖尿病和永久性新生儿糖尿病。此病由一些特殊基因突变所致，其中30%~58%的新生儿糖尿病由Kir6.2基因突变引起，这一突变影响胰岛素分泌的钾离子通道。其他与新生儿糖尿病有关的基因突变有杂合子激活的KCNJ11变异和ABCC8变异等。短暂性新生儿糖尿病可以缓解并终止治疗，但患者成年后可能复发。永久性新生儿糖尿病需要终身治疗。用胰岛素治疗这类疾病效果欠佳，改用磺脲类等口服降糖药物进行治疗效果较好。

（四）妊娠期糖尿病的特点

妊娠期糖尿病的遗传因素与2型糖尿病基本相同，其在具有糖尿病高危因素人群中的发病率明显高于无高危因素人群。国内研究提示GCK2（葡萄激酶2）是妊娠糖尿病的相关因素，等位基因3在妊娠糖尿病组显著增加，为妊娠糖尿病的易感基因。妊娠期母体肾糖阈值降低、抗胰岛素因素引起胰岛素抵抗、肥胖和胰岛β细胞功能不足，导致妊娠期糖代谢异常。妊娠糖尿病患者的胎儿不良事件增加，如自然流产率和早产率，胎儿—新生儿死亡和胎儿宫内发育迟缓，羊水过多和巨大儿，胎儿畸形，新生儿呼吸窘迫综合征、新生儿低血糖症和低钙血症等。妊娠糖尿病导致母亲妊娠并发症增加，如妊娠高血压综合征、孕期和产期感染、妊娠糖尿病酮症酸中毒等。

（冯晓丹　余永武）

第七节　糖尿病的病理生理

正常胰岛的结构和各种胰岛细胞的相对数量随年龄而变化。新生儿期，PP细胞较少，约占1%，胰岛β细胞约占45%，α细胞占23%，δ细胞占32%。而对于成年人，胰岛β细胞约占66%，α细胞占20%，δ细胞明显下降，仅占10%左右，而PP细胞约占2%。因此，随着年龄的增长，胰岛β细胞的相对数量增加，而δ细胞的相对数量下降。

正常成年人胰岛的绝大部分激素分泌细胞局限于胰岛细胞群内，但新生儿，有20%左右的胰岛激素分泌细胞散布于胰腺外分泌组织中，这些胰岛外的内分泌细胞主要位于胰腺导管及其附近。所有的胰岛β细胞之间均形成直接的膜联系，而α细胞、δ细胞和胰岛β细胞之间是相对松散的，分别与胰岛β细胞的一部分膜结构相接。人胰岛主要含有α、β和δ等3种激素分泌细胞。胰岛β细胞位于胰岛中央，α细胞组成胰岛的周边部分，为1~3个细胞直径厚度。α细胞的外缘和胰岛β细胞之间常含有δ细胞，这种由α、β和δ细胞组成的结构称为胰岛亚单位。但有时也存在α、β和δ细胞的毗邻排列或组合结构。胰岛β细胞的胰岛素分泌具有全或无特性。整合性调节是一种特殊的闭环式负反馈调节，由于调节系统受到刺激和刺激时间两种变量的影响，所以调节的精度高而迅速。

糖尿病可累及全身很多脏器和组织，但其病变性质和程度很不一致，不同类型的糖尿病和不同个体的病理改变差异较大，有些病变是较特异的，如视网膜微小动脉瘤等。有些病变却不是特异性的，如动脉粥样硬化，但有糖尿病者其发生率更高，病变发展更快。

一、胰腺病变

1型糖尿病和2型糖尿病中胰腺的病理变化不同。1型糖尿病中多数呈胰岛炎改变，胰岛数量和胰岛β细胞数量均减少，病程较长者胰腺体积变小、重量变轻，约为正常的50%或更小，提示胰岛素的绝对缺乏。2型糖尿病胰腺的病理变化一般不明显，早期胰岛β细胞数量增多，颗粒减少，提示胰岛负担加重，胰岛素的相对不足。病程在5年以上者胰岛数量和胰岛β细胞数量减少，胰腺重量减轻，质地变硬。

（一）1型糖尿病

1型糖尿病是由于遗传易感基因的基础和在某些环境因素的作用下，诱发针对胰岛β细胞的免疫性炎症，胰岛β细胞受破坏而导致功能严重损害或丧失所引起的一类糖尿病。1型糖尿病患者胰岛β细胞破坏程度高达90%以上，胰岛素绝对缺乏，患者的遗传易感基因基础及葡萄糖负荷后胰岛素分泌均呈现低水平状态，反映其胰岛素的完全缺如和严重缺乏，正常人胰腺分泌胰岛素的贮备功能相当强，一般仅需保留4%胰腺组织即可维持正常的血糖水平，由此可见1型糖尿病胰腺破坏的程度。因而1型糖尿病的病理生理过程及糖蛋白、脂肪代谢紊乱与胰岛素的缺乏有关。

患者是否遗留少量有功能的胰岛，是糖尿病远期控制是否能稳定的重要因素。临床观察在应用外源性胰岛素治疗5年以上的1型糖尿病患者，血循环中C肽基本测不到，说明内源性胰岛素分泌水平极低。亦可见到起病的前1~2年出现"蜜月期"，即胰岛素分泌衰竭可部分缓解，但大部分患者会再度出现胰岛素的严重缺乏，仅有少部分患者能自愈。1型糖尿病胰腺病理改变明显，胰岛β细胞数量明显减少，常在正常数量的10%以下，主要的病理变化有：

1. **胰岛萎缩**

胰岛萎缩是1型糖尿病最为常见的改变，表现为胰岛细胞皱缩，呈条束状而变狭窄，萎缩的胰岛细胞外形较小，核致密，胞浆少。免疫细胞化学检查显示，该类皱缩细胞能分泌胰升糖素、生长抑素和胰多肽等，但很少分泌胰岛素。

2. **胰岛增生肥大**

胰岛增生肥大多见于病程短或新发的糖尿病患者，胰岛细胞增生肥大，直径超过

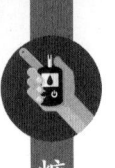

300μm，细胞较大，外形规则、清晰，核较大。免疫细胞化学检查显示，多数肥大细胞为胰岛β细胞，颗粒几乎全部脱失，核呈囊泡状，也有α细胞。1型糖尿病早期胰岛细胞增生肥大现象，可解释为"蜜月期"胰岛功能恢复、病情缓解的现象，数年后病情复发、加重，胰岛β细胞可几乎完全消失。

胰岛萎缩和胰岛增生肥大的改变，在不同患者或在同一患者胰腺的不同部位中比例不等。

3. 胰岛β细胞空泡变性

胰岛β细胞空泡变性主要见于本病急性期，细胞质变空，光镜下未见颗粒或其他细胞器，是由胰岛β细胞内糖原沉积所致，一般不造成胰岛β细胞的永久损伤，属可逆性改变。

4. 胰岛炎

胰岛炎为1型糖尿病的显著病理改变之一，其阳性率非常不一，视疾病病期和所取标本的部位而定。约存在于50%～70%的1型糖尿病患者中，尤其多见于小儿及幼年患者，是1型糖尿病自身免疫反应胰岛β细胞破坏的重要病理变化。在病情不稳定的2型糖尿病、多发性自身免疫性内分泌综合征的患者中，有时也可发现类似改变。

总体而言，早期1型糖尿病患者的胰岛有淋巴细胞和单核细胞浸润，之后胰腺外分泌组织萎缩和胰岛素的大量减少致使胰腺重量减轻。胰岛组织减少，胰岛β细胞缺乏，胰岛几乎全部由α细胞及δ细胞组成，而且这些细胞失去正常的分布特点。胰岛炎为1型糖尿病的显著病理改变之一，胰岛内可见多数淋巴细胞浸润。主要累及那些仍有较多胰岛β细胞的胰岛，这种免疫性胰岛炎也见于多发性自身免疫性内分泌综合征的患者。胰岛病变有两种类型：一类胰岛变小萎缩，胰岛轮廓如带状且不规则，免疫染色见不到胰岛β细胞；另一类胰岛增生肥大，可能是代偿所致，其中的胰岛β细胞多，部分有脱颗粒现象，核呈囊泡状，胞质中的RNA含量增加。此两类病变中，胰岛的数目和比例随着病情的发展而变化，发展为临床糖尿病时，胰岛中胰岛β细胞数目减少。在慢性1型糖尿病患者的尸检结果中发现，胰岛的结构紊乱，界限不清，胰岛萎缩，细胞数量减少，胰岛β细胞缺乏，但可用免疫组化方法鉴定出较多的α细胞、PP细胞和δ细胞。部分胰岛内可有δ细胞增生。但事实上，胰腺的δ细胞总数并无增加，而是减少的，PP细胞相对增多，但δ细胞和α细胞的容量密度比无明显变化，胰岛β细胞显著减少。

（二）2型糖尿病

胰岛的病理改变较轻，在光学显微镜下约有1/3病例无肯定的病变，主要病理变化有：

1. 透明变性

透明变性为2型糖尿病最常见的病理变化，多见于40岁以上及患病10年以上人群，或年龄大于50岁的患者中，约50%以上可见此改变。透明变性似与年龄和病程密切相关，但无特异性，非糖尿病老年人发生率约为2%。

透明样物质为无定形的无细胞物质，分布于胰岛细胞和胰岛内毛细血管之间，数量不一，少者仅见于毛细血管周围，多者可取代部分或整个胰岛。组织学上，透明样物质的染色特征和纤维状结构与淀粉样蛋白相似，故透明变性又称胰岛淀粉样变性。在电镜下观察，发现在胰岛细胞和毛细血管之间存在着垂直排列的淀粉样纤维，并常常延伸到胰岛β细胞膜的内侧深处，提示此蛋白的沉积物来源于胰岛β细胞，其形成与胰岛β细胞分泌和降解胰岛素失调有关。研究证实，透明样物质是由胰岛β细胞分泌的胰淀素沉积所致。

2型糖尿病患者胰岛β细胞密度降低与淀粉样蛋白沉积有关，因为该沉积物中存在细胞碎片，提示胰岛淀粉样蛋白的沉积与胰岛细胞破坏相伴发生，胰岛淀粉样变性可引起胰岛内分泌细胞萎缩和数量减少，表明胰岛淀粉样蛋白沉积与2型糖尿病的发生和发展有关，可能是2型糖尿病的发病因素之一。

2. **胰腺纤维化**

无论是1型糖尿病还是2型糖尿病，均可见胰岛纤维化，使胰腺体积变小、质地变硬。1型糖尿病患者胰岛包膜增厚，并有纤维浸入，最终胰岛完全纤维化，提示系胰岛炎的后果。2型糖尿病胰岛纤维化的程度随年龄的增长而增加，且常伴腺泡纤维化与胰血管硬化，提示其纤维化与动脉硬化有关。研究表明，胰岛素可通过邻分泌作用，促进胰岛周围外分泌组织腺泡内的蛋白质合成，刺激腺泡的生长与分化。临床上胰岛素缺乏越严重、病程越长，其胰腺外分泌组织缩小和纤维化越严重，提示胰岛素缺乏和胰升糖素分泌增多是胰岛纤维化的原因之一。

3. **胰岛β细胞空泡变性**

胰岛β细胞空泡变性一般多见于急性起病、病程较短的患者，阳性率为20%~50%。胰岛β细胞胞浆透亮，有泡沫状变性，与1型糖尿病胰岛β细胞空泡变性的病理变化及病因相似，可能是胰岛β细胞内糖原沉积所致，与长期高血糖有关。此种糖原沉积影响胰岛素的合成、释放和贮存，使糖尿病病情恶化。应用胰岛素治疗后此种糖原沉积可消失。

4. **脂肪变性**

半数以上的糖尿病患者有脂肪浸润，脂肪分布呈灶性，多见于胰腺小叶的分隔中，常伴胰腺萎缩和胰腺纤维化。常可见胰岛由一片的脂肪组织将其和胰实质分隔开。

二、血管病变

糖尿病患者的血管病变非常广泛，一旦发生，发展迅速，不论大中小血管、动脉、毛细血管还是静脉，均可累及。在此基础上常并发许多脏器病变，如心血管、脑、肾、眼底、神经、皮肤等。特别是心血管病变的各种并发症，是目前糖尿病的主要致死原因。

1. 大血管病变

大血管病变主要是动脉粥样硬化，动脉内皮破损，中层平滑肌细胞增殖，脂质沉积呈斑块和弹力层的破裂。这些改变可见于许多非糖尿病患者，故缺乏特异性。但糖尿病患者发病率较高（约50%），发病不受年龄限制，病变较广泛，病情进展快，病死率较高，常累及主动脉、冠状动脉、脑动脉和足背动脉等。

2. 微血管病变

微血管病变包括毛细血管、微动脉和微静脉，其基本病变是PAS（糖原染色）阳性物质沉积于内皮下，引起毛细血管基底膜增厚，但弹力膜完整，这种病理改变为糖尿病微血管的特征性病变。糖尿病前期即可有基底膜的增厚，正常基底膜厚80～250 nm，而糖尿病患者可达800 nm。基底膜中的沉积物为糖蛋白。微血管病变分布广泛，常伴微循环异常，为许多糖尿病并发症中脏器病变的病理基础，病变常见于肾小球、视网膜、心肌、骨骼肌、神经等的微血管，引起肾脏病变、眼底病变、心肌病变和神经病变等。

三、其他病变

腺垂体（垂体前叶）重量减轻、部分存在硬变，分泌生长激素和泌乳素的嗜酸细胞增多，垂体切除后，微血管病变可有一些改善，曾用于治疗严重视网膜病变，但近年来已少用。肾上腺皮质中类脂质减少。甲状腺呈胶质性变，功能多减退，中年以上患者甲状旁腺较小，严重病例有卵巢非特异性变化，睾丸造精功能尚能保存。

（冯晓丹　曹维）

第八节　糖尿病的发病机制

近年来，随着对糖尿病研究和认识的不断深入，从分子生物学、电镜超微结构、免疫学、生理生化等多角度进行探索，对糖尿病的病因及发病机制又有新的认知。

一、1型糖尿病

（一）遗传易感性

1型糖尿病的病因不明，其中遗传因素的作用是肯定的，但遗传的不是糖尿病本身，而是糖尿病的易感性，且只有在外界因素和体内环境的共同作用下，糖尿病才被诱发出现。据统计，中国糖尿病的遗传度为44.4%～73.8%，其中1型糖尿病的遗传度为44.4%～53.7%，低于60%。有10%的1型糖尿病患者具有糖尿病家族史，三代直系亲属中的遗传度为6%。英国一项对147对单卵双胞胎的研究发现，1型糖尿病的一致率为54%，双胞一致的间隔时间多数在10年以内。另外一项研究显示遗传因素对1型糖尿病的发病影响仅在一定时期内，并非终身伴随。

根据近10年来对人类白细胞组织相容性抗原（HLA）的研究发现，1型糖尿病的HLA-DR_3、DR_4、$DR_{3/4}$的分布频率显著增加，HLA-DR_2及DR_5的分布频率较正常人显著减少。不同种族中1型糖尿病患者HLA抗原类型的分布频率不同，在我国北京的调查中发现，HLA中DR_3的分布频率增加，在我国东北地区，DR_3及DR_4的分布频率均增加，而在高加索人中HLA-B_8、B_{15}、B_{18}、CW_3、DW_3、DR_3、DR_4的分布频率增加。

对1型糖尿病的家系研究中，兄弟姐妹中若有两个单倍型均与先患者相同，则1型糖尿病的发病率是15%，若只有一个单倍型相同则发病率为5%，若两个单倍型均与先患者不同，则发病率小于1%。

（二）环境因素

食物中的酪氨酸被认为是可引发1型糖尿病的环境因素。动物研究证实了给非肥胖糖尿病小鼠（NOD小鼠）不含酪氨酸的饮食可避免糖尿病的发生。Siliva等在大规模临床研究基础上提出酪氨酸A_1可能是1型糖尿病的潜在抗原。

既往有研究表明牛乳中的胰岛素可诱导儿童产生与胰岛素相结合的抗体。Johanma等进行的1型糖尿病营养预防计划（TRI-GR）证实，在有糖尿病风险的儿童中牛胰岛素诱导了第一次针对胰岛的特异性T细胞反应，后来扩展为针对人胰岛素的反应。

食物中的糖基化终产物（AGE）与糖尿病的发病相关，与饲以正常饲料的NOD小鼠相比，限制AGE摄入可显著降低NOD小鼠发生糖尿病的危险性，延长NOD小鼠的存活时间，其机制可能为AGE通过活化T细胞，造成胰岛β细胞的损伤。

（三）自身免疫

1型糖尿病的病程是一个进行性自身免疫的过程，在糖尿病前期，针对胰岛β细胞各种自身抗原的TH_2型反应似乎占优势，在高血糖发生后，TH_2型反应性降低并转向TH_1型反应，这一过程需要包括CD_4^+、CD_8^+、巨噬细胞和B淋巴细胞等在内的相互作用，最终通过T细胞介导的自身免疫过程造成胰岛β细胞破坏。这主要有以下几方面的佐证：

1. 胰岛细胞抗原（ICA）

1型糖尿病高风险的儿童在出生后6个月可测得ICA，在出生后的前10个月ICA阳性率呈线性增加。芬兰糖尿病预测和预防（DIPP）结果显示，非糖尿病儿童若ICA亲和力大于40%，则半数胰岛素第一时相反应（FPIR）出现异常；若ICA亲和力小于40%，则FPIR正常。因此，观察糖尿病前期ICA亲和力的变化可提供对糖尿病的预测。

2. 谷氨酸脱羧酶抗体（GAD-Ab）

研究发现GAD-Ab持续阳性的个体，其HbA1c年平均水平显著升高。既往研究认为IA-2Ab和GAD-Ab是预测1型糖尿病最精确的免疫学指标，Massimo等研究发现在GDA65/IA-2Ab阴性的1型糖尿病亲属中，存在4个HLA-DQ异质二聚体者，糖尿病发生率为32%，而在GDA65/IA-2Ab阴性的非糖尿病亲属中，若只存在0个、1个或2个HLA-

DQ异质二聚体，则其糖尿病发生率为6%，因此认为仅靠测定抗体来预测1型糖尿病的发病率是不准确的。

3. 白介素-18（IL-18）和白介素-15（IL-15）

研究发现NOD小鼠自身免疫性糖尿病早期IL-15和IL-18水平上调，而给抗IL-18治疗可以抑制糖尿病的发生，其机制可能与诱导TH_2型反应有关。

4. γ干扰素（IFN-γ）

研究发现给NOD小鼠注射IFN-γ可使糖尿病发病率显著降低，其机制可能是通过降低胰岛素效应性细胞的活性，进而抑制胰岛素炎和胰岛破坏。

5. 转化生长因子-β（TGF-β）

CD_4^+抑制性T细胞克隆分泌的TGF-β可抑制NOD小鼠自身免疫性糖尿病的发生，其机制可能与TGF-β抑制iNOS基因表达，抑制一氧化氮（NO）产生，并可抑制IL-2、IL-1β和TNF-α表达有关。

二、2型糖尿病

胰岛素抵抗和胰岛β细胞功能受损是2型糖尿病的两个最重要的发病因素。一般认为，不同患者在疾病的不同阶段，这两种因素所占的重要性有所差别。胰岛素抵抗是大多数2型糖尿病致病的始动因素，在胰岛β细胞能分泌足够的胰岛素进行代偿的时候，血糖水平尚可维持在正常范围内，一旦代偿性胰岛素分泌不能与胰岛素抵抗相抗衡，血糖就不可避免地升高。2型糖尿病的胰岛β细胞功能减退与1型糖尿病不同，并非因自身免疫性胰岛β细胞破坏所致。2型糖尿病发病主要包括原发和继发两大类病因，原发病因包括多基因胰岛素分泌损害、GLUT-2表达下降、IRS-2减少、胰岛β细胞发育不良、胰岛β细胞TG沉积（遗传性和/或脂质过多）及胰岛β细胞胰淀素沉积等。继发病因包括葡萄糖和脂肪毒性作用、AGES、氧化性和羰基应激、细胞因子、FA-葡萄糖循环以及细胞凋亡和胰岛β细胞质量下降。以上因素共同作用导致胰岛β细胞功能减退，出现胰岛素分泌缺陷，不能维持血糖水平的稳定，导致糖尿病的发生。

近年的研究发现，"脂毒性"在2型糖尿病的发病中起了重要的作用，游离脂肪酸（FFA）水平升高可导致胰岛素抵抗和胰岛β细胞损害。研究发现，游离脂肪酸水平升高可导致细胞内乙酰CoA聚集，变构抑制丙酮酸脱氢酶的活性，从而抑制丙酮酸氧化，致使柠檬酸浓度增加，抑制了磷酸果糖激酶的活性，造成葡萄糖-6-磷酸的聚集，从而抑制葡萄糖的氧化和摄取。FFA还抑制胰岛素介导的糖原合成，减少胰岛素介导的葡萄糖摄取。长期FFA水平升高将改变胰岛素靶细胞上葡萄糖转运子-4的表达和内在活性。高水平的FFA短期内可刺激胰岛素分泌，但随着时间延长将异位沉积于非脂肪器官，包括肝脏、肌肉、血管及胰岛β细胞本身，导致周围组织对胰岛素的敏感性下降，肝糖原异生作用增强，肌糖原合成减少，并使胰岛β细胞功能受损，最终导致胰岛素分泌障碍和胰岛素抵抗，这就是所谓的"脂毒性"学说。部分学者甚至提出将2型糖尿病称为"糖脂病"（diabetesmellipitus）。

2型糖尿病病程长，进展缓慢，短则数年，长则数十年。从正常血糖到间歇餐后高血糖，以至发展到持续性空腹高血糖，从无糖尿到有糖尿，从无症状到有症状，从无并发症到有并发症，是一个长期的从病理生化和病理生理发展到病理解剖严重损坏阶段的病变过程，反映胰岛β细胞储备功能低下与胰岛素分泌障碍的演变过程。

（一）胰岛素抵抗

胰岛素抵抗（IR）是指整体、器官或组织对胰岛素作用的反应性降低，其发生机制十分复杂。胰岛素作用的靶细胞主要是肌细胞、肝细胞和脂肪细胞，故胰岛素抵抗发生的部位既可在这些靶细胞，也可在其他细胞，如血管内皮细胞。当机体出现IR时，胰岛素刺激的葡萄糖利用减少，同时不能有效抑制肝糖原分解输出葡萄糖，从而导致血糖升高，最终出现糖尿病。

胰岛素抵抗的分子机制包括胰岛素受体前、受体和受体后改变，其中胰岛素受体后抵抗具有重要意义。胰岛素刺激的受体、IRS-1酪氨酸磷酸化及PI-3激酶活性，即经典的胰岛素—胰岛素受体—IRS-1—PL3K途径对胰岛素信号转导十分重要，与胰岛素抵抗关系密切。其重要机制为PL3K致葡萄糖转运减少，此外，葡萄糖转运尚需要其他不依赖PL3K途径的激活，如依赖胰岛素的Cb1（一种原癌蛋白质）酪氨酸磷酸化和/或接头蛋白（CAP）/Cb1复合物的初始化可能为与PL3K通路平行的第二通路。实验证明，阻断第二通路能完全抑制胰岛素刺激的葡萄糖摄取及GLUT-4转位。

肌糖原合成减少是2型糖尿病骨骼肌IR的关键环节，胰岛素刺激的肌糖原合成量受两个因素控制，包括肌葡萄糖转运及己糖激酶Ⅱ活性，前者可能更加重要，若二者存在缺陷，则均可能导致2型糖尿病的发生。

抵抗素（resistin）是脂肪细胞分泌的蛋白质激素，仅在脂肪细胞表达，其血清水平在遗传性和膳食诱发的肥胖患者中均显著升高，用免疫中和法中和抵抗素后，2型糖尿病动物模型的血糖水平及胰岛素作用均得到改善。反之，给正常小鼠抵抗素可减少糖耐量及抑制胰岛素的作用。此外，脂肪细胞还分泌类抵抗素分子（resistin-like molecules，RELMs），成为联系肥胖和2型糖尿病的重要激素。

（二）胰岛β细胞功能减退

胰岛β细胞功能狭义上是指胰岛β细胞在葡萄糖刺激下分泌胰岛素以维持血糖水平稳定的功能，广义上是指胰岛β细胞在葡萄糖及葡萄糖以外的因素如精氨酸、胰升糖素化学药物等刺激下分泌胰岛素来维持血糖水平稳定的功能。前者用于判断与药物治疗无关的胰岛素分泌功能，后者用于评定与药物有关的胰岛素分泌功能，如改善胰岛素敏感性、刺激胰岛素分泌、纠正高血糖毒性等是否引起胰岛β细胞功能变化及机制。

(三)糖代谢紊乱

葡萄糖利用减少和肝糖输出增多是高血糖的主要原因。当胰岛素活性不足时,则发生以下病理生理变化:

(1)糖进入细胞减少。当葡萄糖进入脂肪及肌肉细胞膜时需有胰岛素促进其转运,若胰岛素不足则葡萄糖进入减少。在肝细胞中,胰岛素能诱导合成葡萄糖激酶(为己糖激酶的同工酶),在糖尿病中此酶活性下降,于是磷酸化减弱,引起葡萄糖利用减少。

(2)糖原合成减少。胰岛素有加强糖原合成酶催化的作用,当缺少时糖原合成减少,血糖升高。

(3)糖原分解增多。胰岛素可抑制肝和脂肪组织中的环磷酸腺苷(cAMP),与胰高血糖素和邻苯二酚胺有拮抗作用。当胰岛素分泌减少时,糖原分解增多,肝糖输出增多,从而使血糖上升。在正常人体内高血糖对胰高血糖素起抑制作用,而在糖尿病患者体内虽血糖升高但胰高血糖素分泌不受抑制。

(4)肝糖生成增多。在肝中与肌肉中不同,有磷酸酶可促进6-磷酸葡萄糖分解为游离葡萄糖,从肝中输出经肝静脉进入血液循环。当肝糖原分解或糖异生加强而6-磷酸-葡萄糖增多时,肝糖输出增多而使血糖升高。

(5)糖酵解减弱。胰岛素可促进磷酸果糖激酶的合成,又可诱导肝中L型丙酮酸激酶的合成。当胰岛素不足时,这两个酶合成减少,故糖酵解减弱。

(6)糖异生作用增强。由非糖物质转化为葡萄糖和糖原的过程,称为糖异生作用。糖异生作用主要由成糖氨基酸、丙酮酸、乳酸、甘油等经糖酵解的逆向形成,在生理条件下主要在肝内进行。当饥饿和酸中毒时,也可在肾内进行。在糖酵解过程中,大多数反应是可逆的,但是由己糖激酶(葡萄糖激酶)、磷酸果糖激酶和丙酮酸激酶所催化的三个反应,因释放热能较多,难以逆向进行,故丙酮酸必须首先经羧化为草酰乙酸,再经磷酸烯醇式丙酮酸羧基酶催化生成磷酸烯醇式丙酮酸,并再经果糖1,6-二磷酸酶及葡萄糖6-磷酸酶的作用而完成糖异生过程。在此过程中受胰高血糖素、邻苯二酚胺和肾上腺糖皮质激素的促进,而胰岛素则拮抗之。当胰岛素缺少而胰高血糖素等增多时,糖异生作用加强而肝糖输出增多。

(7)磷酸戊糖通路减弱。在此戊糖通路中6-磷酸葡萄糖脱氢酶及6-磷酸葡萄糖脱氢酶促进相应底物脱氢而生成还原型辅酶Ⅱ(NADPH),此酶为主要供氢体,对脂肪酸、胆固醇及类固醇激素的生物合成起重要作用,当胰岛素缺少时,NADPH生成减少,因而不仅磷酸戊糖通路减弱,而且影响脂肪酸与胆固醇等的合成。但当2型糖尿病早期,尤其轻症患者胰岛素分泌相对增多时,脂肪合成可增多。故不少患者较肥胖,伴高甘油三酯血症与高胆固醇血症,属高脂蛋白血症中第Ⅱ型及第Ⅳ型。

(8)三羧酸循环减弱。三羧酸循环是乙酰辅酶A氧化生成CO_2和H_2O的通路。乙酰辅酶A是糖、脂肪及蛋白质分解代谢的中间产物。当葡萄糖酵解形成丙酮酸后,在线粒体膜上经丙酮酸脱氢酶系催化而脱氢氧化并脱羧后成为乙酰辅酶A。当乙酰辅酶A进入三羧酸循环进行氧化时，首先必须与草酰乙酸在柠檬酸合成酶的催化作用下形成柠檬酸。胰岛素能直接加强丙酮酸脱氢酶系的活性，还能促进柠檬酸合成酶，使三羧酸循环进行有氧氧化。当胰岛素不足时，则三羧酸循环减弱。

（9）研究证实另外一些组织功能的缺陷或代谢紊乱亦参与2型糖尿病糖代谢紊乱的病理生理过程，如脂代谢紊乱，胰高血糖素样肽-1（glucagon-like peptide 1，GLP-1）下降及葡萄糖依赖性促胰岛素释放多肽（glucose-dependent inslinotropic peptide，GIP）水平升高，导致胰岛素分泌减少及肝糖输出增加，基础胰高糖素升高及基础的肝糖输出增加；肾对葡萄糖的处理失调，2型糖尿病患者肾近曲小管细胞钠-葡萄糖协同转运蛋白（sodium-dependent glucose transporters 2，SGLT-2）mRNA及蛋白增多，增强肾对葡萄糖的重吸收能力；神经递质紊乱，后室旁核和腹正中核两个区域对葡萄糖的摄取被持续抑制，肥胖者达到最大抑制反应的时间明显延长。上述各种因素影响的主要结果为高血糖和糖尿。

（四）脂代谢紊乱

（1）由于磷酸戊糖通路明显减弱，还原型辅酶Ⅱ减少，脂肪合成常减少，患者多消瘦；但早期2型轻症患者则由于多食而肥胖。

（2）由于肝糖原合成及贮存减少，在腺垂体、脑垂体及肾上腺等分泌激素的调节下，脂肪入肝沉积，肝细胞变性、肝大形成脂肪肝。

（3）在严重病例中，脂肪大量动员分解为α-甘油磷酸及游离脂肪酸，在肉毒碱脂酰转化酶的催化下经线粒体膜而进入线粒体进行氧化，生成大量乙酰辅酶A；又因糖酵解失常，草酰乙酸减少，乙酰辅酶A未能充分氧化而转化为大量酮体。当酮体生成过多、过快，氧化利用减慢（由于胰岛素活性高度不足）时，则积聚而导致酮血症和酮尿，严重时发生糖尿病酮症酸中毒昏迷。同时，在严重病例中还原型辅酶Ⅱ供应缺少时，胆固醇合成减少，但在轻症早期2型糖尿病患者中还原型辅酶Ⅱ供应尚充沛时，胆固醇合成旺盛，形成高胆固醇血症。且常伴有高甘油三酯血症，游离脂肪酸、低密度脂蛋白（LDL）、极低密度脂蛋白（VLDL）增高，形成高脂血症和高脂蛋白血症，尤以第Ⅳ、Ⅱb及Ⅲ、Ⅴ型多见。高密度脂蛋白（HDL）常降低，载脂蛋白A1（ApoA1）、载脂蛋白A2（ApoA2）亦降低，载脂蛋白B（ApoB）升高。升高的FFA损伤葡萄糖代谢，降低胰岛素对肌肉作用，同时升高基础肝糖原异生，胰岛素抑制肝糖原产生作用下降。细胞质的长链脂肪酰辅酶A（LCFA-CoA）是FFA的代谢产物，在肝及肌肉处可以有损伤胰岛素的作用。凡此脂代谢紊乱为糖尿病患者动脉粥样硬化发病机制中重要的物质基础。

（五）蛋白质代谢紊乱

糖尿病患者蛋白质代谢常紊乱，尤其是未妥善控制，甚至发生酮症时，肌肉及肝中蛋白质合成减少而分解增多，呈氮质负平衡。胰岛素不足时糖异生作用旺盛，血浆中成糖氨基酸包括丙氨酸、甘氨酸、苏氨酸、丝氨酸及谷氨酸下降，被肝摄取后转化为糖，使血糖进一步升高。同时成酮氨基酸包括亮氨酸、异亮氨酸、缬氨酸及α-氨基丁酸成倍上升，尤其是前两者在肝中脱氨生酮，使血酮升高形成酮血症，严重时发展为酮症酸中毒。此外，血液中氨基酸、非蛋白氮浓度升高，尿液中尿素氮及有机酸浓度也升高，影响水和酸碱平衡，使水及酸中毒进一步恶化。由于蛋白质呈负平衡，患者消瘦、乏力、抵抗力差，易感染，创口不易愈合，小儿生长发育受阻。

由于糖尿病控制不良，持久性高血糖症可使血浆和组织蛋白发生过度非酶糖化反应，蛋白质的构型和功能因而发生异常改变。如糖化血红蛋白增高时引起组织缺氧，血浆LDL、纤维蛋白原和血小板以及组织胶原蛋白糖化增高可导致血液黏度增加、血流瘀滞、抗凝机制异常、自由基产量增加等。凡此均与糖尿病大、小血管等慢性并发症的发生有密切关系。

（六）电解质代谢、水代谢、酸碱平衡紊乱

常引起各主要脏器功能失常，在酮症酸中毒时更为严重。

（七）维生素代谢紊乱

维生素代谢紊乱，尤其是维生素B族缺乏，对糖尿病的病理生理影响非常广泛，几乎与所有体内主要物质代谢均有关，尤其对糖、脂肪和蛋白质的影响最大，重点表现在肝、肌肉及脂肪组织中。

（八）自身性炎症

研究表明，外周血炎症标志物（如CPR、IL-6）是2型糖尿病的独立危险因素。巨噬细胞在肝脏、胰岛等代谢器官的募集和激活导致胰岛素抵抗和2型糖尿病的发生。抗炎作用的药物（如阿司匹林、IL-1受体拮抗剂等）可以降低血糖和外周血炎症标志物，降低2型糖尿病的发病风险。代谢性炎症参与2型糖尿病及其慢性并发症的病理生理，抗炎治疗可改善糖尿病糖脂代谢紊乱，因此2型糖尿病可考虑为慢性低度自身炎症性疾病（autoinflammatory disease）。

三、成人隐匿性自身免疫性糖尿病

成人隐匿性自身免疫性糖尿病是1993年由Tuomi提出的。早在1977年的研究发现ICA阳性2型糖尿病患者多无肥胖，其血浆C肽水平低，易出现继发性口服降糖药失效，且常伴有自身免疫性疾病史。1997年ADA正式定义它为1型糖尿病的亚型，其特征是胰岛β细胞缓慢损害，进展速度不一，胰岛β细胞可长期维持一定的功能，也可进展较快至依赖胰岛素，说明该病有一定的异质性。

（一）遗传因素

较早的研究发现ICA持续阳性的2型糖尿病患者比转阴者的人类白细胞抗原HLA-BW$_5$

和DR$_4$的频率要高，Tuomi的研究则发现DQB$_1$0201/0302的分布频率较高。英国前瞻性糖尿病研究（UKPDS）则发现高加索人中疑诊为LADA的DR$_3$/DR$_4$-DQB$_1$0302的分布频率高，LADA的HLA表型与经典的1型糖尿病并不完全相同，且具有种族特异性。研究发现HLA-DR$_2$/DQ0602为LADA的保护性基因，由于保护基因和疾病易感基因作用的相互影响，胰岛β细胞的免疫损害缓慢进展。但是，并非所有携易感基因/抗体阳性者就一定会发展成为1型糖尿病，反之亦然。目前认为HLA基因不仅可以促进免疫应答的发生，还可在一定程度上控制应答强度，但是HLA与自身抗体对胰岛功能的影响尚不十分清楚，有待进一步探讨。

（二）体液免疫

LADA患者体内可存在多种自身抗体，包括ICA、胰岛素抗体（IAA）、GADA、IA-2A等，已成为胰岛自身抗体免疫损害的重要临床指征。

1. ICA

ICA是1型糖尿病的自身抗体，可与胰岛中所有的内分泌细胞发生反应，与GAD也可发生反应，GAD反应性ICA识别的是早期/诱导期的损害，不一定引发导致临床症状的胰岛β细胞损害。ICA阳性的1型糖尿病患者的血清可抑制人或鼠的离体胰岛在葡萄糖刺激下的胰岛素分泌，提示ICA与胰岛β细胞的损伤有关，检测ICA滴度有利于早期发现1型糖尿病，其滴度随病程发展呈进行性下降趋势。ICA在2型糖尿病患者中的滴度较低、波动性较大，且已明确ICA不会改变糖尿病的自然病程，不能以此判断今后是否发展为胰岛素依赖，故建议与GADA联合检测的意义较大。

2. IAA

研究发现约4%的正常人的血清中可测得IAA，18%的2型糖尿病患者及50%左右的1型糖尿病患者的IAA呈阳性。单独IAA呈阳性不能预测胰岛β细胞的功能，且已证实IAA不直接导致免疫破坏，也不能影响其进程。

3. GADA

GADA是γ-氨基丁酸（GABA）的合成酶，GABA很可能是调节胰岛素合成与分泌的自分泌信号，在胰岛的其他细胞上也存在GABA受体，故GABA在胰岛中可能发挥旁分泌信号的作用。在初发的1型糖尿病患者中GADA的检出率高达70%（而正常人的GADA检出率仅为1.5%），在发病前约半年即可测得。GADA阳性的2型糖尿病患者体内的C肽水平明显低于GADA阴性者，GADA具有预测胰岛功能的重要价值，但GADA对于糖尿病的进展并非必备条件，伴随其强烈的体液免疫的是轻微的细胞免疫反应，也许GADA只是自身免疫反应的结果而非原因。GADA由于具有出现早、持续时间长、年龄跨度大、阳性率高、检测方便等优点，目前已成为公认的诊断LADA的免疫学指标。

4. IA-2A

IA-2A是近年发现的1型糖尿病重要的自身抗体，它与GADA的联合检测能反映ICA

的大部分活性。1型糖尿病患者在初诊后多年体内仍可测得IA-2A的存在。它与DR_4的相关性很强，而GADA则与DR_3的相关性较强。故认为IA-2A对胰岛β细胞损害的标志性作用比GADA更具有特异性。目前认为IA-2A对1型糖尿病的诊断价值较大，而对LADA的诊断价值远不如GADA。

（三）细胞免疫

以往认为只有1型糖尿病患者会患胰岛炎，但是1999年Shimada发现在LADA患者中也存在胰岛炎，该患者血液中高滴度的GADA与低水平的γ干扰素提示体液免疫与细胞免疫的不一致，但所有残余的胰岛均有胰岛素分泌，提示高滴度的GADA反映了胰岛功能的缓慢下降，而胰岛炎的浸润程度与胰岛素分泌下降及临床表现不一定成正相关。目前认为，评价LADA的细胞免疫时GADA滴度是一个很重要的参考因素。

目前对于LADA患者的发病年龄范围，Tuomi报道的发病年龄在35岁以上，国内报道的平均年龄为35.9岁，多倾向于35岁以上。这体现了LADA发病晚这一特征，又有利于与其他类型糖尿病进行鉴别。自发病到出现胰岛β细胞功能完全衰竭的时间个体差异较大，目前公认的时间在半年以上，一般为2年左右，最长不超过5年。

随着病程进展，LADA患者的胰岛β细胞功能逐渐衰退，因此早期诊断、及时防治，进行有效的胰岛功能保护就显得十分重要。研究显示，采用胰岛素治疗可防止LADA患者的胰岛β细胞进一步损害，并使其维持一定功能，其机制可能是外源性胰岛素使胰岛β细胞得到休息，并降低其对免疫损伤的敏感性。因此，建议一旦患者确诊为LADA，即采用胰岛素治疗，以减轻胰岛负担，从而延缓胰岛β细胞功能的衰竭。

四、线粒体基因突变糖尿病

自1988年Holi等确认第一例线粒体（mit）基因突变导致脑疾病以来，相关研究已经陆续发现多种疾病与线粒体基因突变有关。1992年Ballinger等发现在一合并耳聋和糖尿病的家系中存在线粒体基因的异常，并认为该基因突变是导致2型糖尿病的一个重要原因。此后，这种类型的糖尿病被命名为母系遗传的糖尿病伴耳聋（MIDD），本病在目前已发现的8种单基因突变糖尿病中最为多见，1995年我国学者首次发现该病家系。

线粒体基因突变糖尿病（MDM）在2型糖尿病中的发病率为0.5%～2.8%；在我国上海地区的2型糖尿病患者中的发病率为1.1%、在有糖尿病家族史、起病年龄小于45岁、消瘦且需要胰岛素治疗的2型糖尿病亚群中，其发病率为2.5%～11.1%。

在胰岛β细胞分泌胰岛素的过程中，腺嘌呤核苷三磷酸（ATP）起着重要的作用，胞浆中Ca^{2+}浓度增加，是胰岛素分泌的启动信号，若胰岛β细胞内含高比例的线粒体突变基因，致氧化磷酸化功能障碍，ATP生成不足，从而导致胰岛素分泌不足。

线粒体基因突变糖尿病的临床特点：①母系遗传家族史，但女性患者的子代未必患病；②不典型2型糖尿病，一般发病年龄较早（多在45岁以下），多消瘦，磺脲类继发失效，病程中需改用胰岛素治疗，胰岛β细胞功能进行性减退；③伴神经性耳聋，可发生在糖尿病之前或之后，甚至较糖尿病晚发数年，甚至十年；④伴中枢神经、心肌、骨骼肌及眼等方面的病变。

胰岛素治疗是线粒体基因突变糖尿病的主要治疗手段，一般患病数年后即需长期使用胰岛素治疗。研究发现辅酶Q_{10}可改善此类患者的胰岛功能，故目前认为辅酶Q_{10}需早期、大剂量、长疗程应用，尤其需在胰岛功能衰竭以前使用。

（冯晓丹　曹维）

第九节　糖尿病慢性并发症的病因和发病机制

胰岛素相对或绝对不足，造成糖代谢的障碍，血糖持续升高，逐渐发生糖尿病慢性并发症。高血糖在糖尿病慢性并发症的发生和发展中起重要作用，但并非唯一因素，许多糖尿病患者尽管患病多年，仍无严重并发症，即存在显著的个体并发症易感性差异。且糖尿病慢性并发症临床表现复杂、多样，不同类型之间差别较大，而发生并发症以后，单纯地控制血糖，并不能完全阻止病变的继续。因此，糖尿病慢性并发症的病因和发病机制相当复杂。目前的研究获得了一些重要线索，并提出许多假说，但离彻底揭示其发病机制，仍有较大差距。目前较重要的假说是Brownlee等于2004年提出的糖尿病慢性并发症的统一机制学说——氧化应激学说，该学说认为经典的AGE途径、多元醇途径、蛋白激酶C途径和己糖胺途径都与氧化应激反应产生过多氧自由基相关。但经典途径及微循环障碍、血液流变学变化、血小板功能与结构异常等仍在糖尿病慢性并发症的发生和发展过程中起一定的作用。

一、蛋白质的非酶糖基化

许多研究证明，长期高血糖是发生糖尿病慢性并发症的关键因素，然而又很难解释高血糖诱发糖尿病慢性并发症以后，即便将血糖控制到正常水平，并发症仍继续存在和发展，即高血糖记忆。提示高血糖能诱发生存期长的分子产生延期的甚至是不可逆的改变，这些改变可持续存在，在高血糖得到控制后仍继续发生病理变化。机体内的过高血糖与蛋白质之间的非酶性糖基化反应及其终产物的不可逆的发现，较好地解释了高血糖诱发糖尿病慢性并发症的高血糖记忆特点，从而使糖尿病基础病理研究取得了重大进展。

（一）蛋白质糖基化反应及其产物

血液中的葡萄糖能与蛋白质分子中的ε-氨基在非酶促条件下互相结合，即糖分子中的醛基与蛋白质分子中的氨基结合形成醛亚胺（shiff碱），这是一个不稳定的中间产物，它可以返回原来的反应状态，也可以再发生一个分子结构的重排反应，变成较稳定的酮胺化合物。蛋白质分子结构复杂，存在较多的游离氨基，因此糖基化反应可以继续进行，而且糖基化后的蛋白质与未被糖基化的蛋白质可以互相结合，使酮胺化合物不断增大、堆积并互相交联，进一步形成溶解度很低的AGE。这种进一步的糖基化反应过程非常缓慢，且不具可逆性，从而永久性地改变了组织大分子物质的结构。糖基化反应可发生在机体几乎所有的蛋白质上，但进一步的糖基化反应多发生在更换期非常长的蛋白质上，如晶体蛋白、胶原蛋白、弹性硬蛋白及髓鞘蛋白等，进一步的AGE的增多和堆积，造成组织结构发生形态和功能的改变，从而诱发糖尿病慢性并发症的发生和发展。

AGE的生成受血糖水平的影响，生成速度与葡萄糖浓度呈非线性关系，是血糖的二次方，故中等程度的血糖升高，即可显著加速AGE的生成。此外，AGE的生成与高浓度葡萄糖接触时间及蛋白质的半衰期密切相关，高浓度葡萄糖接触时间越长生成越多，蛋白质的半衰期越长生成积聚量越大。

（二）蛋白质糖基化对机体的直接作用

蛋白质的非酶糖基化直接改变了蛋白质的结构，从而影响其正常功能，造成组织和器官的损害。

1. **血红蛋白**

血红蛋白β链N末端缬氨酸的氨基与葡萄糖的醛基发生酶促的加成反应，生成中间产物醛亚胺，称为前HbA1c，继而电子重排形成稳定的酮氨化合物HbA1c，红细胞寿命全程（120 d）中，HbA1c缓慢而连续不可逆生成，因此测定HbA1c含量可反映采样前4～8周血糖的平均水平。血红蛋白糖基化的最初部位是β链终端氨酸残基，也正是2,3-二磷酸甘油酸（2,3-DPG）的结合部位，因此HbA1c可抑制2,3-二磷酸甘油酸与正荷电子基团的反应，导致血红蛋白对氧的亲和力增加，氧离曲线左移，造成组织缺氧。

2. **白蛋白**

白蛋白的N末端与葡萄糖结合，形成高分子的酮氨结构，类似果糖胺，因此文献常将糖化血清白蛋白的测定称为果糖胺测定，它反映采样前1～4周血糖控制目标，糖基化白蛋白不影响白蛋白的分解代谢及其在循环中的半衰期，但由糖基化所致的结构变化影响其配位结合能力。糖化白蛋白易被内皮细胞摄取，易通过肾小球滤过屏障，造成糖尿病的蛋白尿。

3. **红细胞膜蛋白**

红细胞膜上的蛋白质也可被糖基化，糖基化后，一些重要的生理功能也可以发生变化，如膜流动性减小、细胞变形性减弱、氧的释放量下降，同时使膜上一些酶的活性下降，如膜中Ca^{2+}-ATP酶和（Na^+-K^+）ATP酶等。这些变化直接影响毛细血管的血液循环以及组织的缺氧，造成组织损伤。因此，红细胞膜蛋白糖基化，可认为是糖尿病慢性并发症发病的一个重要因素。

4. 胶原蛋白

胶原蛋白是广泛分布于人体的结缔组织，大、小血管及全部基底膜的蛋白质，更换期较长，易形成AGE，AGE形成后，Ⅳ型胶原蛋白分子内共价交联增加，其中富含螺旋的结构减少，从而引起胶原蛋白弹性下降及胶原蛋白变硬。AGE不断增加，Ⅰ型胶原蛋白体积增大并逐渐丧失其原有作用。糖基化胶原蛋白还可共价吸附一些可溶性血浆蛋白，如血浆低密度脂蛋白、免疫球蛋白和白蛋白等，血浆低密度脂蛋白的局部积聚并引起脂质聚集，导致血管粥样硬化的发生。免疫球蛋白可在局部形成免疫复合物，造成血管狭窄以致闭塞。白蛋白和免疫球蛋白的积聚，也造成基底膜不断增厚。基质中玻璃粘连蛋白（vitronectin）糖基化，使硫酸肝素糖蛋白和胶原蛋白的特异性结合减少，并刺激周围其他基质成分的大量增生。基质蛋白糖基化后还可发生一系列生化功能改变，引起内皮源性释放因子和抗增殖因子减少，血管收缩，平滑肌细胞和肾小球膜细胞增殖。总之，胶原蛋白的糖基化可能是糖尿病视网膜病变、肾脏病变和动脉粥样硬化的重要原因。另外，结缔组织中胶原蛋白的糖基化，造成一些组织的弹性下降，如心、肺和动脉等，降低了一些器官的生理功能，加速了糖尿病慢性并发症的形成和自身老年性变化。

5. 晶体蛋白

糖尿病患者白内障发生率很高，且发生年龄较早。而晶体蛋白糖基化是糖尿病白内障发生的一个重要环节，晶体蛋白是一种更换期很长的蛋白质，长时期的高血糖，使晶体蛋白糖基化，并进一步形成AGE，使晶体蛋白空间结构发生改变，出现蛋白质聚集和交联化，造成晶状体的浑浊、棕化和不断加厚及硬化，形成白内障。这一过程也可以在体外实验中证实。1988年Oimomi发现2型糖尿病老年白内障患者和非糖尿病老年白内障患者，白内障的外表、皮层及内核中都含有大量的晶体蛋白AGE，提示晶体蛋白的非酶糖基化，在糖尿病白内障患者和非糖尿病白内障患者中都起重要的作用。

6. 神经蛋白

糖尿病患者神经系统内的髓磷脂及有关蛋白质也可糖基化，髓磷脂糖基化后，体内巨噬细胞把它当作异体抗原，从而损伤髓磷脂，引起脱髓磷脂病变。神经板的蛋白质糖基化后，可引起蛋白质再生能力下降，并可改变神经板分子的结构，使神经轴突的正常生长速度变慢。非酶促糖基化也影响神经系统的微管蛋白功能，从而影响神经分泌及轴突传导，而糖基化后引起的细胞膜钠泵功能障碍，则可造成细胞肿胀，进而发生脱髓鞘病变。

7. 核酸

研究发现，核酸也可发生糖基化，被糖基化的DNA可引起DNA的突变和错位，DNA链断裂以及DNA修复、复制、转录能力下降，造成细胞死亡，加速细胞的衰老过程。

8. 酶

有些酶及辅助因子也可发生糖基化，从而降低活性，如胰岛细胞内裂解前胰岛素形成胰岛素的组织蛋白酶B糖基化后，活性下降，使胰岛素的产量减少。纤维蛋白溶酶的糖基化，使纤维蛋白降解减少，造成体内纤维蛋白的堆积。

（三）AGE受体的间接效应

多种细胞的细胞膜存在AGE的特异结合点，即AGE受体，如巨噬细胞、内皮细胞、肾系膜细胞。AGE与这些细胞的细胞膜特异受体结合后，促进这些细胞对AGE的内吞和降解，当AGE大量增多，超过细胞的清除能力时，可使大量的AGE积聚，AGE与细胞膜受体结合，也可以引起细胞因子、激素、自由基等可溶性信号物质含量改变，导致多种蛋白质基因表达水平的改变，从而产生一系列的病理生理学改变。

AGE与单核巨噬细胞、血管平滑肌细胞表面受体结合后，诱发IL-1、IGF-α及β基因水平的表达增多，引起细胞增生，血管壁增厚，血管弹性下降。AGE与人或鼠的肾基质细胞共同培养，培养液中的纤维连接蛋白、基质蛋白、Ⅳ型胶原蛋白、层黏蛋白、HS-PG的mRNA表达及蛋白质产量明显增加，从而导致肾脏基底膜增厚。AGE与内皮细胞表面受体结合后，内皮素和组织因子合成增多，血栓调节蛋白生成减少，导致血管收缩，激活凝血系统，易形成血栓。

二、多元醇通路与（Na^+-K^+）ATP酶异常

对糖尿病病理生理和发病机制的广泛研究发现，多元醇通路活性增加也是糖尿病慢性并发症发病机制之一。

（一）多元醇通路与肌醇储备

多元醇通路活性是由一系列的酶系统构成的，其关键酶是醛糖还原酶（AR）。在AR的作用下，葡萄糖可还原为山梨醇。山梨醇通过山梨醇脱氢酶作用氧化为果糖。正常情况下，山梨醇旁路仅占细胞内总体葡萄糖代谢利用非常小的一部分；然而在高血糖状态下，一些不需要胰岛素摄取葡萄糖的细胞，如内皮细胞、红细胞、神经髓鞘细胞及晶状体上皮细胞等，其细胞内葡萄糖浓度显著升高，使AR活性明显增强，活化山梨醇旁路代谢。有报告显示，在高血糖状态下，大鼠晶体和人类红细胞内葡萄糖经山梨醇旁路代谢分别占总体葡萄糖利用的33%和11%。山梨醇旁路代谢活化结果导致：①细胞内山梨醇和果糖含量增加，由于细胞内形成的山梨醇常不能渗出细胞，结果导致细胞内渗透性增高，亲水性增强，水流向细胞内，造成细胞水肿变性，引起细胞内环境及功能紊乱；②山梨醇和葡萄糖能抑制细胞对肌醇的摄取，造成细胞内肌醇含量降低，肌醇储备耗竭，加之山梨醇在细胞内堆积，破坏细胞膜结构与功能的完整性，从而使肌醇磷脂的转换过程受损，由此引起二酰甘油及三磷酸肌醇的释放减少，蛋白激酶C的活性降低，磷酸化过程受到抑制；③葡萄糖还原为山梨醇，多元醇通路亢进，消耗过量还原型NADPH，使机体抗氧化能力降低；④山梨醇在山梨醇脱氢酶作用下进一步氧化为果糖，果糖可进一步使组织蛋白糖基化增加（又称"果糖化"）。上述作用终致细胞内（Na^+-K^+）ATP酶活性降低，生理代谢异常，细胞结构和功能丧失，导致能量代谢障

碍，从而引起糖尿病慢性并发症的发生和发展。

大量动物实验显示，应用AR抑制剂（如羧酸类的alrestation、epalrestat、ponalrestat及zoplrestat等，螺旋己内酰脲类的sorbinil、methosorbinil及alconil等，中药水飞蓟、槲皮素等）对于防治糖尿病多种慢性并发症，如糖尿病性白内障、糖尿病肾病、糖尿病视网膜病变及神经病变的发生和发展有一定意义。但目前有关AR抑制剂的临床试用远没有动物实验的结果明显，一些临床观察结果尚存争议。其原因可能为临床应用AR抑制剂治疗糖尿病患者一般并发症的出现都已较晚，细胞结构和功能多已存在不可逆损害。另外，糖尿病慢性并发症的发生除山梨醇旁路外，尚存在其他机制，如蛋白质非酶糖基化、蛋白激酶C信息传导通路活化及氧化应激等。目前临床尚待发掘作用更强、不良反应更小的药物，同时强调早期应用或预防应用，并需长期临床观察。

（二）多元醇通路异常与组织损伤

目前认为，多元醇通路——（Na^+-K^+）ATP酶异常与糖尿病神经病变、视网膜病变、白内障、肾脏病变等慢性血管病变有关。

1. 神经病变

实验证明，糖尿病患者神经组织中肌醇含量减少，（Na^+-K^+）ATP酶活性降低，使运动和感觉神经传导速度明显减慢，长期的高血糖可使周围神经系统形态发生改变，包括多种退行性病变。患者出现手、足及四肢的感觉迟钝、麻木等。应用醛糖还原酶抑制剂治疗，可加快神经传导速度。

2. 视网膜病变和白内障

实验性糖尿病兔视网膜上皮层中葡萄糖及山梨醇含量升高，肌醇含量及（Na^+-K^+）ATP酶活性降低。应用半乳糖喂养糖尿病狗能产生类似于人视网膜病变的模型，而采用醛糖还原酶抑制剂治疗，能缓解视网膜周边细胞损伤以及抑制微血管瘤形成，阻止毛细血管基底膜增厚。糖尿病大鼠晶状体内多元醇通路活跃，山梨醇含量升高，（Na^+-K^+）ATP酶活性下降，晶状体代谢紊乱，晶状体水肿，易发生白内障。尽管糖尿病白内障发生与许多因素有关，但多元醇通路异常起着重要作用。

3. 肾脏病变

糖尿病大鼠肾髓质中山梨醇为正常对照组的1.8倍，醛糖还原酶活性是对照组的4.2倍，肾小球中肌醇含量降低，（Na^+-K^+）ATP酶活性下降。应用醛糖还原酶抑制剂治疗，可明显缓解高灌注，纠正蛋白尿，阻止基底膜增厚。

总之，糖尿病患者多元醇活性增强，肌醇贮存功能耗竭，（Na^+-K^+）ATP酶活性降低，在糖尿病并发症的发生和发展中起重要作用，应用醛糖还原酶抑制剂有利于改善并发症症状，阻止并发症的发展。但有许多实验结果不支持该假说，并对此予以否定。然而多元醇通路——（Na^+-K^+）ATP酶异常学说涉及的生化过程极为复杂，许多问题尚未弄清，因此这个学说仍有待进一步研究和阐明。

三、二酯酰甘油和蛋白激酶C通路

一些研究证实，高血糖可激活细胞内蛋白激酶C（protein kinase C，PKC）的信息传导途径，从而引起一系列生化和病理生理改变，参与糖尿病慢性并发症的发生。PKC的活化取决于细胞内钙离子、磷脂和二酯酰甘油（diacylglycerol，DAG）的水平，其中DAG是体内最主要的内源性PKC激动剂。在生理情况下，DAG水平主要来自磷酸肌醇酯的代谢和磷脂酰胆碱的裂解。但在高血糖情况下，细胞内DAG的升高主要是因为葡萄糖无氧酵解过程中间产物的合成。另外，山梨醇旁路活化，致细胞内还原型烟酰胺腺嘌呤二核苷酸（NADH）/辅酶Ⅰ（NAD^+）升高，可抑制3-磷酸甘油酯脱氢酶反应，提高DAG前体物的水平。体内研究显示，高血糖可引致细胞内DAG水平缓慢而持久的升高。已证实在糖尿病动物和糖尿病患者的多种组织细胞（如外周细胞、各类血管组织细胞和组织）中DAG水平的升高和PKC的活化，且PKC的活化和DAG水平的升高是长期的。PKC具有多种亚型（现已发现10多个亚型），DAG一般主要活化某些PKC亚型，如糖尿病大鼠心脏和主动脉以PKC-$β_2$活化为主，而视网膜血管以PKC-α和PKC-$β_2$活化为主，提示在高血糖和糖尿病情况下，PKC的活化是亚型特异性，这在理论和实践上都具有重要意义。因为若非特异性抑制PKC将产生很大毒性，而某些亚型特异性抑制将不会导致细胞主要功能障碍，因为大多数细胞拥有多个PKC亚型。PKC一经活化，将促进细胞内一系列蛋白质磷酸化，产生多种短期和长期的生物效应。短期的生物效应包括酶活性的改变，激素、生长递质及多种细胞因子的释放，离子通道的运转，营养物质的代谢，肌细胞的兴奋收缩偶联以及免疫和炎症反应等。长期的生物效应主要包括参与调节基因的表达、蛋白质的合成及细胞的增殖和分化等。

已证实在高血糖情况下，（Na^+-K^+）ATP酶活性降低，是糖尿病血管病变的一个重要基础，而（Na^+-K^+）ATP酶活性的抑制可能是PKC活化，继之磷酸酶A_2（$cPLA_2$）活性增高的结果。$cPLA_2$活化可升高花生四烯酸和前列腺素E_2的水平，已报告花生四烯酸和前列腺素EPGE产物增加可抑制（Na^+-K^+）ATP酶活性，应用特异性PKC和$cPLA_2$抑制剂可预防高血糖导致的（Na^+-K^+）ATP酶活性的抑制。另外，$cPLA_2$活化可促进体内前列腺素、血栓素A_2、血小板活化因子等血管活性物质及炎性介质的合成，调节和影响血管的多种生理功能；高血糖所致的PKC活化可诱导凝血酶激活抑制因子-1、纤维连接蛋白、层黏蛋白和Ⅳ型胶原蛋白的基因表达增强，从而促进其合成和细胞外积聚；PKC活化可调节血管内皮生长因子（VEGF）和内皮生长因子（EGF）的表达和作用，体内研究和动物实验显示PKC抑制剂可预防上述病理变化。由于已知PKC抑制剂通常为非特异性PKC，毒性较大，很难在人体内证实其作用。动物实验和初步的临床研究报告显示，特异性PKC抑制剂——LY333531对糖尿病视网膜病变和糖尿病肾病有一定的防治作用，并能够抑制血管内膜的增生和肥厚。多中心随机双盲的前瞻性研究正在进行。有报告显示，维生素E可恢复血管细胞PKC的活性，加入维生素E至体外培养的血管细胞可降低葡萄糖刺激的DAG水平，使PKC活性恢复正常，可能由于维生素E活化DAG激酶，使DAG代谢为磷脂酸。动物实验报告显示，用维生素E治疗糖尿病动物可使DAG水平和PKC活性恢复正常。进一步的研究显示，维生素E治疗可使糖尿病大鼠视网膜血流和肾小球滤过率恢复正常。

综上所述，高血糖可通过多种机制发挥病理作用，导致组织细胞功能障碍，从而影响糖尿病多种慢性并发症的发生和发展，单一或孤立控制某一环节难以使糖尿病慢性并发症的治疗取得良好效果或使其逆转。长期有效地控制高血糖乃是积极防治糖尿病慢性并发症的重要措施，但糖尿病慢性并发症的病变复杂，除了高血压之外，尚有遗传易感性（如高血压遗传倾向、AR活性的个体差异及血管紧张素转换基因的遗传多态性）等因素参与。另外，同时控制其他合并存在的危险因素，如高血压、高血脂、血液流变学异常（如血小板功能增强、凝血功能增强和纤溶功能减退等）、吸烟等亦十分重要。

四、微循环功能改变

糖尿病患者常伴有微血管血流特征性改变，早期表现为血流量增加，这种变化可能是糖尿病微血管病变的重要始动机制。

无并发症的糖尿病患者，早期肾血流量增加，肾小球滤过压和肾小球内压增高，肾小球滤过率增加，肾小球处于高灌注和高滤过状态。肾小球这种高功能状态对肾小球无益处，相反，它启动了肾小球损伤过程，最终导致肾小球病变。与肾小球微循环一样，视网膜病变发生前数年，可出现视网膜血流动力学改变，如视网膜动、静脉扩张，视网膜血流增加，并存在高灌注状态。此时严格控制血糖可逆转肾和眼底的血流动力学改变。随着病变加重，小动脉收缩，小静脉也变窄，局部血管管壁损伤，血管通透性增加，允许大分子物质通过，并在微血管壁沉积，导致糖尿病微量白蛋白尿和视网膜微血管损伤。血糖得到控制后，这种血管屏障损害仍可以逆转。后期小血管硬化，微血管基底膜增厚，内皮增生，微血管瘤及微血管血栓形成等，导致小球硬化和视网膜增殖性病变，此时控制血糖则无法逆转微血管病变。

糖尿病微循环改变不仅存在于肾脏和视网膜，也同样累及末梢，如四肢、皮肤、皮下组织、心肌、骨骼肌和神经系统等。各组织在末梢循环发生障碍前均存在一个高灌注状态过程，并随血糖控制而恢复正常，其微血管病变的组织学改变也非常相似，如微血管壁糖原染色（PAS）阳性物质的沉积、基底膜增厚、内皮细胞增生等。

糖尿病血流动力学改变发生部位广泛，且在微血管并发症发生之前出现，早期控制血糖能使病变逆转，因此提出糖尿病血流动力学改变是糖尿病并发症发生的始动机制学说。引起全身微血管血流动力学改变的原因尚不清楚，可能原因如下：

1. 血管收缩活性降低

对糖尿病血浆肾素-醛固酮系统（RAS）的研究发现，糖尿病血浆肾素活性以及组织对血管紧张素Ⅱ的反应均下降，从而导致血管扩张，血液高灌注，但该结论仍有争议。研究显示，许多器官和组织自身均存在RAS，它独立于血浆RAS，并在调节该器官和组织血流动力学功能中起重要作用。临床上应用小剂量血管紧张素转化酶抑制剂和血管紧张素受体拮抗剂，能使肾小球内压下降，肾小球滤过率下降，蛋白尿减少，这种作用不影响血浆RAS功能。

2. 高血糖和胰岛素拮抗激素

糖尿病患者血糖控制后，肾小球高灌注、高滤过状态可恢复，提示血糖升高是血流动力学改变的因素之一。正常人皮下注射生长激素和静脉滴注胰升糖素后，肾小球滤过率和肾血流量均明显增高，而糖尿病患者此二种激素的水平明显升高。

3. 组织缺氧

微循环对局部氧张力甚为敏感，当局部缺氧时，可造成血管扩张。糖尿病患者红细胞糖酵解失常，使2,3-DPG减少，糖化血红蛋白含量增加，阻止血红蛋白与2,3-DPG结合，从而降低红细胞释放氧的功能，导致组织缺氧，微血管扩张，造成微血管的血流动力学改变。

4. 血管扩张物质

糖尿病患者血小板释放前列腺素E增多，糖尿病大鼠组织释放前列腺素E_2、前列环素增多，这些物质对血管有较强的扩张作用。

五、血液流变学改变

血液流变学是研究血液流变性，即流动性和变形性的科学，流变性一般通过黏度来反映和度量。糖尿病患者血液黏度增高，出现所谓的"高黏综合征"，由于血液黏度增高，血流减慢，组织血液灌注量减少，致使组织缺血、缺氧，局部代谢产物蓄积，导致糖尿病微血管病变的发生和发展。血液黏度增加使血小板、单核细胞易聚集及凝集形成血栓，还加速大血管硬化的形成。

糖尿病患者血液黏度增高主要是由于血浆黏度增高、红细胞聚集性增强和红细胞变形性减弱，而血浆黏度增高和红细胞聚集性增强是糖尿病血浆蛋白异常和代谢紊乱的结果。血浆黏度与血浆蛋白的改变及血红蛋白糖基化有关。分子量大的蛋白质存在以及蛋白质浓度增高，血浆黏度随之增高，Mc-Millan应用电泳法研究糖尿病血浆中的20种蛋白质，可见大部分蛋白质含量增加，其中结合球蛋白的升高与血浆黏度关系密切。血浆蛋白分子形态的改变可直接使血浆黏度增加，并使红细胞之间亲和力增强，聚集性增加。血红蛋白的非酶基化，使其携氧力下降，造成组织缺氧，加剧血浆黏度升高、红细胞聚集和血小板聚集。

糖尿病患者红细胞柔顺性及变形能力下降，红细胞聚集性增强，与糖尿病血浆成分改变、红细胞膜糖基化以及红细胞表面负电荷减少有关。另外，血小板功能亢进、纤溶能力降低、血纤维蛋白原升高、高血脂、高血糖等也是造成血浆黏度增高的原因。

六、血小板功能和结构异常

血小板是血液中最小的一种有形成分，具有黏附、聚集、释放和收缩四种基本功能，参与止血反应、血栓形成、动脉粥样硬化、肿瘤细胞增殖及转移、炎症反应和免疫反应等生理和病理过程。糖尿病患者血小板功能增强，能促进糖尿病动脉粥样硬化、微循环障碍和血栓形成，在糖尿病慢性并发症的发生和发展中起重要作用。

（一）血小板黏附功能

血小板黏附反应是当血管内皮细胞受损，内皮下组分（胶原蛋白、基底膜等）和血浆ⅧR、Ⅴ因子结合，ⅧR、Ⅴ因子的另一端与血小板膜上糖蛋白结合而完成。糖尿病患者血小板黏附活性增强，内皮细胞合成、贮存和释放ⅧR、Ⅴ因子能力增强，糖尿病血管内皮增厚，基底膜代谢异常等，均造成糖尿病血小板黏附性增强。

（二）血小板聚集功能

糖尿病患者血小板聚集活性增强，表现在对各种诱聚剂的敏感性增强和自发聚集性增强。其确切机制尚不清楚，可能是：①糖尿病代谢紊乱，使红细胞和血小板二磷酸腺苷（ADP）含量和释放量增多，而ADP是强力的血小板诱聚物质，ADP增多导致血小板聚集活性增强。②生理状态下血小板生成具有强烈促聚作用的血栓素（TXA_2），与血管内皮细胞生成的抑制物质前列环素（PGI_2）保持平衡，防止血小板聚集。糖尿病患者的TXA_2的生成增多、活性增强，PGI_2合成减少，且血小板对PGI_2的敏感性下降，糖尿病患者TXA_2/PGI_2失去平衡，可能是造成血小板聚集增强的主要原因。③糖尿病患者长期高血糖，可造成毛细血管基底膜成分的改变，从而提高血小板的活性。④25%～29%糖尿病患者的血清中免疫复合物呈阳性，这种免疫复合物能促进血小板的聚集与释放反应。

（三）血小板释放功能

血小板释放反应过程包括血小板形态改变、血小板聚集、α颗粒和致密颗粒的释放。α颗粒内含纤维蛋白原、血小板Ⅳ因子、β-血小板球蛋白及各种溶酶体酶，致密颗粒内含5-羟色胺、ADP、肾上腺素和钙离子等。致密颗粒和α颗粒内含物在血小板活化时释放到细胞外，参与止血、凝血、炎症及组织修复过程。糖尿病患者血小板特异性的β-血小板球蛋白增高，提示血小板释放功能增强，患者可能发生持续性的亚临床血栓。血小板释放通过一些因子促进凝血活性增高，加速血栓形成。血小板亦可释放强有力的促有丝分裂因子，促进血管平滑肌细胞增殖，诱导动脉粥样硬化的形成。

（四）血小板结构的变化

正常状态下，血小板形态各异，大小不等，存在显著的异质性。大体积血小板多为年幼的血小板，含有丰富的各类细胞器，具有较高的功能活性。许多研究表明，糖尿病患者血小板平均体积增大，并认为血小板平均体积增大是大体积血小板增多所致，此种血小板是造成糖尿病血小板功能活跃的主要原因。采用形态计量学方法研究糖尿病血小板超微结构变化，发现糖尿病血小板平均体积、平均直径和平均表面积增大，大体积血小板增多，大体积血小板α颗粒、致密颗粒和线粒体增多，并观察到血小板激活的早期结构变化，这种变化出现在微血管病变前，并发微血管病变后改变更为显著。进一步观察发现，大体积血小板存在膜分界障碍，提示糖尿病大体积血小板增多是由于骨髓巨核细胞膜分化异常所致，推测糖尿病代谢异常是造成这些改变的主要原因。

七、氧化应激损伤

2004年，在美国糖尿病学会年会上，Brownlee教授提出，糖尿病并发症中线粒体过氧化物酶产生过多是共同的发病机制，这一结论被认为是对糖尿病并发症发病机制认识的突破性进展，并为进一步预防及治疗糖尿病并发症开拓了新的方向。

其核心观点认为，当血葡萄糖升高时，血管的内皮细胞内葡萄糖进入增加，糖化氧化反应增加，糖酵解增加，产生NADH和丙酮酸，丙酮酸经三羧酸循环可提供过多的供氢体（还原型辅酶Ⅰ NADH、蛋白结合连载体FADH$_2$）给线粒体呼吸链，从而使活性氧簇ROS特别是O_2^-生成增加。持续生成过多的ROS可在多方面产生负面作用。尤其是过多的过氧化物与NO相互作用产生的过氧化亚硝酸盐（ONOO$^-$）无须经SOD$_2$（超氧化物歧化酶2）作用生成H$_2$O$_2$，在亚铁和亚铜离子存在时形成羟基（—OH）。ONOO$^-$和—OH可导致广泛的氧化损伤，影响多种信号传导，如激活NF-κB（核因子激活的B细胞的κ-轻链增强）、P38-MAPK（P38丝裂原活化蛋白激酶）途径，导致DNA单链断裂，抑制有血管保护作用的NO生物活性，使脂质过氧化，多种氨基酸硝基化，从而损伤细胞。

而且过多的ROS激活下游途径可进一步促使过氧化物产生，各条途径相互作用，放大氧化应激损伤。如能阻断线粒体产生过多的O_2^-，则可从根本上控制糖尿病血管病变的发生和发展。

（一）氧化应激的产生

1. 自由基的产生

自1956年国外学者Harman等首先提出衰老的自由基（free radical，FR）学说以来，越来越多的研究表明，FR对生物体的各种组织细胞具有强氧化损伤作用，会明显加速生命系统生理功能的衰老和死亡，与许多疾病（如组织的变性、坏死，肿瘤的发生和炎症的产生等）密切相关。糖尿病患者全身各组织的老化加速，亦与其体内自由基的明显堆积部分有关。

自由基（或称游离基）是指具有未配对价电子，即外层轨道中具有单数电子的原子、原子团。自由基主要可分为活性氧自由基和脂质自由基，活性氧自由基包括超氧自由基（O_2^-）和羟自由基（OH$^-$）、单线态氧（$O_{1/2}$）和过氧化氢（H$_2$O$_2$），其中以羟自由基和超氧自由基活性最强；脂质自由基包括脂过氧自由基（ROO$^-$）和不饱和脂肪酸自由基（RO·）等。

FR活性强，极不稳定，具有连锁反应性，且因其具有磁矩，故可采用自旋共振或核共振的方法加以测定。在生理情况下，机体通过酶系统反应和非酶系统反应及外源性物理、化学等因素作用不断产生FR，同时FR又不断地被机体清除，FR的生成和清除处于相对平衡状态，从整体上看不出FR对机体的氧化损伤和生理破坏作用，但在某些病理情况下，FR产生增加或清除减少，造成体内FR积聚。

2. 糖尿病和氧化应激

许多动物实验和临床研究证实，在糖尿病情况下存在明显的氧化应激且其与糖尿病慢性并发症的发生和发展有关，确切的机制尚不清楚，主要可能由于：

（1）FR产生增加。糖尿病特征性表现为高血糖和组织蛋白糖基化增加，单糖（主要为葡萄糖）及糖化蛋白（如糖化血红蛋白、糖化血浆蛋白和糖化组织蛋白等）可自动氧化而产生FR；有学者认为糖尿病患者血清中单胺氧化酶活性增高及多核粒细胞活化可致氧自由基产生增加；糖尿病患者血清中铁、铜等过渡金属离子增高亦可能与FR产生增加有关。

（2）FR清除系统功能减弱。在正常生理情况下，机体可利用抗氧化酶和抗氧化剂通过化学反应达到清除体内自由基的目的，如利用超氧化物歧化酶（SOD）、还原性谷胱甘肽氧化酶（GSH-Px）及过氧化氢酶（CAT）分别清除自由基和过氧化氢。临床研究和动物实验已证实，病程长或长期血糖控制不良的患者，上述抗氧化酶（SOD、CAT和GSH-Px等）功能降低，部分原因可能是上述抗氧化酶蛋白被非酶糖基化，从而引起自由基在体内堆积导致机体过氧化损害。机体对羟自由基无特殊清除酶，但羟自由基可被二甲亚砜、甘露醇及色氨酸等小分子物质清除。羟自由基本身在体内存在时间很短，其毒性作用主要与羟自由基产生的代谢产物脂质过氧化物（LPO）和最终产物丙二醛（MDA）等有关。体内一些小分子如维生素E、维生素C、胡萝卜素、谷胱甘肽及微量元素（如硒和锌等）等对脂自由基和脂过氧自由基等有较强的清除作用，可切断脂质过氧化连锁反应。在糖尿病情况下，患者体内维生素E、维生素C、谷胱甘肽、硒及锌等含量降低，明显削弱了机体清除自由基的能力。

（3）碳水化合物（主要为单糖）、脂质和氨基酸等通过代谢反应（需氧）和非酶反应（不需氧）产生活性炭基，亦可进一步氧化修饰蛋白质等而参与氧化应激的产生。最后氧化应激可进一步因组织缺血、损伤、细胞死亡及自由基清除能力降低而加强。

（二）氧化应激对机体的危害

当化学性质十分活跃的自由基在体内明显积聚时，即可对机体造成多种危害，具体主要表现在以下几个方面：

1. 脂质过氧化

体内生物膜含有大量不饱和脂肪酸，其中3-甲烯碳和其上的丙烯氢的碳氢键能最小，处于部分活化状态，因此该氢易被自由基抽提，发生均裂，形成不饱和脂肪酸自由基，此后促发连锁反应，形成脂过氧自由基，再作用于另一不饱和脂肪酸上同一位置的氢，又形成新的不饱和脂肪酸自由基，其本身则形成脂氢过氧化物（ROOH），ROOH不稳定，可自发地或在过渡金属离子（如Fe^{3+}）等的催化下形成脂过氧自由基（ROO·），从而引发脂质过氧化连锁反应，这样，脂质过氧化破坏越来越严重，最后导致细胞功能紊乱或死亡。另外，ROO·与另一不饱和脂肪酸相互作用，形成一分子新的不饱和脂肪酸自由基，本身则分解为丙二醛和乙烷等。丙二醛具有很强的交联性质，能与含游离氨基的蛋白质、核酸等交联形成Schiff碱，该交联物难溶于水，不易排除而在体内堆积，以至妨碍蛋白质、核酸及细胞功能，加速组织老化；丙二醛等尚可进一步氧化修饰低密度脂蛋白，形成过氧化低密度脂蛋白（OX-LDL），明显增强LDL对细胞的毒性作用；毛细血管基底膜脂质过氧化可使其通透性增加，血浆蛋白漏出增多和基底膜增厚；红细胞脂质过氧化可使其对内皮细胞的黏附性增强及变形能力降低；LPO可抑制环氧化酶，减少PGI_2合成，促进TXA_2合成，血小板内PGI_2/TXA_2比值下降，血小板功能亢进，LPO尚可抑制抗凝血酶Ⅲ的活性，致血液高凝，提示氧化应激部分参与了糖尿病患者血液流变学改变，与其血液高黏、高凝和高聚的形成有关。

2. 破坏蛋白质

自由基可与体内的结构蛋白（如胶原蛋白、晶体蛋白和神经髓鞘蛋白等）和功能蛋白（如白蛋白、免疫球蛋白和脂蛋白等）发生作用，形成蛋白质自由基，蛋白质自由基再与另一蛋白质发生作用形成多聚蛋白质自由基，这种交联的多聚蛋白质分子溶解度降低，结构改变、变性，原来的功能受损或丧失，如结缔组织中的胶原蛋白被自由基作用后相互交联增加，发生理化性质改变和棕色变，棕色变的胶原蛋白可捕获漏出血管外的血浆白蛋白、免疫球蛋白和脂蛋白等而沉积于毛细血管基底膜，致基底膜和血管动脉硬化。

3. 损害核酸

如羟自由基可与核酸分子上的碱基或戊糖形成新的自由基，致DNA突变、DNA或RNA交联或断裂，引起遗传信息的改变和肿瘤的发生。

4. 其他

自由基（如羟自由基）可使结缔组织中的透明质酸及其他高分子物质降解，使其失去黏性，破坏细胞间的填充物质，使微血管通透性增加。

（三）抗氧化治疗对糖尿病慢性并发症的作用

1. 体外研究

体外研究显示，蛋白质与葡萄糖和过渡金属离子（如Cu^{2+}和Mn^{2+}等）在体外孵育，葡萄糖自动氧化可导致蛋白质氧化糖化增加，其程度与血糖浓度和孵育时间呈正相关；LDL在体外过氧化产生OX-LDL，OX-LDL的形成明显增强其对动脉内皮细胞的毒性作用，促进动脉粥样硬化；有研究报告显示，与正常LDL相比，OX-LDL对视网膜毛细血管外皮细胞毒性明显增强，可能与糖尿病早期视网膜毛细血管通透性增加及外皮细胞死亡脱落有关。此外，其尚可明显刺激毛细血管产生的纤维蛋白溶酶激活抑制因子-1的释放，致视网膜毛细血管局部纤维蛋白分解降低，有利于血栓形成，促发糖尿病视网膜病变的发生；Diamond等认为OX-LDL的产生增加对糖尿病肾小球硬化的发生和发展亦起一定的促进作用。不少研究证实，自由基清除剂如SOD、维生素E及维生素C等可明显甚至完全抑制LDL的氧化修饰，降低LDL的毒性作用。

2. 动物实验

不少动物实验显示，抗氧化治疗对糖尿病急性血管功能不全、神经病变及糖尿病白内障的形成等有防治作用。有资料表明，糖尿病鼠心肌细胞、玻璃体、晶体和肾脏等组织细胞内SOD的活性降低，与并发症的发生有一定关系。给予糖尿病大鼠或小鼠自由基清除剂（如SOD和维生素E等），可明显预防急性高血糖所致的血管功能不全，减少血浆白蛋白的漏出；明显预防神经功能不全，改善其神经组织对缺血性神经传导障碍的抵抗和神经内膜的血流量；显著预防或延缓糖尿病大鼠和非糖尿病大鼠的白内障；明显降低血浆LPO和丙二醛水平，缩短胶原纤维对热的裂断时间；改善红细胞变形能力，降低其对内皮细胞的黏附性和增强其对氧化损害的抵抗等。

3. 临床研究

抗氧化治疗对糖尿病患者慢性并发症的临床研究报告尚不多，但不少研究提示，糖尿病患者体内自由基产生增加、清除系统功能减弱，伴有慢性并发症者更加明显。一般的建议为在综合治疗糖尿病的同时，适当补充抗氧化治疗对慢性并发症的防治是有益的。

糖尿病患者氧化应激主要与糖代谢紊乱有关，严格的血糖控制是预防和治疗糖尿病慢性并发症的基础和关键，与此同时应适当补充抗氧化物质。

（1）维生素。常用的维生素有维生素E、维生素C和β胡萝卜素等。维生素E含有不饱和侧链，使其拥有一定的抗氧化活性，其中以α生育酚（维生素E）生物活性最强。有学者给糖尿病患者补充维生素E（1 200 mg/d或600 mg/d），2个月后糖尿病患者的糖化血红蛋白水平明显降低，其降低程度与剂量相关，对空腹血糖无影响，其机制可能为维生素E抑制葡萄糖自动氧化糖化。有报告称维生素C亦有相似的作用，若与维生素E联合应用在抗氧化方面可发挥协同作用，长期应用对预防并发症有益，无明显不良反应。

（2）SOD。SOD特异性地清除氧自由基，构成机体对自由基损伤的第一道防线，糖尿病患者体内SOD活性明显下降，适当补充SOD对于预防和延缓糖尿病慢性并发症的发生和发展可能有积极作用，但目前尚无口服制剂应用于临床，主要由于其稳定性差，在消化道易被蛋白酶分解；生物半衰期短，约为6 min，直接影响其疗效；细胞渗透性差，不易穿透细胞膜；等等。鉴于上述情况，目前国内外许多生物技术开发中心都将SOD作为重点开发药剂，并取得不小进展，如通过对其结构进行化学修饰，提高了SOD的抗蛋白酶水解能力，SOD脂质体可显著延长其半衰期等。

（3）微量元素。锌通过保护巯基不被氧化以及与过渡金属离子（如Fe^{3+}）竞争从而减少自由基的产生，具有抗氧化作用。糖尿病患者尿锌丢失增加，血锌浓度降低，尤其在血糖控制不佳时，有学者建议把锌作为一种有效的抗氧化剂以减轻自由基对糖尿病患者大血管和微血管的损害或破坏。硒亦常被用作一种抗氧化剂，硒参与谷胱甘肽过氧化物酶活化，谷胱甘肽过氧化物酶可清除体内的H_2O_2，减少羟自由基的形成。糖尿病患者体内硒水平亦降低，适当补充硒亦可能有助于减轻氧化应激。

（4）醛糖还原酶抑制剂。许多实验，尤其是动物实验证明，醛糖还原酶抑制剂可防止或预防糖尿病多种慢性并发症的发生和发展，部分亦可能与醛糖还原酶抑制剂阻断多元醇通路、减少NADPH的消耗、提高机体抗氧化防御系统的防御能力有关。

（5）非酶糖化终末产物抑制剂。氨基胍是一类亲核的肼化合物，它可与糖基化反应的中间产物3-脱氧葡萄糖酮醛和早期产物反应，阻断蛋白质非酶早期糖化产物进一步形成糖化终末产物，明显防止糖尿病多种慢性并发症的发生和发展；部分亦可能与抑制蛋白质非酶糖化、减少自由基的形成有一定关系。此外，氨基胍还可抑制脂类和脂肪酸的氧化。但目前未见有关氨基胍对临床糖尿病患者慢性并发症治疗作用的报道，其临床疗效和不良反应尚待研究。值得注意的是，有研究报告显示，阿司匹林可与葡萄糖竞争在蛋白质上的同一赖氨酸、羟基赖氨酸或缬氨酸的残基，形成稳定的乙酰衍生物，阻止了糖基化初始阶段Schiff碱的形成，抑制蛋白质非酶糖化终末产物的生成，对糖尿病慢性并发症的治疗亦可能是有益的，但其使用剂量较大（每日500~1 000 mg），此作用的临床应用价值尚待验证。

（6）其他。达美康是临床广泛应用的第二代口服降血糖药物。一些临床研究发现，与其他降血糖药物相比，达美康除有较好的降血糖作用之外，尚具有一定的抗氧化和清除自由基的作用，可明显降低糖尿病患者血浆LPO水平，增强红细胞SOD活性，稳定血浆巯基水平，明显降低血小板对胶原纤维的黏附力，其作用不依赖于对血糖的控制，确切机制不清，可能与其拥有其他磺酰脲类降血糖药物所没有的氮杂二环辛基有关。卡托普利（开博通）是一种含巯基的血管紧张素转化酶抑制剂，具有良好的降血压作用。一些临床研究报告显示，卡托普利对体内自由基尚具有良好的清除作用，可提高红细胞SOD活性，降低血清LPO和丙二醛水平，一般认为其抗氧化作用与其含有巯基及促进PGI_2合成或释放有关，亦有人认为卡托普利可与体内过渡金属离子，如Fe^{3+}、Cu^{2+}等形成无活性的化合物，从而减少金属离子催化的自由基产生。另外，不少中药，如丹参、人参和黄芩等亦有一定的抗氧化作用。

总之，糖尿病情况下存在一定程度的氧化应激，其对糖尿病多种慢性并发症的发生和发展有促进作用。因此，在考虑糖尿病综合治疗时，适当补充或联合使用抗氧化治疗对防治糖尿病慢性并发症具有一定作用。

（冯晓丹　蒋建平）

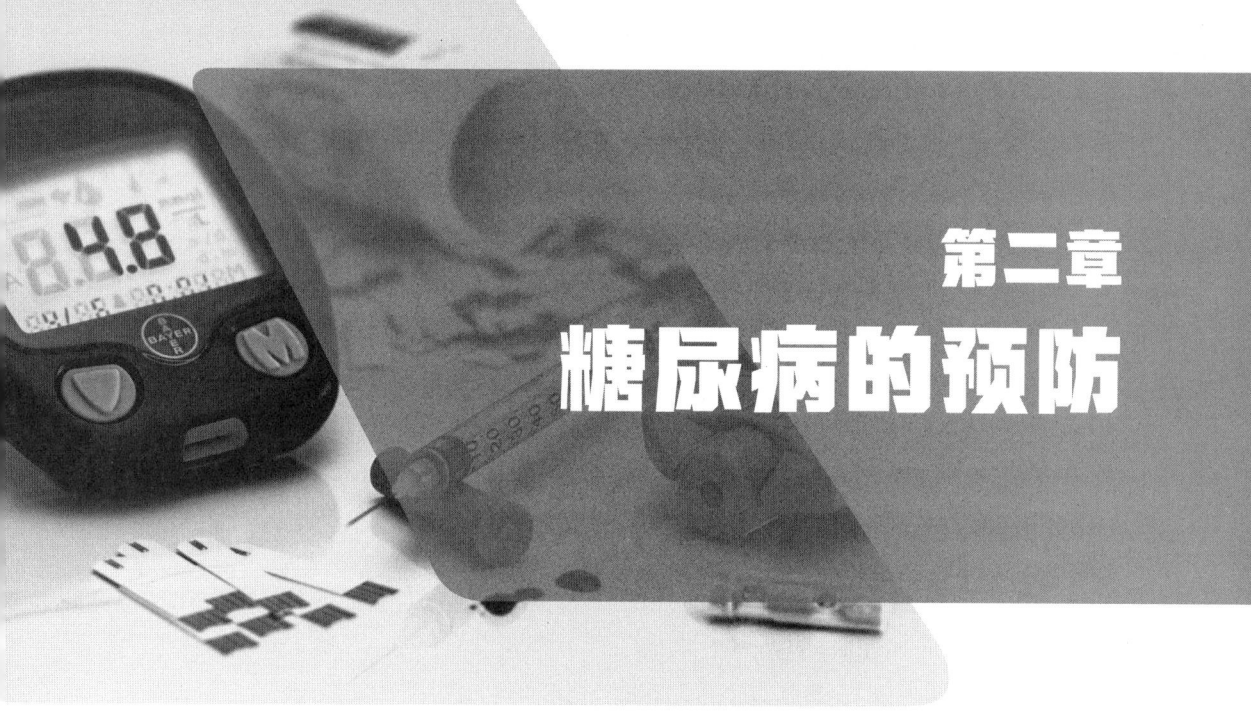

第二章 糖尿病的预防

第一节 概述

一、糖尿病重在预防

保持健康是每个人的权利,更是每个人应尽的义务。社会的每个成员都有义务维护和增进自身健康,提高自我保健能力和健康水平。增进健康,加强健康教育,树立健康观念,参与防病治病,建立健康、文明、科学的生活方式和保持良好的行为习惯是非常必要的。健康不是静止不变的,而是一个动态的过程。由于自身情况的不断变化,健康平衡很可能被破坏,从而引发多种疾病。因此,要预防糖尿病,必须拥有良好的健康状态。身心健康的理念,反映了一个人在健康方面自我管理、自我照料的才智。要认识到现实生活中的各方面因素是相互联系的,并会影响人的健康。

糖尿病的防治应在预防上多下功夫。鉴于糖尿病的危害日趋严重,世界卫生组织已作出决议,要求各国政府和卫生部门将糖尿病的预防纳入规划。1994年第十五届国际糖尿病大会提出"预防糖尿病——21世纪卫生保健的主题"的口号,糖尿病的综合防治包括"一级、二级、三级防治"及糖尿病防治网络的建立。我国原卫生部颁布的《1996—2000年国家糖尿病防治规划纲要》中也指出:必须对糖尿病进行三级预防。一级预防是对高危人群进行选择性干预,最大限度地降低糖尿病的发病率;二级预防是要防止糖耐量降低者进展成为糖尿病;三级预防是要尽可能早期诊断糖尿病,规范对糖尿病的治疗和护理，预防急性并发症，阻止或延缓慢性并发症的发生和发展，提高糖尿病患者的生活质量。

我国糖尿病发病率急剧增高的基本原因在于遗传的易感性、生活水平的提高、生活方式上的缺陷、平均寿命的延长和检测手段的提高。因此，糖尿病的预防应该主要做好两件事，第一是健康教育，即大力进行糖尿病的宣传教育，尽量做到使糖尿病及其预防手段家喻户晓，全民动员起来和糖尿病做持久的斗争。第二是健康促进，提倡并推广健康黄金定律：①养成良好的习惯；②预防疾病和损伤；③提高生活技能；④掌握正确、实用的健康知识；⑤调整心理状态；⑥用整体的观念理解和对待健康问题；⑦调节自身康复能力以适应外界环境。尤其要保持正确、科学的饮食习惯，坚持体育运动，避免肥胖，不饮酒，不吸烟，自我调适，保持心理上的健康，从而使糖尿病和其他慢性疾病的发生率降低到最低水平。同时，利用各种手段对整体人群，特别是糖尿病高危人群进行糖尿病和糖耐量降低的筛查，以期尽早发现和有效治疗糖尿病。因为这是一个渐进的过程，与个人的饮食习惯、生活方式密切相关，如能树立早期预防意识，大多数2型糖尿病患者可不发病或晚发病。所以养成良好的生活习惯，养成合理的膳食习惯，对于预防糖尿病至关重要。

二、养成良好的饮食习惯

饮食是生活中的一件大事，合理、科学的饮食调养及良好的饮食习惯能够迅速控制糖尿病的发展，对轻型糖尿病患者来说，合理、科学的饮食甚至在一定程度上比药物控制病情还要重要。良好的饮食习惯还可以"扶正祛邪""保持正气"，提高人体的自身免疫功能，增强抗病能力及预防并发症的发生。但人们的饮食习惯各异，进餐的量及食物品种均有不同，从糖尿病饮食治疗的要求出发，不仅要养成良好的饮食习惯，更应改变那些不良的饮食习气，具体应做到以下几点：

1. 饮食有节

《黄帝内经》中说："饮食有节，勿使过之，不伤正也。"这句话说明饥饱无度、暴饮暴食是糖尿病饮食的大忌。因为进食过多，不仅加重胰岛β细胞的功能负担，而且贪图口福往往招病上身。所以每餐不宜吃得太饱，要常带三分饥的感觉，适量进食，定时定量，这样的饮食习惯，既可减轻胰岛功能的负担，又可防治肥胖和其他并发症的发生。

2. 慢餐运动

吃饭细嚼慢咽可以使食物被牙齿磨得更细，唾液和食物充分混合，从而加强食物的消化与吸收，营养物质被充分吸收，对增进健康颇有益处。慢餐运动悄然风行，细细品味，不难发现其中蕴藏着深意。慢餐运动正符合了现代人追求高品质生活的标准。慢餐运动以保护传统的饮食文化为己任，积极评价、推荐丰富多彩的传统烹调方式，主张粗加工食物原料，采用传统方法制作有益健康的食品，反对在食品中加入过多的化学添加剂。慢餐运动提倡进食时细嚼慢咽，能够帮助消化，对胃、胰、胆等器官刺激比较小，对降低餐后高血糖有益，可缓解餐后高血糖对胰岛β细胞的负荷，故也是糖尿病饮食预防的新概念。慢餐还能使面部肌肉和骨骼充分活动，促进局部血液循环，对牙齿有保护作用，并有一定的美容效果。值得一提的是，唾液中含有各种酶、激素、维生素及蛋白质，其中包括15种具有特殊效果的酶，能降低食物中的致癌物质的毒性，而且咀嚼次数越多，抗癌作用越强。尤其是唾液中的氧化酶和过氧化酶，能消除某些致癌物。坚持慢慢地吃，细细地嚼，才能品出食物的真正滋味，满足胃口的需求。所以说细嚼慢咽秉承了人类关注自然、追求生活品质的天性。

3. 情绪愉快

愉快的饮食情绪与营养一样重要，在安静舒适的环境中，情志舒畅地进食，各种消化液分泌增加，饭菜吃起来会更加味香可口，人也会感觉吞咽顺畅。

4. 控制总量

饮食上要控制总量，调整饮食结构和进食顺序。控制总量，即严格控制多余热量的摄入，应以素食为主，营养均衡，进食时先吃蔬菜，有饱腹感时再少吃些主食、肉类。这样有利于延缓碳水化合物的吸收，降低餐后高血糖。而且，如果过多进食高脂肪、高蛋白食品，往往体重增加的情况会在2～3日后出现，不利于体重的控制，长此以往容易发生肥胖。牢记饮食无节酿疾病，忌暴饮暴食，莫过食油腻，饮食应少辣，食温要适中，饮食需定时。

三、坚持饮食平衡

摄取过多的热量，不仅容易造成体重增加，还会导致血糖升高，所以，结合自身状况的自我管理、自我约束，是十分重要的。导致饮食失衡的食品有蛋糕、饼干、糖果、水果、含酒精的饮料、清凉的碳酸饮料、咖啡等。

饮食的控制与管理是预防糖尿病中最重要的一环。只要不摄取多余的热量，保持良好的血糖值，就有助于消除肥胖。减肥不能仅仅控制主食的摄入，低脂肪饮食和运动是减肥的主要措施。临床经验发现，糖尿病患者大多有饮食过量的情况。饮食疗法最重要的一件事就是要知道自己一日的热量消耗，尽量避免摄入的热量超过此标准。

掌握所吃食品的热量，并计算本身所需的热量，留意所摄取的营养是否均衡，坚持吃七分饱。刚开始实行，患者可能会感觉饥饿，但只要忍耐一段时间，就会逐渐习惯这样的饮食方式，在既定的热量中寻求自身的营养均衡。具体来说，每日都要摄取米饭、肉、鱼、蔬菜、水果及牛奶等食物来丰富饮食结构，但也要注意不要进食太多蛋白质、盐分、糖和油等。

坚持规律性饮食。即使采用饮食疗法来达到减轻体重的目的，亦要每日进食三餐。

不吃早餐，或进餐时间不固定，是不正确的饮食疗法。若想保持良好的饮食习惯，必须让自己保持对于疾病的警惕，提醒自己去适应健康的生活方式。对饮食有正确的认识，可以说是一个很好的起点。尽可能三餐固定，且一日进食的量也要分为三等份，进食的时间最好间隔5～6 h，此外，晚餐尽可能不要太晚吃。坚守上述要点，持之以恒才是最重要的。由于每一个人都有自己的生活习惯，只要找出适合自己的生活方式，并在舒适自然的状态下持续进行即可。如果到医院就诊，则要遵从医生的指导。充分发挥个人的主观能动性，结合自己的具体情况调整饮食习惯，维持均衡的营养状况，为健康的身体打下坚实的基础，这是良好的生活质量的保证。

在限制能量摄取的同时，合理的饮食结构是关键，在规定摄取能量的前提下，若能合理地调整营养结构，长期坚持下去，制订菜单，烹调营养的菜肴，一日三餐按时进食就能使血糖稳定。

机体一日中所需的能量尽量从早、中、晚三餐中均等摄取；若少餐或饮食间隔时间不规则，血糖就容易发生波动，难以控制；淡味饮食，充分摄取食物纤维，食物纤维具有缓解血糖升高、降低血液中胆固醇的作用；作为主食的米饭、面包、面条等，由于经过精细加工、过度淘洗、烹调，营养损失较大，食物纤维含量不足，容易升高血糖，应尽量选用未经过精加工的谷类（糙米、荞麦等）；另外，蔬菜、薯类、菌类、海藻、水果、豆类等食品中含有丰富的食物纤维素，这类食品常常出现在餐桌上对健康是有益的；限制食物数量，避免高热量食物出现；慢嚼、慢咽；摄取体积大、热量低的食物来改变躯体对进食的感受和暗示；警惕社会性暗示，注意调节由饥饿引起的情绪反应。自我监督的做法是每日傍晚称一下体重，并以日记的形式将当日的进食情况和体重记录下来，形成一张行为监督表。不同的人有不同的营养需要，但基本原则是一致的：食物多样、谷类为主，多吃蔬菜、水果和薯类，常吃奶类、豆类或其制品，经常吃适量的鱼、禽、蛋、瘦肉，少吃肥肉和荤油。食量与体力活动要平衡，保持适宜体重。膳食清淡少盐，饮酒应适量，并有针对性地补充适量的微量元素，充足的微量营养素不但能预防相应的营养素缺乏性疾病，而且对于维持机体正常生理功能有重要作用。

坚持食物计量习惯化，在烹调时称取食品的质量，推算食物中所含的热量。在日常生活中，应避免目测计量食物。

四、合理摄入脂肪

一般来说，导致肥胖的饮食方式有下列四种：①主食摄取过多；②油腻食物摄取过多；③甜食摄取过多；④酒精类饮料摄取过多。部分人是由于其中的两种原因，部分人是由于四种原因一起而导致肥胖，各有不同。减少摄取过多的食品，并在饮食中加入以往摄取不足的食品，或是加入可减少体内脂肪的食品，如蔬菜等。要保持身心健康地减肥，应当充分吸收人体一日所需要的热量和各种营养素（糖、蛋白质、脂肪、维生素、矿物元素等）。合理、巧妙地组合早、中、晚餐和茶点，这样才能在保持健康的同时有效地减肥。为了吸收全天所必需的营养，必须保持一日三餐的正常饮食。不吃早餐或简单地吃午餐，会产生饥饿感。要减少脂肪的摄入，饮食中应避免摄入高脂肪（表2-1）和胆固醇。同时，要积极运动，不改变体内肌肉的质量而减少体内脂肪的质量才能有效减肥；如果肌肉质量也减少，会使基础代谢率降低，缺乏持久力；由于钙成分丢失，还会导致骨质疏松症的发生。控制饮食加上运动，通过哑铃、健身器械来锻炼肌肉是非常有益的。

表2-1 部分食物中的脂肪含量

食物名称	脂肪含量/(g·100 g^{-1})	食物名称	脂肪含量/(g·100 g^{-1})	食物名称	脂肪含量/(g·100 g^{-1})
油饼	22.9	核桃（干）	58.8	烤鸭	38.4
油豆腐	17.6	核桃（鲜）	29.9	填鸭	41.3
奶酪（干）	23.5	葵花子（生）	49.9	肉鸡（肥）	35.4
猪油（后臀）	30.8	花生（生）	25.4	猪肉（肥）	90.4
奶油	78.6	花生（炒）	48.0	猪排骨肉	30.6
黄油	98.8	鸡蛋黄	28.2	猪肉（肉脯）	35.0
各种油脂	99.9	鸡蛋黄粉	55.1	腊肉（生）	48.8
松子仁	70.6	鹅	19.9	牛肉干	40.0

改正过量饮食的行为模式：①空腹时不购物；②每餐的饮食间隔时间不能太久；③不要经常在身边放置食物；④心急时不要由于冲动而进食；⑤吃茶点时要规定好时间和尽量选择热量低的食物和饮料；⑥改掉吃夜宵的习惯；⑦记录一日中入口的所有食物和饮料；⑧规定并固定用餐的场所；⑨不喝酒精类饮料和碳酸饮料；⑩从容地进食。保持合理的膳食习惯可以控制好体重和胆固醇水平，保持血液黏度适中。记住十个字：一、二、三、四、五；红、黄、绿、白、黑。一是每日喝一袋牛奶，二是每日摄入250～350 g碳水化合物，三是三分高蛋白，四是有粗有细、不甜不咸，五是500 g蔬菜和水果；红是一日一个西红柿，黄是红黄色蔬菜，绿是饮料中的绿茶最好，白是燕麦粉或燕麦粥，黑是黑木耳。

五、坚持运动

坚持身体力行，增加运动量，减轻体重，就能逆转发展为糖尿病的趋势。研究显示：减轻1 kg体重，生命期将延长3～4个月，收缩压下降2.5 mmHg，舒张压下降1.7 mmHg，血清总胆固醇水平下降0.5 mmol/L，血糖下降0.7 mmol/L；减轻5～10 kg体重，可以减轻疲劳感，灵活关节，缓解气喘，恢复正常月经周期，同时，精力充沛，工作效率上升，并有创新精神。任何年龄，得不到充分的休息，都容易疲劳，反应迟钝，工作效率下降。坚持做到按时入睡，保证充足睡眠，合理膳食，适量运动，戒除烟酒，保持心理平衡，随着不良生活方式的逐步纠正，糖尿病的发病风险将明显降低。

运动不足也称文明病，由于机械化、自动化程度的提高，人的体力活动显著减少，进而诱发肥胖、高血压、冠心病、糖尿病、骨关节病等。增加人的体力活动量则有助于预防这些疾病，有利于健康。生命在于运动，揭示了生命活动的一条重要规律。一般经过3个月的运动，心血管系统的功能可以得到明显提高。现代运动生理学研究证明，有效的运动能增强心肺功能。增强心肺功能的重点是掌握合适的运动量，坚持做到每日有节奏地完成锻炼计划。两个多世纪以来，大量的实践证明，要获得健康的身体，必须进行较大强度的运动。这种健康正是以提高心肺功能为主要目的。促进机体大量吸氧的运动，即通常所称的有氧运动，如步行、慢跑、游泳、划船、骑自行车、登山等，可明显增强体力，提高人体的最大摄氧能力，改善心肺功能和新陈代谢能力，并可调整神经、内分泌和免疫功能。

平衡心理，保持乐观。正确对待各种应激事件（精神或环境刺激），节制七情（喜、怒、忧、思、惊、恐、悲）；家人和同事间要互相关心，不过多计算个人得失。少生气，不发火，学会减压与放松心情。

六、定期体检

糖尿病是可防可治的，前提是尽早确定糖尿病危险人群，早期进行管理、教育和治疗，而且要医患联手。有以下情形者要及时到医院就诊，进行检查，以便了解自身的糖尿病患病情况。

（1）不明原因的体重减轻，而食欲正常，尤其是原来体胖，而近来体重明显下降，伴有乏力、精力不足，体力下降者。

（2）妇女分娩巨大儿，胎儿体重大于4 000 g者。

（3）有妊娠并发症史，如多次流产、妊娠高血压综合征、羊水过多、胎死宫内、死产者，特别胎儿有先天畸形及尸检发现有胰岛细胞增生者。

（4）年龄超过50岁者。

（5）肢体溃疡持久不愈或是腹部手术后，久治不愈合者。

（6）40岁以上有糖尿病家族史者。

（7）肥胖或超重，特别是腹部肥胖者。

（8）有高血压、高血脂者。

（9）有反应性低血糖症者。

（10）会阴部瘙痒、视力减退、反复皮肤感染及下肢疼痛或感觉异常而找不到原因者。

与此同时，要做到保持健康的生活方式，需摒弃多食少动的不良习惯，特别是要避免大吃大喝，肥甘厚味，吸烟、饮酒等。增加自己的体力活动时间和活动量，保持体形的健美，避免肥胖的发生；力求心情开朗、豁达乐观，劳逸结合、避免过度紧张和劳累。这些永远是防止胰岛素抵抗和2型糖尿病的基本措施。糖尿病高危人群应改变以往的有病服药这样一个单纯的临床观念，因为糖尿病不是单纯靠服药治疗就能治愈的疾病，必须让患者了解更多的糖尿病知识，教会患者当自己的保健医生。合理饮食，适量运动，戒烟戒酒，心理平衡，才能调适脏器功能、益气补血、养精安神、预防疾病、增进健康。

糖尿病是一种遗传性疾病，其遗传的不是糖尿病本身，而是对糖尿病的易感性，因此加强对糖尿病患者子女的教育可以有效预防疾病的发生。首先，控制体重，尤其是食欲极佳的人，一定要控制饮食，将体重保持在标准范围以内；其次，加强体育锻炼，消除体内多余的脂肪，避免高脂血症、高血压病、脂肪肝等疾病的发生。对超重或有上述疾病的患者，注意有无"三多一少"症状，定期测定血糖，必要时做葡萄糖耐量试验，以早期发现糖耐量受损患者，适时进行干预治疗（包括行为干预和药物干预），可以避免或延迟糖尿病的发生。

（冯晓丹）

第二节 一级预防

一级预防是指针对糖尿病易感个体或人群进行的非选择性预防，主要是通过改变环境因素和生活方式等，防止或降低糖尿病发生的一切活动，如适当限制能量摄入、避免肥胖、促进体重正常和鼓励进行较多的体力活动等。该项预防措施的实施一般需要国家、政府及卫生部门的高度重视，将其作为一项国策，发动广大医务保健人员和利用大众媒体广泛、彻底地进行社会宣传和教育，让人民了解更多有关糖尿病的基础知识，以及糖尿病及其并发症的危害和严重性，从而达到预期的效果。

一些前瞻性的研究报告显示，长期有规律的运动可使2型糖尿病的发病率显著下降，且体力活动对2型糖尿病的保护作用不依赖其他危险因素的存在。目前已有不少前瞻性研究表明，习惯性活动量大的群体中2型糖尿病的发生率较低。Helmerich等于1962—1972年对5 996例男性进行长达14年的随访，结果显示糖尿病发生率与体力活动强度呈负相关，且体力活动对糖尿病的保护作用在伴有糖尿病高危因素如肥胖、高血压及糖尿病阳性家族史等的人群中最明显。一项对87 253例34～59岁美国女性的研究显示，每周至少进行一次剧烈运动者，在校正年龄和体重指数、随访2年和8年后，2型糖尿病的风险率分别为69%和84%；对21 271例40～80岁美国男性进行的相似研究显示，随访5年后，每周至少进行一次剧烈体力活动者，2型糖尿病的风险率为71%。关于Pima

印第安人的资料强烈提示，环境和生活方式的改变对2型糖尿病的发生具有很大作用，与仍保持传统生活方式（狩猎及手工耕作、饮食中复杂碳水化合物和纤维素含量高）的墨西哥Sierra Madre山区的Pima印第安人比较，美国Arizona地区转变为"现代"生活方式（能量供给充足、饮食中脂肪含量高、运动量明显减少）的Pima印第安人的兄弟种族，其2型糖尿病发病率显著提高。

另外，2型糖尿病是一种多基因遗传倾向性疾病，目前已发现20多个候选基因，如胰岛素基因、胰岛素受体基因、胰岛素受体底物-1基因、葡萄糖转运蛋白基因、葡萄糖激酶基因、糖原合成酶基因、β受体基因及线粒体基因等与2型糖尿病有关，上述候选基因与2型糖尿病关联的研究为我们在群体中进行发病风险预测提供了分子生物学基础。目前世界许多国家都致力于此方面的研究，相信在不久的将来，这些研究会为我们防治或延缓2型糖尿病的发生和发展创造更好的条件。

有关1型糖尿病的一级预防，有作者建议对伴胰岛细胞抗体阳性和/或谷氨酸脱羧酶抗体阳性的1型糖尿病患者的一级亲属采取免疫（如环孢素及6-巯基嘌呤等）和自由基清除剂（如烟酰胺）干预治疗以达到防治或延缓1型糖尿病的目的。目前对该建议的探索和研究尚处于初期阶段，但这标志着预防1型糖尿病新纪元即将到来。

（冯晓丹　苏达永）

第三节　二级预防

二级预防以2型糖尿病的高危人群（主要包括有糖尿病家族史、高血压病、高脂血症、40岁以上肥胖或超重及妊娠期糖尿病等）为普查对象，对早期发现的隐性2型糖尿病及糖代谢紊乱IGT，或IFG，或IGT+IFG的人群及时进行早期干预治疗和管理，防止或减少糖尿病并发症的发生，尤其重点预防或延迟糖尿病前期阶段的人群（包括IGT，或IFG，或IGT+IFG）向2型糖尿病发展。目前广泛认为IGT是发展为2型糖尿病的一个过渡阶段，有时亦称为"糖尿病前期（prediabetic phase）"。国际糖尿病联盟的研究报告认为，几乎所有的2型糖尿病高危患者，在发病前都要经过IGT阶段。从全球来看，IGT发病率在不同种族间存在很大差异，其范围为3%～20%。与2型糖尿病一样，IGT的发生随年龄增大而增多，与体重增加或肥胖及体力活动缺乏有关，2型糖尿病的阳性家族史是IGT的强危险因素；另外，胎儿宫内营养不良、低出生体重儿和出生1年后体重偏低者亦预示其今后在40～60岁发生IGT的可能性增加。此外，有研究认为血甘油三酯增高与IGT有关，但两者的因果关系尚未确定。我国IGT发病率为2.5%～4.2%，各国IGT患者中，每年有2%～14%的患者可能转变为2型糖尿病患者。一般文献报告显示，经过5～10年，19%～60%的IGT患者将转变为2型糖尿病患者。有资料报告显示，我国

IGT转变为2型糖尿病的年转变率为7.7%~8.95%。

研究还发现，IGT患者除糖代谢异常外，还常伴有高胰岛素血症、脂代谢紊乱（高甘油三酯、HDL-C降低、LDL-C升高）、高尿酸血症、高纤维蛋白原血症及纤溶系统功能障碍（如纤溶酶原激活物抑制剂-1活性升高，组织型纤溶酶原活性降低）等，从而致高血压、心脑血管动脉硬化性疾病发生的危险性显著升高。鉴于此，目前对IGT人群的干预治疗已被提到重要地位，主要目的是降低2型糖尿病和心血管疾病的危险性。现国内外许多糖尿病研究中心已将对IGT人群的干预治疗列为主要的课题，并进行多中心协作研究。干预治疗主要包括行为干预和药物干预两个方面。

一、行为干预

行为干预包括限制总热量的摄入，降低饮食中的脂肪含量（＜30%），尤其是饱和脂肪酸的含量（＜10%），提高复杂碳水化合物的比例和纤维素含量。戒烟、戒酒或少饮酒；增加体力活动，加强有氧运动；减轻体重（＞5%）或保持体重正常。成功的干预越多，IGT向糖尿病的转变率越低。增加体力活动对IGT患者明显有益，如提倡骑自行车或提前一站下车以增加步行距离和减少乘电梯等。一般情况下，饮食和运动干预方法常同时进行。国内研究的调查资料显示，饮食加运动可使IGT向2型糖尿病的转变率减少50%。行为干预方式是基础，安全有效，但长期实施存在某些缺陷，从而影响远期的干预效果，需要依赖医护和患者自身的监督、管理来提高长期效力。

二、药物干预

饮食和运动干预，实践中患者常难以持之以恒，依从性欠佳，长期干预的效果有限，故近年来药物干预IGT逐渐受到重视，主要包括双胍类药物（二甲双胍）、α-糖苷酶抑制剂和胰岛素增敏剂噻唑烷二酮衍生物等。药物干预的前提是药物本身无毒性，能改善胰岛素抵抗和保护胰岛β细胞，能降低心血管疾病的风险，不增加体重，不引起低血糖，长期服用安全。二甲双胍能改善胰岛素抵抗，减少肠道对葡萄糖的吸收，抑制肝糖原异生作用，改善糖耐量，降低体重和血压，在一定程度上改善脂代谢等，不良反应少。但目前有关药物干预IGT的价值-效益关系尚不十分明确，有待相关的研究结果予以阐明。一般认为，IGT及其伴发的危险因素以及发展为糖尿病是可以防止或延缓的。其他可试用药物还有减肥药物如西布曲明和赛尼可（选择性抑制胃肠道脂肪酶）等，可预防或延缓肥胖患者IGT或2型糖尿病的发生。改善脂代谢也可以在一定程度上降低冠心病伴空腹血糖受损患者2型糖尿病发生的风险。

有关1型糖尿病的二级预防，目前主要做法是尽早从非胰岛素依赖的糖尿病患者中鉴别出临床发病初期酷似2型糖尿病（胰岛细胞抗体、谷氨酸脱羧酶抗体和酪氨酸磷酸酶样蛋白等自身抗阳性）的进展缓慢的1型糖尿病（LADA）。对其尝试的治疗方法：

①早期使用胰岛素，胰岛素注射加口服二氮嗪（diazoxide：开放钾离子通道，抑制胰岛素分泌），避免使用磺脲类药物，上述措施有助于减轻胰岛β细胞功能的负荷，减弱胰岛细胞免疫分子（自身抗原及主要组织相容性复合物）的表达和减少免疫损伤。②免疫抑制。小剂量环孢素A、硫唑嘌呤或中药雷公藤苷等，以干预T淋巴细胞增殖及对胰岛β细胞的损伤作用。③促进修复。有临床研究报告显示，长期口服烟酰胺可预防或延缓胰岛细胞抗体阳性的患者发展为显性1型糖尿病患者，延长新发1型糖尿病的临床缓解期。④免疫调节。皮下接种卡介苗可提高新发1型糖尿病的临床缓解率。上述几种治疗方法的主要目的是减轻自身免疫进一步损害残存的胰岛β细胞，避免或延缓其向完全性1型糖尿病进展，这对患者的血糖控制和并发症的防治是有益的，但上述方法对LADA治疗的临床资料尚不多，其中一些效果不确定，有一定的副作用，价格昂贵，因此不易被接受，仅早期小剂量注射胰岛素疗效比较确定，且较实用，但仍需临床进一步积累经验。

（冯晓丹　苏达永）

第四节　三级预防

三级预防是对已确诊的糖尿病患者，通过各种综合手段治疗以预防或延缓糖尿病并发症，主要针对慢性并发症的发生和发展。

一、积极控制或消除与并发症有关的危险因素

1. 理想地控制血糖，消除或减轻慢性高血糖毒性作用

可利用糖尿病教育、饮食疗法、运动疗法、药物治疗及血糖监测等多种手段，尽可能使血糖接近正常值（空腹血糖<6.0 mmol/L，餐后2 h血糖<8.0 mmol/L，HbA1c<6.5%），这是防治糖尿病慢性并发症的基础。理想的血糖控制可明显减少1型糖尿病和2型糖尿病患者慢性并发症的发生和发展。在糖尿病的长期治疗中，不仅要良好地控制血糖，还应尽量避免血糖的明显波动，因为血糖的明显波动不仅有低血糖带来的危害，且对动脉粥样硬化的形成也有明显的不良影响。

2. 合理使用降血压药物，理想地控制血压

高血压常与糖尿病合并存在，并加速糖尿病多种慢性并发症的发生和发展，理想地控制血压可明显减少或延缓糖尿病大血管和微血管并发症的发生和发展。目前临床常用的一线降压药物有6大类：利尿剂、β受体阻滞剂、α受体阻滞剂、钙离子拮抗剂、血管紧张素转化酶抑制剂和血管紧张素Ⅱ受体阻滞剂等。后两种对糖、脂代谢无不良影响，可作为首选药物，其在有效降压的同时，对尿蛋白呈阳性的患者有降低肾小球高滤过、降低尿蛋白、延缓病情进展的作用，可防治、延缓糖尿病肾病的发生和发展，亦对糖尿

病多种慢性并发症有相对更加有效的防治作用。对合并高血压的糖尿病患者应争取将其血压控制在130/80 mmHg，甚至更低，有蛋白尿者血压应控制在125/75 mmHg。

3. 纠正脂代谢紊乱

糖尿病常合并脂代谢异常（如高甘油三酯血症、高LDL-C血症及HDL-C降低和氧化LDL及糖化LDL水平增加等），会促进大小血管并发症的发生。临床应根据不同的高脂血症类型采取不同的药物。目前国内外临床常用的降血脂药物有5大类：胆汁酸隔离剂、烟酸类、纤维酸衍生物、羟甲基戊二酸单酰辅酶A（HMG-CoA）还原酶抑制剂和胆固醇吸收抑制剂。来自国外的多中心协作研究报告指出：HMG-CoA还原酶抑制剂可显著降低糖尿病患者血胆固醇与甘油三酯，升高HDL，明显降低冠心病（包括心肌梗死）和死亡的发生率，同时明显降低糖尿病肾病患者尿蛋白排泄和肾功能的下降速度，减少糖尿病视网膜病变的渗出，延缓其进展，降低其视力下降和丧失的危险性。

4. 改善胰岛素抵抗，减少高胰岛素血症发生

糖尿病患者常因胰岛素抵抗及不适当的治疗而致高胰岛素血症，持久的高胰岛素血症可刺激动脉壁平滑肌及内皮细胞增生，增加肝脏VLDL的产生，促进动脉壁脂质沉着，损害机体内源性纤溶系统，如刺激内皮细胞产生纤溶酶原激活物抑制因子-1（PAI-1），促进血栓形成。长期高胰岛素血症还通过多种机制升高血压及导致体重增加等，上述作用均可加速糖尿病大、小血管硬化的发生和发展。因此，在治疗糖尿病的同时，采取适当措施增强胰岛素的敏感性，减少或避免高胰岛素血症发生，有助于糖尿病血管并发症的防治。目前常用的被临床证实能够不同程度地改善胰岛素抵抗的药物有双胍类药物、噻唑烷二酮类衍生物和α-糖苷酶抑制剂，其他尚有血管紧张素转化酶抑制剂（angiotensin converting enzyme inhibitor，ACEI）、微量元素（如三价铬和钒）、一些降脂药物（如纤维酸衍生物和HMG-CoA还原酶抑制剂及$β_3$受体激动剂等）。合理的饮食和适当的运动对增强胰岛素的敏感性亦有益。

5. 改善血液流变学

糖尿病患者常由于内皮细胞受损、血小板功能亢进、红细胞黏附性增强剂变形能力降低、凝血功能增强及纤溶系统功能降低导致血液呈现高黏、高聚及高凝状态，促进糖尿病大、小血管并发症的发生，因此可适当应用西洛他唑（培达）、胰激肽释放酶（怡开）、噻氯匹定、2,5-二羟基苯磺酸（导升明）、小剂量阿司匹林、潘生丁及中药（如丹参和川芎）等药物，起到抗氧化、抗血小板聚集、降低红细胞黏附性、降低血液高凝状态等作用。

6. 补充抗氧化剂

糖尿病患者由于体内自由基产生增加，同时机体自由基清除系统功能减弱，致自由基在体内堆积，亦在一定程度上促进糖尿病慢性并发症发生，因此可适当补充抗氧化剂如维生素C、维生素E、β胡萝卜素及超氧化物歧化酶等，以减小体内增加的自由基对组

7. 其他

对于糖尿病患者而言，细胞内肌醇含量减少，尤其是神经细胞内肌醇含量减少比较明显，因而参与了糖尿病慢性并发症的发生，根据肌醇耗竭学说，对糖尿病患者适当补充肌醇对防治糖尿病慢性并发症，尤其是神经病变可能是有益的。醛糖还原酶抑制剂（抑制糖尿病高血糖时活化的山梨醇通路）和氨基胍类化合物（抑制蛋白质非酶糖化终末产物的形成），动物实验和小范围的临床研究已经证实其对糖尿病多种慢性并发症有较好的防治作用，有待进一步对大范围的临床研究予以评价。动物实验显示，特异性蛋白激酶C-β抑制剂（LY333531）可减缓糖尿病肾病和视网膜病变的发生和发展，抑制血管内膜的增生肥厚，初步的临床研究显示，其对糖尿病血管和神经病变有一定的防治作用。

二、早期诊断，早期治疗

糖尿病慢性并发症起病隐匿，进展缓慢，早期缺乏明显的临床表现，不被患者重视，然而慢性并发症一旦进展至临床阶段，出现临床表现，其病变常难以逆转，因此加强对糖尿病慢性并发症的监测及早期诊断十分重要。

1. 微血管并发症

微血管并发症主要包括糖尿病肾病和视网膜病变。可通过定期尿蛋白检测和眼底检查以早期诊断。

（1）尿蛋白测定。建议所有2型糖尿病患者和病程大于3年的1型糖尿病患者每年进行尿白蛋白排泄率（UAER）筛查，UAER增高者（≥20 μg/min或30 mg/24 h尿）应在3~6个月内复查，如UAER 2次测定结果均为20~200 μg/min，则提示早期糖尿病肾病，此时加强干预治疗有助于阻止病情进展或使其逆转。有关尿标本的留取，尚无公认的理想方法，包括24 h尿、隔夜12 h尿、2 h或1 h定时尿等。若无条件测定尿白蛋白，则应定期检测尿总蛋白。

（2）眼底检查。患者在视力明显下降或丧失之前，早期采取激光治疗可阻止或延缓病情进展，保护视力，因此建议所有糖尿病患者每年均应进行一次充分扩瞳后的眼底镜检查，简单的眼底镜检查可发现早期糖尿病视网膜病变，必要时进行眼底荧光造影，对指导治疗具有重要价值。此外，眼科检查还有助于早期发现白内障、青光眼等其他眼部病变。

2. 大血管并发症

目前尚无检测临床前期大血管病变的简便方法，有许多证据表明，有蛋白尿或微量白蛋白尿的患者发生心脑血管疾病及死亡的危险性显著增加，糖尿病患者均面临发生大血管疾病的危险。加强对大血管疾病危险因素如血糖（空腹血糖、餐后血糖和糖化血红蛋白）、血脂（胆固醇、甘油三酯、HDL、LDL）、血压、血液流变学、吸烟、肥胖等的监测并加以治疗和纠正十分必要。定期心电图检查可发现一些患者的无痛性心肌缺血，甚至无痛性心肌梗死。

3. 神经病变

周围神经病变以四肢对称性感觉障碍为主，常表现为各种感觉减退或感觉异常和膝反射减弱或消失，应用音叉测定振动觉是监测糖尿病感觉减退的简单方法。自主神经病变的检查如心脏自主神经功能测定和胃肠动力学测定通常比较复杂，但B超测定膀胱残余尿较简便，对提示膀胱自主神经病变有一定价值。

4. 糖尿病足

糖尿病足在外部诱因如感染和创伤等情况下发生，大血管和微血管、神经病变是其发病的基础。伴下肢神经和血管疾病的患者是发生糖尿病足的高危人群。足部触诊有助于判断血管搏动和温度改变，如难触及动脉搏动，可进一步进行超声多普勒检查。每一例糖尿病患者应定期进行足部检查，检查内容应包括痛觉、温度觉、触觉、振动觉以及对压力的感受程度，观察足的外形如足趾外翻、鹰爪足等和有无受力点的变化。80%的糖尿病足溃疡可通过找出高危患者和给予适当的护理教育来预防。

三、重视糖尿病慢性并发症易感的人群

不少基础和临床研究发现，糖尿病慢性并发症的发生和发展常存在遗传易感性，临床观察糖尿病慢性并发症的发生和发展与糖尿病病情控制缺乏完全的一致性。临床上有20%～30%的糖尿病患者不论血糖控制好坏，患病多年从不发生严重慢性并发症，而约有5%的糖尿病患者在短期内，即使血糖控制良好，也会发生严重的慢性并发症。这种现象在糖尿病肾病中表现得尤为明显，如临床发现1型糖尿病最终仅30%～40%患者发生终末期肾功能不全，且其发病高峰在糖尿病病程的第15～20年期间，以后糖尿病肾病的发生危险性显著降低。2型糖尿病亦仅5%～10%的患者因肾病致死，且临床观察发现糖尿病肾病患者存在家族聚集性。确切的机制不清，一些研究提示其可能和原发性高血压遗传倾向、硫酸肝素蛋白多糖有关酶（如N-脱乙酰酶）的遗传多态性、血管紧张素Ⅰ转化酶基因多态性、胰岛素受体基因突变及醛糖还原酶活性个体差异等有关。遗传易感因素在糖尿病慢性并发症中的作用似可完全成立，但确切的分子生物学机制尚需进一步阐明，以便为临床预测糖尿病慢性并发症的发生风险提供有力手段，从而对上述易感人群进行强化治疗。

四、开展流行病学调查及对高危人群的普查

糖尿病，尤其是2型糖尿病，早期常由于缺乏明显的临床表现和人们对糖尿病有关知识的匮乏，以及大部分（1/3～2/3）患者长期处于高血糖状态而未被及时诊断，一部

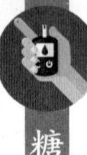

分患者甚至以严重并发症而就诊。有报告显示，2型糖尿病患者明确诊断时，平均已有3～7年的病程，因此，积极开展糖尿病流行病学调查和对糖尿病高危人群的普查，早期检测出处于高血糖状态的隐性糖尿病患者和糖耐量受损患者，并及时进行干预治疗，显得十分重要。

五、加强对糖尿病患者及其家属有关糖尿病及其并发症基础知识的教育

对糖尿病患者及其家属进行有关糖尿病及其并发症基础知识的教育，使其了解控制糖尿病的重要性和并发症的危害性，以积极配合治疗和随访，对糖尿病的病情控制也十分重要。

（冯晓丹　苏达永）

第五节　糖尿病社区防治模式的建立

据2019年的统计数据，我国现有糖尿病患者达到了9 240万人，且其发生率仍在不断攀升，这对我国现有的糖尿病防治体系来说是一场严峻的挑战。相对而言，现有的医、护、营养保健人员队伍远远不能满足糖尿病全面防治的需要。唯有全社会重视、政府参与，采取社区防治的方式，配合媒体广泛而正确的宣传、引导，并有相关企业的参与和支持，才能广泛开展上述糖尿病的综合防治。

糖尿病社区防治模式主要包括3个部分：糖尿病保健网络、糖尿病家庭和糖尿病防治中心。在地方政府和卫生局的关怀和领导下，成立糖尿病防治办公室；在糖尿病防治办公室的指导下，区、地段医院的基层医务保健人员和来自糖尿病中心或三级医院的糖尿病专家组成糖尿病防治组，共同开展工作。糖尿病中心或三级医院负责糖尿病一级、二级和三级防治的学术指导和技术咨询。不论在一级、二级还是三级防治中，必须强调培训以社区基层医生、护士和营养师为核心的糖尿病专业队伍，以全面、系统、有效地指导糖尿病防治。定期对糖尿病患者及其家属进行有关糖尿病知识的教育，调动其防病、治病的积极性和提高自我保健能力，并主动与医务人员密切配合，方可取得预期和长期的效果。

（冯晓丹　苏达永）

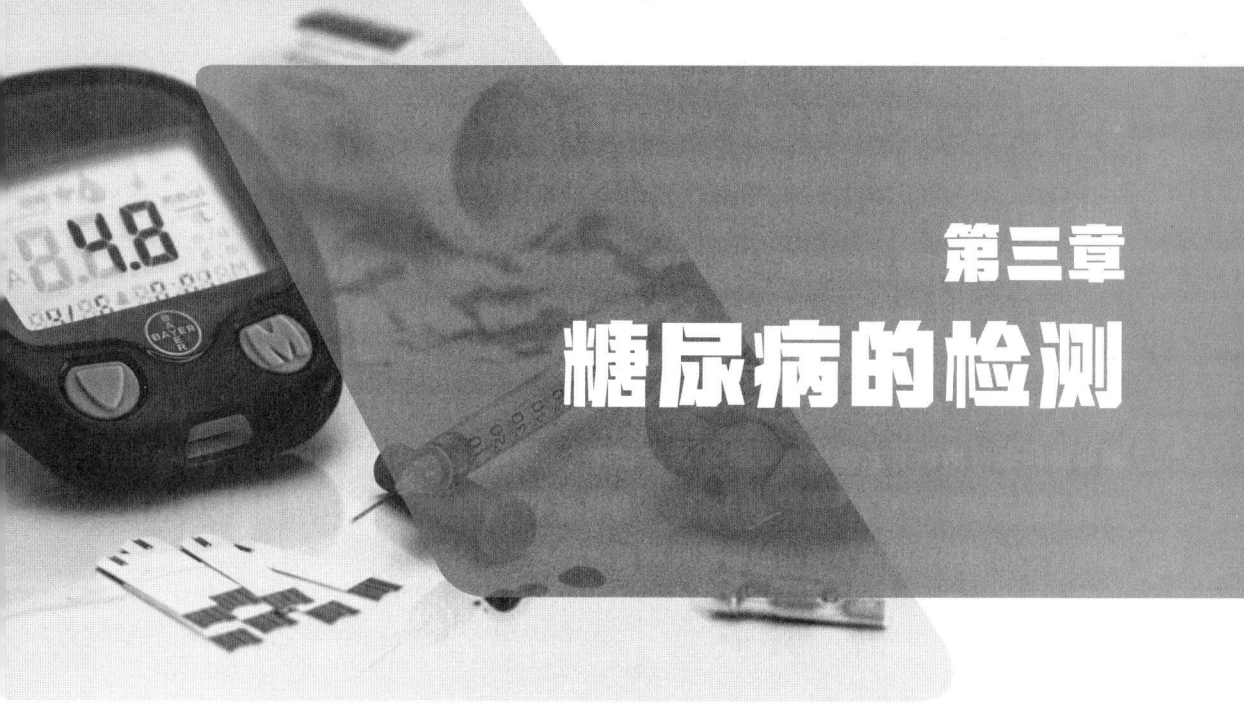

第三章 糖尿病的检测

糖尿病的持续高血糖与长期代谢紊乱等可导致全身组织和器官,特别是眼、肾、心血管及神经系统的损害及其功能障碍和衰竭,严重者可引起失水、电解质紊乱和酸碱平衡失调等急性并发症酮症酸中毒和高渗性昏迷。除了症状体征和临床表现外,实验室检测在糖尿病的诊断、病情监测和疗效观察中起重要作用,有些项目甚至不可或缺。因此,本章节将针对糖尿病的血糖检测、代谢状态严重程度或控制程度检查、胰岛功能检查、糖尿病并发症检查、病因和发病机制检查五方面内容做阐述。

第一节 血糖的检测

血糖检测在糖尿病管理中有着举足轻重的作用,血糖检测一般是指血液(血浆、血清或全血)中的葡萄糖浓度测定。检测血液中葡萄糖浓度是了解体内碳水化合物代谢状况和检查有无糖代谢紊乱最基本、最重要的指标,不仅对于糖尿病的确诊有重要意义,而且是了解正在接受治疗的糖尿病患者血糖调节状况的重要依据之一。从糖尿病的确诊到治疗的各个阶段,血糖的检测都是必不可少的。随着科技的进步和现代医学检验技术的发展,血糖的检测方法越来越先进快速、精密准确,监测方式也越来越全面、方便。

一、测量方式

(一)静脉血浆/血清血糖测定

1. 概述

血浆/血清血糖测定是医院实验室最常用的测量方式,包括空腹血糖(定义为至少

8 h未摄取热量）测定和随机血糖（不考虑上次用餐时间，一日中任意时间的血糖）测定，这两者是诊断糖尿病的基本依据。由于葡萄糖溶于自由水，而红细胞中所含的自由水较少，所以全血葡萄糖浓度比血清或血浆低10%～15%，且受红细胞比容影响，一般来说，采用血清或血浆测定结果更为可靠。除与标本的性质有关外，血糖测定还受饮食、取血部位和测定方法的影响。如餐后血糖升高，则静脉血糖浓度＜毛细血管血糖浓度＜动脉血糖浓度。目前国际上糖尿病的诊断都是以实验室空腹静脉血浆血糖测定为标准。

2. 参考值

葡萄糖氧化酶法：空腹血糖浓度为3.9～6.1 mmol/L，随机血糖浓度＜11.0 mmol/L。

3. 临床意义

（1）检测高血糖症。血糖浓度＞7.0 mmol/L，称为高血糖症。引起高血糖症的原因有很多，包括：

①生理性高血糖：在高糖饮食后1～2 h，运动、情绪紧张等引起交感神经兴奋和应激情况可致血糖短期升高。

②病理性高血糖：a.各型糖尿病；b.颅外伤颅内出血、脑膜炎等引起颅内压升高刺激血糖中枢，血糖浓度有时可高达55 mmol/L；c.脱水，血浆呈高渗状态，见于高热、呕吐、腹泻等。

（2）检测低血糖症。血糖浓度＜2.8 mmol/L，称为低血糖症，发生低血糖的原因很复杂，包括：

①空腹低血糖：a.内分泌疾病引起的胰岛素绝对或相对过剩，如胰岛β细胞瘤，产生类胰岛素物质的肿瘤；脑垂体、肾上腺、甲状腺或下丘脑功能低下导致对抗胰岛素激素缺乏。b.严重肝细胞受损及先天性糖原代谢酶缺乏。c.营养物质缺乏，如尿毒症、严重营养不良。d.自身免疫疾病。

②反应性低血糖：a. 功能性饮食性低血糖；b. 胃切除术后饮食性反应性低血糖；c.2型糖尿病或糖耐量受损出现晚期低血糖。

③药物引起的低血糖，如胰岛素、优降糖等。

（二）毛细血管血糖监测

1. 概述

毛细血管血糖监测也称末梢血糖监测，利用便携式血糖仪检测毛细血管中葡萄糖的浓度。根据监测地点不同其可分为自我血糖监测（SMBG）和医院内床边快速血糖监测（POCT）两种模式，是血糖监测的基本形式。SMBG多由患者在院外进行，POCT多由临床护士在院内操作。SMBG和POCT是糖尿病患者日常管理重要和基础的手段，能提高治疗的有效性和安全性，但只能用于对糖尿病患者血糖的监测，不能用于诊断。美国糖尿病协会等不但推荐便携式血糖仪测定毛细血管血糖（CBG）为患者自用，且定为住院患者床边检查之用，尤其在急诊室、手术室、特护病房（ICU、CCU）等更为适用，但采用血糖仪测定时由于所用标本不同、电极干扰、患者不正确的操作等会造成15%～20%的偏差，因此一般只用于血糖的动态观察。

2. 参考值

毛细血管全血：成人空腹血液浓度为3.9～5.5 mmol/L。

3. 临床意义

（1）反映实时血糖水平，评估餐前、餐后高血糖等。

（2）反映生活事件（饮食、运动、情绪及应激等）以及药物治疗效果，为患者制订个体化生活方式干预和药物干预方案。

（3）及时发现低血糖，当糖尿病患者微量法血糖浓度<3.9 mmol/L时，考虑为低血糖，需及时处理。

（三）动态血糖监测

动态血糖监测（CGM）是指将探头（葡萄糖感应器）埋植皮下，监测皮下组织间液的葡萄糖浓度，从而间接反映血糖水平的监测技术。1999年获得美国食品药品监督管理局（FDA）批准，2001年获得中国食品药品监督管理局（CFDA）批准，CGM应用于临床。与传统血糖监测方法相比，动态血糖监测是一种更详尽、更简便、更全面的血糖监测方法，能提供连续可靠的全天血糖信息，了解血糖波动趋势，发现隐匿性高血糖和低血糖，是糖尿病治疗的重要协助工具，可作为传统血糖监测方法的有效补充。

动态血糖监测的详细介绍见第四章。

（四）糖化血清蛋白测定

1. 概述

糖化血清蛋白（GSP）是血液中的葡萄糖与白蛋白及其他蛋白质N末端发生非酶促糖化反应形成的。由于白蛋白的半衰期为21 d左右，因此GSP主要反映近2～3周的血糖平均水平，不受进食及即刻血糖浓度的影响。GSP测定的缺点是血清白蛋白及其他某些成分（胆红素、乳糜颗粒等）对检测结果有影响；不能反映即时血糖情况及低血糖的发生风险；缺乏与糖尿病慢性并发症发生、发展相关的循证医学证据。由于GSP容易受到血液中其他物质的影响，检测特异性差，目前有逐渐被糖化白蛋白（GA）取代的趋势。但是GSP测定方法简单、省时且不需要特殊设备，因此适合在基层医疗单位应用。

2. 参考值

酮胺氧化酶法：GSP为122～236 μmol/L。

NBT（氯化硝基四氮唑蓝）法：GSP<285 μmol/L（以"C"标化的糖化白蛋白为标准参照物）。

3. 临床意义

（1）评价短期内血糖控制情况。GSP对短期内，尤其是2～3周内血糖变化的感知能力大于HbA1c，适用于糖尿病患者治疗方案调整后的疗效评价，如短期住院糖尿病患者，若治疗后GSP水平下降，证明治疗效果较好。

（2）鉴别应激性高血糖。急性应激如急性心肌梗死、急性脑血管意外、高热、感染、外伤等情况可出现应激性高血糖，GSP与HbA1c联合测定有助于判断高血糖发生时间，结合静脉法血糖结果可以鉴别是否为应激性高血糖造成的短暂血糖升高。

（五）糖化白蛋白测定

1. 概述

糖化白蛋白（GA）是血液中的葡萄糖与白蛋白发生非酶促糖化反应形成的高分子酮胺结构，其结构类似果糖胺，是在糖化血清蛋白基础上的定量检测，利用血清GA与血清白蛋白的百分比来表示GA的水平，去除了血清蛋白水平对检验结果的影响而更准确，因此较GSP更精确。白蛋白的半衰期比血红蛋白短，转换率高，半衰期为21 d左右。从高效液相色谱法（HPLC法）、固体酶法，至近年的液态酶法，乃至新近的干性酶法，GA检测方法逐步趋于简便、迅捷、精确和实用。并且GA-L采用酶法可在任何自动生化分析仪上进行检测，使其在临床的推广应用成为可能。但在应用中应注意血白蛋白的更新速度对GA结果的影响。身体质量指数与之呈负相关，在体脂含量增多或中心型肥胖的人群中，GA检测结果可能低于实际血糖水平。甲状腺激素能够促进白蛋白的分解，从而也会影响血清GA的水平。甲状腺功能亢进症可使测定结果降低，甲状腺功能减退症可使测定结果升高。

2. 参考值

GA作为新的测定方法，由于在临床上应用的时间相对较短，目前尚缺乏公认的正常值。近年国内各地亦开展了GA正常参考值的研究，2009年上海市糖尿病研究所采用全国10个中心的临床协作研究，最终从20～69岁正常人群中选定了380名并初步确定中国人GA正常参考值为10.8%～17.1%。同期，北京地区的研究显示GA 正常参考值为11.9%～16.9%。

3. 临床意义

（1）评价短期糖代谢控制情况。GA对短期内血糖变化的感知比HbA1c敏感，通常认为GA 测定可反映患者近2～3周内的平均血糖水平，是评价患者短期糖代谢控制情况的良好指标，尤其是对于糖尿病患者治疗方案调整后疗效的评价，比如短期住院治疗的糖尿病患者，GA可能比HbA1c更具有临床参考价值。此外，GA可辅助鉴别急性应激如外伤、感染及急性心脑血管事件所导致的应激性高血糖。GA和HbA1c联合测定有助于判断高血糖的持续时间，可作为既往是否患有糖尿病的辅助检测方法。但GA不能反映血糖波动的特征。

（2）筛查糖尿病。GA同样适合于糖尿病的筛查，GA≥17.1%时可以筛查出大部分未经诊断的糖尿病患者。GA异常是提示糖尿病高危人群需进行OGTT检查的重要指征,尤其对于空腹血糖正常者意义更为明显。当然,GA能否作为糖尿病筛查指标仍需进一步的前瞻性流行病学研究。

(3)早期发现糖尿病并发症。已有证据表明GA作为一种重要的糖基化产物,与糖尿病肾病、视网膜病变及动脉粥样硬化等慢性并发症具有良好的相关性。

(4)反映血糖控制情况。对于进行血液透析等影响红细胞寿命的糖尿病患者,HbA1c测定常被低估,而此时GA测定不受影响。因此,GA较HbA1c更能反映血糖控制的情况。

(六)糖化血红蛋白测定

1. 概述

糖化血红蛋白(HbA1c)测定是20世纪90年代中期在国际上逐步推广应用的一个指标。HbA1c是糖化血红蛋白的主要组成成分,占总糖化血红蛋白(GHb)的60%。目前,临床应用和实验室定量检测的应该是HbA1c组分,或者相当于HbA1c组分。HbA1c由葡萄糖的游离醛基与血红蛋白A(HbA)的β链N末端缬氨酸的氨基经非酶促结合反应,先形成不稳定的醛亚胺(Schiff碱),然后经过葡糖胺(Amadori)重排,最后形成稳定的酮胺化合物,其含量主要取决于血糖浓度及血糖与血红蛋白的接触时间,可以反映测定前2~3个月的平均血糖水平。与传统的糖尿病诊断指标血糖相比,HbA1c具有生物学变异性小、不易受血糖波动的影响、无须空腹或特定时间取血、分析前的不稳定性小等特点,其个体内生物学变异小于2%。多年来的随访和流行病学研究表明,将HbA1c≥6.5%作为糖尿病筛查和临床诊断的阈值,对评估进展性视网膜病变风险具有重要价值,是评价糖尿病患者长期血糖控制状况的"金标准",也是糖尿病治疗和并发症监测的重要指标。糖化血红蛋白是WHO和许多国家糖尿病学会推荐的糖尿病首选诊断标准。

2. 参考值

HPLC法:HbA1c为4%~6%。

3. 临床意义

(1)反映血糖的总体变化。新发生的糖尿病患者,虽血糖水平增高,但不见GHb明显增多;对于未控制糖尿病的患者,GHb水平可升高至10%~20%,在糖尿病被控制和血糖浓度下降后,GHb水平缓慢下降,常需数周。患者有可能血糖浓度明显下降而GHb水平仍较高,故GHb测定反映测定前8周左右(2~3个月)患者血糖的总体变化,不能反映近期血糖水平,不能提供治疗的近期效果。需要注意的是,由于空腹血糖水平的生物学变异较大,对于空腹血糖正常而糖耐量下降者,有时也能查出GHb水平升高。

(2)评定糖尿病的控制程度。糖尿病控制不佳时,GHb可升高至正常值的2倍以上,按美国糖尿病学会推荐糖尿病治疗中血糖控制标准为小于6.67 mmol/L,GHb为小于7%。糖尿病控制佳者可2~3个月测一次,控制欠佳者1~2个月测一次,妊娠糖尿病患者(特别是1型糖尿病患者)每月测一次,以便调整用药,使病情得到最好控制。若

GHb大于10%，就需要调整胰岛素剂量。对监护中的糖尿病患者，其GHb浓度改变2%就有明显的临床意义，可以说明血糖控制的好坏。

（3）作为判断预后，研究糖尿病血管合并症与血糖控制关系的指标。GHb为8%～10%表明病变为中等程度；若大于10%为严重病变，易发生糖尿病血管合并症；妊娠期还可致畸，引起死胎和先兆子痫。

（4）检测其他疾病。糖尿病伴红细胞更新率增加、红血病、贫血、慢性失血、尿毒症（红细胞寿命缩短）均可导致GHb水平降低；糖尿病伴血红蛋白增加的疾病可使GHb水平增加。

（七）1,5-脱水葡萄糖醇测定

1. 概述

1,5-脱水葡萄糖醇（1,5-AG）是呋喃葡萄糖的C-1脱氧形式，其含量在多元醇糖类中仅次于葡萄糖，其含量在糖尿病患者中显著降低，可准确而迅速地反映1～2周内的血糖控制情况，尤其是对餐后血糖波动的监测具有明显优越性。但1,5-AG在糖尿病筛查、诊断中的意义尚待更多的循证医学证据予以证实。

2. 参考值

男性：1,5-AG为80～267 μmol/L，女性：1,5-AG为66～206 μmol/L。

3. 临床意义

（1）可以作为评价短期血糖监测的新指标，与其他评价血糖控制情况指标GA（反映2～3周）和HbA1c（反映2～3个月）相比，1,5-AG可以反映1～2周的血糖控制情况。

（2）可作为辅助的血糖监测参数，用于指导治疗方案的调整。

（3）1,5-AG在反映餐后血糖波动方面具有优势，特别是对于HbA1c水平小于8%的患者。

二、测量仪器及方法

（一）全自动生化分析仪

全自动生化分析仪是将分析过程中的取样、加试剂、混匀、保温反应、检测、结果计算和显示以及清洗等步骤的部分或全部由模仿手工操作的仪器来完成。全自动生化分析仪可采用定时法、连续监测法等进行各种反应类型的分析测定，除了一般的生化项目测定外，有的还可进行激素、免疫球蛋白、血药浓度等特殊化合物的测定；具有测量速度快、灵敏度高、精密度好、准确性强、微量、标准化等特点，是现代临床检验科室中必不可少的设备之一，为临床疾病的诊断、治疗和预后及健康状态提供信息依据。

1. 检测原理

全自动生化分析仪属于光学式分析仪器，根据光电比色原理来测量体液中某种特定的化学成分，这是基于不同分子结构的物质对电磁辐射的选择性吸收而形成来的一种方法，属于分子吸收光谱分析。当特定波长的单色光通过溶液时，被测物质分子吸收某一波长的单色光，被吸收的光强度与光通过的距离成正比，通过光电转换器将透射光转换为电信号后送入信号处理系统进行分析。

2. 检测方法

全自动生化分析仪测定血浆葡萄糖多采用酶法，为第三代方法，是目前血糖测定最常用的方法。酶法包括葡萄糖氧化酶-过氧化物酶（GOD-POD）偶联法、葡萄糖氧化酶-氧速率（GOD-OR）法和己糖激酶（HK）法，其采用特定的酶促生化反应步骤，因此具有高度特异性。

（1）葡萄糖氧化酶-过氧化物酶偶联法是在葡萄糖氧化酶的作用下，葡萄糖被氧化为葡萄糖酸并产生一分子过氧化氢，过氧化物酶使过氧化氢分解产生新生态氧，将无色的还原型色原氧化成有色的氧化型色原（如氧化4氨基安替比林偶联酚生成有色化合物）。氧化型色原生成量与葡萄糖浓度成正比，在505 nm处有吸收峰。该反应第一步特异，只有葡萄糖反应，第二步不特异，如血液中有还原性物质，如尿酸、维生素C、胆红素和谷胱甘肽等可使H_2O_2还原为H_2O，可致结果偏低。该法是目前应用最为广泛的常规方法。

（2）葡萄糖氧化酶-氧速率法。葡萄糖氧化酶每氧化标本中的一分子葡萄糖便消耗一分子氧，用氧敏感电极测定氧消耗速率，便可知葡萄糖浓度。此法准确性和精密度都很高，但只能用于特殊的分析仪。

（3）己糖激酶法。在己糖激酶的催化下，葡萄糖和ATP发生磷酸化反应，生成葡萄糖-6-磷酸与ADP。前者在葡萄糖-6-磷酸脱氢酶催化下脱氢，生成6-磷酸葡萄糖酸，同时将NADP（烟酰胺腺嘌呤二核苷酸磷酸）还原为NADPH，在340 nm处吸光度上升的速率与葡萄糖浓度成正比。该反应第一步不特异，任何己糖均可参与。但第二步特异，只有G6-P才能反应。己糖激酶法是目前公认葡萄糖测定的参考方法。轻度溶血、脂血、黄疸、氟化钠、肝素、乙二胺四乙酸（EDTA）和草酸盐等不干扰本法测定。

3. 全自动生化分析仪分类

全自动生化分析仪有多种分类方法，最常用的是按其反应装置的结构进行分类，按此法可将自动生化分析仪分为管道式、离心式、分立式和干片式四类。

（1）管道式分析仪。管道式分析仪是测定项目相同的各待检样本与试剂混合后的化学反应，在同一管道流动的过程中完成。这是第一代全自动生化分析仪，由于存在严重的交叉污染、检测速度慢、结果不太准确，随着离心式分析仪的产生而被淘汰。

（2）离心式分析仪。离心式分析仪是将化学反应器装在离心机的转子位置，在整个分析过程中，各样品与试剂的混合、反应和检测等每一步骤几乎都是同时完成，不同于管道式分析仪和分立式分析仪的"顺序分析",它是基于"同步分析"的原理而设计的。与管道式分析仪比较,其进步在于避免了交叉污染,检测速度加快,能批量检测。但其需要加样、比色分离,自动化程度低;按项目检测,不能按样本检测,适用不灵活;温控差,温控不能反映反应体系温度;等等。随着分立式技术的成熟,离心式分析仪已失去市场,基本消失。

(3)分立式分析仪。分立式分析仪是按手工操作的方式编排程序,并以有节奏的机械操作代替手工操作,将各环节用转送带连接起来,按顺序依次操作。分立式分析仪与管道式分析仪的主要区别是,每个待测样本与试剂混合间的化学反应都是分别在各自的反应比色杯中完成的,不易出现交叉污染,结果可靠。分立式分析仪能以样本为单位测定(离心式分析仪以项目为单位),因此使用灵活;同时不存在样本试剂比范围狭窄的缺陷以及不用离心也使得应用范围宽;温控也能反映反应体系温度,克服了离心式分析仪的大部分致命缺陷。现在分立式分析仪已全面取代了离心式分析仪,是目前全球应用最多的一种生化分析仪,为一般医院实验室普遍使用。

(4)干片式分析仪。干片式分析仪是基于多层复合膜法,即将所需分析试剂全部固化在多层复合膜上,测定时只需将少量待检样本直接加在特定载体的干燥试剂膜上,并以样本中的水为溶剂,使待测成分与试剂进行化学反应,利用反射光度法或差式电位法进行分析测定。这类干片均为一次性使用,因此成本较高。干片式分析仪体积小,使用灵活、操作简单、检测速度快、结果较准确,在小型医院和社区医院,以及门诊、急诊、床旁即时检测中有较多应用,可以弥补传统大型自动生化分析仪的不足。

4. 注意事项

全自动生化分析仪凭借自身快速、准确、经济的优势而被广泛使用,其检测结果的准确性直接影响临床的诊断分析与治疗。因此,需要对其进行全面质量控制,包括对分析前、分析中和分析后程序进行质量控制。

(1)标本的采集与运送。如果不是特殊试验,血糖测定必须为清晨空腹静脉取血。取血后如全血在室温下放置,血糖浓度每小时可下降5%~7%(约10 mg/dL),如立即分离血浆或血清,则可稳定24 h。如不能立即检查而又不能立即分离血浆或血清,就必须将血液加入含氟化钠的抗凝管中,以抑制糖酵解途径中的酶,保证测定结果准确。

(2)大型生化分析仪器的操作人员需参加专门的培训并考取上岗证,必须按照标准操作规程(SOP)进行检测。同时,全自动生化分析仪对工作环境和实验用水都有相应的要求。

(3)测定患者样品前需进行检查和/或校准,每分析批次应测定质控品并确保结果在控。按要求参加室间质量评价。分析仪还需进行定期与非定期的保养和维护。

(4)为了保证自动生化分析仪结果的重复性和准确性,必须对新购买或正在使用的仪器进行性能评价,其性能的检定主要是针对系统硬件的技术性能指标进行测定,通常包括杂散光、吸光度稳定性与准确度及线性范围、温度准确度与波动度、样品和试剂加样的准确度与重复性、样品携带污染率、临床项目的批内精密度等。注重生化分析仪检测系统的完整性和有效性，使其测定结果具有量值溯源性是获得准确、可靠的临床检测结果的保证。

（二）便携式血糖仪

1. 检测原理

利用便携式血糖仪检测毛细血管中葡萄糖的浓度，被检测者血液中的葡萄糖与固定在试纸条表面的血糖检测酶和铁氰化钾发生反应，产生葡萄糖酸和亚铁氰化钾。血糖仪向试纸条施加一恒定的工作电压，使亚铁氰化钾氧化为铁化钾，产生氧化电流，氧化电流的大小与葡萄糖浓度成正比，血糖仪通过记录氧化电流的大小，换算出葡萄糖的浓度。文献报道，用便携式血糖仪测定毛细血管血糖（capillary blood glucose，CBG），与用静脉血（venous plasma glucose，VPG）葡萄糖氧化酶法测定血糖，测定值在一定范围内有高度相关性。

2. 检测方法

目前临床使用的血糖仪检测技术均采用生物酶法，常用的血糖检测酶主要有葡萄糖氧化酶（GOD）和葡萄糖脱氢酶（GDH）两种。

3. 血糖仪分类

（1）根据工作原理，血糖仪可分为光电型和电极型两种。①光电型。光电型血糖仪类似CD机，有一个光电头，它的优点是价格比较便宜，缺点是探测头暴露在空气中，很容易受到污染，影响测试结果，误差为±0.8 mmol/L左右，使用寿命比较短，一般在2年之内是比较准确的，2年后建议到售后服务维修站做一次校准和光头保养。一般用于患者自我血糖监测。②电极型。电极型血糖仪的测试原理更科学，电极口内藏，可以避免污染，测试结果快（数秒），误差范围一般为±0.5 mmol/L左右。其精密度高，正常使用的情况下，不需要校准，寿命长。一般用于POCT，现亦在自我血糖监测中普遍使用。

（2）根据采血方式，血糖仪可分为滴血式与吸血式两种。①滴血式血糖仪。其一般采血量比较大。使用这种血糖仪时，需要将血样滴到试纸条上，如果滴血量过多会影响测试结果，而滴血量不足就会导致测试失败，浪费试纸，或者位置不准确也会影响测试值，因此操作很难掌握。②吸血式血糖仪。其采用虹吸自动吸血方式，需要血样量少，加样量可以自动控制，试纸条有能显示血液是否适量的确认点，也可避免加血样误差，进而保证测试结果的准确性，操作简单、方便。

（3）根据监测地点，血糖仪可分为SMBG与POCT两种模式。①SMBG。作为糖尿病自我管理的一部分，SMBG可帮助糖尿病患者更好地了解自己的疾病状态，并提供一种积极参与糖尿病管理、按需调整行为及药物干预、及时向医务工作者咨询的手段，从而提高治疗的依从性。国际糖尿病联盟（IDF）、美国糖尿病协会（ADA）、英国国家卫生与临床优化研究所（NICE）等机构发布的指南均强调，SMBG是糖尿病综合管理和教育的组成部分。②POCT。POCT只能用于对糖尿病患者血糖的监测，不能用于诊断。同时由于院内患者的情况相对比较复杂，患者的血样类型、采血部位、血样血细胞比容（红细胞压积）及各种内源性和外源性物质对血糖检测值均有一定的影响，因此对于院内血糖仪的精准度和抗干扰性、人员培训与考核、操作规程及相关制度的制订、质量控制等有更严格的要求。

4. 毛细血管血糖监测的影响因素

（1）血糖仪的准确性因素。①购买的血糖仪性能应符合国家标准，并经国家市场监督管理总局登记注册准入。试纸条及质控品的保存应符合贮存条件，医疗机构临床使用便携式血糖仪应建立血糖仪检测质量保证体系，包括完善的室内质控和室间质评体系。②患者自测的血糖检测仪应定期到医院或售后服务点进行校正核准，特别是当血糖监测结果与患者临床症状或糖化血红蛋白明显不符时，建议抽取静脉血测定血糖。③通常所说的血糖仪的准确性实际上包含了两个方面：准确性和精确性。准确性是指尖血糖仪的测量结果与实验室血糖检测结果之间的一致程度，精确性是指同一样本多次重复测量后的一致程度。目前，国际上遵循的是ISO 15197：2013的标准。

a. 准确性要求。患者同一部位血样血糖仪测试的全血结果和生化仪测试的血浆结果之间的偏差应控制在如下范围：至少95%的测试结果满足，当血糖浓度＜5.6 mmol/L时，应在±0.83 mmol/L偏差范围内；当血糖浓度≥5.6 mmol/L时，应在±15%偏差范围内。99%的结果偏差在一致性网络误差分析中属于临床可接受范围。

b. 精确性要求。血糖浓度＜5.6 mmol/L时，标准差＜0.42 mmol/L；血糖浓度≥5.6 mmol/L时，变异系数（CV）＜7.5%。

（2）毛细血管血糖与静脉血糖差异的因素。血糖仪检测的是毛细血管全血葡萄糖，而实验室检测的是静脉血清或血浆葡萄糖，采用血浆校准的血糖仪检测，空腹时的数值与实验室数值较接近，餐后或服糖后毛细血管葡萄糖浓度会略高于静脉血糖浓度；若用全血校准的血糖仪检测，空腹时的数值较实验室数值低12%左右，餐后或服糖后毛细血管葡萄糖浓度与静脉血浆血糖浓度较接近。由于末梢毛细血管是动、静脉交汇之处，既有静脉血成分，也有动脉血成分，因此其血样中葡萄糖浓度和氧含量与静脉血样是不同的。

（3）干扰性因素。①方法学差异。GOD血糖仪对葡萄糖特异性高，不受其他糖类物质干扰，但易受氧气干扰。GDH血糖仪无须氧气的参与，不受氧气干扰，但容易受到血样中其他糖类成分（如麦芽糖、半乳糖等）干扰，导致血糖结果的假性升高，GDH还需联用不同辅酶，分别为吡咯喹啉醌葡萄糖脱氢酶（PQQ-GDH）、黄素腺嘌呤二核苷酸葡萄糖脱氢酶（FAD-GDH）及烟酰胺腺嘌呤二核苷酸葡萄糖脱氢酶（NAD-

GDH）三种。不同酶有不同的适应人群，应该根据不同患者的情况选用不同酶技术的血糖仪。FAD-GDH和NAD-GDH原理的血糖仪不能区分木糖与葡萄糖，PQQ-GDH原理的血糖仪不能区分麦芽糖、半乳糖等糖类物质与葡萄糖，经突变改良的Mut.Q-GDH原理的血糖仪不受麦芽糖、木糖等糖类物质的干扰。②血细胞比容的影响。血糖仪采用血样大多为全血，因此血细胞比容影响较大，血浆葡萄糖水平相同时，随着血细胞比容的增加，全血葡萄糖检测值会逐步降低。相反，严重贫血者、孕妇、反复透析者等血细胞比容过低，会出现比实际血糖值高的结果。有血细胞比容校正的血糖仪可使这一差异值减到最小。③干扰物质影响。其分内源性和外源性物质的干扰，如乙酰氨基酚、维生素C、水杨酸、尿酸、胆红素、甘油三酯、氧气、麦芽糖、木糖等均为常见干扰物质。当血液中存在大量干扰物质时，血糖值会有一定偏差。④pH值、温度、湿度和海拔高度都可能对血糖仪的检测结果造成影响。

（4）患者因素。患者对采血的紧张情绪可引起交感神经兴奋，使肾上腺素、去甲肾上腺素分泌增加，引起血糖增高，使检验结果不能准确反映真实的血糖水平。

（5）操作者技术因素。操作不当、采集部位不正确、血量不足、局部挤压、试纸条批号校正码未换或试纸条保存不当、未严格按厂商指定的操作规程操作、未待乙醇完全挥发后再采血等都会影响血糖监测的准确性。

三、自我血糖监测的频率、时间点及方案

静脉血浆/血清葡萄糖测定作为糖尿病的诊断标准，不适合作为糖尿病患者日常血糖监测的常用方法。利用便携式血糖仪进行自我血糖监测（SMBG）是血糖监测的基本形式。由于不同人群的治疗方法不同，监测的频率以及时间点也有所不同，以下就不同人群监测方案进行详述。

（一）自我血糖监测的频率和时间点

自我血糖监测的频率和时间点要根据患者病情的实际需要来决定。血糖监测的频率选择一日中不同的时间点，包括餐前、餐后2 h、睡前及夜间（一般为凌晨2—3时）。国内外各指南建议的监测频率和各时间点血糖监测的适用范围分别见表3-1、表3-2。

表3-1　各指南对SMBG频率的建议

治疗方案	指南	HbA1c未达标（或治疗开始时）	HbA1c已达标
胰岛素治疗	IDF（2012年）	大多数1型糖尿病患者和妊娠妇女：≥3次/d	
	CDS（2013年）	≥5次/d	2~4次/d
	ADA（2015年）	多次注射或胰岛素泵治疗，应进行SMBG的时间点：正餐和点心前、偶尔餐后、睡前、运动前、怀疑低血糖时、治疗低血糖至血糖恢复正常后、执行关键任务前（如驾驶）； 1~2次注射：SMBG结果有助于指导治疗决策和/或自我管理	

续表

治疗方案	指南	HbA1c未达标（或治疗开始时）	HbA1c已达标
非胰岛素治疗	CDS（2013年）	每周3 d，5～7次/d	每周3 d，2次/d
	ADA（2015年）	SMBG结果有助于指导治疗决策和/或自我管理	

资料来源：《中国血糖监测临床应用指南（2015年版）》［国际糖尿病联盟（IDF）］。

表3-2　各时间点血糖监测的适用范围

时间	适用范围
餐前血糖	空腹血糖较高，或有低血糖风险时（老年人、血糖控制较好者）
餐后2 h血糖	空腹血糖已获良好控制，但HbA1c仍不能达标者；需要了解饮食和运动对血糖影响者
睡前血糖	注射胰岛素患者，特别是晚餐前注射胰岛素患者
夜间血糖	经治疗血糖已接近达标，但空腹血糖仍高者；或疑有夜间低血糖
其他	出现低血糖症状时应及时监测血糖，剧烈运动前后宜监测血糖

资料来源：《中国血糖监测临床应用指南（2015年版）》。

（二）自我血糖监测的具体方案

1. 采用生活方式干预控制糖尿病的患者

部分新诊断的2型糖尿病患者，由于血糖轻度升高，仅采用生活方式干预控制糖尿病，未使用降糖药物。这类人群进行血糖监测的目的是评估营养治疗与运动治疗效果是否达标，并在血糖不达标时及时开始药物治疗。建议SMBG每周监测5～7次。时间点为空腹餐前、餐后2 h等，重点关注空腹及餐后2 h血糖。

2. 口服降糖药物治疗的患者

口服降糖药物治疗的患者（即非胰岛素治疗的2型糖尿病患者），应根据治疗方案和血糖控制水平确定血糖监测频率和方案，一般可每周监测3 d，在特殊情况下进行短期强化监测。这类人群进行血糖监测的目的是评估药物控制是否达标以及治疗过程中有无低血糖情况发生，并在血糖控制不达标时通过短期强化监测，指导调整治疗方案。其SMBG有两种方案：餐时配对血糖监测方案与短期强化血糖监测方案。

（1）餐时配对血糖监测方案。餐时配对血糖监测方案适用于血糖控制稳定的糖尿病患者，帮助患者了解饮食和相关治疗措施对血糖水平的影响。频率为隔日监测（一般为周一、周三、周六），方案中必须包括双休日以评价周末生活改变对血糖的影响。每次监测两个配对时间点，即早餐前后、午餐前后、晚餐前后。口服药物治疗的患者餐时配对血糖监测方案见表3-3。

表3-3　口服药物治疗的患者餐时配对血糖监测方案

时间	空腹	早餐后2 h	午餐前	午餐后2 h	晚餐前	晚餐后2 h	睡前
周一	√	√					
周二							
周三			√	√			

续表

时间	空腹	早餐后2 h	午餐前	午餐后2 h	晚餐前	晚餐后2 h	睡前
周四							
周五							
周六					√	√	
周日							

资料来源：《中国血糖监测临床应用指南（2015年版）》。

注："√"标识为需要SMBG的时间。

（2）短期强化血糖监测方案。短期强化血糖监测方案适用于患者有反复发作低血糖症状、出现感染等应激状况、HbA1c不达标、需要调整治疗方案等情况。其分为短期强化血糖监测和交替血糖监测。

①短期强化血糖监测。连续3日监测（如周三、周四、周五），每日监测5～7次，包括三餐前后及临睡前。重点关注空腹、晚餐前、餐后2 h血糖。口服药物治疗的患者短期强化血糖监测方案见表3-4。

表3-4　口服药物治疗的患者短期强化血糖监测方案

时间	空腹	早餐后2 h	午餐前	午餐后2 h	晚餐前	晚餐后2 h	睡前
周一							
周二							
周三	√	√		√	√	√	
周四	√	√		√	√	√	
周五	√	√		√	√	√	
周六							
周日							

资料来源：《中国血糖监测临床应用指南（2015年版）》。

注："√"标识为需要SMBG的时间。

②交替血糖监测。在经过短期强化血糖监测获得充分的血糖数据并采取了相应的治疗措施后，如果患者血糖趋于稳定，可以调整为交替血糖监测方案，并最终过渡到餐时配对血糖监测，建议每日监测两个时间点，即餐前、餐后，每3日重复1次。口服药物治疗的患者交替血糖监测方案见表3-5。

表3-5　口服药物治疗的患者交替血糖监测方案

时间	空腹	早餐后2 h	午餐前	午餐后2 h	晚餐前	晚餐后2 h	睡前
周一	√	√					
周二			√	√			
周三					√	√	
周四	√	√					

续表

时间	空腹	早餐后2 h	午餐前	午餐后2 h	晚餐前	晚餐后2 h	睡前
周五			√	√			
周六					√	√	
周日	√	√					

资料来源:《中国血糖监测临床应用指南(2015年版)》。

注:"√"标识为需要SMBG的时间。

如果出现血糖波动较大、空腹及餐后高血糖、反复发作低血糖等情况,应酌情考虑动态血糖监测,注意观察有无空腹及餐后高血糖情况及夜间低血糖情况。

3. 胰岛素治疗的患者

使用胰岛素治疗的患者可根据胰岛素治疗方案进行相应的血糖监测,能改善代谢控制,有可能减少糖尿病相关终点事件。目前大多数指南均推荐胰岛素治疗的患者需要每日至少监测3次血糖,可根据不同的治疗方式制订个体化的监测方案。胰岛素治疗方案分为基础胰岛素治疗、每日2次预混胰岛素治疗和胰岛素强化治疗(每日多次胰岛素注射或胰岛素泵治疗),不同方案需要不同的监测频率与强度。

(1)基础胰岛素治疗患者。

①未达标患者。每周监测3日空腹血糖(必须包括双休日),每2周复诊1次,复诊前1日测5个时间点(空腹、早餐后2 h、午餐后2 h、晚餐后2 h、睡前)。基础胰岛素治疗患者SMBG监测方案(血糖未达标)见表3-6。

表3-6 基础胰岛素治疗患者SMBG监测方案(血糖未达标)

血糖监测	空腹	早餐后2 h	午餐前	午餐后2 h	晚餐前	晚餐后2 h	睡前
每周3日	√						
复诊前1日	√	√		√		√	√

资料来源:《中国血糖监测临床应用指南(2015年版)》。

注:"√"标识为需要SMBG的时间。

②达标患者。每周监测3日空腹血糖、早餐后2 h血糖、晚餐后2 h血糖,每3周复诊1次,复诊前1日测5个时间点(空腹、早餐后2 h、午餐后2 h、晚餐后2 h、睡前)。基础胰岛素治疗患者SMBG监测方案(血糖已达标)见表3-7。

表3-7 基础胰岛素治疗患者SMBG监测方案(血糖已达标)

血糖监测	空腹	早餐后2 h	午餐前	午餐后2 h	晚餐前	晚餐后2 h	睡前
每周3日	√	√				√	
复诊前1日	√	√		√		√	√

资料来源:《中国血糖监测临床应用指南(2015年版)》。

注:"√"标识为需要SMBG的时间。

（2）每日2次预混胰岛素治疗患者。

①未达标患者。每周监测3日（必须包括双休日）空腹血糖和晚餐前血糖，每2周复诊1次，复诊前1日测5个时间点（空腹、早餐后2 h、午餐后2 h、晚餐后2 h、睡前）。每日2次预混胰岛素治疗患者SMBG监测方案（血糖未达标）见表3-8。

表3-8　每日2次预混胰岛素治疗患者SMBG监测方案（血糖未达标）

血糖监测	空腹	早餐后2 h	午餐前	午餐后2 h	晚餐前	晚餐后2 h	睡前
每周3日	√				√		
复诊前1日	√	√		√		√	√

资料来源：《中国血糖监测临床应用指南（2015年版）》。
注："√"标识为需要SMBG的时间。

②达标患者。每周监测3日空腹血糖、晚餐前血糖及晚餐后2 h血糖，每月复诊1次，复诊前1日测5个时间点（空腹、早餐后2 h、午餐后2 h、晚餐后2 h、睡前）。每日2次预混胰岛素治疗患者SMBG监测方案（血糖已达标）见表3-9。

表3-9　每日2次预混胰岛素治疗患者SMBG监测方案（血糖已达标）

血糖监测	空腹	早餐后2 h	午餐前	午餐后2 h	晚餐前	晚餐后2 h	睡前
每周3日	√				√	√	
复诊前1日	√	√		√		√	√

资料来源：《中国血糖监测临床应用指南（2015年版）》。
注："√"标识为需要SMBG的时间。

（3）胰岛素强化治疗患者。

①未达标患者。每日监测空腹血糖、早餐后2 h血糖、午餐后2 h血糖、晚餐后2 h血糖及睡前血糖，有空腹高血糖或者夜间低血糖症状时加测夜间血糖。胰岛素强化治疗患者SMBG监测方案（血糖未达标）见表3-10。

表3-10　胰岛素强化治疗患者SMBG监测方案（血糖未达标）

血糖监测	空腹	早餐后2 h	午餐前	午餐后2 h	晚餐前	晚餐后2 h	睡前
每日	√	√		√		√	√

资料来源：《中国血糖监测临床应用指南（2015年版）》。
注："√"标识为需要SMBG的时间。

②达标患者。每日监测空腹血糖、晚餐前血糖、晚餐后2 h血糖及睡前血糖。胰岛素强化治疗患者SMBG监测方案（血糖已达标）见表3-11。

表3-11　胰岛素强化治疗患者SMBG监测方案（血糖已达标）

血糖监测	空腹	早餐后2 h	午餐前	午餐后2 h	晚餐前	晚餐后2 h	睡前
每日	√				√	√	√

资料来源：《中国血糖监测临床应用指南（2015年版）》。
注："√"标识为需要SMBG的时间。

对于1型糖尿病患者、强化治疗的2型糖尿病患者，如果出现血糖波动较大、反复发作低血糖等情况，应酌情考虑动态血糖监测CGM，注意观察有无空腹及餐后高血糖情况及夜间低血糖情况。

4. 特殊人群

对于围手术期患者、低血糖高危人群、危重症患者、老年患者、1型糖尿病患者等的血糖监测，应遵循以上血糖监测的基本原则，可实行较宽松的血糖控制标准，实行个体化的监测方案。而妊娠糖尿病患者应遵循《妊娠合并糖尿病诊治指南（2014）》的建议，严格控制血糖水平。

四、自我血糖监测的局限性

由于血糖仪检测技术和采血部位的限制，毛细血管血糖存在某些局限性：采血部位局部循环差，如在休克、重度低血压、糖尿病酮症酸中毒、糖尿病高渗性昏迷、重度脱水及水肿等情况下，不建议使用毛细血管血糖检测；针刺采血可能会引起患者的不适；操作不规范可能影响血糖测定结果的准确性；监测频率不足时，对平均血糖、血糖波动或低血糖发生率的判断应谨慎；过于频繁的监测可能使一些患者产生焦虑情绪。

（吴振勇）

第二节　代谢状态严重程度或控制程度的检查

一、尿糖

（一）概述

正常人尿液中含糖量极微，在尿糖定性时为（−），24 h尿中排出的葡萄糖少于0.5 g。当血糖浓度＞8.82～9.92 mmol/L（160～180 mg/dL）时，肾小管不能完全把滤过的葡萄糖回收，因而可在尿液中测出糖。尿液中可测出的最低血糖浓度（8.82～9.92 mmol/L）称为肾糖阈。尿糖测定是一个很简便的过筛指标，但不能作为糖尿病的诊断依据。因为随着肾小球和肾小管情况的变化，肾糖阈会有变化。如在肾小球滤过率降低的情况下，肾糖阈可升高，某些糖尿病肾病、肾小球硬化的患者，血糖浓度为11.02～16.53 mmol/L（200～300 mg/dL）时尿糖仍为阴性；另外影响肾小管回吸收的疾病，如长期肾盂肾炎、先天性肾小管疾患、损坏的肾小管均使肾糖阈降低。血糖浓度仅为5.51 mmol/L（100 mg/dL）时，就可出现尿糖。妊娠时肾糖阈也会降低，虽然血糖正常，但尿糖仍可呈阳性。所以，一般情况下糖尿病患者血糖越高，尿糖也越多，可以由尿糖反映一定时间内葡萄糖从尿液中流失的情况，但评价尿糖时一定要考虑肾糖阈的因素。尿糖测定主要用于筛查疾病和疗效观察而不作为诊断指标。

（二）检测方法

尿糖测定方法及反应原理同血糖葡萄糖氧化酶法，试纸法所用色素原不同。

（三）参考值

尿糖试纸半定量法（-）。

葡萄糖氧化酶法：24 h尿糖定量<0.5 g。

（四）临床意义

（1）尿糖阳性可见于一次性食糖过多的食饵性糖尿；特殊应激状态，如颅脑损伤、脑血管意外时血糖一过性升高引起的糖尿；可引起血糖升高的内分泌疾病，如糖尿病、甲状腺功能亢进、肾上腺肿瘤等。

（2）当患者长期处于明显饥饿状态时，胰岛素呈低水平，此时给患者糖负荷可致患者不能承受而出现糖尿。如食管肿瘤、低营养状态和妊娠剧吐者做糖耐量试验时。

（3）对于空腹或餐前尿糖呈阴性的轻型糖尿病患者，可通过测定餐后2 h尿糖辅助诊断，也可在胰岛素治疗中用于指导调整药量，24 h尿糖定量对判断糖尿病的程度和指导用药较尿糖定性更为准确。

（4）了解患者的肾糖阈。具体方法是早晨6:00空腹取血、留尿，早餐后7:00、8:00再取血、留尿，分别测血糖、尿糖。如三次血糖都<8.82 mmol/L，而测出尿糖，说明肾糖阈低；如三次血糖都>11.02 mmol/L，而无尿糖，说明肾糖阈高。

（五）注意事项

（1）妊娠期、哺乳期可出现乳糖尿；吃大量水果，出现果糖尿可使班氏法尿糖呈阳性。

（2）了解患者从尿液中丢失糖的情况，要求至少固定饮食条件一周后测定24 h尿糖。测定时先用定性法估计大概量，再用蒸馏水稀释至小于300 mg/dL（+++）测定。

（3）尿糖定性可受尿量影响，尿少"+"多，尿多"+"少。有的糖尿病患者经过治疗后血糖下降，可尿糖不见下降，这是因为经治疗后患者不渴，无渗透性利尿，尿中水少了，所以加号不少。

（4）葡萄糖氧化酶法是靠生成过氧化氢使色原显色，还原剂使过氧化氢变为水，造成结果假阴性。尿液中其他还原剂（维生素C、谷胱甘肽、水合氯醛、水杨酸、抗结核药）也可使硫酸铜还原造成结果假阳性。

二、酮体

（一）概述

酮体由乙酰乙酸、丙酮和β-羟丁酸组成，主要来源于游离脂肪酸在肝脏的氧化代谢产物。正常情况下，长链脂肪酸被肝脏摄取，重新酯化为甘油三酯贮存在肝脏内，或转变为极低密度的脂蛋白再进入血浆。正常人血液中酮体浓度较低，其相对组成为乙酰乙酸占20%，丙酮占2%，β-羟丁酸约占78%。当糖代谢发生障碍时，脂肪分解代谢加速，不能充分氧化，产生大量的中间产物——酮体，过多的酮体从尿液中排出，称为酮尿。

（二）检测方法

酮体含有三种成分，检测样本可来自血液和尿液。尿酮的检测多采用酮体检查片法（Acetest）和尿酮体试纸条法（Ketostix）做半定量测定。β-羟丁酸的测定方法包括酸氧化比色法、气相色谱法、酶法和毛细管电泳法。临床常用的是酶法。

（三）参考值

以丙酮计，血浆酮体定量<0.05 mmol/L（20 mg/L），尿酮体定性为阴性，定量为20~50 mg/d。健康成年人血清β-羟丁酸为0.03~0.30 mmol/L。

（四）临床意义

在未控制的糖尿病中，由于胰岛素缺乏，导致重新酯化作用减弱而脂解作用增强，使血浆中游离脂肪酸增加；同时胰高血糖素/胰岛素比率增加，使得脂肪酸在肝脏中的氧化作用增强，肝脏酮体生成增加而在外周组织中的代谢减少，导致血液中乙酰乙酸堆积。其中小部分乙酰乙酸可自发性脱羧生成丙酮，而大部分则转变为β-羟丁酸。

酮体形成过多会导致其在血中浓度增加（酮血症）和在尿液中的排泄增加（酮尿）。这个过程可发生于糖的来源减少（饥饿或频繁呕吐）或糖的利用下降（如糖尿病、糖原贮积症等）的情况下。对于糖尿病酮症酸中毒，血酮体的半定量检测比尿酮体检测更为准确。虽然尿酮体排泄量并不总是与血中酮体浓度成比例，但由于尿酮体检测的方便性，已广泛用于1型糖尿病的病情监测。

酮体的三种成分相对比例与细胞的氧化还原状态有关。对于健康人，β-羟丁酸与乙酰乙酸以等摩尔的浓度存在，两者基本构成血清中的所有酮体，丙酮是次要成分。在严重糖尿病中，β-羟丁酸/丙酮的比率可增至16∶1，这是因为此时机体有大量还原型烟酰胺腺嘌呤二核苷酸存在，促进了β-羟丁酸的生成。目前大多数尿酮体试验仅检测乙酰乙酸，这将导致实验检测结果与病情不相符，即当患者处于酮症酸中毒早期时尿液酮体主要组分是β-羟丁酸，测定尿酮体可能仅呈弱阳性；当治疗症状缓解后，β-羟丁酸转变为乙酰乙酸时尿液中乙酰乙酸含量增高，临床却表现为酮症加重。因此需要监测β-羟丁酸的含量才能得到酮症的比较真实的情况。同时需要注意的是，即使临床病情已经改善，也不能放松监测。

尿酮体阳性还见于饥饿、高脂饮食、呕吐、腹泻、脱水、妊娠中毒血症、甲状腺中毒症消化吸收障碍等。

（五）注意事项

（1）测定血酮体和尿酮体的常用方法中，没有一种方法能让乙酰乙酸、丙酮和β-羟丁酸同时起反应。

（2）糖尿病酮症酸中毒时，β-羟丁酸升高较明显，而临床上测定尿酮体用的亚硝基铁氧化钠仅对乙酰乙酸起反应，该方法对乙酰乙酸敏感性较好，对丙酮敏感性较差，其与β-羟丁酸几乎不发生反应，故当尿液酮体以β-羟丁酸为主要组分时易漏诊，患者早期尿酮体阴性率比较高。为了提高尿酮体检验的阳性率，可将尿液中的β-羟丁酸氧化成乙酰乙酸，使之分解成丙酮后再检测。

（3）丙酮和乙酰乙酸都有挥发性，且乙酰乙酸容易分解成丙酮，因此检查时要尽量用新鲜尿（至少在排尿后2 h内）以提高检出率。

（4）紧张、剧烈运动、浓缩尿、低pH值、高色素尿或含有大量甲基多巴代谢物的尿液标本可以呈酮体假阳性反应。

（5）酶法测定β-羟丁酸灵敏度高、速度快、样品用量少、样品无须预处理、适合各种型号的自动生化分析仪。乙酰乙酸、血红蛋白、胆红素对本法干扰小。

三、乳酸及丙酮酸

（一）概述

乳酸是糖代谢的中间产物，主要来源于骨骼肌、脑、皮肤、肾髓质和红细胞。血液中乳酸浓度和产生乳酸的速度以及肝脏对乳酸的代谢速度有关，约65%的乳酸由肝脏利用。乳酸循环是指葡萄糖在外周组织转化为乳酸，而乳酸在肝脏中又转化为葡萄糖。肝外乳酸通过骨骼肌和肾皮质的氧化作用清除。乳酸产物增加会促进肝对乳酸的清除，但当乳酸浓度超过2 mmol/L时，肝脏对其的摄取就会达到饱和。剧烈运动时，乳酸浓度可在短时间内明显增加。乳酸酸中毒没有可接受的浓度标准，但一般认为乳酸浓度超过5 mmol/L以及pH＜7.25时提示有明显的乳酸酸中毒。

丙酮酸主要参与糖、脂肪等的代谢，也是糖代谢的中间产物之一。丙酮酸是一种酸性物质，是机体在缺氧状态下产生无氧酵解，从而在代谢过程中产生的酸性产物。其产生增多可以造成机体的酸中毒，从而引起一系列的临床症状。

（二）检测方法

乳酸的测定方法有化学氧化法、酶催化法、电化学法和酶电极感应器法。化学氧化法使用高锰酸盐或二氧化锰将乳酸氧化成乙醛和CO_2或CO；酶催化法利用乳酸在氧化型烟酰胺腺嘌呤二核苷酸存在的条件下，由乳酸脱氧酶催化生成丙酮酸和还原型烟酰胺腺嘌呤二核苷酸（NADH），通过测定NADH吸光度的变化率制得标准曲线，从而求得乳酸水平；电化学法是在乳酸脱氢酶作用下铁氰基团氧化乳酸，同时自身被还原成亚铁氰基团，亚铁氰基团在铂电极表面被氧化，产生的电流与亚铁氰基团量成正比，也与乳酸浓度呈正相关；酶电极感应器法是在乳酸氧化酶催化下，乳酸生成丙酮酸和H_2O_2，H_2O_2在铂电极表面发生氧化还原反应，释放出电子，产生电流，用安培计测定H_2O_2的生成量，计算出乳酸浓度。

丙酮酸测定方法包括2,4-二硝基苯肼法、乳酸脱氢酶法、高效液相色谱法等。

（三）参考值

不同标本的乳酸和丙酮酸参考范围分别见表3-12及表3-13。

表3-12　不同标本的乳酸参考范围

标本		乳酸浓度/(mmol·L^{-1})	乳酸浓度/(mg·dL^{-1})
静脉血	静息时	0.5～1.3	5～12
	住院患者	0.9～1.7	8～15
动脉血	静息时	0.36～0.75	3～7
	住院患者	0.36～1.25	3～11
24 h尿液		5.5～22	49.5～198

资料来源：《临床生物化学检验（第5版）》（郑铁生，中国医药科技出版社）。

表3-13　不同标本的丙酮酸参考范围

标本（安静状态下）	丙酮酸浓度/(mmol·L^{-1})	丙酮酸浓度/(mg·dL^{-1})
空腹静脉全血	0.03～0.10	0.3～0.9
动脉全血	0.02～0.08	0.2～0.7
脑脊液（CSF）	0.06～0.19	0.5～1.7
24 h尿液	≤1	≤8.81

资料来源：《临床生物化学检验（第5版）》（郑铁生，中国医药科技出版社）。

（四）临床意义

乳酸酸中毒在下列两类临床情况下发生：①A型（缺氧型）：常见，与组织氧合作用降低有关，如休克、低血容量和左心室衰竭；②B型：与某些疾病（如糖尿病、肿瘤、肝病）、药物或毒物（如乙醇、甲醇、水杨酸）或先天代谢紊乱（如甲基丙二酸血症、丙酮酸血症和脂肪酸氧化缺陷）有关。其机制还不清楚，但推测是线粒体功能缺陷，使氧的利用率减弱。乳酸酸中毒比较常见，住院患者发生率约为1%，病死率超过6%，而如果同时患有低血压，则病死率接近100%。

乳酸酸中毒另一个不常见且难以诊断的病因是D-乳酸酸中毒。D-乳酸不由人代谢产生，而是由肠道吸收后在体内积累。D-乳酸可以导致全身性酸中毒，常见于空回肠分流术后，表现为乳酸性脑病（意识模糊、共济失调、嗜睡），并有血浆D-乳酸浓度升高。实际上所有测定乳酸的方法都使用L-乳酸脱氢酶，但不能测定D-乳酸。D-乳酸可用气液色谱法或用D-乳酸脱氢酶测定。

CSF中乳酸浓度通常与血中乳酸相同。但是当CSF发生生物化学变化时，其乳酸浓度的变化与血中浓度无关。CSF中乳酸浓度上升可见于脑血管意外、颅内出血、细菌性脑膜炎、癫痫和其他一些中枢神经系统疾病。发生病毒性脑膜炎时，CSF中乳酸浓度常不增加。因此，CSF乳酸浓度可用于鉴别病毒性脑膜炎和细菌性脑膜炎。

测量丙酮酸浓度可用于评价有先天代谢紊乱而使血清乳酸浓度增加的患者。与乳酸/丙酮酸比率升高有关的先天代谢紊乱包括丙酸羧化酶缺陷和氧化磷酸化酶缺陷。乳酸/丙酮酸比率升高可作为敏感性的指标，用于发现齐多夫定（zidovudine）治疗所致的线粒体性肌肉毒性。乳酸/丙酮酸比率＜25提示糖异生缺陷，而比率增加（≥35）时则提示细胞内缺氧。

（五）注意事项

化学氧化法测定乳酸影响因素多、样本需要立即送检，否则影响结果的准确性；酶催化法灵敏度高、线性范围宽且适用于自动化分析，是乳酸测定较理想的常规方法。为避免分析前其他因素对乳酸检测结果的影响，患者在采血前应该保持空腹和完全静息至少2 h，以使血中乳酸浓度达到稳定状态。

2,4-二硝基苯肼法测定丙酮酸易受到其他α-酮酸的干扰，特异性差、操作烦琐，已被淘汰；高效液相色谱法仪器要求高、操作复杂。目前测定丙酮酸的首选方法是乳酸脱氢酶法。

丙酮酸很不稳定，在采血后2 min内就可出现明显的下降，应利用高氯酸等制备无蛋白滤液测定丙酮酸。在偏磷酸滤液中，丙酮酸在室温下可稳定6日，温度为4℃时可稳定8日。丙酮酸标准物也需新鲜制备。

四、尿微量白蛋白

（一）概述

微量白蛋白尿是指在尿中出现微量白蛋白，因含量太少，不能用常规方法检测。生理条件下尿液中仅出现极少量白蛋白。微量白蛋白尿反映肾脏异常渗漏蛋白质。

（二）检测方法

尿微量白蛋白的测定方法包括两类：一类是染料结合法，包括溴酚蓝染料结合法、凝胶过滤溴酚蓝结合法以及新开发的阴离子染料Albumin blue 580结合法等（目前国内无试剂供应）；另一类是免疫学方法，包括放射免疫法、化学发光法、酶联免疫吸附试验、免疫荧光法、免疫乳胶凝集试验、高效液相色谱法，以及目前普遍使用的免疫比浊法（包括免疫散射比浊法和免疫透射比浊法，前者需要专门设备，后者在临床上广泛应用，适用于手工和各种生化分析仪）。这些测定方法的报告方式不一，有的以每升尿中白蛋白量表示，有的以24 h排泄量表示。常用的报告方式是以白蛋白/肌酐比值报告。

（三）参考值

免疫透射比浊法：24 h尿液，健康成年人尿液白蛋白含量＜30 mg/24 h；定时尿，健康成年人尿液白蛋白含量＜30 μg/min；随机尿，健康成年人尿液白蛋白含量＜30 μg/mg肌酐。

（四）临床意义

尿微量白蛋白被公认是早期肾脏损伤的检测指标。糖尿病患者有肾脏损害风险。大约1/3的1型糖尿病患者最终发展为慢性肾衰；2型糖尿病发展为糖尿病性肾病的概率不及1型糖尿病，但因其人数众多，占糖尿病肾病的60%。糖尿病、高血压及心血管疾病都可引起肾脏损伤，因此，尿微量白蛋白对该三大高发疾病的早期诊断、治疗评价等具有重要的参考价值。

尿微量白蛋白作为一个敏感的指标，其升高早于糖尿病合并高血压、心血管病变、神经性病变等并发症的出现。有研究显示，尿常规检查中尿蛋白阴性的糖尿病患者，其中2/3已发生微量白蛋白尿，虽然无任何肾脏病变的体征，但已经是糖尿病性肾病早期，在此阶段积极治疗，能缓解糖尿病性肾病的发展，并能预防心脑血管病变。因此，微量白蛋白尿的检测十分重要。

对于1型糖尿病和2型糖尿病患者，尿微量白蛋白持续＞20 μg/min说明发展为明显肾脏疾病的危险将增加20倍；持续性尿蛋白定性阳性（相当于尿微量白蛋白≥200 μg/min），提示已有明显的糖尿病性肾病。尿微量白蛋白增加对预报1型糖尿病患者发生糖尿病性肾病、终末期肾病和增生性眼病都有价值；对于2型糖尿病患者，尿微量白蛋白增加可预报渐进性肾脏疾病、动脉粥样硬化和心血管病死亡率。

尿微量白蛋白的检出不仅是糖尿病性肾病的早期表现，还是高血压、心血管疾病的独立危险因素。原发性高血压与肾脏损伤关系密切，尿微量白蛋白作为高血压相关肾损伤的早期检测指标之一，其水平与血压水平及病程相关。尿微量白蛋白还与动脉粥样硬化的缺血性心血管事件的发生及发展相关，对其进展预测、疗效评价等有重要参考价值。

尿微量白蛋白病理性升高还见于系统性红斑狼疮、妊娠子痫前期等。

（五）注意事项

尿微量白蛋白是一种灵敏、简便、快速的指标，易于在常规实验室中广泛应用，对早期肾损害的诊断远远优于常规的定性或半定量试验。

测定尿微量白蛋白最理想的方法是留取24 h标本，测定24 h尿微量白蛋白是公认的诊断糖尿病早期肾病的标准方法，但是24 h尿标本留取困难，在实际应用中受到限制。随机尿测定是目前最常用、最易行的方法，但由于受尿流量波动影响，稳定性较差，无实用价值，因此需同时测定肌酐，并且由于每日肌酐排出量相对恒定，可避免尿量变化对结果的影响，患者间生物变异低。

尿微量白蛋白测定的影响因素众多：其分析前影响因素包括患者健康状况、样本收集的间隔时间、尿液样本的种类（24 h尿、过夜尿、晨尿、随机尿）、尿液样本的分析前处理和保存等；分析中影响因素包括血红蛋白和胆红素的干扰、尿液pH值变化、肾脏病变时尿液其他蛋白成分的干扰等。

目前尿微量白蛋白检测没有标准化，既没有参考物质，也没有参考方法，这也是分析过程中遇到的最主要的问题。

五、其他

（1）血糖测定和OGTT血糖升高是诊断糖尿病的主要依据，又是判断糖尿病病情和控制情况的主要指标。诊断糖尿病时必须用静脉血浆测定血糖，治疗过程中随访血糖控制程度时可用便携式血糖计（毛细血管全血测定）。当血糖高于正常范围而又未达到诊断糖尿病标准时，须进行OGTT。OGTT应在清晨空腹进行。

（2）糖化血红蛋白GHbA1和糖化血浆白蛋白测定，因为HbA1c能够反映患者近8～12周总的血糖水平，所以其为糖尿病控制情况的主要监测指标之一。

（吴振勇）

第三节　胰岛功能的检查

对于高血糖患者，临床上一般会评估其胰岛功能。所谓胰岛功能，简单讲就是胰腺胰岛β细胞分泌胰岛素的能力。正常人的血糖能够维持在一个相对稳定的水平，就是体内的升糖激素和降糖激素共同调节作用的结果。胰岛素作为体内唯一的降糖激素，其分泌的数量及利用情况直接决定血糖水平。临床上胰岛功能检查通常包括口服葡萄糖耐量试验、葡萄糖-胰岛素释放试验（IRT）和葡萄糖-C肽释放试验（CRT）等。了解患者的胰岛功能，对于指导糖尿病的临床分型、病情评估、用药选择和预后判断具有非常高的价值。

一、口服葡萄糖耐量试验

（一）概述

OGTT是一种葡萄糖负荷试验。当胰岛β细胞功能正常时，机体在进食糖类后，通过各种机制使血糖在2～3 h内迅速恢复到正常水平，这种现象称为耐糖现象。利用这一试验可了解胰岛β细胞功能和机体对糖的调节能力。

（二）OGTT的主要适应证

（1）无糖尿病症状，随机或空腹血糖异常者。

（2）无糖尿病症状，有一过性或持续性糖尿者。

（3）无糖尿病症状，但有明显糖尿病家族史者。

（4）有糖尿病症状，但随机或空腹血糖达不到诊断标准者。

（5）妊娠期、甲状腺功能亢进、肝病、感染，出现糖尿者。

（6）分娩巨大儿的妇女或有巨大儿分娩史的个体。

（7）出现不明原因的肾病或视网膜病者。

（三）检测方法

WHO已将此试验标准化：实验前3 d每日食物中糖含量不低于150 g，且维持正常活动；影响试验的药物应在3 d前停用；试验前患者应禁食10～16 h，坐位取血后5 min内饮入250 mL含75 g无水葡萄糖的糖水，以后每隔30 min取血一次，共4次，历时2 h；整个试验中不可吸烟，喝咖啡、茶和进食；儿童给予葡萄糖量为1.75 g/kg，但最多不超过75 g；于采血同时留尿测定尿糖；若疑为反应性低血糖，则应适当地延长血标本的收集时间，可达服糖后6 h；根据各次血糖水平绘制糖耐量曲线。

（四）OGTT结果大致可分为以下几种情况

（1）正常糖耐量。空腹血糖浓度＜6.1 mmol/L（110 mg/dL）；口服葡萄糖30～60 min达高峰，峰值＜11.1 mmol/L，120 min基本恢复到正常水平，即＜7.8 mmol/L，尿糖（–）。此种糖耐量曲线说明机体糖负荷的能力好。

（2）糖尿病性糖耐量。空腹血糖浓度≥7.0 mmol/L；峰时后延，常在1 h后出现，峰值≥11.1 mmol/L，120 min不能恢复到正常水平，即＞7.8 mmol/L，其中服糖后2 h的血糖水平是最重要的判断指标。许多早期糖尿病患者，可只表现为服糖后2 h血糖水平的升高，且尿糖常为阳性。糖尿病患者如合并肥胖、妊娠、甲状腺功能亢进，使用糖皮质醇激素治疗或服用甾体避孕药时，可使糖耐量降低加剧。

（3）糖耐量受损。此为轻度的耐糖能力下降。对于非妊娠的成年人，空腹血糖浓度为6.11～7.0 mmol/L，120 min血糖浓度为7.8～11.1 mmol/L。IGT患者长期随诊，最终约有1/3的人能恢复正常，1/3的人仍为糖耐量受损，1/3的人最终转为糖尿病。而且这些患者不易发生糖尿病所特有的微血管病变，如视网膜或肾小球的微面管病变，出现失明或肾病，而容易发生小血管合并症，如冠状动脉或脑血管病（冠心病或脑卒中）。

（4）其他糖耐量异常。

①平坦型耐糖曲线。其曲线特征是：a.空腹血糖水平正常；b.糖负荷后不见血糖以正常形式升高，不出现血糖高峰，曲线低平；c.较短时间内（一般1 h内）血糖即可恢复原值。可由胃排空延迟，小肠吸收不良，或脑垂体、肾上腺皮质功能减退、甲状腺功能减退及胰岛素分泌过多等引起。此时由于糖异生作用减弱，组织对糖的氧化利用加强而表现为糖耐量增加。

②储存延迟型耐糖曲线。其特点是服糖后血糖水平急剧升高，峰值出现早，且超过11.1 mmol/L，而2 h值又低于空腹水平。这是由于胃切除患者于肠道迅速吸收葡萄糖或重肝损害的患者肝脏不能迅速摄取和处理葡萄糖而使血糖升高，引起反应性胰岛素分泌增多，进一步致肝外组织利用葡萄糖加快，使2 h血糖明显降低。

（五）注意事项

（1）OGTT可反映近期体内糖代谢的情况，但受多种因素影响，如年龄、饮食、健康状况、胃肠道功能、某些药物和精神因素等。假阳性可见于营养不良、长期卧床、精神紧张、急性和慢性疾病，以及口服避孕药、糖皮质激素、甲状腺激素、烟酸、苯妥英钠、利尿剂及单胺氧化酶抑制剂者。

（2）对于胃肠道手术或胃肠功能紊乱影响糖吸收的患者，糖耐量试验不宜口服进行，而需采用静脉葡萄糖耐量试验（IGTT）。对OGTT正常但有糖尿病家族史者，可进行可的松OGTT。但50岁以上者对葡萄糖的耐受力有下降的趋势，所以不宜做此类试验。

二、葡萄糖-胰岛素释放试验

（一）概述

糖尿病患者血糖升高的主要原因是胰岛素的绝对或相对不足。测定空腹，特别是进食后的胰岛素水平，通过观察在高血糖刺激下胰岛素的释放可进一步帮助我们了解胰岛β细胞的功能。糖尿病患者往往可出现胰岛素空腹水平低下，或服糖后胰岛素释放与血糖不同步，高峰后移或胰岛素升高水平不够等现象。

（二）检测方法

（1）实验前后的准备同OGTT，如已知为糖尿病患者则选用馒头餐代替口服葡萄糖。取血同时进行葡萄糖和胰岛素测定。

（2）现多采用化学发光法。即标本中的胰岛素和包被于固相磁珠或固相上的单克隆抗体及标记有酶或电化学发光物质的单克隆抗体形成双抗体夹心复合物，通过磁场或冲洗除去未反应的标记单克隆抗体，加入酶底物使之显色或通电使电化学发光物质形成激发态并在衰减时发射光子，底物显色强度或发光强度与胰岛素含量成正比。此外，还可采用双位点的时间分辨荧光计测定法。

（三）参考值

化学发光法：空腹胰岛素水平为35～145 pmol/L；胰岛素峰时为30～60 min；峰值为基础值的5～10倍，180 min降至空腹水平；胰岛素曲线一般与糖耐量曲线的趋势平行。

（四）临床意义

（1）胰岛素水平降低常见于1型糖尿病。空腹值常＜5 U/mL，糖耐量曲线上升而胰岛素曲线低平。有时在发生营养不良、胆囊纤维化、嗜铬细胞瘤时也可见到胰岛素水平降低，但无诊断价值。

（2）胰岛素水平升高可见于2型糖尿病。患者血糖水平升高，胰岛素空腹水平正常或略高，胰岛素释放曲线峰时出现晚，为120～180 min，峰值高于正常体重者，低于同体重者，峰高倍数降低。其原因可能是患者体内存在胰岛素拮抗物或靶细胞的胰岛素受体数目减少或胰岛素清除率降低。胰岛素持续升高，而血糖持续低平则见于胰岛β细胞瘤；胰岛素持续升高，而血糖水平正常见于早期糖尿病。空腹血糖正常的轻型糖尿病患者常表现为迟发的高胰岛素水平和低血糖现象。高胰岛素血症还见于肥胖、高血压、皮质醇增多症等胰岛素抵抗者。

三、葡萄糖-C肽释放试验

（一）概述

糖尿病患者胰岛素水平相对或绝对不足的原因比较复杂，所以胰岛素水平既可表现为高，也可表现为低。前者用胰岛素治疗无效，后者不使用胰岛素则加速糖尿病并发症的出现，若患者接受过胰岛素治疗，则6周后可产生胰岛素抗体，这时测定胰岛素常不能反映患者体内胰岛素的真实水平。由于胰岛β细胞在分泌胰岛素的同时也等分子释放C肽，C肽与外源性胰岛素无抗原交叉，且生成量不受外源性胰岛素影响，很少被肝脏代谢，所以C肽的测定可以更好地反映胰岛β细胞生成和分泌胰岛素的能力。

（二）检测方法

C肽测定现多采用化学发光法，即标本中的C肽和包被于固相磁珠上的单克隆抗体及标记有酶的单克隆抗体形成双抗体夹心复合物，在磁场中除去未反应的标记单克隆抗体，加入酶底物使之显色，底物显色强度与C肽含量成正比。

（三）参考值

空腹C肽含量为0.4 nmol/L；峰时为30～60 min；峰值为基础值的5倍以上。

（四）临床意义

（1）C肽测定常用于糖尿病的分型，它与胰岛素测定的意义是一样的。1型糖尿病由于胰岛β细胞大量破坏，C肽水平低，对血糖刺激基本无反应，整个曲线低平；2型糖尿病C肽水平正常或高于正常，服糖后高峰延迟或呈高反应。

（2）C肽测定还用于指导胰岛素用药的治疗，可协助确定患者是继续使用胰岛素还是只需口服降糖药或饮食治疗。

（3）C肽可用于低血糖的诊断与鉴别诊断，特别是医源性胰岛素引起的低血糖；对胰岛移植和胰腺移植的患者，C肽测定可以了解移植是否存活和胰岛β细胞的功能；C肽测定还可以用于胰腺肿瘤治疗后复发与否的诊断。

（4）C肽和胰岛素同时测定，还有助于了解肝脏的变化。因为胰岛素每次血循环都被正常肝脏降解一半，C肽很少被肝代谢，测定外周血C肽与胰岛素的比值，可以估计肝脏处理胰岛素的能力。

四、其他

其他检测胰岛β细胞功能的方法，如静脉注射葡萄糖-胰岛素释放试验可了解胰岛素释放第一时相，胰升糖素-C肽刺激试验反映胰岛β细胞的细胞储备功能等，可根据患者的具体情况和检查目的而选用。

（吴振勇）

第四节 糖尿病并发症的检查

长期的高血糖可导致多种并发症的产生，对于病程长、病情控制较差的糖尿病患者更是如此。按起病快慢，并发症可分为急性并发症和慢性并发症两大类。急性并发症除感染外，还包括糖尿病酮症酸中毒（DKA）、高血糖高渗状态（HHS）、乳酸酸中毒（LA）、低血糖等，其中以糖尿病酮症酸中毒和高血糖高渗状态比较常见，乳酸酸中毒比较少见，有时可以合并存在。前两种症状显著增加脑水肿、永久性神经损害和死亡的风险，对于老年糖尿病和合并心、肾等损害的患者更是如此。DKA和HHS在1型糖尿病和2型糖尿病患者中均可发生，发展中国家的DKA和HHS发生率及病死率较高。慢性病变主要是微血管病变（如肾脏病变、眼底病变、神经病变）、大血管病变（如动脉粥样硬化）以及心、脑、肾等的病变和高血压等。

一、糖尿病酮症酸中毒

（一）概述

糖尿病酮症酸中毒是糖尿病最常见的急性并发症之一，也是内科急症之一。发生糖尿病酮症酸中毒时脂肪动员和分解加速，大量脂肪酸在肝脏发生β氧化生成乙酰乙酸、β-羟丁酸和丙酮，三者合称酮体，其中乙酰乙酸、β-羟丁酸为较强的酸，β-羟丁酸占酮体总量的78%。当酮体产生超过肝外组织的利用能力时，血酮体升高称为酮血症，增高的酮体从尿液中排出成为尿酮，临床统称酮症。酮体明显增多时，消耗体内大量储备碱，病情早期不发生酮症酸中毒；当增多的酮体超过机体的代偿能力时发生代谢性酸中毒，此时称为糖尿病酮症酸中毒；如果乙酰乙酸增多、脑缺氧、脱水、血渗透压增加、血循环衰竭，电解质紊乱进一步加重，可出现昏迷，此时称糖尿病酮症酸中毒伴昏迷。1型糖尿病患者糖尿病酮症酸中毒发生率较高，有的1型糖尿病患者以酮症酸中毒为首发症状；2型糖尿病患者往往在各种应激如严重感染、外伤、心血管疾病或其他急症情况下容易发生糖尿病酮症酸中毒。男女均可发病，女性略多于男性。任何年龄的糖尿病患者均可发病，肥胖者较少发生酮症。冬春季发病率较高。

（二）实验室检查

1. 血酮

DKA最关键的诊断标准为血酮值。随着目前监测手段和方法的进步，对临床需急症处理的DKA患者，可以将血酮床旁监测（如便携式血酮仪）作为治疗监测的手段。当血酮≥3 mmol/L或尿酮体阳性，血糖＞13.9 mmol/L或已知为糖尿病患者，血清HCO_3^-＞18 mmol/L和/或动脉血pH＞7.3时可诊断为糖尿病酮症；而血清HCO_3^-＜18 mmol/L和

/或动脉血pH＜7.3即可诊断为DKA，如发生昏迷可诊断为DKA伴昏迷。分析血酮水平时应注意：①酮症消退时，$β$-羟丁酸转化为乙酰乙酸，故可能发生测定值反而假性升高的情况。②缺氧时，较多的乙酰乙酸被还原而转化为$β$-羟丁酸，可能出现酮体假性降低。

2. 尿糖及尿酮

尿糖多为（+）～（++++），尿酮体检测简便且灵敏度高，是目前国内诊断DKA的常用指标。但其主要的局限是留取样本有时有困难，以致延误诊断时间，且特异性较差，假阳性率高，导致后续许多不必要的检查。尿酮体检测通常采用的是半定量的硝普盐法，此方法却无法检测出酮体的主要组分——$β$-羟丁酸。因此若条件允许，诊断DKA时应测血酮酸，若无血酮酸检测方法可用时，可将尿酮体检测作为备用方法。如取尿液标本有困难时，可测血酮。

3. 阴离子间隙

DKA是酮酸积聚导致阴离子间隙增加的代谢性酸中毒。阴离子间隙是通过Cl^-与HCO_3^-的浓度之和与Na^+浓度差【$[Na^+]-([Cl^-]+[HCO_3^-])$】计算得到的。正常的阴离子间隙范围为12～16 mmol/L，若＞16 mmol/L，则表明存在阴离子间隙增高型代谢性酸中毒。DKA按照酸中毒的严重程度（血pH值、血碳酸氢盐和血酮）以及是否存在精神症状分为轻度、中度和重度。据报道，有超过1/3的DKA及HHS患者在实验室检查和症状方面存在明显重叠现象。

4. 血钠

血钠水平可以低于正常值。血钠的下降通常是由于高血糖造成高渗透压，使细胞内的水转移至细胞外稀释。如果高血糖患者血钠浓度增加，则提示严重水丢失。血清乳糜微粒会干扰血糖、血钠的测定结果，因此酮症酸中毒时有可能出现假性正常血糖和假性低钠血症。

5. 血清渗透压

血清渗透压与神智改变的研究明确了渗透压与神志障碍存在正向线性关系。在有效渗透压不高（＜320 mmol/L）的糖尿病患者中，出现木僵或昏迷状态要考虑引起精神症状的其他原因。有效渗透压计算公式如下：

$$有效渗透压=2\times(血[Na^+]+血[K^+])+血糖$$

尿素氮浓度可以忽略不计，因为其成分可自由滤过，其积聚不会引起细胞内容积或渗透压的改变。

6. 血清磷酸盐

DKA患者血清磷酸盐水平通常升高，但是这并不能反映机体的状态，因为胰岛素缺乏、分解代谢增强等均可导致细胞内磷酸盐离子向细胞外转运。

7. 血糖

多高于16.7 mmol/L，一般为16.7～33.3 mmol/L，如>33.3 mmol/L，则说明有肾功能不全。个别人血糖不高，出现所谓正常血糖性酮症酸中毒，患者多为年轻的使用胰岛素治疗的糖尿病患者，他们的血糖阈可能较低，饮水量较大，加上胰岛素的使用，使血糖保持在不高的水平。此外，当患者有显著的高甘油三酯血症时，血糖亦可假性正常。

8. 血电解质及血尿素氮（BUN）

钠、氯常低，由于血液浓缩，亦可正常或升高。胰岛素缺乏及酸中毒致血钾向细胞内转移减少，进而导致高血钾。因此，如果血钾浓度低于正常值，则提示患者机体内的总钾含量已经严重缺乏，对这类患者应该进行严密的心电监护并积极实施补钾治疗，因为随着治疗的进行，血钾会进一步下降并可能导致心律失常。BUN多升高，这是血容量下降、肾灌注不足、蛋白质分解增加所致，BUN持续不降者，预后不佳。

9. 血酸碱度

血二氧化碳结合力（CO_2CP）及pH值下降，剩余碱水平下降，阴离子间隙明显升高（正常间隙范围为12～16 mmol/L）。根据各项指标的差异，酸中毒可分为轻度、中度、重度三个等级。个别人可同时伴有呼吸性碱中毒。临床上偶见pH值不低，甚至碱血症的酮症酸中毒，患者多原有代谢性碱中毒、严重呕吐、摄入利尿剂或碱性物质过多等情况，应予以鉴别。

10. 其他

（1）血常规：粒细胞及中性粒细胞水平可增高，反映血液浓缩、感染或肾上腺皮质功能增强；大多数高血糖危象患者会发生白细胞计数增高，白细胞计数高于$25.0×10^9$/L则提示体内有感染，须进一步检查。

（2）尿常规：可有泌尿系统感染表现。

（3）血脂：可升高，重者血清可呈乳糜状。

（4）21%～79%的DKA患者血淀粉酶水平升高，这可能是非胰源性的，可能来自腮腺。10%～15%的DKA患者可同时存在急性胰腺炎。因此，对于有腹痛、血淀粉酶升高超过正常上限3倍的患者，需行腹部增强CT加以鉴别。

二、高血糖高渗状态

（一）概述

HHS是糖尿病急性代谢紊乱的一种临床类型，以严重高血糖、高血浆渗透压、脱水为特点，无明显酮症酸中毒表现，患者常有不同程度的意识障碍或昏迷。以往称高渗性非酮症高血糖昏迷（HONK），又称高渗性非酮症糖尿病昏迷、高血糖高渗性非酮症昏迷（HHNC）或高血糖脱水综合征等，但由于20%的HHS患者并无昏迷，故改称高血糖高渗状态。本病任何年龄均可发病，多见于50岁以上老年2型糖尿病患者或发病前无糖尿病病史的患者，男女发病数无明显差异，在糖尿病人群中发病率为1%～1.5%。本病较糖尿病酮症酸中毒少见，病死率较糖尿病酮症酸中毒高，早期诊断和治疗极为重要。值得注意的是，HHS也偶可发生于年轻的胰岛素依赖型糖尿病患者。

（二）实验室检查

1. 血糖

血糖显著升高，血糖多超过33 mmol/L，一般为33.3～66.6 mmol/L。

2. 电解质

血钠明显升高，多大于150 mmol/L，病情较重，肾功能衰竭、休克和血压下降的患者血钠正常或偏低；血钾正常或降低，肾功能不全时可升高。但不论其血浆水平如何，总体钠和钾都是丢失的。多数患者失钠和失钾各300～500 mmol。血氯的情况多与血钠一致。国外有文献报道，HHS患者总钠、钾和氯分别丢失5～10 mmol/kg、5～15 mmol/kg和5～7 mmol/kg。除了钠、钾、氯外，HHS患者还常可有钙、镁及磷的丢失。

患者血钠和血钾的水平，取决于其丢失量、其在细胞内外的分布情况以及患者失水的程度。高渗利尿发生时，肾小管对钠的重吸收受到抑制，且细胞内水分向细胞外转移，使血钠趋向于降低。有人发现，血糖水平每升高5.6 mmol/L，血钠水平将下降1.7 mmol/L左右。此外，多饮水可使血钠水平下降；血浆乳糜微粒的增多，也可造成血钠假性降低。与上述引起血钠水平下降的因素相反，高渗性利尿时失水多于失钠，血容量的下降能刺激醛固酮的分泌而造成钠的潴留和钾的排出，这些因素不同程度地决定了血钠的水平。同样，高渗性利尿、食欲减退及肾上腺皮质激素分泌增多均可使血钠水平降低，治疗后血容量的扩张、血糖水平的下降及血钾向细胞内的转移，也可引起血钾的进一步下降；而脱水、血液浓缩及肾功能衰竭，又可使血钾水平升高。所以，未经治疗的HHS患者的血钠及血钾可有不同水平。

3. 血浆渗透压

多超过330 mmol/L，常见范围是340～480 mmol/L，少数可达500 mmol/L，显著升高的血浆渗透压是HHS的重要特征和诊断依据。血浆渗透压可以直接测定，但临床上常根据血糖及血浆电解质水平进行计算，计算公式如下：

$$血浆渗透压 = 2（血[Na^+] + 血[K^+]）+ 血糖 + 血尿素氮$$

如不算血尿素氮，则为有效血浆渗透压，有效血浆渗透压高于320 mmol/L为高渗。

4. 血pH值和CO_2结合力

血pH值和CO_2结合力正常或偏低，剩余碱一般不低于-5 mmol/L，HCO_3^-一般不小于18 mmol/L，酸中毒明显患者需排除合并存在糖尿病酮症酸中毒和乳酸酸中毒的可能。约半数患者有代谢性酸中毒，表现为阴离子间隙扩大，血清HCO_3^-水平及pH值下降。增多的阴离子主要是乳酸及酮酸等有机酸根，也包括少量的硫酸及磷酸根。阴离子间隙的计算公式如下：

阴离子间隙＝血［Na^+］－血［Cl^-］－血［HCO_3^-］

式中单位为mmol/L，如［HCO_3^-］项用CO_2CP（vol/dL）表示，可将数值除以2.24而折换成mmol/L，因为在标准条件下，1 mol任何气体的体积均为22.4 L。正常人阴离子间隙为12～16 mmol/L。HHS患者的酸中毒多为轻度或中度，阴离子间隙多增大1倍左右，血HCO_3^-多高于15 mmol/L，pH值多高于7.3。

5. **血酮**

多数患者血酮正常或轻度升高，定量测定多不超过0.85 mmol/L，用稀释法测定时，很少有血浆稀释至1∶4以上仍呈阳性反应者。

6. **尿常规**

尿糖呈强阳性，尿酮呈多阴性或弱阳性。尿比重和尿渗透压升高。尿液中可有蛋白质或红细胞等，如为合并尿路感染则可能有白细胞。

7. **肝肾功能**

谷丙转氨酶（ALT）、谷草转氨酶（AST）和胆红素可能升高，偶有乳酸脱氢酶（LDH）可能升高，血尿素氮（BUN）与肌酐（Cr）常显著升高，反映严重的脱水和肾功能不全。BUN可为21～36 mmol/L，Cr可为123～660 mmol/L，BUN/Cr比值可为30∶1以上［正常人多为（10～20）∶1］。BUN与Cr进行性升高的患者预后不佳。HHS患者在接受有效的治疗后，血BUN与Cr多有显著的下降，但有些患者仍未能恢复到正常范围，说明他们在发生HHS前即已有肾功能不全。

8. **其他**

HHS患者白细胞计数常增多，甚至达$50×10^9$/L，血细胞比容增高，反映脱水和血液浓缩。不少患者尿常规、血及尿培养、胸透和心电图可有改变。心电图有低血钾、心肌缺血或心律失常的表现。

三、乳酸酸中毒

（一）概述

乳酸酸中毒是指大量乳酸在体内堆积引起的一种代谢性酸中毒，是糖尿病急性并发症之一。发病率不如糖尿病酮症酸中毒高，但病情凶险，病死率高，常在50%以上。正常血乳酸浓度为0.4～1.4 mmol/L，血乳酸浓度超过2 mmol/L为高乳酸血症，超过5 mmol/L并有酸中毒表现时为乳酸酸中毒。

（二）实验室检查

（1）血乳酸：正常血乳酸浓度小于2 mmol/L，乳酸酸中毒血乳酸常大于5 mmol/L。血乳酸浓度显著升高，是乳酸酸中毒的关键性诊断依据。

（2）血气分析和电解质：CO_2结合力常低于10 mmol/L，pH值一般低于7.2，血HCO_3^-常小于10 mmol/L，阴离子间隙增大，常大于18 mmol/L。血钠有时偏高，血钾一般正常或偏高。

（3）血糖：血糖可正常、偏低、偏高，但大多低于13.9 mmol/L。

（4）血酮：一般正常或轻度升高，但一般不高于0.85 mmol/L。

（5）尿糖及尿酮：(−)～(+)。

（6）其他：血渗透压正常。白细胞多数升高，谷丙转氨酶、谷草转氨酶和血尿素氮、肌酐可有不同程度升高。

四、低血糖

（一）概述

低血糖不是一种独立的疾病，而是由于某些病理和生理原因使血糖降低至生理低限以下（通常＜2.8 mmol/L）的异常生化状态引起，以交感神经兴奋和中枢神经系统异常为主要表现的临床综合征。1型糖尿病和2型糖尿病患者在药物治疗期间经常发生低血糖，称为糖尿病性低血糖。糖耐量受损伴有的低血糖也是糖尿病早期表现之一。低血糖多见于50岁以下非胰岛素依赖性糖尿病（NIDDM）患者发生的餐后晚期低血糖。使用胰岛素治疗的1型糖尿病患者，每周出现1～2次症状性低血糖，每年大约10%的患者受严重低血糖的影响。而住院患者，由于胰岛素的强化治疗，其发生低血糖的概率相对于非住院患者高出2～6倍。由于口服降糖药或使用胰岛素，2型糖尿病患者亦可发生低血糖，但其发生率低于1型糖尿病患者。胰岛素使用不当，口服降糖药，特别是磺脲类（优降糖）对初用的老年人容易诱发低血糖，其病死率为10%。

（二）实验室检查

血糖测定、OGTT、胰岛素及C肽测定是低血糖检查的常用项目。

五、糖尿病慢性并发症

（一）概述

长期的高血糖会使蛋白质发生非酶促糖基化反应，糖基化蛋白质分子与未被糖基化的分子互相结合交联，使分子体积不断增大，进一步形成大分子的糖化产物。这种反应多发生在那些半衰期较长的蛋白质分子上，如胶原蛋白、晶状体蛋白、髓鞘蛋白和弹性硬蛋白等，引起血管基膜增厚、晶状体混浊变性和神经病变等病理变化。由此引起的大血管、微血管和神经病变，是导致眼、肾、神经、心脏和血管等器官和组织损害的基础。

（二）实验室检查

糖尿病慢性并发症的实验室监测指标：血糖与尿糖；糖化血红蛋白（包括GHb及GA等）；尿蛋白（微量白蛋白与临床蛋白尿）；其他生化指标（如肌酐等），胆固醇、甘油三酯等；胰腺移植效果评估指标（如C肽和胰岛素等）。

（吴振勇）

第五节 病因和发病机制的检查

糖尿病的病因和发病机制十分复杂,至今未能完全解释说明。传统学说认为糖尿病的发病与遗传、精神、肥胖、长期摄食过多、感染、妊娠或基因损伤等因素有关,不同类型的糖尿病有着不同的病因,即使是同一类型的糖尿病,病因也可能不同。胰岛素可以降低血糖,而它由胰岛β细胞合成和分泌,经血液循环到达体内各组织器官的靶细胞,与特异受体结合并引发细胞内物质代谢效应。如果这个过程中任何一个环节发生异常,导致胰岛素绝对或相对不足,那么就会引发糖尿病。目前,糖尿病的病因和发病机制常用的检测项目有胰岛素自身抗体、胰岛素敏感性检测、基因检测等。

一、胰岛素自身抗体

(一)概述

研究表明,1型糖尿病与胰岛自身免疫联系甚密,主要见于儿童和青少年,是儿童期最常见的内分泌代谢性疾病之一,根据病因学可分为自身免疫性T1DM(1A型)和特发性T1DM(1B型),临床上多数见到的是T1DM(1A型)。自身免疫性T1DM是一种与多种复杂因素相关的自身免疫性疾病,它与特异性细胞免疫、自然杀伤细胞、遗传因素、病毒感染、生活环境等有关,这些因素联合作用导致胰岛β细胞损伤,致使其胰岛素分泌量绝对不足,影响了机体的代谢运转。其标志性特征是机体自身免疫参与了疾病进程,表现为血液循环中出现针对胰岛自身抗原的多种自身抗体。临床上大多数T1DM患者可被检测到胰岛自身抗体,这些抗体是T1DM诊断的重要标志物,是机体出现自身免疫性损伤的有力证据。近年来研究的胰岛自身抗体主要包括GADA、ICA、IAA、IA-2A和ZnT8A。目前这5种胰岛自身抗体是T1DM检测应用最广泛、最受认可、相关性最强的自身免疫标志物,在国内外作为糖尿病诊断及筛查的重要标志物,具有重要的临床应用价值和较好的研究前景。

(二)检测方法

目前胰岛自身抗体的检测方法主要有免疫印迹法(WB)、间接免疫荧光法(IFA)、酶联免疫吸附试验(ELISA)、放射配体法(RLA)及化学发光法。由于各种方法检测原理不同,其阳性检出率、敏感性、特异性、适用性也有所差异,检测方法的选择对自身抗体的检出率有非常重要的影响。化学发光法是近几年应用于糖尿病自身抗体检测的一种新的检测方法,准确度高,且操作简单,特异性和敏感性较高,无污染,受到越来越多的关注。相比WB等定性检测方法来说,化学发光法对临床治疗的指导具有重要意义。国家代谢性疾病临床医学研究中心进行的一项胰岛自身抗体检测标准化计划报告显示，通过调查我国20家核心成员单位的糖尿病抗体检测方法的开展情况，发现化学发光法占到20%，未来还可能进一步推广。

（三）临床意义

目前证实了T1DM的发病与自身免疫性胰岛β细胞损伤有关，且发现了这一致病过程中出现的一系列胰岛自身抗体，通过自身抗体检测可以为临床糖尿病的诊断、治疗和预测提供重要依据，胰岛自身抗体将是现在和未来用于T1DM检测的重要标志物。

1. 胰岛自身抗体指导糖尿病分型及对T1DM的诊断价值

自身免疫性糖尿病多于儿童和青少年阶段发病，也可以出现在青中年及老年人群中，即LADA，自身免疫性糖尿病的典型特点之一就是血清中可出现各种胰岛自身抗体。研究表明，T1DM患者处于无症状期和疾病发作后的一定时期内可以检测到特定损伤胰岛组织细胞的几种抗体，主要包括IAA、GADA、ZnT8A、ICA、IA-2A，且胰岛自身抗体在新发T1DM患者中的阳性检出率较高，确诊价值更大。通过胰岛自身抗体检测可以帮助在早期对糖尿病进行分型和诊断，临床上几乎所有的患者在诊断T1DM时都出现了单个或多种糖尿病相关自身抗体阳性，并且出现两种或以上糖尿病相关自身抗体阳性的儿童几乎最终都进展至临床T1DM。因此，如果能够在临床症状出现之前就确定这些血清学标志物的存在，就可以及早预防，避免出现糖尿病酮症酸中毒及更加严重的并发症，造成更为严重的后果，甚至危及生命。故通过应用胰岛自身抗体检测能够指导糖尿病分型，明确T1DM的诊断，这对于糖尿病后续的正确治疗和并发症的预防至关重要。联合抗体检测能够显著提高自身免疫性糖尿病的检出率。

2. 胰岛自身抗体对于T2DM的诊断价值

T2DM主要见于中老年人群，表现为不同程度的胰岛素抵抗与相对性胰岛素缺乏并存。T2DM的发病率普遍较高，胰岛自身抗体对于T2DM的诊断意义不大，其主要应用目的是鉴别T1DM与T2DM，并从T2DM患者中分离筛选出LADA。

3. 胰岛自身抗体作为预测T1DM的一种重要工具

据以往的研究估计，有两种或以上自身抗体阳性的一般人群中有27%~40%会在之后的10年内发展为糖尿病。通过联合IAA、GADA和IA-2A可以鉴定出近80%或更多有疾病发作倾向及有疾病发生风险的个体。通过在糖尿病亲属和普通人群中进行胰岛自身抗体的筛查能够预测这些人群患T1DM的风险，能够在临床前期就识别出那些发病风险较高的人群，胰岛自身抗体也可以作为初始预防T1DM干预试验中临床疾病的替代标记物。胰岛自身抗体作为机体损伤过程的标志物，仍将是T1DM未来发展中最好的预测标志物。进行胰岛自身抗体筛查切实可行，具有非常重要的意义。

4. 在高危人群中进行T1DM筛查

通过筛查糖尿病相关抗体，有利于从高危人群中将那些有较大可能性快速发展为糖尿病的个体分离出来，能够在早期对这部分人群进行干预，降低这部分人群的发病率，避免并发症及不良后果的出现,提高其生存率和治愈率。

5. 胰岛自身抗体指导T1DM治疗

T1DM患者体内的胰岛自身抗体通常出现较早,常可先于临床症状的发生,因此能够为疾病的早期治疗提供重要的预测信息。

二、胰岛素敏感性检测

(一)概述

20世纪50年代Yallow等应用放射免疫分析技术测定血浆胰岛素浓度,发现血浆胰岛素浓度较低的患者胰岛素敏感性较高,而血浆胰岛素浓度较高的人对胰岛素不敏感,由此提出了胰岛素抵抗的概念。胰岛素抵抗是2型糖尿病发病机制之一,葡萄糖代谢异常、血脂代谢异常、高尿酸血症、高胰岛素血症以及高血压等现象之间存在着明显的相关性,其根本原因在于胰岛素抵抗,即组织对胰岛素敏感性下降,血液中的胰岛素不能有效地从血液循环中清除,导致机体内多种物质代谢的紊乱,出现所谓的"代谢综合征"。

(二)检测方法

1. 正常血糖胰岛素钳夹技术

这一技术由De Fronzo于1979年创立,经同时静脉输入胰岛素和葡萄糖,体内胰岛素达某种特殊浓度(纠正胰岛素缺乏)。同时调整葡萄糖输入速度,使血糖浓度稳定在4.48~5.04 mmol/L,频繁取血测定血糖及胰岛素浓度2 h,计算稳定状态情况下单位体表面积(或每千克体重)每分钟代谢葡萄糖的量。这是目前世界上公认的测定机体胰岛素抵抗的"金标准"。血浆胰岛素浓度接近100 μU/mL时维持正常血糖所需的外源葡萄糖不足150 mg·m^{-2} min^{-1}时为胰岛素抵抗。正常血糖胰岛素钳夹技术以同时输入外源胰岛素及葡萄糖的方法避免了内源性胰岛素缺乏(如在糖尿病患者体内)及低血糖(如在胰岛素耐量试验中)对胰岛素敏感性测定的影响,成为在糖耐量正常、糖耐量减退及糖尿病人群中均可信赖的技术。任何其他胰岛素敏感性评估方法都不能与之比拟。但这种测定方法十分昂贵、费时,在国外大型研究中心也只用于少量病例的研究。有些研究者为了节省时间和经费,随意延长血糖测定的间隔时间,其研究结果的可靠性会大受影响。方法如下:

(1)建立静脉输液通道及采血通道。在前臂静脉或正中静脉穿刺并留置导管建立输液通道,用于输入胰岛素和葡萄糖溶液。葡萄糖和胰岛素输注通道经三通管与静脉通道连接。采血通道由输液器、三通管、带延长的三通管、静脉留置针依次串联在一起,2个三通管的侧孔分别接上注射器,并保持管道通畅。

(2)钳夹实验。测定受试者的基础血糖值,设为钳夹目标。用加热型护手袋包裹采血的手臂,使静脉血动脉化。钳夹实验开始,前10 min内给予受试者1个胰岛素负荷剂量，快速升高血浆胰岛素水平以抑制体内肝糖输出和内源性胰岛素的分泌。然后以某一固定速率持续输注，获得一个稳定的高浓度血浆胰岛素水平。在此期间，每隔5 min测定1次血糖值，根据De Fronzo经验公式调节葡萄糖输注速率，维持血糖于目标水平，血糖趋于稳定状态时即钳夹形成。

（3）正常血糖胰岛素钳技术指标。

①钳夹稳定状态下血糖（SSPG）。SSPG需控制在正常空腹血糖±10%的范围内。胰岛素分泌呈脉冲模式，从而引起其浓度在外周血象中的波动。血糖稳定表明内源性胰岛素及葡萄糖被抑制，是钳夹建立成功与否最直观的评判指标。

②钳夹稳定状态下胰岛素（SSINS）。较高的血浆外源性胰岛素水平才能抑制内源性肝糖及胰岛素的生成，满足实验要求。

③血糖变异系数（CVBG）。钳夹实验期间CVBG可反映钳夹技术的稳定性与准确性。

④稳定状态下葡萄糖输注速率（SSGIR）。SSGIR等于外周组织的葡萄糖利用率，可用来评价外周组织（主要是肌肉组织）的胰岛素作用，反映机体组织的胰岛素敏感性。

⑤内源性胰岛素分泌。C肽水平可评估内源性胰岛素分泌，粗略判断内源性胰岛素分泌的抑制程度。

2. 扩展葡萄糖钳夹技术

扩展葡萄糖钳夹技术是在葡萄糖钳夹技术的基础上，依据研究目的，结合其他方法以更全面地了解胰岛素敏感性的技术。

（1）正常葡萄糖钳夹联合放射性同位素稀释追踪技术和间接测热技术，分析胰岛素作用下，糖、脂、蛋白质代谢途径的改变。基本方法：在钳夹前2～3 h，输注一定量的$3-^{3}H$标记葡萄糖、$1-^{14}C$标记亮氨酸或$1-^{14}C$标记软脂酸，根据所标记底物的放射性，分别计算葡萄糖消失率（rate of disappearance of glucose，Rd），即葡萄糖利用率，葡萄糖显现率（rate of appearance of glucose，Ra），结合葡萄糖代谢率M，计算肝糖产量（hepaticglucose production，HGP）；或者计算亮氨酸的利用率、氧化率、非氧化率及显现率；或者计算软脂酸的转运率、氧化率或再酯化率。还可以进一步通过间接测热技术计算底物净氧化与非氧化量，由此了解糖、脂、蛋白质代谢途径的改变。

（2）正常葡萄糖钳夹联合局部插管法。通过在前臂静脉、股静脉或肝静脉插管，根据Fick原理，定量分析肌肉或内脏组织的葡萄糖交换。

（3）葡萄糖钳夹联合局部组织活检术。经皮针刺肌肉（或脂肪组织），取得局部标本，分析胰岛素受体数目、酪氨酸激酶活性、葡萄糖转运子数目或糖代谢关键酶活性，将细胞生化反应与整体代谢联系，研究胰岛素作用缺陷的发生部位。

3. 微小模型计算公式

这是另一较为公认的胰岛素敏感性测定方法。该法需要取血32次，将血糖值输入计算机数学模型中进行计算。这种方法在科研中的应用较胰岛素钳夹技术更为广泛。主要缺点是取血次数太多，且测定的胰岛素敏感性受胰岛素缺乏（即胰岛 β 细胞功能衰竭）的影响。与任何涉及静脉葡萄糖耐量的胰岛素敏感性测定法一样，微小模型需有足够的内源性胰岛素才能正确评价胰岛素敏感性（S_1）。在胰岛素分泌功能受损者中，是胰岛素缺乏而非胰岛素抵抗使糖清除率下降，此模型会低估胰岛素的敏感性。关于取血次数，1993年以来人们进行了将其减少到22点、14点、12点的试验，但这种减少到12点的模型仅适用于非糖尿病人群。

4. 空腹胰岛素（I_0）

非糖尿病人群中，I_0与高胰岛素正常血糖胰岛素钳夹技术测定的葡萄糖代谢率（M）相关性较好，可用来判断机体胰岛素抵抗的程度。而糖尿病患者中，两者的相关性差，这是因为胰岛素水平由胰岛素分泌和胰岛素敏感性共同决定，2型糖尿病患者即使呈显著的胰岛素抵抗状态，但由于胰岛素分泌缺陷而使胰岛素水平不高。

5. 稳定状态模型评估胰岛素抵抗指数（HOMA–IR）

HOMA–IR＝$G_0 \times I_0$/22.5。HOMA–IR正常值为1，为非正态分布，实际应用中应将其进行对数转换后分析。HOMA–IR简单可靠，对评估胰岛素的抵抗十分有用。此公式只能定性，不能定量，后被改称为HOMA1–IR。Matthews等综合许多非线性公式总结出HOMA2–IR，该公式需用计算机软件计算。HOMA2–IR是比HOMA1–IR更好的计算方法，它可以用免疫反应性胰岛素，也可以用真胰岛素或C肽，可避免糖尿病时胰岛素原过多所造成的影响。

6. 胰岛素敏感性指数（IAI）

IAI＝1/（$G_0 \times I_0$），此值为非正态分布，故一般取其自然对数ln（$G_0 \times I_0$）。正常糖耐量、糖耐量减退和2型糖尿病人群中，IAI与正常血糖胰岛素钳夹结果呈正相关，适合胰岛素抵抗人群的流行病学研究工作。

7. 定量胰岛素敏感性检测指数（QUICKI）

QUICKI＝1/（lgI_0+lgG_0），G_0的单位为mg/dL。这一指数建立在稳定状态的基础上，使用价值与HOMA1–IR及IAI无异。

8. McAuley指数（Mffm/I）

Mffm/I＝$e^{(2.63-0.28\ln I_0)-0.31\ln(TAG_0)}$，三酰甘油（TG）的单位为 mmol/L。该指数与IAI的相关性强，如该指数≤6.3，则提示存在胰岛素抵抗。

9. OGTT中血糖曲线下面积指数（AUCg/AUCi）

AUCg/AUCi是国内外临床，尤其是流行病学评估胰岛素抵抗的常用指标。AUCg/AUCi是基于葡萄糖-胰岛素反馈环建立的，然而葡萄糖-胰岛素反馈的量效关系并不是简单的量效关系，而是呈函数关系，所以依据葡萄糖-胰岛素反馈关系建立AUCg/AUCi仍然不够准确。

10. 总体胰岛素敏感性指数（WBISI）

WBISI又称Defronzo胰岛素敏感性指数，WBISI＝10 000/[$(I_0 \times G_0)^{1/2} \times (G_{平均} \times I_{平均})$]，其中$G_{平均}=(G_0+G_{30}+G_{60}+G_{120}+G_{180})/5$，$I_{平均}=(I_0+I_{30}+I_{60}+I_{120}+I_{180})/5$，$G_0$的单位为mg/dL，开平方是为了校正非线性数值。WBISI包括肝脏和外周组织的胰岛素敏感性，是评价餐后胰岛素敏感性的有效指标。

11. Gutt胰岛素敏感性指数（Gutt-ISI）

Gutt-ISI＝[75 000+(G_0-G_{120})×0.19×体重]/{120×lg[(I_0+I_{120})/2]×[(G_0+G_{120})/2]}。该指数仅需测定OGTT中0 min和120 min的值，与正常血糖胰岛素钳夹试验结果成正相关，该指数能较准确地评估2型糖尿病患者的胰岛素敏感性。

（三）临床意义

从理论上说，胰岛素抵抗很普遍，但实践中判定胰岛素抵抗并不容易，因为胰岛素抵抗是指机体胰岛素介导的葡萄糖代谢能力下降，而机体对葡萄糖的代谢不仅受靶组织对胰岛素反应敏感程度（胰岛素抵抗）的影响，而且受机体产生胰岛素量（胰岛β细胞分泌功能）的影响。胰岛素敏感性测定常用于临床评估糖尿病患者胰岛素抵抗与否、胰岛素抵抗程度和辅助临床上鉴别1型糖尿病（胰岛素敏感）或2型糖尿病（胰岛素抵抗），对于2型糖尿病的发展也有一定的预测作用。

三、基因检测

（一）概述

随着人类基因组计划的完成及功能基因组学的进展，人们对疾病的基因致病机制认识更加深入，疾病的基因检测在临床上的应用也越来越广泛，它不仅可以诊断疾病，还能够预测疾病风险。糖尿病的基因检测是指通过基因芯片等方法检测细胞中的DNA分子，并对检测者的糖尿病致病基因进行分析的一种技术。因此，用基因检测的方法分析2型糖尿病的发生率，能够在预防2型糖尿病发生方面提供更加科学的理论依据。目前，已经通过候选基因关联分析法、全基因连锁分析法、全基因组关联分析法对大量的单核苷酸多态性进行了基因分型，成功鉴定出许多与2型糖尿病相关的基因或染色体位点。

目前发现的2型糖尿病易感基因数量超过200个，且涉及变异位点、效应大小、致病机制与关联性各不相同。在欧洲人群中被报道较多的易感基因有*TCF7L2*、*HHEX*、*CDKAL1*、*SLC30A8*、*FTO*、*CDKN2B*等，*SLC16A11*等基因在拉美人群、美洲印第安人群中表现较为显著，而东亚人群中，尤其中国人群被报道最多且最引人关注的易感基因是*KCNQ1*、*TLR4*等。

从基因致病的角度，糖尿病可分为单基因突变型糖尿病和多基因突变型糖尿病。单基因突变型糖尿病主要侧重于诊断，而由于多基因突变型糖尿病往往由多个基因共同作用而引起，且与环境密切相关，因此，更加侧重于基因检测，从而达到预防的效果。

单基因突变型糖尿病占所有糖尿病患者的2%～5%，这种类型糖尿病的外显率（即某人携带突变基因并发展成糖尿病的可能性）很高，基因诊断为研究其发病机制提供了重要线索。单基因突变型糖尿病主要包括：

（1）青少年的成人起病型糖尿病。MODY是单基因突变型糖尿病首先发现的类型，是一组遗传异质性的临床疾病，其共同特征包括存在非酮症糖尿病、常染色体显性遗传模式、胰岛β细胞功能缺陷。根据突变基因可分为MODY1（*HNF4A*）、MODY2（*GCK*）、MODY3（*TCF1*）、MODY4（*IPF1*）、MODY5（*TCF2*）、MODY6（*NeuroD1*）、MODY7（*KLF11*）、MODY8（*CEL*），此外，还包括由酶参与底物代谢所引起的突变型MODY及转录因子型MODY。

（2）线粒体糖尿病。线粒体糖尿病是母系遗传性糖尿病，常伴有轻度、中度神经性耳聋，常由编码亮氨酸的tRNA的A3243G点突变引起。研究发现，线粒体基因突变可导致胰岛素的利用障碍。

（3）脂肪萎缩性糖尿病。脂肪萎缩性糖尿病常与缺乏脂肪组织、重度胰岛素抵抗、高脂血症、脂肪肝等有关。其中，部分类型的脂肪萎缩性糖尿病是由核纤层蛋白基因*A/C*（*LMNA*）突变引起的一种以常染色体为主要形式的遗传病。另外，小鼠胸腺瘤癌基因（*AKT2*）的突变参与了胰岛素信号转导，锌金属蛋白酶（ZMPSTE24）参与了脂肪萎缩的过程，也被认为是引起部分脂肪萎缩性糖尿病的原因之一。

与单基因突变型糖尿病相比，多基因突变型糖尿病更为常见，例如发病率高、危害性大的2型糖尿病。该病的致病因素有遗传因素和环境因素，已有研究表明，遗传和外界因素的相互作用是2型糖尿病发病的主要原因。因此，基因检测在预防2型糖尿病的发生方面具有十分重要的作用。

（二）糖尿病易感基因检测主要适用人群

（1）有糖尿病家族史的人群。糖尿病是多基因遗传病，上一代或上两代都具有糖尿病病史的人群，他们的子女患糖尿病的风险会明显增高。通过易感基因检测可以更早了解到有哪些问题基因可以导致日后的糖尿病，从而提前进行预防。

（2）体重超重的人群。超重的原因有很多，但可以确定的是有一大部分是由遗传因素引起。先天的肥胖基因我们可能没有办法避免，但如果在一个人的体内发现超重易感基因，就可以通过正确的饮食来避免肥胖以及肥胖引起的相关疾病，比如糖尿病。

（3）有代谢性疾病病史的人群。代谢性疾病主要包括高血压病、糖尿病、高脂血症、肥胖等，患有其中一种疾病便很容易引起其他代谢病的发生，所以有必要进行糖尿病易感基因检测。

（4）高热高脂饮食且少运动的人群。这类人群本身就是糖尿病高发群体，爱吃甜食、不爱运动也是受遗传因素影响的，易感基因检测可以区分这类爱好是先天还是后天，从而给予区别对待。

（5）有胰岛素抵抗、高血糖、葡萄糖不耐受征兆的人群。这些都是糖尿病早期的表现，糖尿病易感基因检测可以分清导致这些情况的原因并给予对症处理，从而避免这类人群进一步发展为糖尿病。

（三）检测方法

1. 2型糖尿病的单核苷酸多态性（SNP）检测方法

单核苷酸多态性是指基因组水平上由单个核苷酸的变异引起的DNA序列多态性，在群体中的发生频率不小于1%。SNP因为具有密度高、富有代表性、遗传稳定性高、易于实现分析的自动化等特点而作为遗传标记得以广泛应用。常用于2型糖尿病相关的SNP检测方法，有等位基因特异PCR（AS-PCR）、限制性片段长度多态性（RFLP）等。

（1）等位基因特异PCR。AS-PCR是根据SNP位点设计特异引物，其中特异链的3'末端与SNP位点碱基互补或相同，普通链按常规的方法进行设计，因此，AS-PCR是一种基于SNP的PCR标记。由于特异引物在一种基因型中没有扩增产物，在另一种基因型中有扩增产物，因此用凝胶电泳就能分辨出扩增产物的有无，从而确定基因型的SNP。直接测序是最精确的SNP检测方法。它通过对不同个体的同一基因或基因片段进行测序和序列比较，以确定所研究的碱基是否变异，其检出率可达100%。通过直接测序可以得到SNP的类型及其准确位置等SNP分型所需要的重要参数。虽然特异基因序列区段的直接测序是基因突变分析最可信和最精确的手段，但该方法存在步骤烦琐、耗时、费力等不足之处。故直接测序只能应用于AS-PCR的样本检测。

（2）限制性片段长度多态性。由于碱基的变异可能导致酶切位点的消失或新切点的出现，从而引起不同个体在用同一限制酶切时，DNA片段长度出现差异，这种因内切酶的酶切位点变化所导致的DNA片段长度的差异，称为限制性片段长度多态性（restriction fragment length polymporphism，RFLP）。RFLP反映了常见的个体间DNA核苷酸的可遗传性变异，它按照孟德尔方式遗传。其原理为两种或以上的限制性内切酶作用于同一DNA片段，利用限制性内切酶的酶切位点的特异性，若存在SNP位点，酶切片段的数量和长度就会出现差异，根据电泳结果判断是否为SNP位点。应用该技术的前提条件为SNP位点必须含该限制内切酶的识别位点，它是筛查SNP最经典的方法之一。经典的RFLP技术虽成本较低，但操作步骤多、速度慢，难以实现高通量的基因型SNP检测。PCR（聚合酶链反应）是一种高灵敏性和高特异的基因分析手段，PCR操作简便，可在数小时内使DNA段的拷贝数扩增百万倍，使对微量DNA的鉴定分析成为可能，此应用提供了一系列比直接测序更方便、快捷的方法。PCR在此领域也掀起了巨大的革新浪潮。PCR-RFLP是利用PCR扩增目的DNA，扩增后的产物再用特异性内切酶消化切割成不同大小的片段，由于不同等位基因的限制性酶切位点分布的不同，所以产生的DNA片段条带的长度也不同，最后可以直接在凝胶电泳上分辨。此项技术提高了目的DNA的含量和相对特异性，方法简便，分型时间短。这种方法与RFLP相比，不同的是以扩增代替了酶切，避免了RFLP烦琐的DNA酶切、转移、杂交等步骤。

（3）基因芯片技术。生物芯片借用了计算机芯片的集成化特点，把生物活性大分子（主要是蛋白质和核酸）或细胞等，密集排列后固定于固相载体上，形成微型的检测器件，固相载体通常是玻片、硅片、尼龙膜或聚丙烯等，故狭义上的生物芯片也称微阵列芯片，主要包括cDNA、寡核苷酸、蛋白质、细胞和组织微阵列。其特点为在面积不大的基因芯片上有序地点阵排列了一系列固定于一定位置、可寻址和识别的生物分子的微电子，是可并行处理和高密度集成的技术，可对生物分子进行快速并行处理，具有高通量、高信息量、快速、自动化的优势。基因芯片则是生物芯片的代表，它是将多个特定的SNPs或基因片段按特定的规律排列固定于支持物上，然后通过类似于Southern、Northern的方法与待测标记样品按碱基配对原则杂交，再通过检测系统进行扫描，然后用相应软件对信号进行检测，得到所需信息，最后进行基因的高通量、平行化、大规模、集约化的功能研究和信息处理。

（4）NGS技术。NGS技术又称大规模平行测序或深度测序，包括第二代、第三代和第四代测序技术。目前，具代表性的第二代测序技术有瑞士Roche公司的454，美国Illumina公司的基因组测序仪（genome analyzer，GA）、HiSeq 2000和MiSeq，美国ABI公司的寡聚物连接检测（sequencing by oligo ligation detection，SOLiD）5500XL测序技术，美国Life TYechnologies公司的Ion Torrent个人化操作基因组测序仪（personal genome machine，PGM）；第三代测序技术有美国HelicosBiosciences公司的HeliScope遗传分析系统和PacificBiosciences公司的单分子实时（single molecule real time，SMRT）测序技术；第四代测序技术有英国Oxford Nanopore Technologies公司的纳米孔测序技术。

根据检测目的不同，NGS技术在临床中的应用主要分为以下2种策略：①针对已知病因的疾病设计合适的芯片，直接对多个已知的致病基因进行靶向基因组测序；②针对未知病因的疾病对外显子组或全基因组进行测序。NGS分为目标靶向测序（TNGS）、全外显子组测序（WES）和全基因组测序（WGS）。TNGS是对一种疾病的所有已知致病基因同时进行测序，测序的关键是制作靶向芯片，之后多利用杂交捕获在一块芯片上进行目标区域捕获。TNGS虽然在检测小的插入缺失突变（InDels）时有局限性，但在临床异质性疾病的检测中应用广泛。WES是指利用序列捕获技术将全基因组外显子区域DNA捕捉并富集后进行高通量测序的基因组分析方法。外显子区占人类全基因组总长的1%~2%，大多数与遗传表型相关的功能性变异位于此。WES能针对人类整个外显子区进行测序，进而研究疾病相关区域的各种变异，有更高的特异性、准确性和实效性。但其会遗漏位于内含子区等非编码区的基因突变，若鉴别非编码区的基因突变，则要求进行WGS。WGS能测定人类全基因组约98%的序列，此技术被认为是目前最综合的测序方法，一个基因组测序能产生约200G的数据。和WES相比，WGS覆盖率高，对发现如InDels、异位等结构突变更加敏感和准确。但其缺点是价格相对昂贵、数据量相对庞大，这对随后的数据分析也提出巨大挑战。NGS目前在单基因糖尿病中应用较为广泛，且在NGS出现后，单基因糖尿病的诊断模式发生了巨大改变。

在临床应用中，靶向基因组测序和外显子组或全基因组测序各自有其优缺点。靶向基因组测序的优点在于具有较高的测序深度、较低的检测成本，同时减轻了临床医生对高通量数据分析的压力，具有较好的应用前景，特别适合复杂性疾病的临床分子诊断。缺点是当临床患者实际需要检测的基因数小于芯片中包含的基因数量时，会导致资源浪费和检测成本升高。另外，当需要将新的基因添加到芯片中时，需要重新设计芯片并再次通过临床质量验证。而外显子组或全基因组测序的优点在于能够发现新的致病基因，但是测序成本相对较高。对于检测到的一些突变信息，有时还需要对患者进行跟踪随访，根据随访信息再确定突变位点是否具有临床应用价值。

2. 2型糖尿病基因差异表达的检测

生物体表现出的各种特性，主要是由基因的差异表达引起的。随着人类基因组测序的完成，以基因组功能研究为主要目的的后基因时代的来临，功能信息的获取将成为基因研究的重点。基因差异表达分析是获取基因信息的重要方法。最近的研究认为，2型糖尿病不仅与DNA水平上某些位点的结构异常有关，还可能与基因的表达水平有关，因此有必要从基因表达水平进一步研究其发病机制。无论是大网膜组织，还是肝脏组织，对人体都为有创检查，受到了取材的限制，血液是最方便、最常用的检测样品，应用基因芯片检测糖尿病外周血相关基因差异的表达将为糖尿病的基因诊断提供广阔的前景。

（四）临床意义

糖尿病是一种具有遗传易感性的异质性疾病，属于多基因疾病，是由多个微效基因的累加作用和某些环境因子作用所致，包括胰岛素及相关受体基因、与肥胖和血脂相关的基因、参与糖转运和代谢的基因、与升糖激素有关的基因和与免疫调节相关的基因等。遗传作为T2DM发病的主要因素，不同的基因背景可以造成不同人群对于T2DM不同的易感性。基因检测可以了解不同基因型在人群中的分布，有助于从基因水平方面更深刻地阐明糖尿病在不同种族等不同人群中的发病率、临床表现、临床特点存在差异的内在机制。因此，基因检测是解释糖尿病临床表现多样化的一个有力方法。随着基因组学和遗传学的深入发展，对糖尿病基因检测的研究有助于推动中国糖尿病风险评估、早期诊断和精准医疗的发展。基因检测可以辅助人们制订个性化、合理、有效的运动计划，科学地预防糖尿病的发生。主要应用包括：

（1）糖尿病患病风险的评估。通过基因检测手段，了解是否携带糖尿病易感基因，在遗传水平上对个体的患病风险进行量化评估，使人们提早获知抗病能力并做到防患于未然。

（2）指导临床用药，制订个体化治疗方案。T2DM的治疗方法主要是行为干预和药物干预两种，且尚无根治方法。目前，治疗糖尿病的口服降糖药主要有双胍类、磺脲类、α-糖苷酶抑制剂、噻唑烷二酮类（thiazolidinediones，TZDs）、氯茴苯酸和其他胰岛素增敏剂。药物种类多样，不合理地用药容易导致血糖控制不理想、病情反复、副作用多及存在并发症等问题，同时也造成了药物浪费。对T2DM的药物基因组学研究发现，双胍类、噻唑烷二酮类、格列奈类、胰高血糖素样肽-1受体激动剂等口服降糖药均与基因多态性相关，通过基因检测可明确患者的基因信息，针对基因对不同药物的敏感性及可能出现的不良反应，制订个体化治疗方案，以提高疗效，降低副作用。

（3）饮食习惯的指导。研究表明，遗传因素会影响个人对特定食物和味道的喜好。某些"坏"遗传位点会导致那些"坏"饮食习惯，从而增加糖尿病等疾病的发病风险。了解自身饮食习惯的内因，如果LEP（瘦素）、LPL（脂蛋白脂肪酶）为阳性，就应小心肥胖，需要科学、健康地管理饮食，以改善健康状况。

（4）运动效果的评估。运动也是降低糖尿病等代谢性疾病发病风险的重要方法。有关研究表明，因为遗传差异的存在，即使进行了相同的运动，不同人的机体性能的改善程度也会不尽相同。这意味着在控制体重、预防糖尿病方面，具有某些遗传位点的基因型的人会事半功倍，而另一部分人就要事倍功半。如果MTHFR（亚甲基四氢叶酸还原酶基因检测）、ADIPOQ（脂联素基因检测）为阳性，那就应加强锻炼，提高胰岛素的敏感性，预防胰岛素抵抗等。

（吴振勇）

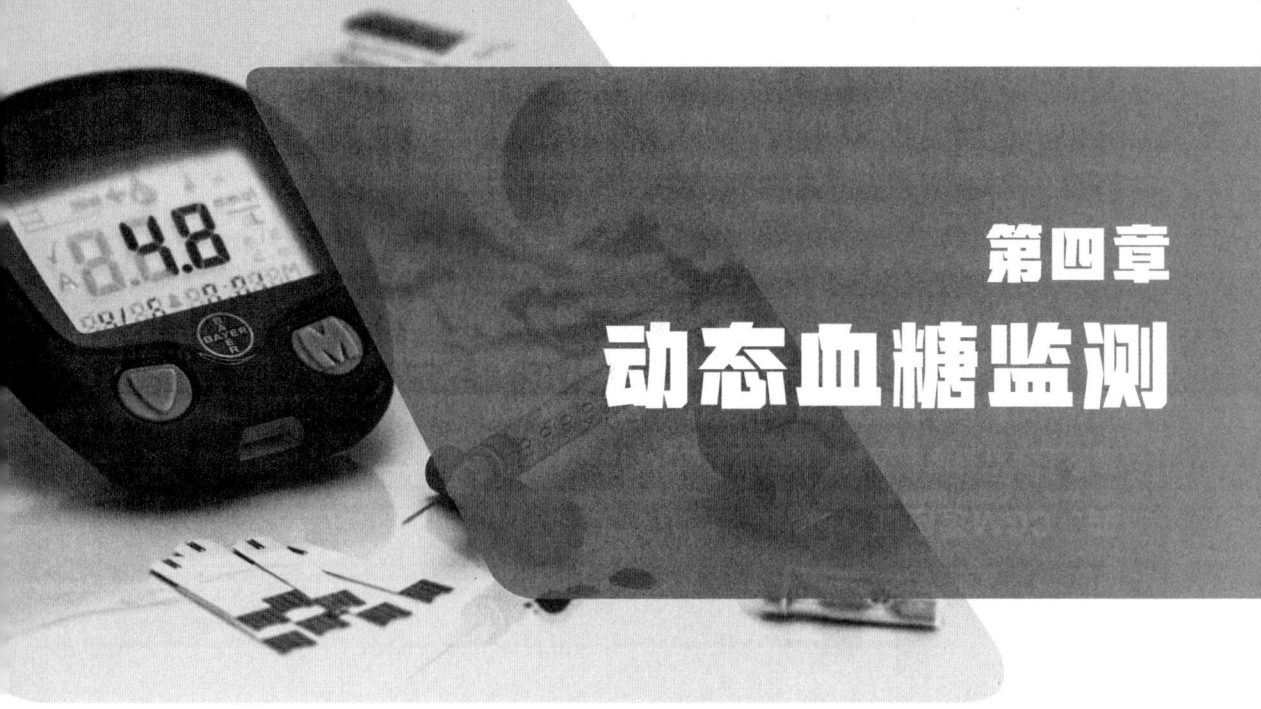

第四章 动态血糖监测

第一节 动态血糖监测总论

动态血糖监测（CGM）是指通过葡萄糖感应器（探头）监测皮下组织间液的葡萄糖浓度而间接反映血糖水平的监测技术，可以提供连续、全面、可靠的全天血糖信息，了解血糖波动的趋势，发现不易被传统监测方法检测到的高血糖和低血糖。1999年获美国食品药品监督管理局批准，2001年获得中国食品药品监督管理局批准，CGM应用于临床。

一、CGM的检测原理

CGM系统由葡萄糖感应器（探头）、线缆、血糖记录仪、信息提取器、分析软件5部分组成。葡萄糖感应器由半透膜、葡萄糖氧化酶和微电极组成，借助助针器植入受检者腹部皮下组织，与皮下组织间液中的葡萄糖发生氧化还原反应，产生电信号，电信号大小与组织间液的葡萄糖浓度成正比。血糖记录仪通过线缆每10 s接收1次电信号，每5 min将电信号平均值转成血糖值储存起来，每日可储存288个血糖值。受检者佩戴血糖记录仪72 h期间每日至少输入4次指尖血糖值进行校正，并输入可能影响血糖波动的事件，如进餐、运动、降糖药物及低血糖反应等。3 d后取下葡萄糖感应器（探头），经信息提取器将数据下载到计算机，用专门的分析软件进行数据分析，可获得患者连续3 d内血糖动态变化的信息。报告中血糖情况以曲线图、饼图及表格等形式呈现，结合所标记的各种影响血糖变化的事件及时间，在确保数据准确性的前提下定量和定性地反映受检者血糖水平及血糖波动的特征。

二、CGM分类

CGM可分为回顾性CGM和实时CGM两种。回顾性CGM是指患者安装CGM机器后进行监测，可以不受干扰地找到血糖波的规律，然后有针对性地调整治疗方案，临床适用范围广，科研易用性强，但是这种监测方法时效性不足。实时CGM时效性强，但它不适用于伴有忧郁症、焦虑症的糖尿病患者，对医生、护士的操作熟练度及患者教育要求高。国内外开展的临床研究表明，回顾性CGM和实时CGM均具有较好的准确性和安全性。现今实时CGM已经逐步普及，近年来，作为血糖监测技术领域的"新秀"，实时CGM极大地改善了糖尿病患者的血糖控制情况，得到了临床的普遍认可与广泛应用，亦推动了相关学科的飞速发展。

三、CGM的技术特点

与便携式血糖仪监测血糖相比，CGM技术的主要特点是通过葡萄糖感应器监测血糖，两者的主要特点见表4-1。

表4-1 从机制性能、数据特点和测量方法等方面比较便携式血糖仪和动态血糖监测技术

项目	便携式血糖仪	动态血糖监测技术
机制性能	1. 通过一次性试纸检测血糖值； 2. 部分血糖仪具有数据储存功能，可通过管理软件将血糖信息输入电脑	1. 通过植入皮下感应器24 h连续监测葡萄糖水平； 2. 血糖记录仪中的数据可通过信息提取器下载至电脑，分析软件定性和定量地描述患者的血糖状况
数据特点	1. 如"快照"一般即时反映某点血糖； 2. 糖尿病管理方案的制定基于分散的数据，这些数据可以部分反映患者血糖随饮食、药物、运动等事件的变化情况； 3. 血糖仪导出的记录可以回顾性描述血糖谱，血糖谱由少数血糖值组成	1. 如"电影"一般连续显示血糖变化情况； 2. 连续反映患者血糖随饮食、药物、运动等事件的变化情况； 3. 反映血糖变化趋势的数据（如变化的速率和方向等），可以帮助患者了解血糖变化的整体趋势和个体化特征
测量方法	1. 测定血中葡萄糖水平； 2. 用采血针和试纸取血，一般采手指血，也可以采其他部位的血	1. 测定皮下组织间液反映葡萄糖浓度的电信号，然后转化成血糖值； 2. 葡萄糖感应器（探头）多埋植于腹部皮下，也可以埋植于手臂等其他部位

资料来源：《中国动态血糖监测临床应用指南（2012年版）》。

四、CGM适应证

理论上所有糖尿病患者都可以通过CGM了解自身的血糖情况、评估血糖波动、发现隐匿性高血糖及低血糖等，以下情况特别适合进行CGM。

（1）血糖波动较大的1型糖尿病患者。1型糖尿病患者，由于胰岛素绝对缺乏，必

须接受胰岛素治疗，其中部分患者血糖波动较大（又称脆性糖尿病），通过CGM可以精细评估患者的血糖特点，指导胰岛素治疗方案。

（2）需要胰岛素强化治疗的患者。胰岛素强化治疗包括每日多次胰岛素皮下注射（MD）及胰岛素泵强化治疗（CSII）。绝大多数1型糖尿病患者及部分2型糖尿病患者需要进行胰岛素强化治疗，为降低强化治疗带来的低血糖风险，以及更好地评估胰岛素用量，需要CGM提供全面的、精确的全天血糖情况，来指导治疗。采用CGM与CSII联合治疗方案，称双C疗法。

（3）出现无法解释的低血糖或无法解释的高血糖患者。特别是某些患者在治疗过程中出现反复低血糖，特别是无症状性低血糖、夜间低血糖，只有通过CGM才能进行精确评估。部分患者出现无法解释的高血糖，特别是空腹高血糖，判断是属于苏木杰现象（夜间发生低血糖后早晨出现反跳性高血糖）还是黎明现象（夜间基础血糖升高延续至清晨的高血糖），通过CGM可以明确。

（4）精细评估患者的血糖波动情况。CGM可以提供如平均血糖波动幅度（MAGE）、日间血糖平均绝对差（MODD）等血糖波动参数，用于评估患者血糖波动或科研。

（5）妊娠期糖尿病或者糖尿病合并妊娠患者。妊娠期间血糖需要保持在非常精细和平稳的范围，通过CGM可以帮助患者及医师合理地制订饮食方案及降糖方案，降低高血糖、低血糖对孕妇及胎儿的危害。

（6）患者教育。CGM可以帮助患者了解运动、饮食、应激、降糖治疗等导致的血糖变化，因此可以促使患者选择健康的生活方式，提高患者依从性，促进医患双方更有效地沟通。

（7）其他应用。如合并胃轻瘫的糖尿病患者、暴发性1型糖尿病患者以及特殊类型糖尿病患者等如有病情需要也可进行CGM，以了解其血糖谱的特点及变化规律。其他伴有血糖变化的内分泌代谢疾病，如胰岛素瘤等，也可应用CGM了解血糖变化的特征。

五、CGM评价

（一）主要优势

（1）评估血糖波动。既往血糖监测指标如糖化血红蛋白、糖化白蛋白等能反映患者一段时间内的平均血糖水平，但无法判断患者日内及日间血糖变化幅度。相比实时CGM，回顾性CGM更能有效评估患者日内、日间、餐后血糖波动情况。常用的评估血糖波动参数有很多，部分可以通过CGM配套软件获取，部分需要通过计算得知。

（2）发现隐匿性高血糖。与微量法血糖不同，CGM提供的是全面、连续的全天血糖信息，对于评价餐后高血糖有非常重要的意义。通过CGM可以分析患者血糖高峰出现在哪个时间段，有利于更精细化、更个体化地调节血糖。特别是某些疾病如妊娠糖尿病，要求餐后1 h血糖低于7.8 mmol/L。

（3）发现隐匿性低血糖。低血糖是糖尿病的严重急性并发症之一，CGM所提供的全面、连续的血糖信息可以帮助我们评估患者低血糖的发生情况，特别是有无夜间低血糖及无症状性低血糖情况，同时可进一步分析低血糖的发生时间（空腹、餐后、夜间）、类型（严重、无症状性），从而进行有针对性的方案调整。

（二）局限性

（1）与便携式血糖仪相比，CGM机器价格昂贵，同时需要一定的操作能力，不适合患者在家里进行操作，制约了其进一步普及。

（2）CGM机器为高科技精密仪器，有一定的出错概率。

（3）对于血糖值测定有一定的范围，血糖过高（>22.2 mmol/L）或过低（<3.3 mmol/L）都可能出现报错或者出现较大误差。

（4）CGM测定的是皮下组织间液的葡萄糖浓度，而不是血浆葡萄糖浓度，会出现滞后现象，一般滞后4～10 min，特别是当进餐后血糖变化较快时，滞后效应更加明显。因此，需要与传统的血糖监测方法（便携式血糖仪等）联合使用。

六、CGM报告的解读方法（三步读图法）

第一步：首先观察夜间血糖（0:00—6:00）有无高血糖或低血糖情况，特别是有无低血糖情况，需要指出的是，低血糖阈值应该根据不同患者进行个体化设定，通常定义低血糖标准为血糖<3.9 mmoL，对于高龄、一般身体情况比较差或合并多种心脑血管疾病的患者，可以适当提高标准。若患者出现夜间（特别是0:00—3:00）低血糖，清晨6:00高血糖情况，考虑为苏木杰现象，此时必须减少睡前胰岛素或者药物用量。若患者0:00—6:00血糖均较高，无低血糖情况发生，特别是凌晨5:00起血糖升高明显，考虑为黎明现象，此时需增加睡前胰岛素或者调整口服药物用量。

第二步：观察餐前血糖（上一餐后3 h至下一餐前的血糖）。餐前血糖与所用降糖药物、餐后运动情况、进食时间的长短、进食量以及食物中各种成分组成都有密切关系。采用预混或者短效胰岛素治疗患者，若出现下一餐前低血糖情况，说明胰岛素剂量过多，需减少剂量。

第三步：观察餐后血糖（进餐第一口开始至进餐后3 h内的血糖）。餐后血糖与所用药物（如短效预混胰岛素、促泌剂等）、进餐情况（时间长短、进食量、食物中各种成分组成）、餐后运动时间与强度等密切相关。各国指南对于餐后血糖控制标准一般以餐后2 h作为衡量标准。

解读动态血糖图谱及数据时应注意以下几点：

（1）在解读结果时应着重分析血糖的波动规律和趋势，并尽量查找造成血糖异常波动的可能原因，而不是纠结于个别时间点的绝对血糖值。

（2）每次的监测数据仅反映既往短时间（如72 h）血糖控制情况，不能将此时间窗扩大化。

（3）推荐采用"三步法"标准分析模式解读动态血糖图谱及数据，简而言之，即第一步观察夜间血糖，第二步观察餐前血糖，第三步观察餐后血糖，每个步骤先观察低血糖、后观察高血糖，并找到具体的原因以指导调整治疗方案。

七、实时CGM

（1）实时CGM的监测原理与回顾性CGM相同，主要特点是可以在血糖记录仪屏幕上实时显示所测定的组织间液葡萄糖数值，还可以设定高、低血糖报警等高级功能，但是需要被安装者具有一定的解读分析数据和处理高、低血糖报警的能力。

（2）与回顾性CGM技术相比，实时CGM技术的临床定位和患者的获益有所不同（表4-2）。

表4-2 回顾性CGM技术与实时CGM技术的比较

组别	仪器性能及数据特点	使用要求
回顾性CGM技术	1．连续3日监测的血糖谱，下载后以便回顾性分析； 2．提供准确性分析，评估报告质量； 3．"大事件"功能记录血糖相关性事件	1．患者规律、间歇性使用，坚持门诊随访及与医师积极沟通； 2．使用期间按要求监测血糖； 3．记录血糖波动相关生活事件
实时CGM技术	1．实时血糖监测及显示，包括点血糖和血糖波动趋势实时报告； 2．高、低血糖报警； 3．数据储存，可供下载以便回顾性分析； 4．"大事件"功能记录血糖相关性事件； 5．可与持续皮下胰岛素输注系统整合为一体	1．患者依从性好； 2．有效利用实时血糖数据，及时对患者的急剧血糖波动及高、低血糖极值进行干预； 3．使用期间按要求监测血糖，有能力处理高、低血糖报警； 4．记录血糖波动相关生活事件； 5．使用实时动态胰岛素泵整合系统的患者，当发现血糖趋势的较大变化或出现高、低血糖报警时，须在医师指导下按照指尖血糖的数据进行降糖方案的调整

资料来源：《中国动态血糖监测临床应用指南（2012年版）》。

（3）实时CGM技术的临床推荐应用流程见表4-3。

表4-3 实时CGM技术的临床推荐应用流程

	推荐方案1	上午植入检测探头	
	时间	事件	建议
第1日	8:30	植入探头，交代注意事项	探头浸润15 min以上
	9:00	连接发送器，出现绿灯闪烁	出现Meter BG Now后校准
	11:00	第1次指尖血校准	请在午餐前完成
	17:00	第2次指尖血校准	请在晚餐前完成
	22:00	第3次指尖血校准	请在睡前完成

续表

时间		事件	建议
第2～3日	7:00	第1次指尖血校准 下载数据生成报告	请在早餐前完成校准 请在查房前完成报告
	11:00	第2次指尖血校准	请在午餐前完成
	17:00	第3次指尖血校准	请在晚餐前完成
	22:00	第4次指尖血校准	请在睡前完成

推荐方案2　下午植入检测探头

时间		事件	建议
第1日	14:00	植入探头，交代注意事项	探头浸润15 min以上
	14:30	连接发送器，出现绿灯闪烁	出现Meter BG Now后校准
	16:30	第1次指尖血校准	请在晚餐前完成
	22:00	第2次指尖血校准	请在睡前完成
第2～3日	7:00	第1次指尖血校准 下载数据生成报告	请在早餐前完成校准 请在查房前完成报告
	11:00	第2次指尖血校准	请在午餐前完成
	17:00	第3次指尖血校准	请在晚餐前完成
	22:00	第4次指尖血校准	请在睡前完成

资料来源：《中国动态血糖监测临床应用指南（2012年版）》。

八、CGM的使用规范

（一）准确性评判

CGM技术测定的是皮下组织间液的葡萄糖浓度，而非静脉血或毛细血管血糖值，因此在监测结束后进行CGM数据分析之前，很重要的一步是首先对监测结果进行准确度评判，只有监测数据被确认有效，才能用来指导治疗方案。其中回顾性动态血糖监测系统（CGMS）的"最佳准确度"评价标准为：

（1）每日匹配的探头测定值和指尖血糖值≥3个。

（2）每日匹配的探头测定值和指尖血糖值相关系数≥0.79。

（3）指尖血糖最大值与最小值的差值≥5.6 mmol/L时，平均绝对差（MAD）≤28%；指尖血糖最大值与最小值的差值<5.6 mmol/L时，MAD≤18%。

（二）CGMS值与血糖值之间的时间差异

CGMS测定的是皮下组织间液的葡萄糖浓度，组织间液葡萄糖水平较血浆葡萄糖水平滞后，一般滞后4～10 min，特别是血糖急剧变化的时候滞后效应更明显。因此，CGMs的测定值与血浆葡萄糖水平并不同步，而是滞后。

(三)基于CGMS的动态血糖参数

目前有许多动态血糖的相关指标可供选用,但无论是何种指标,其原理均为经过对血糖值进行统计学转换及计算而得出,主要区别在于反映血糖水平、血糖波动及低血糖风险等方面的侧重点有所差异。临床应用中应根据不同的评估目的有针对性地进行选择。目前主要动态血糖参数的计算方法及临床意义见表4-4,除了平均血糖波动幅度、日间血糖平均绝对差,其他参数均可通过CGMS的分析软件得出。

表4-4 主要动态血糖参数的计算方法及临床意义

参数类型	参数名称	计算方法	特点和/或临床意义
血糖水平	平均血糖值	CGMS测定值的平均水平	评价总体的血糖水平
	餐前1 h平均血糖值	三餐前1~60 min的血糖平均值	反映餐前和餐后血糖的特征,即进餐对血糖的影响
	餐后3 h平均血糖值	三餐后1~180 min的血糖平均值	反映餐前和餐后血糖的特征,即进餐对血糖的影响
	血糖的时间百分率(PT)	血糖值高于、低于和处于目标范围的次数和总时间(饼图和统计数字)	着重反映血糖变化的时间特点,该参数比较直观易懂,适合糖尿病教育
	血糖的曲线下面积(AUC)	CGMS监测的血糖曲线和目标血糖曲线之间的面积	分析血糖变化的时间和程度的一种较为全面的统计学方法
血糖波动	血糖水平标准差(SDBG)	CGMS监测期间测定值的标准差	评价总体偏离平均血糖值的程度,但无法区分主要的和细小的波动
	最大血糖波动幅度(LAGE)	CGMS监测期间最大和最小血糖值之差	评价最大血糖波动的幅度
	平均血糖波动幅度(MAGE)	去除所有幅度未超过一定阈值(一般为1SDBG)的血糖波动后,根据第一个有效波动的方向计算血糖波动幅度而得到的平均值	采用"滤波"的方法,从而能真正反映血糖波动而不仅仅是统计学意义上的离散特征
	日间血糖平均绝对差(MODD)	连续2日内相对应测定值间相减所得差的绝对值的平均水平	评估日间血糖的波动程度,体现每日之间血糖的重复性

资料来源:《中国动态血糖监测临床应用指南(2012年版)》。

九、CGM的正常参考值

对于动态血糖的正常值,目前国际上尚缺乏公认的标准。较可靠的动态血糖正常值范围应根据长期前瞻性的随访结果以及大样本的自然人群调查来确定。据国内开展的一项全国多中心研究结果,中国20~69岁人群动态血糖参数正常参考值见表4-5。同时初步分析表明,24 h平均血糖值与HbA1c具有良好的相关性,其中HbA1c为6.0%、6.5%及7.0%时,对应的CGM的24 h平均血糖值分别为6.6 mmol/L、7.2 mmol/L和7.8 mmol/L。

表4-5 中国20~69岁人群动态血糖参数正常参考值（以24 h计算）

参数类型	参数名称	正常参考值
血糖水平	平均血糖水平（MBG）	<6.6 mmol/L
	血糖≥7.8 mmol/L的时间百分率（PT7.8）	<17%（4 h）
	血糖≤3.9 mmol/L的时间百分率（PT3.9）	<12%（3 h）
血糖波动	血糖水平标准差（SDBG）	<1.4 mmol/L
	平均血糖波动幅度（MAGE）	<3.9 mmol/L

资料来源：《中国动态血糖监测临床应用指南（2012年版）》。

（吴振勇）

第二节　扫描式葡萄糖监测

　　1999年，动态血糖监测就已经应用于临床，随着科技的不断发展以及患者需求的增长，动态血糖监测的形式也愈发多样化，由最初的只能在医院由医务人员操作，佩戴时间仅有几日之短、患者自身不舒适、活动范围受限，发展成为如今操作简单方便、患者自己就能够完成、埋置装置小巧轻便、几乎无痛、活动完全自如、随时可轻松获取血糖数值、佩戴时间能维持2周之久且完全不影响日常生活的葡萄糖监测装置，即扫描式葡萄糖监测（FGM）。2014年，FGM获批在欧盟上市，为血糖监测领域带来重大革新。该监测技术不需要指尖血校准，只需要扫描就可以获知即时葡萄糖值并可提供14 d的动态葡萄糖图谱（ambulatory glucose profile，AGP），从而得到临床医师和糖尿病患者的关注。

　　对于FGM的使用，各国糖尿病协会也相继发布了指南或共识。2017年，国际糖尿病先进技术与治疗大会发布的《持续葡萄糖监测应用国际共识》将CGM分为回顾性、实时和按需读取式（intermittently viewed CGM，iCGM），将FGM视为iCGM的代表。2017年，英国多家糖尿病协会联合发布了《英国糖尿病协会扫描式葡萄糖监测共识》，从适应人群、使用方法及注意事项等方面提出应用建议。美国糖尿病学会和欧洲糖尿病学会（European Association for the Study of Diabetes，EASD）就如何提高FGM的临床获益和使用建议发布了联合声明。2018年，法国发布了《持续葡萄糖监测的实际应用、教育和解读指南：法国立场声明》，德国及加拿大也相继发布了FGM的应用指南。为了使新技术能更好地应用于临床工作，我国血糖监测专家充分参考FGM的国际共识及指南，基于现有循证医学证据，在中华医学会糖尿病学分会血糖监测学组2018学术年会上，发布了我国关于扫描式葡萄糖监测的首个共识——《中国扫描式葡萄糖监测技术临床应用专家共识》，其全面介绍了FGM技术、准确性评估、适应证、使用规范、报告指标及读图方法。

一、FGM的技术特点

FGM系统包括植入皮下的传感器和触屏阅读器两部分，其主要技术原理与传统CGM相似，通过传感器监测组织间液的葡萄糖浓度，系统每15 min自动记录一次葡萄糖值，最长可佩戴14 d。FGM系统操作简便，只需将直径为3 cm左右的圆盘式探头植入患者上臂外侧（与胰岛素注射部位相同），之后所有的血糖数据均可以通过血糖仪的扫描仪获得。

FGM技术的显著特点是采用工厂校准原理，免指尖血校正。使用时将触屏阅读器置于传感器上方，即可获取当前葡萄糖数据，并提供既往8 h及24 h的动态葡萄糖曲线。此外，监测数据下载后系统软件可生成数种报告，包括AGP（需要≥5 d的监测数据才能形成）、每日葡萄糖结果总结及葡萄糖波动趋势等，为医生合理、有针对性地调整治疗方案提供可靠的依据。

二、FGM技术的准确性评估

FGM技术的准确性评估包括数值准确性和临床准确性两个方面。数值准确性是指监测结果与静脉血浆葡萄糖值的一致性分析，一般采用平均相对误差（mean absolute relative difference，MARD）来评价；临床准确性是指监测结果对于临床决策影响的评估，一般采用误差栅格分析来评价。目前一般以MARD＜15%作为上市标准，研究表明FGM系统满足上述准确性要求。近期，美国食品药品监督管理局对工厂校准、免指尖血校正的传感器的准确性提出了更高的要求，进一步强调了传感器准确性的重要性。

三、FGM的适应证

FGM可供医护专业人员对糖尿病患者进行院内管理以及患者进行自我血糖管理，适用于广大糖尿病患者，尤其适用于进行CGM的患者，《中国持续葡萄糖监测临床应用指南（2017年版）》的推荐如下：

（1）1型糖尿病患者。目前国内FGM产品适应证是18岁及以上成人，在欧盟可用于4岁及以上儿童和成人。有研究表明，1型糖尿病儿童使用FGM明显获益，生活质量提升，更有助于糖尿病的长期管理，建议4岁及以上1型糖尿病儿童患者在医师的指导和监护人的密切关注下佩戴使用。

（2）需要胰岛素强化治疗（例如每日3次及以上皮下胰岛素注射治疗或胰岛素泵强化治疗）的2型糖尿病患者。

（3）在自我血糖监测的指导下使用降糖药物治疗的2型糖尿病患者，仍出现下列情况之一：

①无法解释的严重低血糖或反复低血糖、无症状性低血糖、夜间低血糖；

②无法解释的高血糖，特别是空腹高血糖；

③血糖波动大；

④出于对低血糖的恐惧，刻意保持高血糖状态的患者。

（4）妊娠期糖尿病或糖尿病合并妊娠患者。

（5）围手术期胰岛素治疗的患者。

（6）患者教育。FGM可以帮助患者了解饮食、运动、饮酒、应激、睡眠、降糖药物等导致的血糖变化，以促使患者选择健康的生活方式。

（7）其他特殊情况。如合并胃轻瘫的糖尿病患者、特殊类型糖尿病患者、伴有血糖变化的内分泌疾病的患者等。

（8）重度水肿、感染、末梢血液循环障碍患者不适合监测组织间液或毛细血管葡萄糖水平，建议改用静脉血糖进行评估。

四、FGM的使用规范

在实际应用过程中，FGM的监测结果受诸多因素影响，如是否正确佩戴和使用传感器、读数时间、患者的依从性等。因此，为确保监测结果准确、有效，需规范FGM临床应用流程及操作。

（1）患者教育与培训。使用前，需评估患者的动手能力、认知能力及对治疗调整的处理能力。推荐给需长期使用的患者1个月的学习适应期。

（2）正确佩戴传感器。传感器需牢固地敷贴在上臂背侧，选择平坦、光滑且无伤痕的皮肤区域，佩戴方法需按说明书连贯操作。初始佩戴时，探头需要在组织间液中充分浸润以达到葡萄糖平衡，因此佩戴第一日的读数可能偏低，研究显示Clarke误差栅格分析落在A区的概率仅为72.0%，而第二日落在A区的概率为88.4%。此外，也有研究表明睡眠期间葡萄糖读数异常可能与患者睡姿压迫传感器有关，需提醒患者在佩戴期间避免压迫传感器。

（3）使用须知。

①需要毛细血管血糖监测予以确认的情况：从进餐至餐后2 h、运动或使用胰岛素期间，组织间液葡萄糖变化迅速，与毛细血管血糖之间存在较大差异。

②了解血糖控制不佳的原因。患者血糖控制不佳可能与以下因素有关：错过或延迟餐时胰岛素注射，导致胰岛素作用未匹配到碳水化合物的变化；基础/餐时胰岛素剂量比例失衡；用药剂量过大；摄入过多碳水化合物；低血糖纠正过度；等等。建议医护人员与患者一起分析数据，了解患者对上述情况的应对措施。

③与糖化血红蛋白联合使用。HbA1c反映近2~3个月平均血糖水平。FGM能实时监测葡萄糖水平，发现低血糖或餐后高血糖，反映血糖波动。与HbA1c联合观察，有助于临床进行安全有效的血糖管理。

④药物影响数据准确性。与其他CGM相比,FGM读数不受对乙酰氨基酚的影响。但维生素C和阿司匹林会干扰FGM的准确性。

⑤仪器保养。佩戴传感器期间须远离强磁场,不能进行磁共振成像、X线、CT等影像学检查,其对FGM的干扰尚待进一步研究证实。但洗浴或游泳不影响佩戴。

五、葡萄糖报告的读图方法

动态葡萄糖图谱(AGP)是目前推荐的CGM标准化报告,以24 h的形式将多日葡萄糖数据叠加在相应时间点呈现,由第50百分位数值(中位线)、第25百分位数值和第75百分位数值(四分位数间距,inter-quartile range,IQR)、第10百分位数值和第90百分位数值(十分位数间距,inter-dencile range,IDR)目标范围组成。中位数曲线位于目标范围内,且越平坦、IDR及IQR越窄,代表患者血糖控制越佳,反之则说明患者的血糖波动大,低血糖及高血糖事件发生率高。

按《中国持续葡萄糖监测临床应用指南(2017年版)》推荐的"三步法"读图:第一步,看达标时长,即看中位数曲线与目标范围内的时间百分比;第二步,看血糖波动,即IQR,尤须注意中位数之下的间距宽度;第三步,看低血糖风险。治疗推荐顺序:首先降低低血糖风险,其次降低血糖波动,最后控制血糖整体达标。每日葡萄糖总结是患者血糖监测数据24 h的变化趋势图,供医院内专业医护人员使用,显示患者24 h内葡萄糖变化情况,可了解有多少葡萄糖值在目标范围内。

六、FGM报告

FGM报告经基础数据后期处理(连接专业数据分析软件)后得出。国际上推荐分析血糖情况时,至少应收集10 d的监测数据。血糖统计应至少包含以下关键指标:平均血糖值,血糖在目标范围内时间(TIR,一般目标范围定义为3.9~10.0 mmol/L),低血糖(葡萄糖≤3.9 mmol/L)时间,血糖波动水平(IQR)。

(冯晓丹)

第三节 动态葡萄糖图谱*

一、"血糖三角"的临床意义

目前,临床上特别强调,对糖尿病患者的管理不仅要注重整体血糖控制,还要注重低血糖和血糖波动的管理。HbA1c、血糖波动和低血糖均为糖尿病慢性并发症的独立风

---

* 本节表格除已标注外,均引自雅培《动态葡萄糖图谱(AGP)临床应用指导手册》。

险因素,统称"血糖三角",其对糖尿病管理具有重要的意义。针对"血糖三角"的管理,已成为新兴糖尿病治疗策略。

(一)血糖三角

1. HbA1c

HbA1c是评估血糖控制和预测长期并发症风险的参考指标,但它也存在一些局限性(如相同的HbA1c患者可能具有完全不一样的血糖波动模式和低血糖发生率,HbA1c不是反映血糖控制水平的唯一指标),对于糖尿病的个体化管理不能提供更多帮助。

2. 血糖波动

血糖波动(表4-6)是糖尿病患者血糖管理中的重要一环,其与糖尿病并发症风险密切相关。

表4-6 血糖波动

主要原因	胰岛β细胞功能受损、饮食不当、运动量过大和药物等
危害	增加糖尿病并发症风险,对糖尿病并发症发生、发展的影响独立于HbA1c水平
重点关注人群	餐后血糖高、胰岛功能差、使用胰岛素/胰岛素类似物或胰岛素促泌剂、低血糖风险高、病程长、高龄的糖尿病患者
监测方式	动态血糖监测、自我血糖监测

3. 低血糖

低血糖(表4-7)是影响血糖达标的最重要障碍,无论患者有无并发症,低血糖均可带来很大危害。在糖尿病治疗中,应非常重视低血糖管理。

表4-7 低血糖

主要原因	降糖药物使用过量、年龄大、饮食不当、运动量过大、合并肝肾功能不全等
危害	1. 导致不同程度的低血糖症相关性自主神经功能衰竭; 2. 对大脑、心脏等重要器官均可造成不同程度的损害; 3. 降低患者的生活质量; 4. 增加医疗花费; 5. 患者药物治疗依从性差
重点关注人群	使用胰岛素、口服降糖药、采用其他药物治疗、进食减少或吸收不良、运动过度、饮酒、肝肾功能不全、早期2型糖尿病的迟发性餐后低血糖、合并其他疾病或状况的患者
监测方式	动态血糖监测、自我血糖监测

因此,重视对"血糖三角"的管理,可延缓并减少糖尿病患者微血管和大血管并发症发生,改善患者的健康状况。

(二)动态葡萄糖图谱能帮助临床医师更好地管理"血糖三角"

目前常用的血糖监测手段有HbA1c、SMBG、CGM等,CGM在数据的完整性等方面优于SMBG。不过传统CGM虽提供大量血糖数据,但报告较难解读,且无法洞察关键问题。"血糖三角"监测比较见表4-8。

表4-8 "血糖三角"监测比较

HbA1c监测	SMBG监测	传统CGM监测
1. 提供过去2~3个月的平均葡萄糖水平； 2. 不能监测一日之中低血糖或高血糖的发生情况； 3. 未反映日常血糖水平的快速变化情况； 4. 不能提供调整治疗方案的依据	1. 提供单个"时间点"测量值； 2. 无法提供血糖水平变化的趋势或速率； 3. 不能检测到夜间和无症状性低血糖； 4. 可能会导致做出不恰当的治疗决策	1. 提供大量的葡萄糖数据； 2. 数据难以解读，较耗费时间； 3. 无法清晰展现血糖波动、低血糖等变化情况

注：本表自主设计，无引用。

临床实践中，与SMBG相比，CGM可显示出完全不同的24 h葡萄糖模式，并显示出SMBG检测漏掉的低血糖和高血糖的时间段，更为全面、由点到面地反映出真实的血糖波动情况。但是，在临床上，由于很多CGM报告使用的复杂性和不便，以及缺乏简单直观的统计和可视化的葡萄糖数据，限制了CGM的应用。然而，动态葡萄糖图谱报告的问世，极大地简化了使用方法和数据读取方式。不仅明显节约了时间，而且能准确、直观地反映不同时段的葡萄糖暴露水平、变异性、稳定性、低血糖与高血糖风险，可视化显示了"血糖三角"，有助于医护人员制订个体化的糖尿病管理方案。

二、动态葡萄糖图谱的基本原理

动态葡萄糖图谱（AGP）是由植入皮下的葡萄糖监测探头，通过多点、长时间监测体内葡萄糖水平的动态变化数据构成。AGP以单个葡萄糖值为起点，经动态葡萄糖监测系统获得的一日葡萄糖值，再经过数日葡萄糖监测显示出血糖波动的趋势特点。

（1）AGP将14 d的所有葡萄糖数据叠加在一日24 h内，每个时间点有14个葡萄糖值，其第7个和第8个葡萄糖值的中点为相应时间点的中位数，将所有时段的中位数描绘成最佳拟合曲线即可作为14 d的中位数葡萄糖曲线。

（2）为了表示葡萄糖值在任一时间点的分布，确定了IQR和IDR。IQR由第25百分位数和第75百分位数两条曲线表示，这两条曲线之间的区域代表任一时间点50%的葡萄糖读数落在此区域。IDR由第10百分位数和第90百分位数两条曲线表示，这两条曲线之间的区域代表任一时间点80%的葡萄糖读数落在此区域。

（3）为了防止葡萄糖异常值的过度反映，AGP突出标记了IQR和IDR，并排除了高于或低于IDR的10%的葡萄糖读数。

（4）最终形成简单易读的AGP，帮助了解患者血糖变化的整体趋势和个体化特征。

三、动态葡萄糖图谱的特性及临床意义

动态葡萄糖图谱（AGP）由5条曲线和1个目标范围组成，通过5条曲线展现患者不同时段的葡萄糖水平相对目标范围的情况。具体介绍及临床意义如下：

1. 中位数葡萄糖曲线

（1）定义。中位数葡萄糖曲线是指每个时间点记录的所有葡萄糖读数的中位数，是血糖水平瞬时变化的量度。

（2）临床意义。曲线的波动反映了日内葡萄糖波动情况；若曲线上下波动（不平稳），则表示存在日内血糖波动；曲线越平坦，则表示日内血糖稳定性越好。中位数葡萄糖曲线下面积表示血糖暴露水平。

2. 目标范围

（1）定义。针对每个患者设定个体化的葡萄糖目标范围，通常目标范围为 3.9~10.0 mmol/L。

（2）临床意义。葡萄糖中位数在目标范围内则反映血糖达标；葡萄糖读数低于/高于目标范围的最低/最高阈值则反映存在低/高血糖；同时还反映了处于低/高血糖的时间段。

3. 第25百分位数和第75百分位数、第10百分位数和第90百分位数曲线

（1）定义。①IQR：指75%的葡萄糖读数低于第75百分位数曲线，75%的葡萄糖读数高于第25百分位数曲线。所有葡萄糖读数的50%落在第25百分位数和第75百分位数曲线之间。②IDR：指90%的葡萄糖读数低于第90百分位数曲线，90%的葡萄糖读数高于第10百分位数曲线。所有葡萄糖读数的80%落在第10百分位数和第90百分位数曲线之间。

（2）临床意义。①IQR和IDR显示"典型一天"中不同时段的葡萄糖读数范围，即日间血糖波动情况。区间越宽，则反映在相应时间段的血糖日间波动越大。②IQR和IDR可分别反映日间血糖波动是由生理因素（如胰岛素抵抗、药物、肝葡萄糖产生过量）和行为因素（治疗方案的依从性、饮食和运动）引起。若IQR波动大，则认为主要与生理状态及治疗相关；若IDR波动大，则认为主要与生活方式相关。

四、动态葡萄糖图谱和葡萄糖波动趋势解析的解读方法

1. AGP的解读要点

（1）评估是否达到目标范围。

（2）判断葡萄糖波动情况（区间、中位数曲线、进食后）。

（3）评估低血糖风险。

2. AGP辅助治疗方案决策

不同于过去单纯的降低血糖水平，AGP提供全面的血糖信息，通过降低日内、日间

血糖波动，从而进一步减少血糖暴露来改善血糖控制，并可降低低血糖风险，为糖尿病的降糖治疗提供新思路（表4-9）。

表4-9 AGP优势

传统降糖	降糖新思路
降糖方式： 降低血糖水平到目标范围内	降糖方式： 1．降低日内血糖波动（减小低血糖风险）； 2．降低日间血糖波动（减小降糖达标时的低血糖风险）； 3．减少血糖暴露（降糖到目标范围内）

注：本表自主设计，无引用。

3. 葡萄糖波动趋势报告

葡萄糖波动趋势报告可显示葡萄糖整体波动情况，不同时间段（早餐后、午餐后、晚餐后、夜间及黎明）的低血糖风险、达标情况、日间波动情况等。AGP中通过红灯、黄灯、绿灯来显示相应评估指标在某时间段超出正常设定范围的风险（表4-10）。

表4-10 AGP指示灯临床意义

指示灯	临床意义
⊙绿灯	相应时间段的指标控制良好，无须处理
◎黄灯	相应时间段的指标需引起重视，分析原因
●红灯	相应时间段的指标控制不佳，需及时处理

葡萄糖波动趋势报告可通过个体化设置，清晰、明确地显示患者在不同时间段的血糖波动情况，帮助其制订个体化的治疗方案。每日事件的个体化设置，应根据患者具体情况进行。

（1）设置每日事件。

患者每日早餐、午餐、晚餐、睡觉的时间间隔应为3～8 h。此外，睡觉与早餐的时间间隔应为6～12 h。

（2）设置血糖目标值（表4-11）。

表4-11 血糖目标值

目标值	对应的HbA1c水平
7.0 mmol/L（126 mg/dL）	6.0%
7.8 mmol/L（140 mg/dL）	6.5%
8.6 mmol/L（154 mg/dL）	7.0%
9.4 mmol/L（169 mg/dL）	7.5%
10.2 mmol/L（183 mg/dL）	8.0%

续表

目标值	对应的HbA1c水平
10.9 mmol/L（197 mg/dL）	8.5%

注：本表自主设计，无引用。

（3）设置低血糖阈值（表4-12）。

表4-12 低血糖阈值

低血糖阈值	对应的葡萄糖读数及频率
低	2%的葡萄糖读数≤2.8 mmol/L（50 mg/dL），或4%的葡萄糖读数≤3.3 mmol/L（60 mg/dL）
中	4%的葡萄糖读数≤2.8 mmol/L（50 mg/dL），或8%的葡萄糖读数≤3.3 mmol/L（60 mg/dL）
高	10%的葡萄糖读数≤2.8 mmol/L（50 mg/dL），或20%的葡萄糖读数≤3.3 mmol/L（60 mg/dL）

五、葡萄糖波动趋势解析及治疗指导

1. 第一步：低血糖风险解析（表4-13）

第一步评估是否存在低血糖，若存在低血糖，则需先纠正低血糖，以免整体降糖导致低血糖加重。

低血糖风险的评估标准：葡萄糖读数超出允许范围的最低阈值的可能性。

（1）超出低血糖阈值的可能性小于10%，则表示低血糖风险低。

（2）超出低血糖阈值的可能性在10%～50%之间，则表示为中度低血糖风险。

（3）超出低血糖阈值的可能性大于50%，则表示低血糖风险高。

表4-13 低血糖风险解析

血糖控制指标	风险评估		
	☉绿灯 风险低	◎黄灯 中度风险	●红灯 风险高
低血糖风险	超出低血糖阈值的可能性小于10%	超出低血糖阈值的可能性在10%～50%之间	超出低血糖阈值的可能性大于50%

2. 第二步：葡萄糖日间波动解析（表4-14）

第二步评估中位数葡萄糖曲线以下的血糖波动情况，若波动较大，则应先调整治疗方案以降低血糖波动后，再行降糖达标治疗方案，这样可避免因血糖波动大加上整体降糖所导致的低血糖风险增加。

表4-14 葡萄糖日间波动解析

血糖控制指标	风险评估		
	☉绿灯 风险低	◎黄灯 中度风险	●红灯 风险高
日间波动 （中位数与第10百 分位数间的差值）	小于1.9 mmol/L （35 mg/dL）	介于低风险与高风 险之间	在中位数达标时有 潜在的低血糖发生

日间波动风险的评估标准：中位数葡萄糖曲线以下的葡萄糖波动情况，即葡萄糖中位数与第10百分位数读数的差值。具体如下：

（1）若差值小于1.9 mmol/L，则患者降糖达标时，显示为低血糖风险低。

（2）若在降糖达标时，可能存在低血糖风险（介于低风险与高风险之间），则显示为中度风险。

（3）若在降糖达标时，有不可避免的低血糖发生，则显示为风险高，需先调整治疗方案降低血糖波动后，再行整体降糖策略。

3. 第三步：葡萄糖达标解析（表4-15）

第三步评估葡萄糖达标情况，若未达标，则需根据葡萄糖变化趋势及特征，选择治疗方案，并调整剂量。总之，血糖管理的目标是降低血糖水平（葡萄糖中位数）到目标范围内，同时尽可能减少低血糖发生。

表4-15 葡萄糖达标解析

血糖控制指标	风险评估		
	☉绿灯 风险低	◎黄灯 中度风险	●红灯 风险高
达标（中位数与目 标值比较）	低于中位数目标值	高于中位数目标值	高于中位数目标值的 20%且较全天葡萄糖 中位值高2.2 mmol/L （40 mg/dL）

葡萄糖达标风险的评估标准：葡萄糖中位数与个体化中位数目标值相比较。具体如下：

（1）若葡萄糖中位数低于中位数目标值，则显示为绿灯，表示血糖控制良好，无须处理。

（2）若葡萄糖中位数高于中位数目标值，则显示为黄灯，表示需引起重视并具体分析原因，此阶段可行整体降糖方案。

（3）若葡萄糖中位数高于中位数目标值的20%且较全天葡萄糖中位值高

2.2 mmol/L，则显示为红灯，表示需特别处理，此阶段可采取特殊的降糖方案。

血糖监测是糖尿病管理的重要环节，也是实现糖尿病个体化管理的基础。FGM的上市推动了血糖监测由过去的点血糖向血糖趋势或血糖曲线的转变，这对于更加全面地评价个体血糖状态，发现隐匿性的高、低血糖情况，有针对性的生活方式管理和治疗调整大为有益，能真正实现血糖管理的实时反馈。目前的研究结果显示，FGM 技术能通过测定组织间液的葡萄糖水平来提供整体血糖信息，提供对糖尿病患者生活方式干预的指导，减少低血糖的发生，改善患者的血糖管理，提高患者的生活质量和治疗满意度，节约医疗成本。FGM在临床已逐渐得到广泛的应用，在掌握好监测适应证和时机的前提下，随着相应证据的不断积累，充分利用其优势，最大化地发挥其临床价值，这对于增强临床医师改善糖尿病管理的信心和决心极其有利。与此同时，国内有关FGM技术的证据相对缺乏，严重不良事件发生率以及禁忌人群尚不明确，应注意总结和避免影响准确性的因素。在未来，随着科技发展，使用时间更长的传感器以及FGM连接互联网技术的远程使用都将上市，将使糖尿病的管理获益。

（冯晓丹）

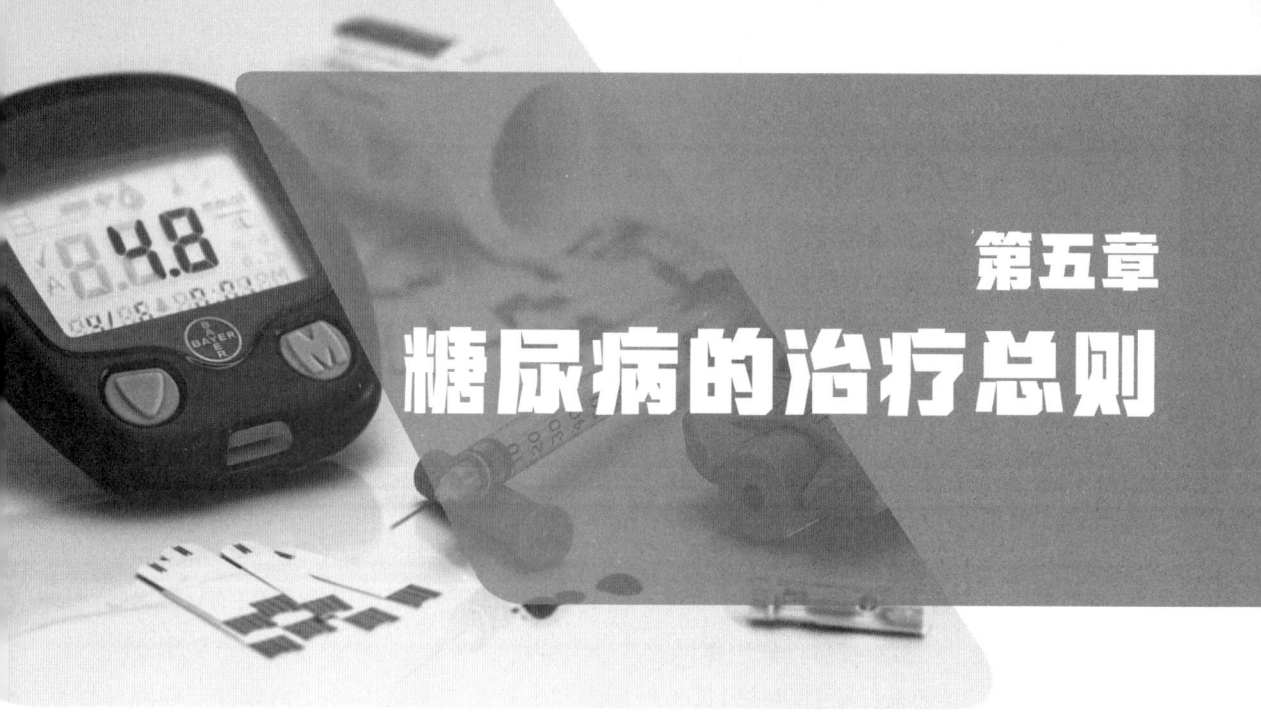

第五章 糖尿病的治疗总则

2型糖尿病患者常合并代谢综合征的一个或多个组分的临床表现,如高血压、血脂异常、肥胖症等。伴随着血糖、血压、血脂等水平的升高及体重的增加,2型糖尿病并发症的发生风险、发展速度及危害等将显著增加。因而,对2型糖尿病基于循证医学证据的科学、合理的治疗策略应该是综合性的,治疗应遵循综合管理的原则,包括控制高血糖、高血压、血脂异常、超重肥胖、高凝状态等心血管多重危险因素,在生活方式干预的基础上进行必要的药物治疗,以提高糖尿病患者的生活质量和延长预期寿命。根据患者的年龄、病程、预期寿命、并发症或合并症病情严重程度等确定个体化的控制目标。因此,降糖治疗包括控制饮食、合理运动、血糖监测、糖尿病教育和应用降糖药物等综合性治疗措施。

第一节 糖尿病的治疗目标

2型糖尿病的综合治疗包括降血糖、降血压、调节血脂、抗血小板、控制体重和改善生活方式等。治疗未能达标不应视为治疗失败,控制目标的任何改善对患者都将有益,将会降低相关危险因素引发并发症的风险。如HbA1c水平的降低与糖尿病患者微血管并发症及神经病变的减少密切相关。制订2型糖尿病患者综合控制目标的首要原则是个体化,应根据患者的年龄、病程、预期寿命、并发症或合并症病情严重程度等进行综合考虑。中国2型糖尿病综合控制目标见表5-1。

表5-1 中国2型糖尿病综合控制目标

项目	指标	目标值
血糖[①]控制目标	空腹/(mmol·L^{-1})	4.4~7.0
	非空腹/(mmol·L^{-1})	<10.0
	糖化血红蛋白/%	<7.0
血压控制目标	血压/mmHg	<130/80
血脂控制目标	总胆固醇/(mmol·L^{-1})	<4.5
	高密度脂蛋白胆固醇/(mmol·L^{-1})	男性>1.0
		女性>1.3
	甘油三酯/(mmol·L^{-1})	<1.7
	低密度脂蛋白胆固醇/(mmol·L^{-1})	未合并动脉粥样硬化性心血管疾病,<2.6
		合并动脉粥样硬化性心血管疾病,<1.8
体重控制目标	体重指数[②]	<24

资料来源:《中国2型糖尿病防治指南(2020年版)》(中华医学会糖尿病学分会)。

注:①为毛细血管血糖;

②为体重指数(BMI)=体重(kg)/身高的平方(m^2);1 mmHg=0.133kPa。

HbA1c是反映长期血糖控制水平的主要指标之一。对大多数非妊娠成年2型糖尿病患者而言,合理的HbA1c控制目标为<7%。更严格的HbA1c控制目标(如<6.5%,或尽可能接近正常)适合病程较短、预期寿命较长、无并发症、未合并心血管疾病的2型糖尿病患者,其前提是无低血糖或其他不良反应。相对宽松的HbA1c目标(如<8%),可能更适合有严重低血糖史、预期寿命短、有显著的微血管或大血管并发症,或有严重合并症、糖尿病病程很长,尽管进行了糖尿病自我管理教育、适当的血糖监测、接受有效剂量的多种降糖药物包括胰岛素治疗,仍很难达到常规治疗目标的患者。儿童、孕妇、住院和病情危重等特殊人群的控制标准参见相关章节。应避免因过度放宽控制标准而出现急性高血糖症状或与其相关的并发症。糖化血红蛋白分层控制目标建议见表5-2。

表5-2 糖化血红蛋白分层控制目标建议

HbA1c水平	适用人群
<6.5%	糖尿病病程较短、预期寿命较长、无并发症、未合并心血管疾病的2型糖尿病患者,其前提是无低血糖或其他不良反应
<7.0%	大多数非妊娠成年2型糖尿病患者
<8.0%	有严重低血糖史、预期寿命较短、有显著的微血管或大血管并发症,或有严重合并症、糖尿病病程很长,尽管进行了糖尿病自我管理教育、适当的血糖监测、接受有效剂量的多种降糖药物包括胰岛素治疗,仍很难达到常规治疗目标的患者

资料来源:《中国2型糖尿病防治指南(2020年版)》(中华医学会糖尿病学分会)。

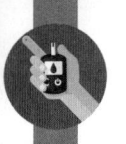

在治疗调整中,可将HbA1c≥7%作为2型糖尿病启动临床治疗或需要调整治疗方案的重要判断标准。血糖控制应根据SMBG的结果以及HbA1c水平综合判断。糖化血红蛋白(HbA1c)与平均血糖关系对照表见表5-3。

表5-3 糖化血红蛋白(HbA1c)与平均血糖关系对照表

HbA1c	平均血浆葡萄糖水平
6%	7.0 mmol/L(126 mg/dL)
7%	8.6 mmol/L(154 mg/dL)
8%	10.2 mmol/L(183 mg/dL)
9%	11.8 mmol/L(212 mg/dL)
10%	13.4 mmol/L(240 mg/dL)
11%	14.9 mmol/L(269 mg/dL)
12%	16.5 mmol/L(298 mg/dL)

资料来源:《中国2型糖尿病防治指南(2020年版)》(中华医学会糖尿病学分会)。

(冯晓丹)

第二节　糖尿病的生活方式干预

对已确诊的糖尿病患者,应立即启动并坚持生活方式干预,各类生活方式干预的内容及目标见表5-4。

表5-4 生活方式干预的内容及目标

内容	目标
控制体重	超重[①]/肥胖[②]患者减重的目标是3~6个月减轻体重的5%~10%。消瘦[③]者应通过合理的营养计划达到并长期维持理想体重
合理膳食	供给营养均衡的膳食,满足患者对微量营养素的需求。膳食中碳水化合物所提供的能量应占总能量的50%~65%;脂肪所提供的能量应占总能量的20%~30%;肾功能正常的糖尿病患者,蛋白质的摄入量可占供能比的15%~20%,保证优质蛋白质比例超过1/3
适量运动	成人2型糖尿病患者每周进行至少150 min(如每周运动5 d,每次30 min)中等强度(50%~70%最大心率,运动时有点用力,心跳和呼吸加快但不急促)的有氧运动(如快走、骑车、打太极拳等);应增加日常身体活动量,减少坐姿时间。血糖控制极差且伴有急性并发症或严重慢性并发症时,不应采取运动治疗
戒烟、限酒	科学戒烟,避免被动吸烟。不推荐糖尿病患者饮酒。若饮酒,应计算乙醇中所含的总能量。女性一日饮酒的乙醇量不超过15 g[④],男性不超过25 g。每周不超过2次
限盐	食盐摄入量限制在每日6 g以内,每日钠摄入量不超过2 000 mg
心理平衡	减轻精神压力,保持心情愉悦

资料来源:《中国2型糖尿病防治指南(2020年版)》(中华医学会糖尿病学分会)。
注:①超重为BMI为24.0~28.0 kg/m²;②肥胖为BMI≥28.0 kg/m²;③消瘦为BMI<18.5 kg/m²;④15 g乙醇相当于350 mL啤酒,150 mL葡萄酒,50 g 38°白酒,30 g 52°白酒。

(冯晓丹)

第三节　糖尿病患者健康教育

饮食控制、运动疗法和药物治疗是糖尿病的主要治疗方法。必须以抓好糖尿病患者的健康教育为基础，通过糖尿病患者健康教育，可以加深患者对糖尿病的认识，把治疗的主动权交给患者，进而提高患者对糖尿病治疗的依从性。

一、糖尿病患者健康教育在治疗中的作用

糖尿病的治疗除了需要医护人员的努力外，还要发动糖尿病患者及其家属一起来完成，形成医生、患者、家属牢不可破的联盟，因此对糖尿病患者进行健康教育非常重要。对糖尿病患者进行健康教育的目的是通过传授糖尿病的知识，充分调动患者及其家属的主观能动性，使他们学会运用这些知识，很好地控制影响糖尿病病情的因素，使患者了解长期高血糖的危害性，特别是对控制未达标而又漫不经心的高血糖患者，要让其了解慢性高血糖与糖尿病慢性并发症的发生和发展有密切的联系，也要让他们认识到糖尿病的可防可控，以及不防不治的危害性和严重性，要让他们认识到治疗糖尿病有两位医生：一位是临床医师，另一位就是他们本人。

有效的糖尿病健康教育能提高患者的生活质量，改善患者的自我护理，加强对糖尿病并发症的预防和早期发现，以及降低糖尿病治疗的费用。因此，健康教育在糖尿病治疗中是必不可少的。

二、糖尿病患者健康教育的方式

1. 制订糖尿病健康教育课程，举办学习班

以糖尿病患者及其家属为对象，定期举办糖尿病健康教育学习班，采取集体授课的方式，由内分泌科专业人员授课，讲解糖尿病的基本知识，包括糖尿病的病因、类型、发病机理，让患者知道自己属于哪一类糖尿病，并懂得胰岛素对于维持生命的重要性。要特别强调糖尿病是终身疾病，需要长期坚持治疗，与医生密切配合，保持血糖正常与稳定，防治或延缓并发症的发生和发展。可以和其他患者互动交流、相互探讨，也可以采用考试和答疑的形式，加深和强化糖尿病患者及其家属对糖尿病各种知识的了解。

2. 定期组织糖尿病病友会

形式可为集体活动、聚会、外出游玩等，让患者互相介绍在日常糖尿病监测、随访、治疗、饮食、运动等方面的体会和具体方法，并且在集体活动中，进行健身操等运动形式的教学指导，起到寓教于乐的作用。使患者之间可以自由交流心得，起到相互启发、鼓励的良好作用。

3. 个别辅导

糖尿病患者除要有以饮食治疗和运动疗法为基础的长期综合型治疗的共性外，又要有治疗措施的个体化特性。医生、护师、营养师应向患者耐心、细致地讲解不同类型、不同病情、不同阶段的治疗方法，在教会患者掌握规律的同时，对具体情况采取灵活的治疗措施。

4. 筹备和组建各地区糖尿病病友协会

在我国许多大城市都已成立类似的病友协会，旨在有组织地协助医护人员教育、鼓励和帮助每个糖尿病患者，使患者振作精神、自强、自立，坚持终身综合治疗。使每个糖尿病患者都能科学、正确地掌握自我监护和防治要领，使每个糖尿病患者的病情争取达到最佳控制，都能达标，减轻或减少并发症的发生。定期举办活动，交流经验。让患者真正感受到"无糖的日子也是甜"。

5. 开展全方位、多层次、多渠道、多种形式的糖尿病宣传教育

这样有助于形成政府干预、社会配合的模式，充分利用网络、电视、广播、杂志和科普读物等宣传教育媒介来普及和宣传防治糖尿病等知识，加深群众对糖尿病防治的认知。

6. 开展对糖尿病的三级预防，组织建立三级卫生保健网

糖尿病实际上也是社会医学的一个课题。其中，预、防、治对策集中在三级预防措施：一级预防是通过多种途径，控制该病的发生；二级预防是及时对危险因素易感人群进行筛查，以便早发现、早治疗，保持良好的控制状态；三级预防是通过延迟和制止糖尿病合并症的进展或恶化，降低糖尿病的致残率和致死率。

三、糖尿病患者健康教育的基本内容

对糖尿病患者进行健康教育贯穿于糖尿病诊治的整个过程，内容广泛，包括基础知识教育、心理教育、饮食治疗教育、运动治疗教育、药物治疗教育和自我监测及护理教育，具体见表5-5。

表5-5 糖尿病健康教育的内容

类别	教育内容
基础知识教育	糖尿病的概念、病因、治疗方法和预后
心理教育	正确认识糖尿病及心理因素对病情的影响，树立信心
饮食治疗教育	1. 饮食治疗的目的及意义； 2. 饮食控制的方法及注意事项
运动治疗教育	1. 运动治疗的目的及意义； 2. 运动治疗的方法及注意事项

续表

类别	教育内容
药物治疗教育	1. 口服降糖药物的种类、作用、特点、服用方法及副作用; 2. 胰岛素的种类、作用、特点、保存方法、注射方法及副作用; 3. 胰岛素注射器的消毒及保管; 4. 低血糖的症状、预防和治疗方法
自我监测及护理教育	1. 合理安排工作、生活,注意个人卫生、预防感染; 2. 检测尿糖、血糖、糖化血红蛋白的方法; 3. 调整口服降糖药及胰岛素用量的方法; 4. 掌握血糖监测仪的使用方法,并了解其局限性; 5. 认识自我血糖监测的意义及必要性; 6. 糖尿病急性并发症的诊断、治疗和预防; 7. 糖尿病慢性并发症的预防及护理,尤其是足部护理; 8. 了解其他疾病对糖尿病的影响以及生病期间的注意事项; 9. 强调定期检查的必要性,定期检查的内容

四、糖尿病患者家属的教育

糖尿病患者治疗效果在很大程度上与家属的配合密不可分。精神上的治疗也是很重要的,家属要理解、关心患者,除了生活上照顾、督促和协助患者做好病情自我监测、生活方式调整和各方面的治疗外,更重要的是要发挥医生和护士的助手作用。从亲友身上目睹糖尿病一些并发症的危害,故在思想上会更加重视,督促患者按时、按量服用药物或注射胰岛素,帮助患者做好各种护理工作。对糖尿病患者家属进行教育,使他们可以帮助监测患者的病情,及时调整治疗与护理,处理所发生的紧急情况。作为糖尿病患者的家属,他们不仅是糖尿病治疗执行的助手,而且是糖尿病的高危人群,同步接受教育和学习糖尿病知识,亦是糖尿病防治的重要部分。作为糖尿病患者的家属,通过教育要认识、掌握和执行的内容如下:

1. **充分认识糖尿病**

糖尿病既不是不治之症,也不是传染病,而是一种可以得到良好控制的疾病。家属不应嫌弃患者,增加患者的心理压力,而应保持积极态度,使其从忧愁中解脱出来,并为患者创造一个良好的生活环境。

2. **安慰患者**

糖尿病患者在漫长的治疗过程中,不免有心情急躁、情绪低落的时候,此时家属要配合医护人员,尽可能劝说和鼓励患者树立和疾病斗争的信心。家属要尽可能多了解糖尿病知识,多给患者一些温暖和帮助。学会监测血糖、尿酮体的方法及注射胰岛素的技术。

3. **注重饮食**

糖尿病患者家属应在遵守糖尿病饮食治疗原则的基础上,尽可能做出品种多样、患者爱吃而又营养全面的饭菜,鼓励患者少食多餐。学会饮食调配及食品交换法,处理好饮食治疗与胰岛素治疗的关系。饮食应按全天总热量定时、定量进行分配，均衡营养。督促患者戒烟、限酒。

4. 坚持运动

家属应帮助患者保持合理的运动量，督促并尽可能陪伴患者坚持运动。

5. 督促患者按时服用降糖药物

如双胍类药物应在饭中或饭后即刻服用，磺脲类药物宜在饭前15～30 min服用，α-糖苷酶抑制剂应与第一口饭同时嚼服，等等。

6. 协助患者定期检查

注意患者足部及身体其他部位有无感染等早期征象。

7. 学会识别和处理患者低血糖反应

经常提醒患者及时加餐，尤其是用胰岛素治疗的患者，低血糖症状在每个患者身上的表现各有不同，如兴奋、多语、语无伦次；动作多、不协调；精神抑郁、不爱讲话、答非所问、精神恍惚、嗜睡，甚至昏迷；等等。家属一旦发现患者有一次行为或表情异常，就要高度警惕低血糖，及时让患者进食糖类食品、喝糖水等。

（冯晓丹）

第四节　糖尿病的监测

一、高血糖的监测

进行血糖的监测是糖尿病保健和治疗的基础，通过监测结果来评估治疗效果，并进一步调整医学营养治疗、运动及用药，以更好地控制血糖。目前普遍采用SMBG，尤其是使用胰岛素治疗的患者，采用SMBG实现血糖的理想控制，同时防止无症状性低血糖的出现，以防止或延缓并发症的发生和/或发展。建议所有使用胰岛素治疗的糖尿病患者都使用SMBG，使用磺脲类降糖药物的患者及所有未达目标血糖的患者均需要采用SMBG。对于每一位糖尿病患者来说，均应经常和定时进行血糖监测，但就1型糖尿病患者来说，建议每日进行3～4次SMBG，2型糖尿病患者建议在病情变化或波动时应一日多次监测血糖，包括空腹、餐前及三餐后2 h的血糖。

HbA1c可以反映患者测试前2～3个月的平均血糖水平，并且对糖尿病并发症有较强的预测性，因此，HbA1c检测应列为所有糖尿病患者的常规检查，约每3个月检测一次以确定患者的血糖控制是否达标或保持在目标范围内。对每个患者HbA1c检测的频度取决于其临床情况、治疗方案和医生的判断。一般来说，治疗达标和血糖控制稳定的患者每年至少检测2次HbA1c，改变治疗方案或血糖未达标的患者一般每年检测4次HbA1c。

二、胰岛β细胞功能的监测

胰岛β细胞功能的评估较为困难,操作性较差,存在较多争论,目前临床评估的指标有以下几种:

1. 血糖

血糖水平是反映胰岛素分泌和作用最简单也最可靠的指标。任何血糖水平升高都意味着胰岛素缺乏,即胰岛β细胞功能受损。但血糖水平受胰岛素分泌能力和机体胰岛素敏感性的双重影响,血糖水平相同的情况下,胰岛素抵抗者的胰岛β细胞功能比胰岛素敏感者的要好。

2. 胰岛素

血浆胰岛素水平是反映胰岛β细胞功能的又一重要指标,计算胰岛素曲线下面积可粗略判断胰岛β细胞功能,但更确切的评估需排除胰岛素抵抗的干扰。胰岛素曲线越趋于平坦,胰岛β细胞功能越差,曲线低平者,胰岛β细胞功能更差。一般来说,胰岛β细胞功能未受损者,糖负荷刺激后血浆胰岛素水平可比空腹水平升高6倍,低于5倍者很可能已有功能损害。

3. 精氨酸刺激试验

精氨酸刺激试验是一种非葡萄糖刺激的胰岛β细胞功能试验。静脉给予最大刺激量的精氨酸(5 g),测定1 min、2 min、3 min、4 min及5 min时血浆胰岛素水平,快速胰岛素分泌即2~5 min胰岛素均值与空腹胰岛素的差值被认为能够反映胰岛β细胞功能。如果对葡萄糖刺激反应功能很差的人受精氨酸刺激后有良好的反应,说明体内尚存在一定数量功能正常的胰岛β细胞;若对精氨酸刺激也无反应,则提示体内胰岛β细胞功能已丧失殆尽,即使使用药物刺激也无济于事。OGTT则只是反映胰岛β细胞功能对葡萄糖的反应,不能反映对葡萄糖以外的刺激(如磺脲类降糖药物)的反应。

4. 胰高血糖素刺激试验

常用于1型糖尿病胰岛β细胞功能的评估。意义同精氨酸刺激试验。静脉注射1 mg胰高血糖素,测定0 min、6 min血浆C肽或胰岛素的水平。胰高血糖素刺激后胰岛素水平明显升高的患者仍可能对磺脲类降糖药物无反应。

三、并发症的监测

1. 心血管并发症的监测

2型糖尿病患者主要的死因是心血管并发症,大血管并发症的病变程度及范围较非糖尿病患者更严重和广泛,且由于糖尿病患者存在自主神经病变,即使发生心绞痛或心肌梗死也可能是无痛性的,故每一个糖尿病患者都应对大血管并发症保持高度警惕。在对糖尿病患者的检查中应包括对大血管危险因素的评估,同时详细了解病史(如既往是否存在心绞痛、神经症状、间歇性跛行以及其他血管事件),听诊颈动脉杂音、测量血压,化验血脂情况（包括低密度脂蛋白胆固醇和高密度脂蛋白胆固醇水平及甘油三酯水平）。

微血管并发症是糖尿病较特异的病变，糖尿病患者发生微血管并发症的危险性随病程延长而增加，同时合并存在的高血压及脂代谢紊乱可能进一步加重并发症的危险性。所有糖尿病患者均应在糖尿病初诊时即对并发症和危险因子进行全面检查，并在此后1~2年重复检查。

2. 糖尿病视网膜病变的监测

所有糖尿病患者从诊断之日起，就应每年进行散瞳后眼底检查，已出现视网膜病变的患者应定期接受眼底检查，一旦发现视网膜病变，需进一步行荧光造影来评估视网膜病变的严重程度及是否需行激光治疗。

3. 糖尿病肾病的监测

糖尿病肾病早期出现尿中白蛋白排泄率的增加，而尚未出现大量蛋白尿，称为微量白蛋白尿，它的出现不但提示发生临床肾病的危险性增高，而且提示发生大血管并发症的危险性增高。在该阶段严格控制血糖和血压，调节血脂代谢，对防止或延缓糖尿病肾病的发生十分重要。故糖尿病患者在初诊时就应检查尿微量白蛋白，如果存在尿蛋白，应同时测血肌酐水平，以后定期进行复查。

4. 糖尿病足部病变的监测

糖尿病足是由周围神经病变、微血管病变、大血管病变及感染等诸多因素共同造成的，由于其导致截肢的严重后果，也是糖尿病最可怕的并发症之一。故糖尿病患者就诊时应常规检测足部，包括检查感觉和足背动脉搏动情况，在门诊采用单尼龙丝检测是一种既简便又经济的感觉检测法，一般选用5.07/10 g Semmes Weinstein单尼龙丝，检测时施以10 g的压力使它弯曲，如果患者不能感觉到该压力就可以认为此足存在感觉丧失。同时应检查患者趾甲情况，以及足部皮肤是否存在皲裂、有无真菌感染，有无足部变形及是否存在诸如胼胝等反映局部压力增高的证据。

（冯晓丹）

第五节　糖尿病的药物治疗原则

生活方式干预是2型糖尿病的基础治疗措施，应贯穿于糖尿病治疗的始终。对初诊血糖控制较好的糖尿病患者，医生可根据病情及患者意愿采取单纯生活方式干预。如果单纯生活方式干预不能使血糖控制达标，再开始采用药物治疗。

一、药物治疗的注意事项

（1）在药物治疗前应根据药品说明书进行禁忌证审查。

（2）不同类型的药物可2种或3种联用，同一类药物应避免同时使用。

（3）在使用降糖药物时，应开展低血糖警示教育，特别是对使用胰岛素促泌剂及胰岛素的患者。

（4）降糖药物应用中应进行血糖监测，尤其是接受胰岛素治疗的患者。

（5）药物选择时应考虑患者的经济能力。

二、药物治疗方案的决策

2型糖尿病的治疗应根据病情等综合因素进行个体化处理。生活方式干预是2型糖尿病的基础治疗措施，应贯穿于糖尿病治疗的始终。二甲双胍是目前最常用的降糖药，具有良好的降糖作用、多种降糖作用之外的潜在益处、优越的费效比、良好的药物可及性、临床用药经验丰富等优点，且不增加低血糖风险。虽然二甲双胍缺乏安慰剂对照的心血管结局试验（CVOT），但许多研究结果显示二甲双胍具有心血管获益，而且目前已发表的显示钠-葡萄糖协同转运蛋白2抑制剂（SGLT2i）和胰高糖素样肽-1受体激动剂（GLP-1RA）具有心血管和肾脏获益的CVOT研究都是在二甲双胍作为背景治疗的基础上取得的。因此，推荐生活方式干预和二甲双胍作为2型糖尿病患者高血糖的一线治疗。若无禁忌证，二甲双胍应一直保留在糖尿病的治疗方案中。有二甲双胍禁忌证或不耐受二甲双胍的患者可根据情况选择胰岛素促泌剂、α-糖苷酶抑制剂、噻唑烷二酮类（TZDs）、二肽基肽酶Ⅳ抑制剂（DPP-4i）、SGLT2i或GLP-1RA。

如单独使用二甲双胍治疗而血糖未达标，则应进行二联治疗。二联治疗的药物可根据患者病情特点选择。如果患者低血糖风险较高或发生低血糖的危害大（如独居老人、驾驶者等），则尽量选择不增加低血糖风险的药物，如α-糖苷酶抑制剂、TZDs、DPP-4i、SGLT2i或GLP-1RA。如果患者需要降低体重，则选择有体重降低作用的药物，如SGLT2i或GLP-1RA。如果患者HbA1c距离目标值较大，则选择降糖作用较强的药物，如胰岛素促泌剂或胰岛素。部分患者在诊断时HbA1c较高，可起始二联治疗。早期联合治疗相比二甲双胍单药起始的阶梯治疗，血糖控制更持久，并显著降低了治疗失败的风险，提示早期联合治疗的优势。

二联治疗3个月不达标的患者，应启动三联治疗，即在二联治疗的基础上加用一种不同机制的降糖药物。如三联治疗血糖仍不达标，则应将治疗方案调整为多次胰岛素治疗（基础胰岛素加餐时胰岛素或每日多次预混胰岛素）。采用多次胰岛素治疗时应停用胰岛素促分泌剂。一些患者在单药或二联治疗时甚至在诊断时即存在显著的高血糖症状乃至酮症，可直接给予短期强化胰岛素治疗，包括基础胰岛素加餐时胰岛素、每日多次预混胰岛素或胰岛素泵治疗。

并发症和合并症是2型糖尿病患者选择降糖药的重要依据。基于GLP-1RA和SGLT2i的CVOT研究证据，推荐合并动脉粥样硬化性心血管疾病（ASCVD）或心血管风险高危的

T2DM患者，不论其HbA1c是否达标，只要没有禁忌证都应在二甲双胍的基础上加用具有ASCVD获益证据的GLP-1RA或SGLT2i。合并慢性肾脏病（CKD）或心力衰竭的2型糖尿病患者，不论其HbA1c是否达标，只要没有禁忌证都应在二甲双胍的基础上加用SGLT2i。合并CKD的2型糖尿病患者，如不能使用SGLT2i，可考虑选用GLP-1RA。如果患者在联合GLP-1RA或SGLT2i治疗后3个月仍然不能达标，可启动包括胰岛素在内的三联治疗。合并CKD的糖尿病患者易出现低血糖，合并ASCVD或心力衰竭的患者低血糖危害性大，应加强血糖监测。如有低血糖，应立即处理。2型糖尿病患者高血糖治疗简易路径见图5-1。

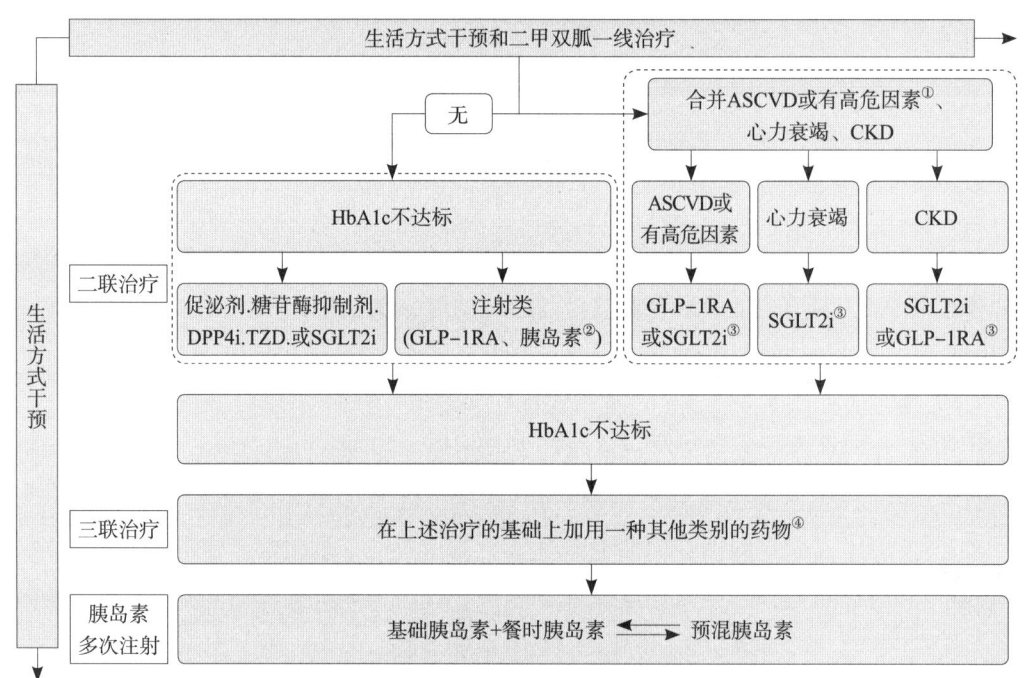

图5-1　2型糖尿病患者高血糖治疗简易路径

资料来源：《中国2型糖尿病防治指南（2020年版）》（中华医学会糖尿病学分会）。
注：HbA1c为糖化血红蛋白；ASCVD为动脉粥样硬化性心血管疾病；CKD为慢性肾脏病；DPP-4i为二肽基肽酶Ⅳ抑制剂；TZD为噻唑烷二酮；SGLT2i为钠-葡萄糖协同转运蛋白2抑制剂；GLP-1RA为胰高糖素样肽-1受体激动剂。①高危因素指年龄≥55岁伴以下至少1项：冠状动脉或颈动脉或下肢动脉狭窄≥50%，左心室肥厚；②通常选用基础胰岛素；③加用具有ASCVD、心力衰竭或CKD获益证据的GLP-1RA或SGLT2i；④有心力衰竭者不用TZD。

目前，心血管疾病（CVD）是2型糖尿病患者面临的最大威胁。大庆研究显示49%的糖尿病患者因心血管疾病而死亡。因此，在强效降糖的同时，降低患者的心血管风险成为T2DM治疗的核心目标之一，患者是否伴有CVD成为药物选择的重要依据。在血糖管理方面，临床医师应充分考虑降糖药物的疗效与安全性之间的平衡，并且全面了解常用降糖药物的心血管安全性，这样才能熟练掌握其应用原则。在给T2DM合并ASCVD的患者选择非胰岛素类降糖药和胰岛素时，还应着重关注某些安全性问题，其中包括药物的心血管效应、低血糖风险、对体重的影响、心力衰竭或肝肾功能不全等特殊患者应用的注意事项，具体见表5-6。

表5-6 T2DM合并ASCVD的患者降糖药物治疗应着重关注的主要安全性问题

药物或类别	心血管效应	心力衰竭	肾功能不全	肝功能不全	低血糖	体重
二甲双胍	获益	病情不稳定或住院的心力衰竭患者禁用	CKD 3期减量，CKD 4~5期禁用	转氨酶大于3倍正常值上限或重度患者禁用	无	降低
磺脲类	—	—	除格列喹酮外，其他药物CKD 3期即应减量或禁用；CKD 4~5期均禁用	重度患者禁用	常见	增加
格列奈类	—	—	瑞格列奈CKD 1~5期均无须减量；那格列奈CKD 5期应减量慎用，米格列奈CKD 3~5期减量慎用	重度患者禁用	少见	轻度增加
糖苷酶抑制剂	—	—	CKD 4~5期禁用	重度患者禁用	无	中性或降低
TZDs	中性	NYHA Ⅱ~Ⅳ的患者禁用	CKD 3~5期经验有限	转氨酶大于2.5倍正常值上限患者禁用	无	增加
DPP-4抑制剂	中性	西格列汀中性；沙格列汀和阿格列汀可能增加心力衰竭风险	利格列汀CKD 1~5期无须减量；其他药物在eGFR<50时减量或禁用	利格列汀安全；其他药物重度患者禁用	无	中性
GLP-1受体激动剂	利司那肽中性；利拉鲁肽获益；其他药物未知	中性	艾塞那肽CKD 3期减量，CKD 4~5期禁用；阿必鲁泰CKD期禁用；其他药物CKD 4~5期禁用	经验有限	无	明显降低
SGLT-2抑制剂	恩格列净获益；其他药物未知	恩格列净可降低心力衰竭风险；其他药物未知	达格列净CKD 3~5期不推荐使用；恩格列净和坎格列净CKD 3a期减量，3b~5期不推荐使用	恩格列净、达格列净安全；重度患者禁用坎格列净	无	明显降低
胰岛素	中性	中性	适当减量，个体化调整	安全	常见	增加

注：DPP-4表示二肽基肽酶-4；GLP-1表示胰高血糖素样肽-1；SGLT-2表示钠-葡萄糖协同转运蛋白2；NYHA表示纽约心脏病学会；CKD表示慢性肾脏病；eGFR表示预估肾小球滤过率，单位是mL/（min·1.73 m^2）。

最新公布的《2019 ESC/EASD糖尿病和糖尿病前期与心血管疾病指南》更新了治疗理念，从以血糖管理为中心转变到以大幅度降低心血管疾病风险、延长糖尿病患者寿命为中心。新指南推荐的降糖流程为CVD或高风险患者提供了全新的药物治疗思路，见图5-2。

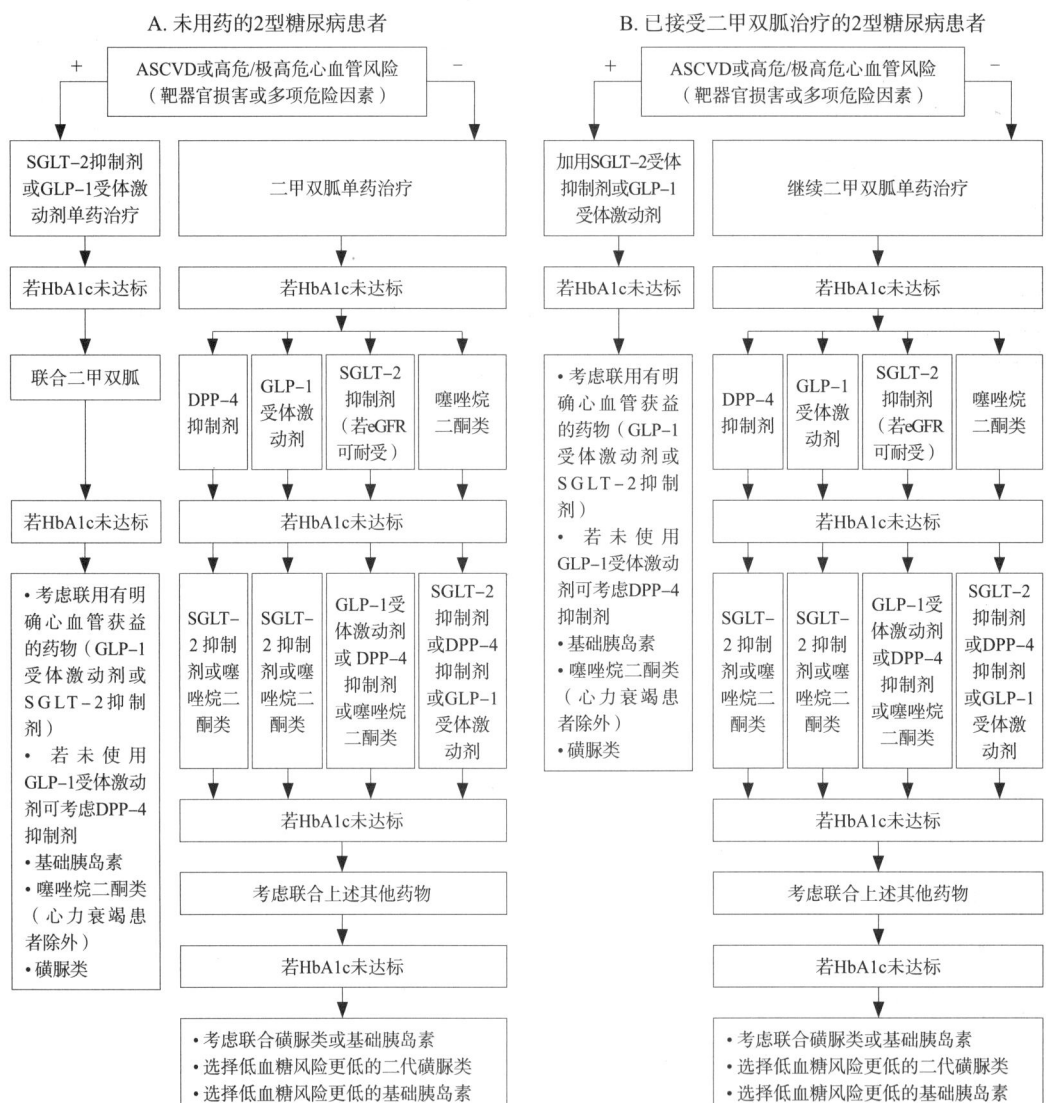

图5-2 2019 ESC/EASD糖尿病和糖尿病前期与心血管疾病降糖药物选择流程

该指南建议：对于初治的2型糖尿病患者，若合并ASCVD或高危/极高危心血管风险，首选SGLT-2抑制剂（SGLT2i）或GLP-1受体激动剂（GLP-1RA）单药治疗；在HbA1c控制不达标时再联用二甲双胍。而对于已接受二甲双胍治疗的T2DM患者，若合并ASCVD或高危/极高危心血管风险，应联用SGLT2i或GLP-1RA，不需考虑HbA1c控制水平。新的治疗路径不再拘泥于"以血糖管理为中心"的治疗理念，只要合并ASCVD或属于高危/极高危心血管风险，可以不考虑是否有基线用药、不考虑血糖控制水平，直接使用SGLT2i或GLP-1RA，将其作为心血管保护性药物来使用，实现保护心血管系统作用的同时兼具降糖作用，体现了"以结局为导向"的药物治疗策略。

（冯晓丹）

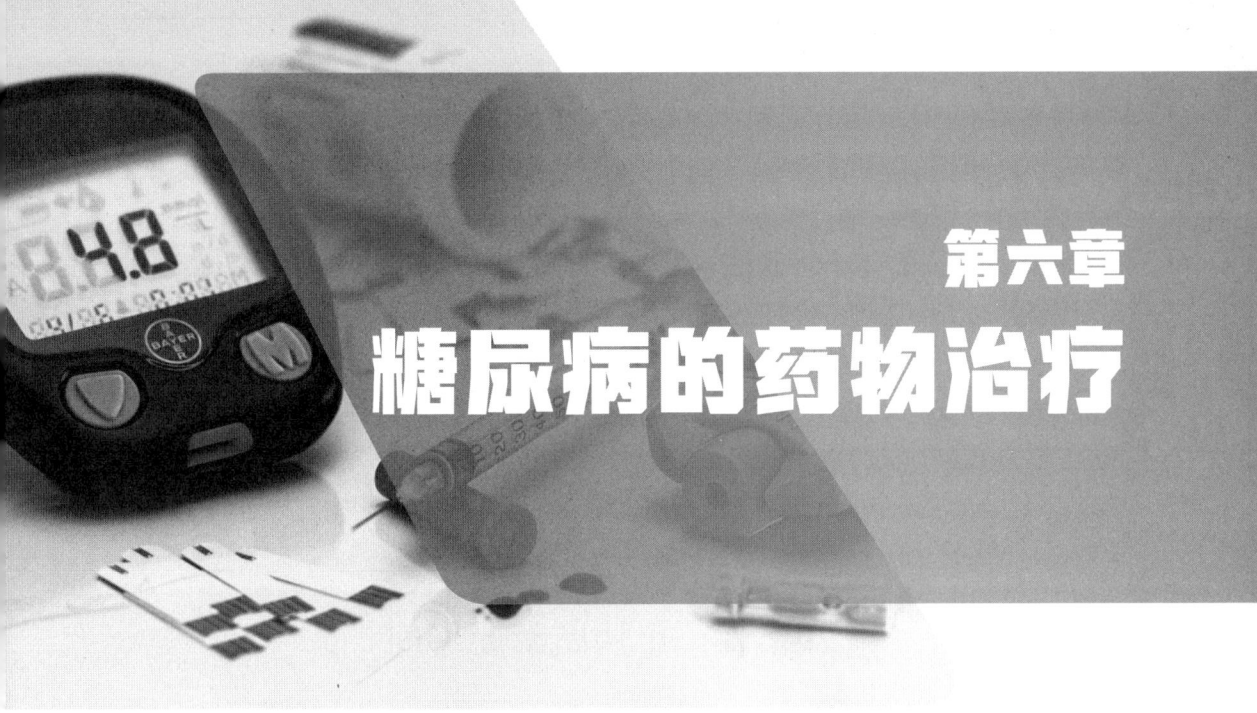

第六章 糖尿病的药物治疗

第一节 概 述

高血糖的药物治疗多基于纠正导致血糖升高的两个主要病理生理改变——胰岛素抵抗和胰岛素分泌受阻。根据剂型的不同，降糖药物可分为口服降糖药物和注射降糖药物；根据作用效果的不同，降糖药物可分为胰岛素促泌剂和非胰岛素促泌剂。以促进胰岛素分泌为主要作用的药物有磺脲类、格列奈类、DPP-4抑制剂、GLP-1受体激动剂；通过其他机制降血糖的药物有双胍类、TZDs、α-糖苷酶抑制剂、SGLT-2抑制剂。磺脲类和格列奈类的主要药理作用是直接刺激胰岛β细胞分泌胰岛素；DPP-4抑制剂的主要药理作用是通过减少体内GLP-1的降解、增加GLP-1的浓度而间接促进胰岛β细胞分泌胰岛素；GLP-1受体激动剂的主要药理作用是通过激动GLP-1受体而促进胰岛β细胞分泌胰岛素。双胍类的主要药理作用是抑制肝糖原的分解，减少肝脏葡萄糖的输出；TZDs的主要药理作用是改善胰岛素的抵抗；α-糖苷酶抑制剂的主要药理作用是延缓碳水化合物在肠道内的消化吸收；SGLT-2抑制剂的主要药理作用是通过减少肾小管对葡萄糖的重吸收，从而增加肾脏葡萄糖的排出。

注射降糖药物包括胰岛素和GLP-1受体激动剂。其中胰岛素治疗是糖尿病治疗的重要组成部分，是控制高血糖的重要手段。与口服药治疗相比，胰岛素治疗涉及更多环节，如药物选择、治疗方案、注射装置、注射技术、SMBG、根据血糖结果所采取的措施等；胰岛素治疗需要医务人员与患者间更多的合作，并且需要患者掌握更多的自我管理技能。因此我们将糖尿病的胰岛素治疗作为独立的一个章节（第七章）详细阐述。本章主要介绍糖尿病的非胰岛素治疗。

糖尿病的医学营养治疗和运动治疗是控制2型糖尿病高血糖的基本措施，在饮食和运动治疗不能使血糖控制达标时应及时采用药物治疗。

糖尿病是一种进展性的疾病。在2型糖尿病的自然病程中，对外源性血糖控制手段的依赖性会逐渐增大。临床上常需要口服药物与注射药物（胰岛素、GLP-1受体激动剂）的联合治疗。

（冯晓丹）

第二节 非胰岛素促泌剂

一、二甲双胍

（一）概述

目前临床上广泛应用的是盐酸二甲双胍。许多国家和国际组织制定的糖尿病诊治指南均推荐二甲双胍作为2型糖尿病患者控制高血糖的一线用药和联合用药中的基本用药。临床试验的系统评价显示，二甲双胍的降糖疗法（去除安慰剂效应后）可使HbA1c下降1.0%～1.5%，并可减轻体重。在我国2型糖尿病人群中开展的临床研究显示，二甲双胍可使HbA1c下降0.7%～1.0%。在500～2 000 mg/d剂量范围之间，二甲双胍疗效呈现剂量依赖效应，在低剂量二甲双胍治疗的基础上联合DPP-4抑制剂的疗效与将二甲双胍的剂量继续增加所获得的血糖改善程度和不良事件发生的比例相似。UKPDS结果证明，二甲双胍还可降低肥胖的2型糖尿病患者心血管事件和死亡率。在我国伴冠心病的2型糖尿病患者中开展的针对二甲双胍与磺脲类药物对再发心血管事件影响的临床随机分组对照试验结果显示，二甲双胍的治疗与主要心血管事件的显著下降相关。单独使用二甲双胍不导致低血糖，但二甲双胍与胰岛素或胰岛素促泌剂联合使用时可增加低血糖发生的风险。

（二）作用机制

二甲双胍通过激活单磷酸腺苷活化的蛋白激酶（AMPK）信号系统而发挥多方面的代谢调节作用。其主要药理作用是通过减少肝脏葡萄糖的输出和改善外周胰岛素抵抗、减少脂肪酸利用，增多周围组织对葡萄糖的摄取和利用，增强葡萄糖转化和糖酵解，以及降低小肠对葡萄糖的吸收而降低血糖。二甲双胍可以使HbA1c下降1.0%～1.5%，但不增加体重。

1. 抑制肝糖输出

2型糖尿病患者空腹血糖升高与基础肝葡萄糖输出增高密切相关，主要原因是肝糖异生加速和肝糖原分解增加。二甲双胍可减少肝糖异生，已有数个试验证实，二甲双胍可直接作用于离体灌注肝脏或肝细胞，使其利用多种底物（如乳酸、丙酮酸、丙氨酸、谷氨酸和甘油等）减弱糖异生作用，经二甲双胍治疗16周的患者乳酸转变为葡萄糖可减少37%。也有实验表明，二甲双胍可抑制FFA/血脂氧化和降低血浆FFA，从而抑制糖异生作用。治疗量和超剂量二甲双胍不完全抑制糖异生作用。临床上也可看到，即使二甲双胍过量也不会引起严重或致死的低血糖，甚至任何程度的低血糖都很罕见。除了抑制糖异生作用外，二甲双胍亦抑制糖原分解，Christiansen等于1997年使用核素质谱仪测定肝糖原，发现二甲双胍可减少肝糖原分解达21%。

2. 增加外周组织对葡萄糖的摄取和代谢

二甲双胍能增加外周组织葡萄糖受体与胰岛素的亲和力，改善受体后作用，促进外周组织摄取葡萄糖，并加速葡萄糖的无氧酵解，从而降低血糖。外周组织无氧酵解增强，乳酸生成增加，因此，有诱发乳酸酸中毒的风险。

3. 抑制肠道葡萄糖的吸收

二甲双胍能使餐后葡萄糖吸收率下降，餐后血糖高峰降低和延迟，与2型糖尿病胰岛素分泌改变一致，从而使血糖下降，改善口服葡萄糖耐量，但对静脉葡萄糖耐量无影响。2型糖尿病患者口服二甲双胍后可使口服葡萄糖的吸收轻度减少，这可能与二甲双胍作用于肠管Na^+-葡萄糖共同转运体（SGLT-1）和肠浆膜侧的葡萄糖转运体，从而增加肠壁肌层消耗葡萄糖有关。此外，二甲双胍还抑制肠道对氨基酸、脂肪、胆固醇、钠和水的吸收。

4. 其他作用

二甲双胍能降低血浆甘油三酯、胆固醇和极低密度脂蛋白胆固醇水平，增加高密度脂蛋白胆固醇水平，有预防血管并发症的作用。此外，它还能使肥胖者体重下降，正常体重者保持理想体重。

（三）临床应用

（1）用法与用量。二甲双胍500～1 500 mg/d，分2～3次口服，最大剂量一般不超过2.5 g/d。

（2）适应证。①作为2型糖尿病一线治疗用药，可单独或联合其他药物使用；②1型糖尿病患者，与胰岛素联合使用可减少胰岛素用量和血糖波动；③对胰岛素抵抗的糖尿病患者，加用二甲双胍可减少胰岛素用量；④可预防糖耐量异常者发展为临床糖尿病。

（3）禁忌证或不适应证。①肾功能不全［肾小球滤过率<45 mL/（min·1.73 m^2）］、肝功能不全、缺氧及高热患者禁用，慢性胃肠病、慢性营养不良者；②1型糖尿病患者

不宜单独使用本药；③2型糖尿病患者合并急性严重代谢紊乱、严重感染、缺氧、外伤、大手术及孕妇和哺乳期妇女等；④对药物过敏或有严重不良反应者；⑤酗酒者。

（4）不良反应。①消化道反应为主要副作用，通过进餐时服药，从小剂量开始、逐渐增加剂量，可减少消化道不良反应；②皮肤过敏反应；③乳酸酸中毒为最严重的副作用，但罕见，也须注意严格按照推荐用药；④单独用药极少引起低血糖，但与胰岛素或促胰岛素分泌剂联合使用时可增加低血糖发生风险；⑤长期使用可能导致维生素B_{12}缺乏，引起巨幼细胞性贫血。

（5）注意事项。①高龄不是使用二甲双胍的禁忌。②正在服用二甲双胍者当GFR在45～59 mL/min时不需停用，可以适当减量继续使用，但GFR＜45 mL/min时禁用。③使用碘化对比剂造影检查，GFR＞60 mL/min的患者检查时停用二甲双胍即可；GFR在45～59 mL/min之间的患者，在注射碘化造影剂48 h前必须停服二甲双胍；所有患者在检查完成48 h后复查肾功能无恶化时可恢复使用。④二甲双胍与乳酸酸中毒发生风险间的关系尚不确定。⑤长期使用二甲双胍者应注意维生素B_{12}缺乏的可能性，定期监测维生素B_{12}水平，必要时补充。

二、α-糖苷酶抑制剂

（一）概述

国内上市的α-糖苷酶抑制剂有阿卡波糖、伏格列波糖和米格列醇（表6-1）。在我国2型糖尿病人群中开展的临床研究结果显示：

（1）在初诊的糖尿病患者中，每日服用300 mg阿卡波糖的降糖疗效与每日服用1 500 mg二甲双胍的降糖疗效相当。

（2）在初诊的糖尿病患者中，阿卡波糖的降糖疗效与DPP-4抑制剂（维格列汀）相当。

（3）在二甲双胍治疗的基础上使用阿卡波糖的降糖疗效与DPP-4抑制剂（沙格列汀）相当。α-糖苷酶抑制剂可与双胍类、磺脲类、TZDs或胰岛素联合使用。

（4）对中国冠心病伴IGT的人群的研究显示，阿卡波糖能减少IGT向糖尿病转变的风险。

表6-1　α-糖苷酶抑制剂

通用名	英文名	商品名	每片剂量/mg	剂量范围/（mg·d^{-1}）
阿卡波糖	acarbose	拜唐苹	50/100	100～300
伏格列波糖	voglibose	倍欣	0.2	0.2～0.9
米格列醇	miglitol	宜生泰	50	100～300

(二)作用机制

α-糖苷酶抑制剂通过选择性抑制小肠壁细胞α-糖苷酶而抑制碳水化合物分解为单糖,从而阻碍、延缓碳水化合物的吸收及降解,降低餐后高血糖。其对小肠绒毛刷缘的α-糖苷酶,如蔗糖酶、葡萄糖淀粉酶、麦芽糖酶、异麦芽糖酶、海藻糖酶、乳糖酶都有抑制作用,是蔗糖酶的高效抑制剂,且不抑制α-淀粉酶的活性。其作用机制为可逆竞争性抑制,因而该化合物不是完全抑制葡萄糖的吸收,而是延缓葡萄糖的吸收过程,使消化道各区域对葡萄糖的吸收更平均,从而平缓了餐后碳水化合物消化吸收所产生的尖锐血糖峰值。适用于以碳水化合物为主要食物组成和餐后血糖升高的患者。

(三)临床应用

(1)用法与用量。①阿卡波糖在用餐前即刻整片吞服或与前几口食物一起咀嚼服用,常用剂量为100~300 mg/d,分3次口服,最大剂量不超过600 mg/d。②伏格列波糖在餐前服用,常用剂量为0.6 mg/d,分3次口服,最大剂量不超过0.9 mg/d。

(2)适应证。①治疗2型糖尿病,单用或与其他降糖药物合用,以改善餐后高血糖。②经合理饮食、运动联合其他降糖药物治疗,血糖仍不能得到良好控制者。③降低糖耐量减退者的餐后血糖。

(3)禁忌证。①对阿卡波糖和/或非活性成分过敏者。②伴有严重酮症酸中毒、糖尿病昏迷的患者。③伴有严重感染的2型糖尿病患者。④手术前后或严重创伤的患者。⑤有明显消化和吸收障碍的慢性胃肠功能紊乱者。⑥患有由于肠胀气而可能恶化的疾患(如Roemheld综合征、重度疝、肠梗阻、肠溃疡和结肠狭窄)的患者。

(4)不良反应。①常有胃肠胀气和肠鸣音,偶有腹泻和腹胀,极少见有腹痛。如果控制饮食后仍有严重不适的症状,应暂时或长期减少剂量。②极个别病例可能出现诸如红斑、皮疹和荨麻疹等过敏反应。③极个别病例发生轻度肠梗阻或肠梗阻。④据报道,极个别情况可出现黄疸和/或肝炎合并肝损害。在日本发现个别患者发生爆发性肝炎而死亡,但是否与阿卡波糖有关还不明确。对于接受阿卡波糖每日150~300 mg治疗的患者,观察到个别发生与临床有关的肝功能检查异常(3次超过正常高限)。

(5)注意事项。①α-糖苷酶抑制剂常见腹胀、排气等胃肠道反应,从小剂量开始,逐渐加量可减少不良反应。②在服药4~8周后疗效不明显,可增加剂量;若坚持严格的糖尿病饮食仍有不适,不应再增加剂量,而应适当减少剂量。③单独服用本类药物通常不会发生低血糖。④个别患者,尤其是在大剂量使用时会发生无症状的肝酶升高,因此,应考虑在用药的前6~12个月监测肝酶的变化,但停药后肝酶值会恢复正常。⑤拜唐苹可使蔗糖分解为果糖和葡萄糖的速度更加缓慢,用α-糖苷酶抑制剂的患者如果出现低血糖,治疗时需使用葡萄糖或者蜂蜜,而食用蔗糖或淀粉类食物纠正低血糖的效果差。

三、噻唑烷二酮类

（一）概述

在我国2型糖尿病患者中开展的临床研究结果显示，TZDs可使HbA1c下降0.7%～1.0%（去除安慰剂效应后）。目前在我国上市的TZDs主要有罗格列酮和吡格列酮。

（二）作用机制

TZDs主要通过增加靶细胞对胰岛素作用的敏感性而降低血糖。TZDs是一种高选择性过氧化物酶活化受体-γ（PPAR-γ）激动药，PPAR-γ存在于脂肪、骨骼肌及肝脏组织，属于核受体。业已阐明，胰岛素抵抗的靶点之一是细胞内的PPAR-γ异常，本类药物与PPAR-γ结合，激活该受体，调整胰岛素控制基因，从而加强组织中胰岛素的作用，加快葡萄糖转运体1（$GLUT_1$）和葡萄糖转运体4（$GLUT_4$）对葡萄糖的转运，促进葡萄糖的利用。

（三）临床应用

（1）用法与用量。本类药物可单用或与磺脲类、双胍类及胰岛素合用。具体用量因药物不同而不同。如马来酸罗格列酮，起始剂量为4 mg/d，空腹或进餐时口服，如需要，可加量至8 mg/d，每日1次或分2次服用。

（2）适应证。①适用于2型糖尿病患者，尤其是对胰岛素抵抗者可单独使用，也可与其他降糖药物以及胰岛素合用。②通过饮食和运动控制不佳的2型糖尿病患者。③单用二甲双胍或磺脲类药物控制血糖不佳的2型糖尿病患者。④单用胰岛素控制血糖不佳的2型糖尿病患者。

（3）禁忌证。①对噻唑烷二酮类药物过敏者。②1型糖尿病患者。③有活动性肝脏疾病或血清丙氨酸氨基转移酶高于正常上限2～3倍者。④18岁以下的患者。⑤水肿及心功能不全的患者，不适用于3、4级心功能障碍患者。⑥孕期和哺乳期妇女，因为还不清楚TZDs是否有致畸作用以及是否进入乳汁。

（4）不良反应。体重增加和水肿是TZDs共同的不良反应，一般为轻度到中度外周性水肿，多数伴体重增加。相关文献报道水肿的发生率为3%～18%，单用和联合用药有明显差异。单用时发生率较低，合用磺脲类或二甲双胍时发生率显著增加，与胰岛素合用或有心脏疾患时发生率最高，可能诱发和加重心功能不全，出现充血性心力衰竭（CHF）的患者一般年纪较大、病程较长，其中部分患者有心功能不全或肾功能不全史，部分则无。

（5）注意事项。①噻唑烷二酮类药物仅在胰岛素存在的前提下才可发挥作用，故不宜用于1型糖尿病或糖尿病酮症酸中毒患者。②TZDs单独使用时不导致低血糖，但与胰岛素或胰岛素促泌剂联合使用时可增加低血糖发生的风险。本药与胰岛素联合使用时，可减少胰岛素的用量。③使用噻唑烷二酮类药物前必须常规检测肝功能，有肝病或肝功能损害者不宜使用；服用噻唑烷二酮类药物者必须定期监测肝功能，最初一年每2个月复查1次肝功能，以后定期检查。④体重增加和水肿这些不良反应在与胰岛素联合使用时表现更加明显。⑤TZDs的使用与骨折和心力衰竭风险增加相关。有心力衰竭（纽约心脏病学会心功能分级Ⅱ级以上）、活动性肝病或转氨酶升高超过正常上限2.5倍及严重骨质疏松和有骨折病史的患者应禁用本类药物。⑥可使伴有胰岛素抵抗的绝经期和无排卵的妇女恢复排卵，合并多囊卵巢综合征的患者使用本品治疗后，有潜在的受孕可能。

四、SGLT-2抑制剂

（一）概述

钠-葡萄糖协同转运蛋白2（sodium-dependent glucose transporters 2，SGLT-2）抑制剂降低HbA1c幅度为0.5%～1.0%，其降糖疗效与二甲双胍相当。SGLT-2抑制剂单独使用时不增加低血糖发生的风险，联合胰岛素或磺脲类药物使用时，可增加低血糖风险。SGLT-2抑制剂减轻体重1.5～3.5 kg，降低收缩压3～5 mmHg。我国的研究与国际研究一致。在具有心血管高危风险的2型糖尿病患者中应用SGLT-2抑制剂恩格列净或卡格列净的临床研究结果显示，该药物可使主要心血管不良事件和肾脏事件复合终点发生和发展的风险显著下降，心力衰竭住院率显著下降。此外，与其他降糖药物不同，SGLT-2抑制剂不直接针对任何病理生理改变。常见的SGLT-2抑制剂见表6-2。

表6-2 SGLT-2抑制剂

通用名	英文名	商品名	每片剂量/mg	剂量范围/(mg·d^{-1})	半衰期/h	作用时间/h
达格列净	dapagliflozin	安达唐	10	100～300	12.9	24
恩格列净	empagliflozin	欧唐静	0.2	0.2～0.9	5.6～13.1	1.3～3.0（达峰时间）
卡格列净	canagliozin	怡可安	50	100～300	10.6～13.1	1～2（达峰时间）

（二）作用机制

SGLT-2抑制剂通过抑制肾小管中负责从尿液中重吸收葡萄糖的SGLT-2降低肾糖阈，促进尿葡萄糖排泄，从而达到降低血液循环中葡萄糖水平的作用。

（三）临床应用

（1）用法与用量。目前在我国被批准临床使用的SGLT-2抑制剂为达格列净、恩格列净和卡格列净。①恩格列净：推荐剂量是早晨10 mg，每日1次，空腹或进食后给药；对耐受本品的患者，剂量可以增加至25 mg。②达格列净：推荐剂量是早晨5 mg，每日1次，空腹或进食后给药；需要增加血糖控制的患者，剂量可以增加至10 mg。

（2）适应证。①本品配合饮食控制和运动，用于改善2型糖尿病患者的血糖控制。②当单独使用二甲双胍仍不能有效控制血糖时，可与二甲双胍联合使用，在饮食和运动的基础上改善2型糖尿病患者的血糖控制。③当二甲双胍和磺脲类药物联合使用仍不能有效控制血糖时，SGLT-2抑制剂可与二甲双胍和磺脲类药物联合使用，在饮食和运动基础上改善2型糖尿病患者的血糖控制。

（3）禁忌证。①对本品有严重超敏反应病史者。②重度肾损害、终末期肾脏病或透析者。

（4）不良反应。①SGLT-2抑制剂常见不良反应为生殖道和泌尿道感染。②SGLT-2抑制剂单独使用不导致低血糖，但合用胰岛素或胰岛素促泌剂时可能增加相关低血糖风险。③低密度脂蛋白胆固醇（LDL-C）升高。④罕见的不良反应包括酮症酸中毒（主要见于1型糖尿病患者）。⑤可能的不良反应包括急性肾损伤（罕见）、骨折风险（罕见）和足趾截肢（见于卡格列净）。

（5）注意事项。①不建议用于1型糖尿病患者或用于治疗糖尿病酮症酸中毒。②对于血容量不足的患者，建议开始用药前对血容量不足进行纠正。③eGFR高于或等于45 mL/（min·1.73 m^2）的患者不需要调整剂量，eGFR低于45 mL/（min·1.73 m^2）的患者应停药。④肝损害患者不需要调整剂量，不建议重度肝功能损害的人群使用。

（冯晓丹）

第三节 胰岛素促泌剂

一、磺脲类药物

（一）概述

磺脲类药物属于胰岛素促泌剂，主要药理作用是通过刺激胰岛β细胞分泌胰岛素，增加体内的胰岛素水平而降低血糖。磺脲类药物可使HbA1c降低1.0%~1.5%（去除安慰剂效应后），前瞻性、随机分组的临床研究结果显示，磺脲类药物的使用与糖尿病微血管病变和大血管病变发生的风险下降相关。目前在我国上市的磺脲类药物主要为格列本脲、格列吡嗪、格列齐特、格列喹酮、格列美脲和消渴丸。磺脲类药物如果使用不当，可导致低血糖，特别是老年患者和肝、肾功能不全者。磺脲类药物还可导致体重增加。有肾功能轻度不全的患者，宜选择格列喹酮。消渴丸是含有格列本脲和多种中药成分的固定剂量复方制剂。消渴丸的降糖效果与格列本脲相当。但与格列本脲相比，消渴丸低血糖发生的风险更低，改善糖尿病相关中医症候的效果更显著。常用磺脲类降糖药物见表6-3。

表6-3 常用磺脲类降糖药物

通用名	英文名	每片剂量/mg	剂量范围/(mg·d^{-1})	半衰期/h	作用时间/h	排泄部位
格列本脲	glibenclamide	2.5	2.5~20.0	10~16	16~24	肾50%,胆汁50%
格列吡嗪	glipizide	5	2.5~30.0	2~4	8~12	肾
格列吡嗪控释片	glipizide-XL	5	5.0~20.0	2~5（末次血药后）	6~12（最大血药浓度）	肾
格列齐特	gliclazide	80	80~320	6~12	10~20	肾
格列齐特缓释片	gliclazide-MR	30	30~120	12~20	24	肾
格列喹酮	gliquidone	30	30~180	1.5	8	肾5%,胆汁95%
格列美脲	glimepiride	1, 2	1.0~8.0	5	24	肾60%,胆汁40%
消渴丸（含格列本脲）	Xiaoke Pill	0.25 mg格列本脲/粒	5~30粒（含1.25~7.5 mg格列本脲）	—	—	—

（二）作用机制

1. 刺激胰岛β细胞释放胰岛素

磺脲类降糖药物能与胰岛β细胞表面磺脲类受体结合，抑制细胞表面ATP依赖性钾离子通道，关闭钾离子通道，抑制细胞内钾离子的流出，细胞膜去极化，激活电压依赖性钙离子通道，钙离子通道开放，钙离子内流，胞内三磷酸肌醇水平升高，促进胞内储存钙的释放，激活胞吐作用，使胰岛素释放增多，并非促进胰岛素的合成。不同的磺脲类降糖药物与胰岛β细胞受体的结合部位不同。此类药物对胰岛β细胞功能良好者效果好，功能差者效果差，对于无功能者无效。

2. 增加周围组织对胰岛素的敏感性

2型糖尿病患者外周组织胰岛素受体数目和功能缺陷，磺脲类药物能增加外周组织胰岛素受体数目及对胰岛素的亲和力，从而增强胰岛素的生物效应。磺脲类药物可与外周组织中细胞膜特异性磺脲类受体结合，抑制ATP依赖的钾通道，促进钙离子内流，加速细胞对葡萄糖的摄取，从而降低血糖。

3. 减少肝糖原输出

可能是通过增强肝细胞某些酶的活性所致。磺脲类药物可增强糖原合成酶的活性，促进糖原的合成。降低蛋白酶活性，减弱糖异生作用。通过抑制胰岛素酶的活性和增强胰岛素酪氨酸激酶的活性，降低胰岛素在肝脏的分解，强化胰岛素的作用，从而促进糖原合成，抑制糖异生作用，并加速糖酵解。

4. 减少靶细胞对胰岛素的抵抗

磺脲类药物可影响靶细胞胰岛素受体和受体后作用，使靶细胞对胰岛素的敏感性增强，促进细胞摄取葡萄糖和葡萄糖代谢，降低胰岛素抵抗。

5. 其他作用

磺脲类药物可促进胰岛β细胞增生和新胰岛形成，还可抑制α细胞、胰岛β细胞功能，使胰高血糖素和生长激素分泌减少。磺脲类药物能降低血三酰甘油和胆固醇水平，提高高密度脂蛋白胆固醇水平，延缓动脉粥样硬化的发生。另外，格列齐特、格列吡嗪、格列美脲等可减少血小板的黏附和聚集，降低血液黏度，抑制纤维蛋白溶解活性，有预防心血管并发症的作用。

（三）临床应用

（1）用法与用量。①格列本脲：每日剂量<5 mg者，早餐前1次口服；>5 mg者，早、晚餐分次口服，最大剂量为20 mg/d，再继续增加剂量不但不会增强降糖效果，反而会加剧不良反应。②格列齐特：开始治疗时给予80 mg/次，每日1～2次，餐前口服，根据血糖变化调整剂量，最大剂量不超过320～400 mg/d；缓释剂型维持有效血液浓度达24 h，可每日1次口服。③格列吡嗪：开始每日2.5～5 mg，早餐前口服，可每周调整一次剂量，每次2.5～5 mg，最大剂量不超过30 mg/d，老年患者不超过20 mg/d。④格列喹酮：每日剂量为15～120 mg，最大剂量为180 mg/d，一般分1～3次餐前半小时服用。⑤格列美脲：初始剂量为1～2 mg，以后可以根据血糖监测结果逐渐增加剂量，一般患者每日剂量为1～4 mg，最大剂量每日不超过6～8 mg。一般每日1次顿服，建议早餐前服用，如因某些原因未进早餐，也可于第一次正餐之前服用。服用时不能嚼碎。

（2）适应证。①适用于控制饮食、运动疗法及减轻体重均不能充分控制血糖的2型糖尿病患者。②2型糖尿病患者服用双胍类降糖药物血糖控制不满意，或因胃肠道反应不耐受，可加用或改用磺脲类降糖药物。

（3）禁忌证。①对磺脲类或本品中任何成分过敏者，对磺脲类药物有严重不良反应史，如黄疸、造血系统受抑制、白细胞减少者。②1型糖尿病、糖尿病昏迷、酮症酸中毒患者。③妊娠期妇女和哺乳期妇女。

（4）不良反应。①低血糖反应为磺脲类药物最常见的不良反应。剂量过大、进食过少或剧烈运动时，应注意防止低血糖，与某些药物合用可增加低血糖反应。老年人和肝肾功能不全者，药物的代谢和排泄较慢，更应警惕低血糖的发生。②消化系统反应，少数患者可有上腹不适、恶心、纳差、腹泻、肝功能损害等，偶见中毒性肝炎。③可发生过敏反应，偶见皮疹、荨麻疹、皮肤瘙痒及面部潮红，罕见严重过敏反应。④血液系统出现异常，血小板减少，粒细胞减少，贫血等，大多数于停药后消失。

（5）注意事项。①1型糖尿病患者因磺脲类降糖药在促进胰岛素分泌时可促进胰岛β细胞表面抗原的表达，加重免疫系统对胰岛β细胞的毁损，同时因胰岛β细胞的细胞功能较差，不能取得良好疗效，故不宜使用。②胰腺性糖尿病因绝大部分胰岛已被破坏，不能有效控制血糖，也不宜使用。③2型糖尿病在发生感染、外伤、手术等应激情况及酮症酸中毒、高渗性昏迷、乳酸酸中毒等急性代谢紊乱时，应改用胰岛素治疗以快速纠正代谢紊乱。④糖尿病伴有严重的心、脑、肝、肾、眼等并发症者亦不宜使用磺脲类降糖药物治疗，但轻、中度肾功能不全者可使用格列喹酮，因该药可通过肾脏和胆道两种途径排泄，较少蓄积，不易引起低血糖反应。⑤与抗凝药合用时，应定期做凝血检查。

二、格列奈类药物

（一）概述

格列奈类药物为非磺脲类胰岛素促泌剂，我国上市的格列奈类药物有瑞格列奈、那格列奈和米格列奈。此类药物主要通过刺激胰岛素的早时相分泌而降低餐后血糖，可使HbA1c降低0.5%～1.5%。此类药物需要在餐前即刻服用，可单独或与其他降糖药联合应用（与磺脲类降糖药联合应用需慎重）。在我国新诊断的2型糖尿病人群中，瑞格列奈与二甲双胍联合治疗较单用瑞格列奈可更显著地降低HbA1c，但低血糖的风险显著增加。格列奈类药物的常见不良反应是低血糖和体重增加，但低血糖发生的风险和程度较磺脲类药物轻。格列奈类药物可以在肾功能不全的患者中使用。常用的格列奈类降糖药物见表6-4。

表6-4　格列奈类降糖药物

通用名	英文名	商品名	每片剂量/mg	剂量范围/(mg·d^{-1})	半衰期/h	作用时间/h
瑞格列奈	repaglinide	诺和龙	0.5，1，2	1～16	1	4～6
那格列奈	nateglinide	唐力	120	120～360	1.5	1.3
米格列奈钙片	Mitiglinide calcium	快如妥	5，10	30～60	1.2	0.23～0.28（峰浓度时间）

（二）作用机制

格列奈类药物为新型的非磺酰脲类短效口服促胰岛素分泌降糖药。刺激胰腺释放胰岛素使血糖水平快速降低，此作用依赖于胰岛中有功能的胰岛β细胞。与其他口服促胰岛素分泌降糖药的不同之处在于其通过与K_{ATP}通道的SUR-1亚单位相结合以关闭胰岛β细胞膜中ATP依赖性钾通道，使胰岛β细胞膜去极化，细胞外钙离子通过电压依赖型（L型）Ca^{2+}通道进入细胞内，细胞内游离Ca^{2+}浓度升高，促进含胰岛素的分泌颗粒的胞吐作用，从而诱导胰岛β细胞分泌胰岛素。该类药物主要通过刺激胰岛素的早时相分泌而降低餐后血糖水平。它的药物代谢动力学特点是吸收迅速、代谢迅速，使得其能够很快达到治疗起效所需要的血药浓度，而药物作用恢复时间亦快，这些特性导致快而短的胰岛素反应，且为选择性恢复早期时相的胰岛素分泌，形成餐时生理模式的胰岛素释放。那格列奈关闭胰岛β细胞K_{ATP}通道所需的时间和格列本脲相似,是瑞格列奈的3倍、格列美脲的5倍。

(三)临床应用

(1)用法与用量。①瑞格列奈:每次主餐前15 min内服用,一般初始剂量为每餐0.5 mg,可逐渐增加剂量至每餐1 mg、每餐2 mg,最大的推荐单次剂量为每餐4 mg,进餐时服用,最大日剂量不应超过16 mg。②那格列奈:每次主餐前10 min内服用,单次剂量为每餐90 mg,以后根据病情需要逐渐增加剂量至每餐120 mg。③米格列奈:餐前5 min内口服,通常成人每次10 mg,每日3次,根据病情需要调整剂量。

(2)适应证。①饮食、运动疗法和服用α-糖苷酶抑制剂、二甲双胍不能控制的轻、中度2型糖尿病患者。②2型糖尿病患者服用双胍类降糖药物血糖控制不理想,或因胃肠道反应不能耐受者,可加用或改用格列奈类降糖药物。

(3)禁忌证。①对本品过敏者。②1型糖尿病患者。③伴或不伴昏迷的糖尿病酮症酸中毒、重症感染、手术前后和严重外伤患者。④严重肝功能不全的患者。⑤妊娠或哺乳期妇女及8岁以下儿童。

(4)不良反应。①可能发生低血糖,通常较轻微。②肝功能损害非常罕见,转氨酶升高多为轻度和暂时性的。③腹痛、恶心罕见。④可发生过敏反应,如瘙痒、皮疹、荨麻疹。

三、DPP-4抑制剂

(一)概述

目前在国内上市的DPP-4抑制剂为沙格列汀、西格列汀、阿格列汀、利格列汀和维格列汀。对我国2型糖尿病患者的临床研究结果显示,DPP-4抑制剂的降糖疗法(去除安慰剂效应后)可使HbA1c降低0.4%~0.9%。单独使用DPP-4抑制剂不增加低血糖发生的风险,DPP-4抑制剂对体重的作用为中性或轻度增加。利格列汀、西格列汀、维格列汀不增加心血管病变发生风险。从对2型糖尿病患者使用沙格列汀的心血管结果评估研究中观察到,在具有心血管疾病高风险的患者中,沙格列汀的治疗与因心力衰竭而住院的风险增加相关。在有肾功能不全的患者中使用西格列汀、沙格列汀、阿格列汀和维格列汀时,应注意按照药物说明书来减少药物剂量。在有肝、肾功能不全的患者中使用利格列汀时不需要调整剂量。我国的研究显示,在二甲双胍联用西格列汀的基础上加格列美脲、格列齐特缓释片、瑞格列奈或阿卡波糖后可以进一步降低HbA1c。常见的DPP-4抑制剂见表6-5。

表6-5 DPP-4抑制剂

通用名	英文名	商品名	每片剂量/mg	剂量范围/(mg·d^{-1})	半衰期/h	作用时间/h
沙格列汀	saxagliptin	安立泽	5	5	2.5	24
沙格列汀+二甲双胍缓释片	saxagliptin/metformin-XR	安立格	5/500 5/1 000 2.5/1 000	—	—	—
西格列汀	sitagliptin	捷诺维	100	100	12.4	24
西格列汀+二甲双胍	sitagliptin/metformin	捷诺达	50/500 50/850	—	—	—
阿格列汀	alogliptin	尼欣那	25	25	21	1~2（达峰时间）
利格列汀	linagliptin	欧唐宁	5	5	12	1.5（达峰时间）
利格列汀+二甲双胍	linagliptin/metformin	欧双宁	2.5/500 2.5/850 2.5/1 000	—	—	—
维格列汀	vildagliptin	佳维乐	50	50~100	2	24
维格列汀+二甲双胍	vildagliptin/metformin	宜合瑞	50/850 50/1 000	—	—	—

（二）作用机制

DPP-4抑制剂是一种高效二肽基肽酶-4（Dipeptidyl Peptidase 4，DPP-4）抑制剂，通过选择性抑制DPP-4而减少内源性GLP-1在体内的失活，使内源性GLP-1和GIP水平升高，GLP-1以葡萄糖浓度依赖的方式增强胰岛素分泌，抑制胰高糖素分泌，从而调节血糖。进餐后GLP-1在肠道即时分泌，进而刺激胰腺产生葡萄糖依赖性胰岛素分泌，同时抑制胰高血糖素分泌，延迟胃排空。在生理状态下，DPP-4可快速降解GLP-1和GIP，使其失去活性，且在治疗浓度下不会抑制与DPP-4密切相关的DPP-8或DPP-9，而服用DPP-4抑制剂可以使内源性GLP-1水平升高3~4倍，从而有效降低糖化血红蛋白和餐后血糖，且不影响体重，没有明显的低血糖风险。

（三）临床应用

（1）用法与用量。口服，推荐剂量为每日1次，服药时间不受进餐影响。

（2）适应证。①饮食、运动基础上单药治疗改善2型糖尿病患者的血糖控制。②单独使用二甲双胍血糖控制不佳时，可与二甲双胍联合使用。

（3）禁忌证。①对DPP-4抑制剂有严重过敏反应的患者，包括发生过敏反应、血管性水肿或严重皮肤不良反应的患者。②1型糖尿病或糖尿病酮症酸中毒的患者。

（4）不良反应。①过敏反应、血管性水肿、皮疹和严重皮肤不良反应。②肝酶升高。③急性胰腺炎。

四、GLP-1受体激动剂

（一）概述

GLP-1受体激动剂通过激动GLP-1受体而发挥降低血糖的作用。GLP-1受体激动剂以葡萄糖浓度依赖的方式增强胰岛素分泌、抑制胰高糖素分泌，并能延缓胃排空，通过中枢性的食欲抑制来减少进食量。目前国内上市的GLP-1受体激动剂为艾塞那肽、利拉鲁肽、贝那鲁肽和利司那肽，均需皮下注射。GLP-1受体激动剂可有效降低血糖，并有显著降低体重和改善TG、血压的作用。单独使用GLP-1受体激动剂无明显增加低血糖发生的风险。GLP-1受体激动剂可以单独使用或与其他降糖药联合使用。多项临床研究结果显示，在一种口服降糖药（二甲双胍、磺脲类）治疗失败后加用GLP-1受体激动剂有效。GLP-1受体激动剂的常见不良反应为胃肠道症状（如恶心、呕吐等），主要见于初始治疗时，不良反应可随治疗时间延长逐渐减轻。研究报道，利拉鲁肽、利司那肽和艾塞那肽在伴有心血管病史或心血管危险因素的2型糖尿病患者中应用，具有有益的作用及安全性。常见的GLP-1受体激动剂见表6-6。

表6-6　GLP-1受体激动剂

通用名	英文名	商品名	每支剂量	剂量范围/（mg·d^{-1}）	半衰期/h	作用时间/h
艾塞那肽	exenatide	百泌达	0.3 mg/1.2 mL 0.6 mg/2.4 mL	0.01～0.02	2.4	10
利拉鲁肽	liraglutide	诺和力	18 mg/3 mL	0.6～1.8	13	24
贝那鲁肽	benaglutide	宜生泰	4.2 mg/2.1 mL	0.3～0.6	0.25	2
利司那肽	lixisenatide	利时敏	0.15 mg/3 mL 0.3 mg/3 mL	0.01～0.02	2～4	1～2（达峰时间）

（二）作用机制

肠促胰岛激素包括GLP-1和GIP，由肠道全天释放，并且在进餐后水平升高。肠促胰岛激素是参与葡萄糖内环境稳态生理学调控的内源性系统的一部分。当血糖浓度正常或升高时，GLP-1和GIP可通过涉及环磷腺苷的细胞内信号途径增加胰岛β细胞合成并释放胰岛素。在2型糖尿病动物模型中，GLP-1治疗可以改善胰岛素的生物合成与释放。随着胰岛素水平的升高，组织对葡萄糖摄取作用增强。此外，GLP-1还可以抑制胰岛α细胞分泌胰高糖素。胰高糖素浓度的降低和胰岛素水平的升高可降低肝葡萄糖生成，从而降低血糖水平。GLP-1和GIP的作用具有葡萄糖浓度依赖性，当血糖浓度较低时，GLP-1不会促进胰岛素释放，也不会抑制胰高糖素分泌。当血糖浓度高于正常浓度时，GLP-1和GIP促进胰岛素释放的作用增强。此外，GLP-1不会损伤机体对低血糖的正常胰高糖素释放反应。GLP-1和GIP活性受DPP-4酶的限制，后者可以快速水解肠促胰岛激素，产生非活性产物。

(三) 临床应用

(1) 用法与用量。①艾塞那肽：起始剂量为每次5 μg，每日2次，在早餐和晚餐前60 min内（或每日的2顿主餐前，给药间隔大约6 h或更长）皮下注射，不应在餐后注射；根据血糖情况，在治疗1个月后剂量可增加至每次10 μg，每日2次。②利拉鲁肽：起始剂量为0.6 mg/d，皮下注射，可在任意时间注射，无须根据进餐时间给药；至少1周后，剂量应增加至1.2 mg/d，最大剂量不超过1.8 mg/d。③贝那鲁肽：起始剂量为每次0.1 mg，每日3次，餐前5 min皮下注射；治疗2周后，剂量应增加至每次0.2 mg，每日3次。④利司那肽：起始剂量为每次10 μg，每日1次，应用14日，维持剂量；在第15日开始20 μg为固定维持剂量，每日1次；给药时间在每日的任何一餐前1 h内；当选择了最方便的一餐后，最好在同一餐前注射；如果遗漏了一次给药，应在下一餐前1 h内注射。

(2) 适应证。成人2型糖尿病患者。

(3) 禁忌证。①对GLP-1药物活性成分或者任何其他辅料过敏者。②1型糖尿病或糖尿病酮症酸中毒者。③胰腺炎、炎症性肠病和糖尿病性胃轻瘫患者。④有甲状腺髓样癌（MTC）既往史或家族史患者，以及2型多发性内分泌肿瘤综合征（MEN2）患者。⑤妊娠期或者哺乳期妇女。⑥18岁以下患者。⑦重度肾功能或中、重度肝功能损害者。

(4) 不良反应。①常见胃肠道不良反应，包括恶心、呕吐和腹泻，一般轻度到中度，症状发生频率和严重程度会随治疗时间的延长而降低。②已经发现与发生胰腺炎风险相关。③已经报道包括血降钙素升高、甲状腺肿和甲状腺肿瘤在内的甲状腺不良事件，尤其在之前患有甲状腺疾病的患者。

(冯晓丹)

第四节　中医中药治疗

一、概述

中医对糖尿病及"消渴病"的观察由来已久，并在治疗中积累了丰富的经验。临床实践证明，不少中药可减轻糖尿病症状，并在一定程度上降低血糖，尤其在预防和延缓糖尿病慢性并发症的发生、发展方面有着较好的作用。但在降低血糖方面，特别在中度、重度糖尿病患者中，中药一般只作为辅助用药，联合用药可减少口服降糖药物或胰岛素的用量。临床用于治疗糖尿病的消渴方剂中的中药达100多种，其中使用频率较高的有花粉、麦冬、丹参、黄芪、山药、生地、知母、五味子、黄连、党参、人参、枸杞、生石膏、玉竹、苦瓜、夏枯草、仙鹤草、葛根及苍术等。临床上应用中药治疗糖尿病需辨证论治，随证加减。临床常用的治疗方法有清热润燥法、益气养阴法、治肾为本法、健运脾胃法、从肝论治法及活血化瘀法。另外，目前临床应用于降血糖的中成药消渴丸、愈三消、黄芪降糖片和中汇糖脉康等均有一定的辅助降血糖作用。但值得注意的是，一些中成药制剂可能同时配伍使用了一些磺脲类降血糖药物，如消渴丸中含有优降糖（10粒消渴丸约含优降糖2.5 mg），应用时需注意，它增强了中药方剂的降血糖作用，亦可能致低血糖的发生。中药在糖尿病的治疗中具有相当重要的地位，但目前不少广告和一些不适当的宣传可能扩大了中药的降糖作用，声称某中药制剂或某偏方、祖传秘方等可以使胰岛细胞再生，修复胰岛素基因，可以根治糖尿病，甚至不建议患者进行基本的饮食治疗和运动治疗，这是不严谨和不科学的。

不少中药在降血糖的同时，还对糖尿病慢性并发症的防治有较好的作用。动物实验证实，水飞蓟可以抑制醛糖还原酶活性，中药川芎、丹参及当归等可活血化瘀、通络，从而可能对糖尿病神经血管并发症有独特的防治作用。

糖尿病属中医学消渴范畴。古人所述消渴病，是以多饮、多食、多尿、身体消瘦，或尿浊、尿有甜味为特征的病证。以阴虚为本，燥热为标主论，采用上、中、下消辨证。而现代，糖尿病多以肥胖为特征。中医称糖尿病为糖络病，将其分为脾瘅（肥胖型）和消瘅（消瘦型）两大类型。脾瘅多以过食肥甘、久坐少动为始动因素，以中满内热为核心病机，包括大部分的2型糖尿病；消瘅多以脏腑柔弱、情志怫郁或卫分郁热为始动因素，以气分热盛为核心病机，包括1型糖尿病及部分2型糖尿病。糖尿病全程分为郁、热、虚、损四个自然演变分期。热阶段多见于糖尿病的早期，郁阶段多见于糖尿病的前期，虚阶段多见于糖尿病的中期，损阶段多见于糖尿病的晚期。应在分类分期基础上，根据不同阶段的核心病机进行分型论治。

近10年来，中医、中药在糖尿病的研究方面逐渐规范化、系统化，研究者分别针对糖尿病前期、糖尿病期以及糖尿病并发症开展了系列循证研究，获得了一些临床证据，为2型糖尿病的防治提供更多的选择。但中医药长期应用的安全性有待进一步研究及评估。

二、病因病机

1. 饮食不节，醇酒厚味，损伤脾胃

由于长期过食肥甘，醇酒厚味，致脾胃运化失职，蕴成内热，化燥伤津而发为消渴。正如《医门法律》所说："肥而多嗜，醇酒厚味，孰为限量哉！久之食饮酿成内热，津液干涸……愈消愈渴，其膏粱愈无已，而中消之病遂成矣。"

2. 情志失调，五志过极，化火伤阴

由于长期的精神刺激，情志失调，五志过极，气机郁结，郁久化火，消烁阴津而形成消渴，如刘河间谓："消渴者……耗乱精神，过违其度之所成也。"

3. 劳役过度，肾虚精伤

肾虚则固摄无权，精伤则气不化水，固小便多而为消渴；精伤亦致阴伤，阴虚则火旺，复燥伤阴津，亦致消渴，《千金要方》谓："盛壮之时，不自慎惜，快情纵欲，极意房中，稍至年长，肾气虚竭……此皆由房事不节所致也。"

4. 素体虚弱，脏腑柔弱，阴阳亏损而发为消渴

《灵枢·五变》谓："五脏皆弱者，善病消瘅。"

上述四个病因，均可导致消渴，但其病机特征为阴虚燥热，以阴虚为本，燥热为标，且两者互为因果，燥热甚则阴虚愈甚，阴愈虚则燥热愈甚，而病变脏腑在于肺、胃与肾，且以肾为重。如肺燥阴虚，津液失于滋布，则口干舌燥，烦渴多饮而为上渴；若胃热炽盛，则腐熟水谷力强而多食易饥，病为中消；如肾虚精亏，无以约束小便，则尿频量多有脂膏，是为下消；因肺燥、胃热与肾虚三者每多同时存在，故多饮、多食、多尿等症状可同时出现。

本病病程长，迁延日久，燥热耗阴，阴虚则气烁，故可见气阴两伤；阴虚日久，阳亦不足，则可致阴阳两虚，并可因阴血亏虚而瘀血内阻，变生诸证。随着病情进展，肺燥阴伤，可并发肺痨；阴虚亏耗，肝失滋润，则可见雀目、内障、耳聋；燥热内炽，蕴毒成脓，可发为疮疖、痈疽；阻虚燥热，炼液为痰，痰阻经络，可致中风偏瘫或胸痹心痛；亦可因阴竭阳亡而昏迷厥脱。

三、诊断要点

（1）典型病例以口渴多饮、多食易饥、尿量频多，形体消瘦或尿有甜味为临床特征，凡有此特征者均可诊断为消渴病。

（2）不典型病例初起"三多"症状不著，但如经查空腹、餐后2 h血糖和尿糖、尿比重、葡萄糖耐量等确诊为糖尿病时，也可诊断为消渴病。

（3）本病迁延日久，常并发眩晕、肺痨、胸痹、心痛、中风、雀目、疮痈、肢体麻木等，严重者可出现烦渴、头痛、呕吐、腹痛、呼吸短促，甚至昏迷厥脱危象。

（4）本病多发于中年以后，若在青少年时期发病，则病情多较重；部分患者可有消渴病的家族史供参考。

（5）多有嗜食膏粱厚味、醇酒炙煿病史。

四、鉴别诊断

1. 口渴症

口渴症是指口渴饮水的一个临床症状，可出现于各种热性病的病程中，有其相应疾病的主症，不伴有多食、多尿、尿甜及消瘦等消渴病的特征。

2. 瘿病

本病可有多食、易饥及消瘦症状，同时有颈部一侧或两侧肿大、眼突、心悸及情绪激动等特征，无消渴病的多饮、多尿及尿甜等症状。

五、辨证要点

1. 辨三消

消渴病的"三多"症状往往同时存在，但轻重程度不同，故有上、中、下"三消"之分。口渴多饮为主者为上消，多属肺燥津伤；多食易饥为主者为中消，一般为胃热炽盛；尿频量多为主者为下消，多属肾虚所致。

2. 分标本

本病以阴虚为本，燥热为标。初起病程短者以燥热为主，病程较长则以阴虚与燥热并见，病久则以阴虚为主。后期则阴损及阳而表现为阴阳两虚。

3. 辨并发症

在本病过程中，可出现眩晕、肺痨、胸痹、心痛、中风、雀目、疮痈、肢体麻木等并发症。在治疗消渴病的同时，应兼顾并发症的辨证与治疗，如果并发症（如中风、眩晕、胸痹）急性发作并有生命危险时，则应以治疗并发症为主。

六、治疗要点

（1）2型糖尿病前期气阴两虚证，建议在生活方式干预的基础上，联合口服天芪降糖胶囊。

（2）2型糖尿病气阴两虚证，在单独应用二甲双胍疗效不佳的基础上，建议加用口服津力达颗粒。

（3）2型糖尿病早中期肠道湿热证，建议口服葛根芩连汤。

（4）2型糖尿病早中期肝胃郁热证，建议口服大柴胡汤加减。

（5）饮食控制：本病一经确诊，则应长期坚持饮食管制。在保证机体合理需要的情况下，制订科学的食谱，合理分配三餐的糖、脂肪与蛋白质的摄入量，配以蔬菜、豆类等，并应戒烟、酒、浓茶及咖啡。同时应保证身心愉快、情志平和，避免过劳，制订并实施有规律的生活起居制度。

七、分型论治

（一）上消——肺热津伤型

（1）临床表现。以烦渴多饮为主，伴见口干舌燥，随饮随渴，尿频量多，舌红少津，苔薄黄而干，脉数。

（2）治疗原则。清热润肺、生津止渴。

（3）代表方药。以《丹溪心法》的消渴方加减：生地黄、花粉各18 g，黄连、荷梗各10 g，沙参、麦冬各15 g，藕汁、姜汁、蜂蜜适量，水煎服，每日1剂。

（4）临床应用。如烦渴不止，小便频数，脉数无力者，为肺热津亏，气阴两伤，可用玉泉丸益气养阴，生津止渴：人参10 g，黄芪25 g，花粉、葛根、麦冬、茯苓各15 g，炙甘草6 g；如烦渴特甚，唇红舌红、苔黄干燥，脉数有力，则为肺热炽盛，宜用白虎加人参汤加减以清热泻火，益气生津：石膏30 g，知母9 g，粳米15 g，炙甘草3 g，人参6 g，黄连6 g。烦渴减轻后仍可用消渴法治疗。

（二）中消——胃热炽盛型

（1）临床表现。以多食易饥为主，伴见口渴，尿多，形体消瘦，大便燥结，舌红，苔黄，脉滑数有力。

（2）治疗原则。清胃泻火，养阴增液。

（3）代表方药。以《景岳全书》玉女煎加减：石膏30 g，熟地黄24 g，麦冬9 g，牛膝9 g，黄连6 g，山栀子9 g，水煎服，每日1剂。病重者可每日2剂。

（4）临床应用。大便燥结较重者可加玄参10 g，大黄6 g（后下）。如口渴引饮，能食与便溏并见，或饮食减少，精神不振，四肢乏力，舌淡，舌白而干，脉弱者，为脾胃气虚所致，宜用七味白术散健脾益气，生津止渴：人参、白术、茯苓各10 g，葛根15 g，木香、炙甘草、藿香各6 g。

（三）下消——肾阴亏损型

（1）临床表现。以尿频量多为主，伴见尿浊如脂膏，或尿甜，腰膝酸软，乏力，头晕，耳鸣，口干唇燥，大便干结，皮肤干燥，瘙痒，舌红，少苔，脉细数。

（2）治疗原则。滋阴补肾，润燥止渴。

（3）代表方药。以《小儿药证直诀》六味地黄汤加减：熟地黄24 g，山茱萸、淮山药各12 g，牡丹皮、泽泻、茯苓各9 g，水煎服，每日1剂。

（4）临床应用。如兼见烦躁，五心烦热，失眠、盗汗者，为阴虚火旺，可加知母、黄柏各10 g（即知柏地黄汤）；兼见神倦乏力，少气者，为气阴两伤，可加党参、黄精、黄芪各15 g以益气养阴；如尿量多而浑浊，可加益智仁、桑螵蛸、五味子各10 g，以益肾固涩。

（四）下消——阴阳两虚型

（1）临床表现。以小便频数量多，甚则饮一溲一，混浊如膏为主，伴见腰膝酸软，畏寒怕冷，形体消瘦，四肢欠温，耳轮干枯，面容憔悴，舌淡，苔白而干，脉沉细无力。

（2）治疗原则。温阳滋阴，补肾固涩。

（3）代表方药。以《金匮要略》肾气丸加减：附子、桂枝各10 g，熟地黄24 g，山茱萸、淮山药各12 g，牡丹皮、泽泻、茯苓各9 g，水煎服，每日1剂。

（4）临床应用。畏寒肢冷较甚者加鹿茸粉0.5 g冲服；小便频多较甚，可加覆盆子、金樱子、桑螵蛸各10 g。

（五）无症状型

（1）临床表现。无不适主诉，口不渴，饮食正常，小便正常，睡眠好，无并发症，但尿糖阳性，血糖偏高，舌淡红，苔薄白，脉缓，可有糖尿病家族史，多在体检时发现糖尿病。

（2）治疗原则。养阴润燥，活血化瘀。

（3）代表方药。二至四物汤加减：女贞子、墨旱莲、生地黄、赤芍各15 g，川芎、当归、黄连各6 g，桑寄生30 g，黄精18 g，水煎服，每日1剂。

（4）临床应用。随着医疗保健事业的发展，此类患者越来越多，在有不适主诉前检查，有利于早期发现糖尿病和早期防治。血糖较高者可加花粉，亦可用黄精30 g，三七6 g，五味子10 g，水煎代茶饮，每日1剂，连服30日为1疗程。

在上述5型论治的基础上，可酌情适当加用一些活血化瘀药物，如三七、丹参、赤芍、桃仁、红花等，因糖尿病的病理改变为血管病变，故加用活血化瘀药物有利于延缓糖尿病血管病变进展，减轻并发症，提高中医药防治效果。

八、中成药疗法

（一）辨病应用的中成药

（1）消渴丸。由黄芪、生地黄、花粉、格列本脲（优降糖）等组成。本药含有西药降糖药（每丸含格列本脲0.25 mg），故应根据血糖变化调整用药剂量。

（2）糖尿乐。由生山药、黄芪、生地黄、山茱萸、枸杞子、五味子、知母、葛根、红参、鸡内金组成，用于各型糖尿病。

（3）玉泉丸。由葛根、天花粉、生地黄、麦冬、五味子、甘草、糯米等组成，用于各型糖尿病。

（4）降糖片。由广西番石榴叶制成的片剂，用于各型糖尿病。

（5）消渴饮。由番石榴生果加少许罗汉果汁制成的水剂，用于各型糖尿病。

（6）丽仁降糖片。由荔枝核加工成浸膏片剂，用于2型糖尿病。

（7）消渴平片。由黄芪、人参、天花粉、天冬、知母、葛根等组成，用于各型糖尿病。

（8）降糖甲片。由黄芪、黄精、太子参、天花粉、生地黄组成，用于各型糖尿病。

（二）辨证应用的中成药

（1）生津消渴丸。由天花粉、黄芪、地黄、知母、石膏、五味子、麦冬、北沙参等组成，用于上消型糖尿病。

（2）清胃消渴丸。由石膏、玄参、麦冬、生地黄、知母、石斛、花粉、玉竹、山药、黄连组成，用于中消型糖尿病。

（3）益肾消渴丸。由熟地黄、山药、麦冬、生地黄、枸杞子、北沙参、黄芪、肉桂等组成，用于消阴阳两虚型糖尿病。

（4）知柏地黄丸。由知母、黄柏、生地黄、山茱萸、牡丹皮、泽泻、茯苓、山药组成，用于消阴虚型或阴虚火旺型糖尿病。

此外，如辨证属于气阴两虚者，可用人参固本丸；肾虚精亏者，可用金匮肾气丸、龟鹿二仙胶；阴虚火旺者，可用大补阴丸。对于以上中成药，由于药物组成、功能主治不同，应在中医专科医师的指导下应用。

九、针灸疗法

针灸疗法对部分糖尿病患者有降糖作用，也可以刺激自主神经系统，调节内分泌。主取肺俞、脾俞、胃俞、中脘、曲池、足三里、三阴交、气海等穴位，主要手法有针刺、艾灸等发，针刺手法以"虚则补之、实则泻之"为原则。也可以用耳针疗法，取内分泌、肺、脾、肾、胃、胰、缘中、肾上腺、渴点。糖尿病并发症如脑梗死、脑出血、膀胱病变、阳痿等症，也可用针灸治疗。由于针灸穴位选择、手法较复杂，必须由针灸医师操作，同时，要注意预防感染等并发症的发生。

（冯晓丹）

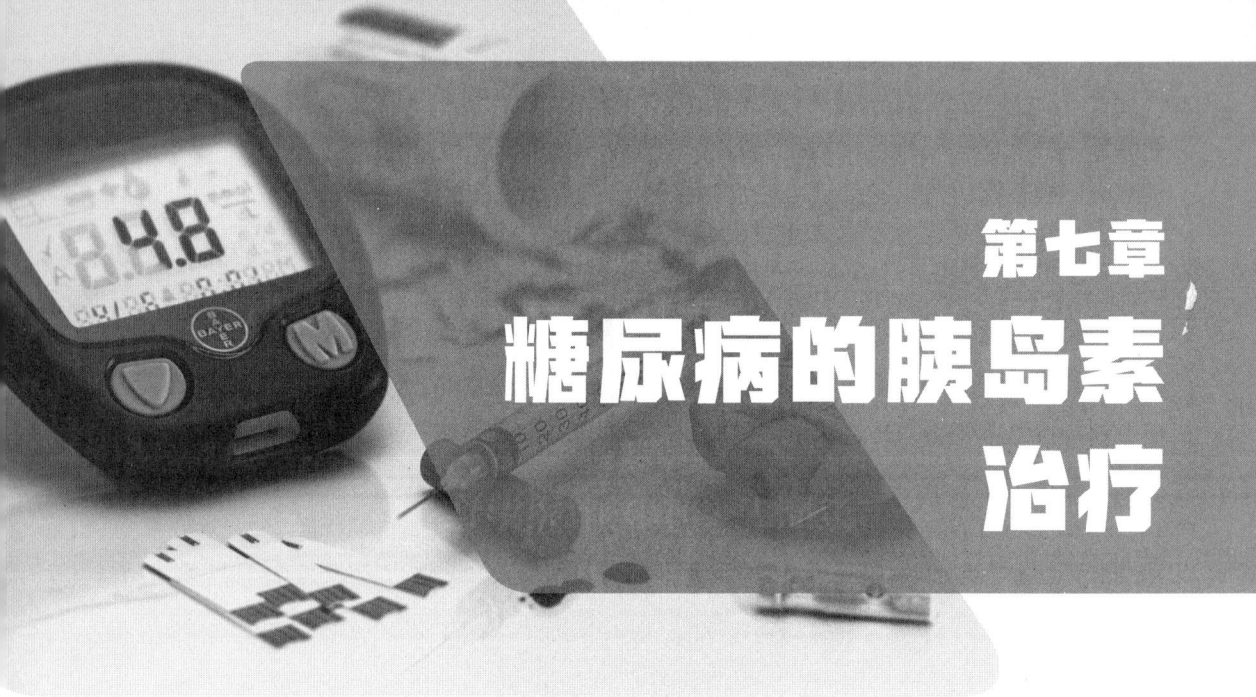

第七章 糖尿病的胰岛素治疗

第一节 概 述

胰岛素治疗是控制高血糖的重要手段。1型糖尿病患者依赖胰岛素维持生命,同时必须使用胰岛素控制高血糖,以及降低糖尿病并发症的发生风险。2型糖尿病患者在口服降糖药物效果不佳或存在口服药使用禁忌时,需要使用胰岛素,以控制高血糖和降低糖尿病并发症的发生风险。在某些情况下,尤其是糖尿病病程较长时,胰岛素可能是最主要的,甚至是必需的控糖措施。

与口服药物相比,胰岛素治疗涉及多个环节,如药物选择、治疗方案、注射装置、注射技术、SMBG、根据血糖监测结果进行的方案调整等。胰岛素治疗需要医务人员与患者密切合作,并且需要患者掌握更多的自我管理技能,如血糖自我监测、注射技能和注射剂量的调整等。开始胰岛素治疗后应指导患者继续坚持饮食控制和运动,并加强对患者的教育和指导,鼓励和指导患者进行血糖监测并掌握根据血糖监测结果来调整胰岛素剂量的技能,以控制高血糖和预防低血糖的发生。此外,使用胰岛素治疗的患者还应了解血糖达标、减少血糖波动的重要性,以及低血糖发生的危险因素、症状并掌握自救的措施。

(冯晓丹)

第二节　胰岛素剂型及特点

根据来源和化学结构的不同，胰岛素可分为动物胰岛素、人胰岛素和胰岛素类似物。根据作用特点的差异，胰岛素又可分为超短效胰岛素类似物、常规（短效）胰岛素、中效胰岛素、长效胰岛素、长效胰岛素类似物、预混胰岛素和预混胰岛素类似物。胰岛素类似物与人胰岛素相比，控制血糖的效能相似，但在降低低血糖发生风险方面更优。常用胰岛素及其作用特点见表7-1。

表7-1　常用胰岛素及其作用特点

	分类	起效时间/min	峰值时间/h	作用持续时间/h
短效、速效胰岛素制剂	短效胰岛素（RI）	15~60	2~4	5~8
	速效胰岛素类似物（门冬胰岛素）	10~15	1~2	4~6
	速效胰岛素类似物（赖脯胰岛素）	10~15	1~1.5	4~5
	速效胰岛素类似物（谷赖胰岛素）	10~15	1~2	4~6
中效、长效胰岛素制剂	中效胰岛素（NPH）	2.5~3.0	5~7	13~16
	长效胰岛素（PZI）	3~4	8~10	长达20
	长效胰岛素类似物（甘精胰岛素）	2~3	无峰	长达30
	长效胰岛素类似物（地特胰岛素）	3~4	3~14	长达24
	长效胰岛素类似物（德谷胰岛素）	1	无峰	长达42
预混胰岛素制剂	预混人胰岛素（30K，70/30）	0.5	2~12	14~24
	预混人胰岛素（40K）	0.5	2~8	24
	预混人胰岛素（50K）	0.5	2~3	10~24
	预混门冬胰岛素30	0.17~0.33	1~4	14~24
	预混门冬胰岛素50	0.25	0.5~1.17	16~24
	预混赖脯胰岛素25	0.25	0.5~1.17	16~24
	预混赖脯胰岛素50	0.25	0.5~1.17	16~24
	双胰岛素类似物（德谷门冬双胰岛素70/30）	14	1.2	超过24

资料来源：《中国2型糖尿病防治指南（2020年版）》（中华医学会糖尿病学分会）。

（冯晓丹）

第三节　胰岛素的临床治疗方案

一、胰岛素的治疗

（一）胰岛素起始治疗的指征

（1）1型糖尿病患者在发病时即开始胰岛素治疗，且不论病情轻重，有无急性和慢性并发症,均需终身胰岛素替代治疗,不可突然终止。

(2)新发病的2型糖尿病患者如有明显的高血糖症状、发生酮症或酮症酸中毒,可首选胰岛素治疗。待血糖得到良好控制和症状得到显著缓解后再根据病情确定后续的治疗方案。

(3)新诊断的糖尿病患者如分型困难,与1型糖尿病难以鉴别时,可首选胰岛素治疗。待血糖得到良好控制、症状得到显著缓解和确定分型后再根据分型和具体病情制订后续的治疗方案。

(4)2型糖尿病患者经合理的生活方式和口服降糖药物治疗,血糖仍未达标,即可开始口服降糖药物和起始胰岛素的联合治疗。

(5)在糖尿病病程中(包括新诊断的2型糖尿病),出现无明显诱因的体重显著下降时,应该尽早使用胰岛素治疗。

(6)糖尿病患者合并严重感染、消耗性疾病,严重肝、肾病变,视网膜病变,急性心肌梗死,脑血管意外等应激状态。

(7)糖尿病患者在妊娠、分娩、严重外伤和大中型手术的围手术期。

(8)根据患者具体情况,可选用基础胰岛素或预混胰岛素起始胰岛素治疗。

2型糖尿病胰岛素治疗路径见图7-1。

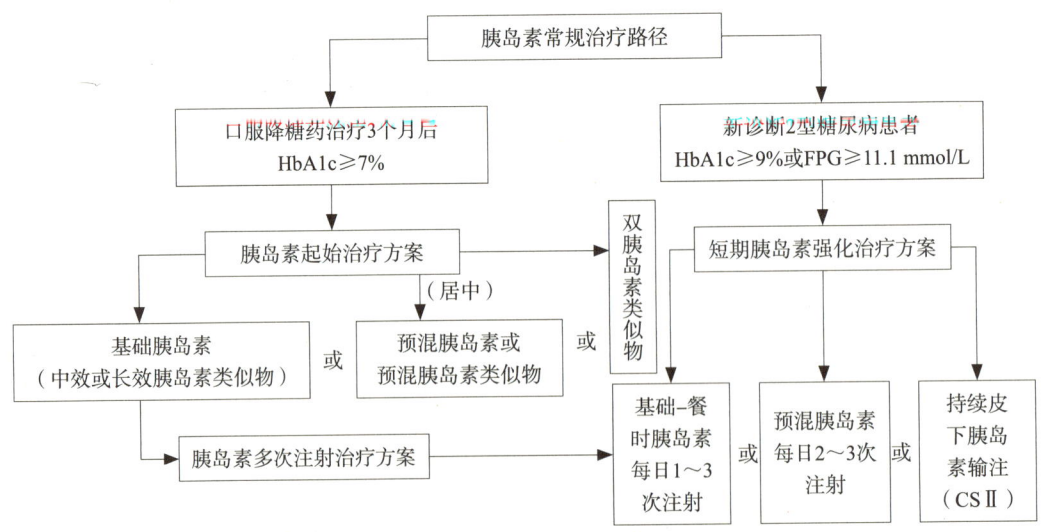

图7-1　2型糖尿病胰岛素治疗路径

资料来源:《中国2型糖尿病防治指南(2020年版)》(中华医学会糖尿病学分会)。

注:HbA1c,糖化血红蛋白;FPG,空腹血糖。

(二)胰岛素治疗的整体方案

糖尿病患者胰岛素治疗的目的,是单独或联合使用不同剂型的胰岛素,通过不同的给药方案,达到或接近正常人的胰岛素作用曲线,使血糖水平达到或接近生理水平,从而减少糖尿病急性和慢性并发症的发生和发展，提高患者的生活质量，改善患者的预后。

1. 1型糖尿病患者的胰岛素治疗方案

糖尿病控制和并发症试验（DCCT）的研究结果表明，经胰岛素强化治疗，即胰岛素每日3次或4次注射或胰岛素泵治疗，维持全天血糖水平接近正常，能大幅度降低视网膜、肾脏、神经和大血管的发病率或延缓糖尿病并发症的发展。1型糖尿病患者内源性胰岛素绝对缺乏，不论病情轻重，有无急性和慢性并发症，均需终身胰岛素替代治疗，一般采用早餐、午餐、晚餐前注射短效人胰岛素或速效胰岛素类似物，睡前注射中效人胰岛素或长效胰岛素类似物治疗。

2. 2型糖尿病患者的胰岛素治疗方案

（1）补充疗法。原口服降糖药物剂量不变，加用中效人胰岛素或长效胰岛素类似物于睡前或早餐前一次注射。

（2）替代疗法。停用原口服降糖药物，起始胰岛素治疗，从初始剂量开始，逐步调整胰岛素剂量，直至血糖达标，根据患者病情持续治疗一定时间或长期使用胰岛素。

（3）半替代疗法。在使用口服二甲双胍、阿卡波糖等降糖药物的基础上，加用短效人胰岛素或速效胰岛素类似物，或预混胰岛素，或在胰岛素替代疗法基础上加用上述口服降糖药，减少胰岛素剂量。

二、胰岛素起始治疗方案

1. 基础胰岛素

（1）基础胰岛素包括中效人胰岛素和长效胰岛素类似物。当仅使用基础胰岛素治疗时，可保留原有各种口服降糖药物，不必停用胰岛素促泌剂。

（2）使用方案。继续口服降糖药物治疗，联合中效人胰岛素或长效胰岛素类似物睡前注射。起始剂量为0.1～0.3 U/（kg·d）。根据患者空腹血糖水平调整胰岛素用量，通常每3～5日调整1次，根据血糖水平每次调整1～4 U，直至空腹血糖达标。

（3）如3个月后空腹血糖控制理想，但HbA1c不达标，应考虑调整胰岛素治疗方案。

2. 预混胰岛素

（1）预混胰岛素包括预混人胰岛素和预混胰岛素类似物。根据患者的血糖水平，可选择每日1～2次的注射方案。

（2）每日1次预混胰岛素。起始胰岛素剂量一般为0.2 U/（kg·d），晚餐前注射。根据患者空腹血糖水平调整剂量，通常每3～5日调整1次，根据血糖水平每次调整剂量为1～4 U，直至空腹血糖达标。

（3）每日2次预混胰岛素。起始胰岛素剂量一般为0.2～0.4 U/（kg·d），全天总量的2/3用于早餐前，另1/3用于晚餐前；或按1∶1的比例分配早餐前和晚餐前的胰岛素用量，每3～5日调整1次，根据血糖水平每次调整剂量为1～4 U，直至血糖达标。

（4）1型糖尿病在蜜月期阶段，可短期使用预混胰岛素每日2～3次注射。预混胰岛素不宜用于1型糖尿病的长期血糖控制。

三、胰岛素的多次治疗

（一）多次皮下注射胰岛素

在胰岛素起始治疗的基础上，经过充分的剂量调整，如患者的血糖水平仍未达标或出现反复的低血糖，需进一步优化治疗方案。可以采用餐时-基础胰岛素（每日2～4次）或每日2～3次预混胰岛素进行胰岛素强化治疗。初始胰岛素剂量可按千克体重进行初步估算，初始胰岛素用量确定后，可按早餐前＞晚餐前＞午餐前的原则，分配到三餐前进行皮下注射。早餐后体内拮抗激素的分泌处于高峰时期，故所需胰岛素量最大。胰岛素作用时间与剂量成正相关，即剂量越大，作用时间越长，早餐前胰岛素往往作用到午餐前后1～2 h，因此午餐前胰岛素用量较少。由于午餐前胰岛素用量小，早餐前胰岛素到晚餐前已无作用，次日餐前胰岛素到次晨才用，故晚餐前胰岛素用量相较午餐前多。由于午餐后和夜间拮抗胰岛素激素的分泌量逐渐减少，为防止低血糖的发生，晚餐前胰岛素用量应少于早餐前。具体使用方法如下：

（1）餐时-基础胰岛素。起始胰岛素剂量：1型糖尿病患者，初诊时可按0.3～0.5 U/（kg·d），蜜月期按0.1～0.2 U/（kg·d），应激状态下按0.6～1.0 U/（kg·d）。2型糖尿病患者可按0.3～0.8 U/（kg·d）。根据睡前和餐前血糖的水平分别调整睡前和餐前胰岛素用量，每3～5日调整1次，根据血糖水平每次调整剂量为1～4 U，直至血糖达标。开始使用餐时-基础胰岛素方案时，可在基础胰岛素的基础上采用仅在一餐前（如主食）加用餐时胰岛素的方案。之后根据血糖的控制情况决定是否在其他餐前加用餐时胰岛素。

（2）每日2～3次预混胰岛素（预混人胰岛素每日2次，预混胰岛素类似物每日2～3次）。起始胰岛素剂量一般为0.2～0.4 U/（kg·d），全天总量的2/3用于早餐前，另1/3用于晚餐前；或按1∶1的比例分配早餐前和晚餐前的胰岛素用量，根据睡前和三餐前血糖水平进行胰岛素剂量调整，每3～5日调整1次，根据血糖水平每次调整剂量为1～4 U，直到血糖达标。

研究证明，对2型糖尿病患者采用餐时-基础胰岛素（每日4次）与每日3次预混胰岛素类似物进行治疗时，降低HbA1c的效能、低血糖发生率、胰岛素总剂量和对体重的影响在两组间无明显差别。

（3）CSⅡ是胰岛素强化治疗的一种形式，需要使用胰岛素泵来实施治疗。经CSⅡ输入的胰岛素在体内的药物代谢动力学特征更接近生理性胰岛素分泌模式。与多次皮下注射胰岛素的强化胰岛素治疗方法相比，CSⅡ治疗与低血糖的发生风险降低相关。在胰岛素泵中只能使用短效胰岛素或速效胰岛素类似物。

CSⅡ的主要适用人群：1型糖尿病患者、计划受孕和已怀孕的糖尿病妇女或需要胰岛素治疗的GDM患者、需要胰岛素强化治疗的2型糖尿病患者。

（二）短期胰岛素强化治疗方案

对于HbA1c≥9%或空腹血糖≥11.1 mmol/L伴明显高血糖症状的新诊断2型糖尿病患者可实施短期胰岛素强化治疗，治疗时间以2周至3个月为宜，治疗目标为空腹血糖为4.4～7.0 mmol/L，非空腹血糖＜10 mmol/L，可暂时不以HbA1c达标作为治疗目标。胰岛素强化治疗时应同时对患者进行医学营养及运动治疗，并加强对患者的教育。胰岛素强化治疗方案包括基础-餐时胰岛素治疗方案（多次皮下注射胰岛素）或CSⅡ，或预混胰岛素每日注射2～3次的方案。具体使用方法如下：

（1）多次皮下注射胰岛素。基础-餐时胰岛素每日1～3次注射。血糖监测方案需每周至少3日，每日3～4点血糖监测。根据睡前和三餐前血糖水平分别调整睡前和三餐前的胰岛素用量。每3～5日调整1次，根据血糖水平每次调整的剂量为1～4 U，直到血糖达标。

（2）每日2～3次预混胰岛素（预混人胰岛素每日2次，预混胰岛素类似物每日2～3次）。血糖监测方案需每周至少3日，每日3～4点血糖监测。根据睡前和三餐前血糖水平进行胰岛素剂量调整。每3～5日调整1次，根据血糖水平每次调整的剂量为1～4 U，直到血糖达标。

（3）CSⅡ。血糖监测方案需每周至少3日，每日5～7点血糖监测。根据血糖水平调整剂量，直到血糖达标。

对于短期胰岛素强化治疗未能诱导缓解的患者，是否继续使用胰岛素治疗或改用其他药物治疗，应根据患者的具体情况来确定。对治疗达标且临床缓解者，可定期（如3个月）随访监测；血糖再次升高，即空腹血糖≥7.0 mmol/L，或餐后2 h血糖≥10 mmol/L的患者需重新起始药物治疗。

四、特殊情况下胰岛素的应用

（一）围手术期糖尿病

糖尿病患者需要进行手术治疗时，常合并大血管和微血管并发症，这将增加手术风险。手术应激可使血糖急剧升高，增加术后管理的难度，亦是术后病死率增加的原因之一。高血糖又可造成感染发生率增加和伤口愈合延迟。因此围手术期的血糖管理至关重要，包括以下几个方面：

1. 术前准备及评估

（1）择期手术，应对血糖控制以及可能影响手术预后的糖尿病并发症进行全面评估，包括心血管疾病、自主神经病变和肾病。对多数住院患者推荐血糖控制目标为

7.8～10.0 mmol/L，对少数患者如低血糖风险低、拟行心脏手术者以及其他精细手术者可建议更为严格的血糖控制目标（6.1～7.8 mmol/L），而对重症及低血糖风险高危患者可制订个体化血糖控制目标。口服降糖药治疗的患者在手术前24 h应停用二甲双胍，在接受小手术的术前一晚及手术当日应停用所有口服降糖药物。对于口服降糖药物血糖控制不佳的及接受大、中型手术的患者，应及时改用胰岛素治疗，餐时-基础胰岛素联合治疗可以有效改善血糖控制。

（2）急诊手术，主要评估血糖水平，以及有无酸碱、水、电解质平衡紊乱。如果存在以上情况，应及时纠正。如手术有利于减轻或缓解病情，无需在术前严格设定血糖控制目标，应尽快做术前准备，并同时给予胰岛素降低高血糖，推荐胰岛素静脉输注治疗。

2. 术中处理

对于仅需单纯饮食治疗或小剂量口服降糖药物即可使血糖控制达标的2型糖尿病患者，在接受小手术时，术中不需要使用胰岛素。在大、中型手术术中，需静脉应用胰岛素，并加强血糖监测，血糖控制的目标为7.8～10.0 mmol/L。术中可输注5%葡萄糖液，输注率为100～200 mL/h，以防止低血糖。葡萄糖-胰岛素-钾联合输入是代替分别输入胰岛素和葡萄糖的简单方法，需根据血糖变化及时调整葡萄糖与胰岛素的比例。

3. 术后处理

在患者恢复正常饮食以前，仍予胰岛素静脉输注，恢复正常饮食后可予胰岛素皮下注射。对不能进食的患者可仅给予基础胰岛素，可正常进餐患者推荐予基础胰岛素联合餐时胰岛素的治疗方案。对于术后需要重症监护或机械通气的患者，如血糖＞10 mmol/L，通过持续静脉胰岛素输注将血糖控制在7.8～10 mmol/L范围内比较安全。中、小型手术后一般的血糖控制目标为空腹血糖＜7.8 mmol/L，随机血糖＜10 mmol/L。对于既往血糖控制良好的患者，可考虑更严格的血糖控制，同样应注意防止低血糖的发生。

（二）危重糖尿病患者

血糖监测与控制是危重糖尿病患者重要的诊疗内容，控制血糖可以使危重糖尿病患者获益，但临床研究显示，对危重患者强化降糖并未降低死亡率，甚至部分研究显示会增加死亡风险，因此，对危重糖尿病患者的血糖管理推荐遵循以下原则：

（1）血糖控制目标。对于多数危重糖尿病患者，推荐血糖控制目标为7.8～10 mmol/L，对低血糖易感者可以根据患者的临床状态及合并状况给予个体化血糖控制目标。

（2）胰岛素治疗方案。对于危重糖尿病患者，强烈建议给予静脉胰岛素输注治疗，胰岛素剂量应依据每小时血糖监测结果进行调整，并应避免发生严重低血糖。

（三）孕期糖尿病

1. 血糖控制目标

在不出现低血糖的前提下，空腹和餐后血糖尽可能接近正常，建议在HbA1c＜6.5%

时妊娠，应用胰岛素治疗者可在HbA1c＜7.0%时妊娠。所有类型孕期糖尿病的孕期血糖控制目标：空腹血糖＜5.3 mmol/L，餐后1 h血糖＜7.8 mmol/L，餐后2 h血糖＜6.7 mmol/L。

2. 胰岛素治疗方案

（1）怀孕时首选药物是胰岛素，所有口服药物均缺乏长期安全性的数据。可应用于孕期的胰岛素类型：所有的人胰岛素（短效胰岛素、NPH及预混的人胰岛素）、胰岛素类似物（门冬胰岛素和赖脯胰岛素）。

（2）孕期胰岛素使用方案。对于空腹及餐后血糖均升高的患者，推荐采用三餐前短效或速效胰岛素+睡前NPH。由于存在孕期胎盘胰岛素抵抗导致的餐后血糖升高更为显著的特点，预混胰岛素应用存在局限性，不作为常规推荐。

（四）儿童和青少年2型糖尿病

（1）总体目标。通过饮食控制和体育锻炼取得和维持标准体重，使血糖处于正常水平，同时改善高血压、高血脂、非酒精性脂肪肝等代谢紊乱，防止及延缓慢性并发症的发生。血糖控制目标是空腹血糖＜7.0 mmol/L，HbA1c尽可能控制在6.5%以下。

（2）在通过改变生活方式不能很好地控制血糖时，需开始药物治疗，可以单用二甲双胍或胰岛素，也可两者联合使用。根据血糖控制情况采用基础胰岛素或餐时胰岛素治疗。胰岛素治疗可采用每日1次NPH或基础胰岛素［开始剂量为0.25～0.5 U/（kg·d）］。如果出现严重高血糖、酮症/酮症酸中毒，亦采用胰岛素治疗。

（五）糖尿病合并感染

糖尿病容易并发各种感染，细菌感染最为常见，在血糖控制较差的患者中真菌的感染亦较常见，糖尿病并发感染可形成一个恶性循环，即感染导致难以控制的高血糖，而高血糖进一步加重感染。糖尿病患者手术部位的感染概率大。感染可诱发糖尿病急性并发症，感染也是糖尿病的重要死因。

严格控制血糖为首要措施，胰岛素治疗为首选；进行有效的抗感染治疗，并根据药物敏感试验结果及时调整抗生素。

五、胰岛素注射装置和注射技术

胰岛素注射装置包括胰岛素注射笔、胰岛素笔或特充装置、胰岛素注射器或胰岛素泵。胰岛素注射装置的合理选择和正确的胰岛素注射技术是保证胰岛素治疗效果的重要环节，患者可根据个人需要和经济状况选择胰岛素注射装置。接受胰岛素治疗的患者应接受与胰岛素注射相关的教育，以掌握正确的胰岛素注射技术。

胰岛素注射技术相关的教育内容包括胰岛素治疗方案、注射装置的选择及管理、注射部位的选择、护理及自我检查、正确的注射技术（包括注射部位的轮换、注射角度及捏皮的合理运用）、注射相关并发症及其预防、选择长度合适的针头、针头使用后的安全处置。

（冯晓丹）

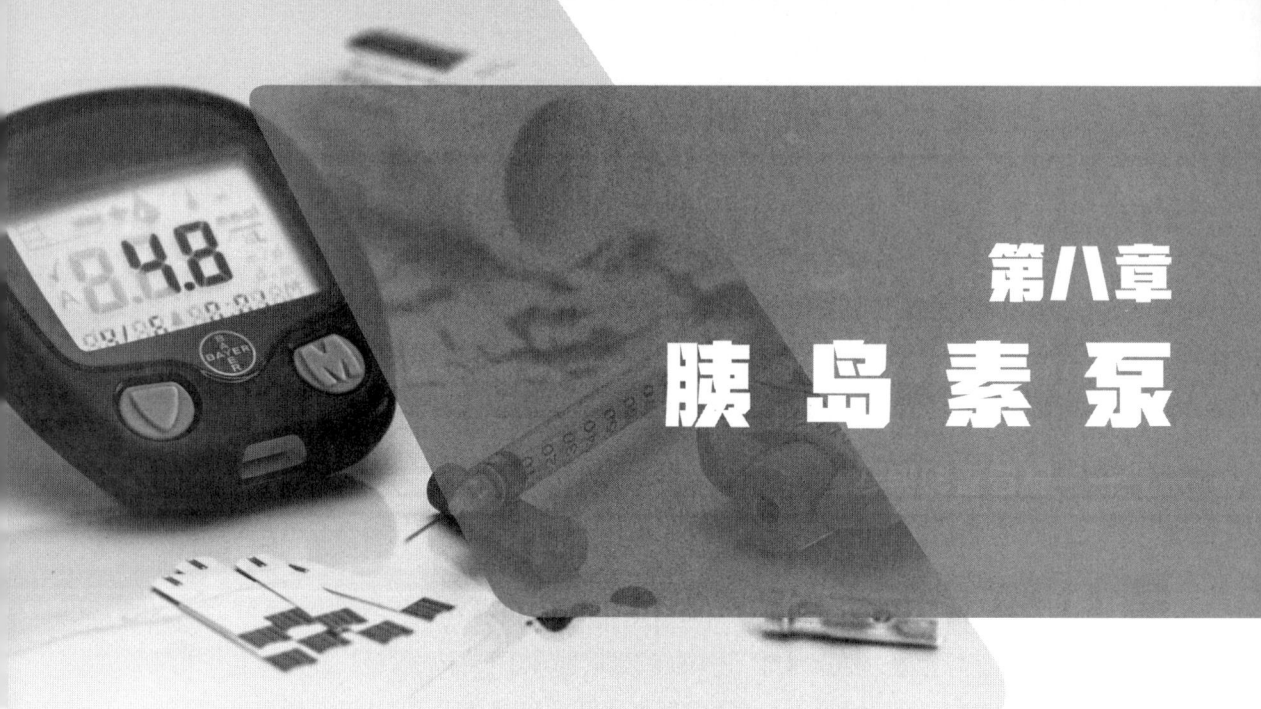

第八章 胰岛素泵

第一节 概述

一、胰岛素泵的构成

按照与进餐的关系,生理状态下胰岛素分泌可大致分为两部分:一是不依赖进餐的持续微量分泌,以及基础胰岛素分泌,此时胰岛素以间隔8～13 min脉冲形式分泌;二是由进餐后高血糖刺激引起的大量胰岛素分泌。胰岛素泵通过人工智能控制,以可调节的脉冲式皮下注射方式,模拟体内基础胰岛素分泌;同时在进餐时,根据食物种类和总量设定餐前胰岛素及输注模式以控制餐后血糖。此外,人们还可以根据自身活动量,随时调整胰岛素泵的胰岛素用量来应对高血糖和低血糖。

胰岛素泵主要由四个部分组成:含有微电子芯片的人工智能控制系统、电池驱动的机械泵系统、胰岛素储药器、与储药器相连的输注管和皮下注射装置。输注管前端可通过皮下注射装置埋入患者的皮下。工作状态下,泵的机械系统接收控制系统的指令,驱动胰岛素储药器内的活塞,最终将胰岛素通过输液管输入皮下。含有微电子芯片的人工智能控制系统是胰岛素泵工作的核心部件,具有负责记忆人为设定的胰岛素基础率、餐前大剂量与输出时间,检测当前胰岛素储药器内胰岛素余量及已注射的胰岛素剂量和时间,检测输注导管系统压力和电子系统自检,检测到异常时发出报警等功能。胰岛素泵的胰岛素输注量可达到0.01 U,即0.1 μL,是极微量的,因此对马达的要求很高。储药系统包括胰岛素储药器、输注导管系统，用于胰岛素的储存和输出。由于胰岛素泵是输注极微量的胰岛素到体内，这样就要求储药系统所使用的材料不能吸附胰岛素，不能与胰岛素及其成分（如防腐剂）起反应，同时在保证患者舒适的前提下，导管系统无论怎样弯曲其内径和容积不能发生变化，因此对储药系统所用的材料和生产工艺要求较高。电池是胰岛素泵的电力系统，可以使用胰岛素泵专用电池，亦可以使用AAA7号电池。此外，带有实时动态血糖监测（real-time CGM）的胰岛素泵能够帮助医生和糖尿病患者更加及时、有效、安全地控制血糖，优化糖尿病的管理。探头将电流信号发送至胰岛素泵，胰岛素泵将电流信号转化为血糖值并在屏幕上显示。实时动态血糖监测系统既可以显示即时的血糖值，也可以显示趋势图和趋势箭头信息，还可以设置高、低血糖报警，为胰岛素泵精细调整胰岛素提供了更快捷的信息。CareLink软件将动态血糖曲线、碳水化合物摄入、运动、胰岛素输注、胰岛素敏感系数、碳水化合物系数、依从性报告等相关信息整合在一起，便于更全面地了解血糖的变化特点以及影响血糖变化的因素与血糖的关系。

二、胰岛素泵的工作原理

胰岛素泵不仅能提供微量与持续不断的基础胰岛素分泌，而且能够保证餐时胰岛素分泌的快速和高峰，也就是模拟了生理状态下的胰岛素分泌模式，从而有效地控制糖尿病患者的高血糖状态。

1. 胰岛素泵的基础率

胰岛素泵可以向糖尿病患者体内持续不断地输入微量胰岛素来模拟生理状态下基础胰岛素的分泌，其输注率称为胰岛素泵的基础率。胰岛素泵的基础率设定具有以下几个特点：

（1）设置不同时段的基础率。

胰岛素泵可根据患者一日中不同时段的胰岛素需要量来设置不同时段的基础率。一般情况下人体夜间分泌的胰岛素量较少，而凌晨至清晨由于体内拮抗胰岛素的应激激素出现分泌高峰，胰岛素分泌会相应增加，胰岛素泵可以通过降低前半夜的基础率及增加后半夜的基础率来模拟这一过程，从而较好地控制糖尿病患者常见的夜间低血糖和清晨高血糖。如前所述，正常人基础胰岛素分泌速率并不是固定不变的，而是具有双峰双谷的特点，胰岛素泵甚至可以精确地设定一日中每一小时的基础率，从而模拟双峰双谷的状态。此外，由于个体的差异，基础胰岛素分泌在不同个体之间亦存在差异，胰岛素泵还可以根据个人基础胰岛素分泌的特点进行个体化微调，从而更有效地控制患者的空腹血糖、餐前血糖和夜间血糖。

（2）设定不同生活方式的基础率。

胰岛素泵可以根据患者每日生活方式的不同而设定不同的基础率。例如，许多人在工作日和周末的生活方式不同，因此胰岛素基础率的分泌模式亦有差异，胰岛素泵可以预先设定几种基础率分泌模式以控制患者不同生活状态下的血糖。

（3）提供不同范围和增量的基础率。

这样可以满足更多糖尿病患者的基础胰岛素设定。有些患者需要的基础率较低，而且对微小的基础率调整都极为敏感，可以进行微量调节的胰岛素泵则正好满足了此类患者的需求。

2. 胰岛素泵的大剂量

胰岛素泵可以在进餐或加餐时通过注射餐前胰岛素来模拟生理状态下进餐后胰岛素的分泌。餐前注射的胰岛素剂量称为餐前大剂量，加餐前注射的胰岛素剂量称为追加剂量，血糖不达标时追加的胰岛素剂量称为校正剂量。餐前大剂量应根据患者每餐摄入的糖类量、餐前血糖及糖类因子来计算，而校正剂量应根据患者的校正因子和目标血糖来计算。胰岛素泵对于餐前大剂量、追加剂量及校正剂量的估算具有方便、灵活、个性化的特点，具体有以下几个方面的作用：

（1）计算简便。糖尿病患者只需要给胰岛素泵输入相关数据，胰岛素泵即可计算出所需要注射的餐前大剂量、追加剂量和校正剂量，并予以注射，可以免去计算的烦琐过程。

（2）胰岛素泵可以储存大量的信息以便于日常应用。如因患者之间胰岛素敏感性存在差异，不同患者的糖类因子和校正因子均有不同，即使同一患者的糖类因子亦随进餐时刻的不同而有差异。胰岛素泵可以储存多个糖类因子和校正因子，以适应不同患者不同时间的胰岛素敏感性变化。

（3）胰岛素泵还可以储存各种食品所含的糖类量。患者可以从中直接检索并应用，这样可以更快捷地计算出胰岛素的注射量，并且减少了发生错误的可能性。

（4）预先存储。胰岛素泵可以根据预先存储的患者的三餐后目标血糖和睡前目标血糖来调整胰岛素剂量以达到不同时段的血糖目标值。

（5）某些胰岛素泵还加入了人工智能系统。即加餐时在计算追加剂量时，胰岛素泵可以先估算前一次胰岛素注射后体内胰岛素的残留剂量，避免出现由于两次注射时间间隔较近而导致的胰岛素堆积现象。例如，一位患者已经注射了晚餐前大剂量，2 h后想进食甜点再注射追加剂量，胰岛素泵可以根据患者已经接受的晚餐前胰岛素和胰岛素作用时间估算出残留的胰岛素，再根据进餐的糖类量计算出追加剂量。这个过程需要患者估算个人特异性胰岛素作用时间，因为每个人的胰岛素药动力学是不同的。

3. 其他功能

胰岛素泵除了具有上述基本的功能之外，还具有以下几方面的作用：

（1）跟踪剂量信息。胰岛素泵可以记录每一次胰岛素注射信息，包括基础胰岛素、餐前大剂量、校正剂量等。此功能可以让临床医师和患者观察是否在频繁使用校正剂量，如果过多使用校正剂量，可能需要更改糖类的比例或调整基础率，以防止校正剂量的频繁使用。

（2）报警与提醒。胰岛素泵可以提醒患者测试餐后血糖、改变注射部位、更换电池及更换胰岛素笔芯。当输注管路堵塞、出现机械故障或者餐前大剂量没有按正常时间注射时，胰岛素泵会报警。此外，部分胰岛素泵还有自动关闭功能，当胰岛素泵按键连续8～9 h没有被触碰时泵可以自动关闭。以上功能均能帮助患者更安全有效地利用胰岛素泵。

（3）胰岛素泵可与血糖监测仪甚至动态血糖监测系统结合使用。一些胰岛素泵还可以与血糖监测仪或动态血糖监测系统配合，自动发送血糖值入泵，然后由泵计算出合适的校正剂量，能更快、更智能地控制血糖，同时减少人工操作的输入错误。

4. 胰岛素泵的应用现状

目前全球胰岛素泵用户近百万人，其中1型糖尿病患者占绝大多数。2006年底国际上出现新一代带有实时动态血糖监测功能的胰岛素泵，至今全球使用者约20万人。2009年国际上出现带低血糖自动停止输注功能的更新一代胰岛素泵，并在2013年通过了美国GDA认证。胰岛素泵进入中国市场15年，目前个人长期用泵者已近4万人。调查显示，使用胰岛素泵的患者中，44%为1型糖尿病，54%为2型糖尿病，其余2%为其他原因引起的糖尿病。现约有3 000家医院开展了胰岛素泵治疗，据推测接受短期胰岛素泵治疗的患者已超过百万人次。带有实时动态血糖监测功能的胰岛素泵于2012年进入中国市场，目前已在各大医院及部分患者中使用。

5. 胰岛素泵治疗的优势

（1）有利于更好地控制血糖。①减少胰岛素吸收的变异。中效、长效胰岛素制剂在同一个体上吸收率差异很大，更易导致血糖波动；胰岛素泵使用变异度较小的速效或短效胰岛素制剂，单一品种胰岛素在同一位置微量多次输注，不易产生胰岛素池，吸收稳定，进一步降低了胰岛素吸收的变异度。②快速控制血糖。胰岛素泵治疗可以显著缩短控制高血糖的治疗时间，一般1～2周即可获得理想的血糖控制，从而逆转高血糖对胰岛β细胞的毒性作用，使胰岛β细胞功能部分得到恢复。这一优势不仅可以为糖尿病急性并发症、重症感染、手术及创伤等争取宝贵的治疗时间，而且可以使新诊断的2型糖尿病患者的胰岛β细胞功能得到短期的恢复。研究显示，新诊断的2型糖尿病患者在给予胰岛素泵强化治疗2周后，胰岛素水平、胰岛素曲线下面积、胰岛素峰值以及胰岛素敏感指数等多项指标均有显著改善，第一时相胰岛素分泌亦有所恢复，部分患者甚至仅通过饮食治疗就可获得2年以上的良好血糖控制。③平稳控制血糖，减少血糖波动。使用胰岛素泵时，可根据患者的血糖、运动以及进餐结构和时间情况灵活调整餐前大剂量模式和分段基础率，更好地模拟生理分泌，有效地控制黎明现象和餐后高血糖等，减少血糖波动，降低糖化血红蛋白水平。具有大剂量向导功能的胰岛素泵，能够自动计算基于摄入的碳水化合物所需的胰岛素量，更精确地实现血糖的平稳控制。含有CGM功能的胰岛素泵能全面了解血糖的波动及走势，结合CareLink软件，使患者的高血糖程度及持续时间都得到很好的改善，从而更好地改善血糖波动。研究显示，与每日多次胰岛素注射（multiple daily injectionsinsulin，MDI）相比，胰岛素泵不仅可以使HbA1c进一步降低，而且大大减少了血糖波动，延长了血糖目标范围内时间。④明显减少低血糖发生的风险。胰岛素泵模拟生理性胰岛素分泌模式，根据血糖规律、患者个体情况，灵活设置分段基础剂量，最大限度地满足患者的个体化需求，夜间和运动时可以调整基础率，减少低血糖发生的风险，特别是夜间低血糖和运动低血糖。具有大剂量向导功能的胰岛素泵，能够计算尚存于体内的活性胰岛素，可根据进餐情况估算出所需的餐时胰岛素剂量，进一步降低低血糖发生的风险。实时CGM功能使患者可以实时关注自己的血糖，及时了解血糖波动的趋势，结合高、低血糖的警报，及时处理，在获得相同降糖疗效的同时，不增加低血糖发生率，并且进一步降低严重低血糖发生次数。研究显示，与MDI相比，胰岛素泵治疗在保证血糖控制良好的前提下，可以使严重的低血糖发生率降低30%之多。使用胰岛素泵治疗的患者不仅轻度低血糖和严重低血糖的发生率均明显少于MDI，而且夜间低血糖发生率亦有所下降。目前严重低血糖已成为患者需要使用胰岛素泵治疗的一个指征。⑤更少的体重增加。胰岛素泵可以减少胰岛素用量，避免过大剂量使用胰岛素导致的体重增加。⑥改善糖尿病围手术期的血糖控制。由于胰岛素泵治疗患者的血糖控制时间短，缩短了糖尿病的围手术期时间，手术后禁食期间只给基础输注量，既有利于控制高血糖，又降低了低血糖的发生风险，促进了手术后机体的恢复。

（2）提高患者生活质量。①胰岛素泵可提高患者的治疗依从性。胰岛素泵减少MDI给患者带来的痛苦和不便，增加患者进食、运动的自由度，提高患者的自我血糖管理能力，减轻患者心理负担。②提升患者满意度。研究表明，糖尿病患者使用胰岛素泵时的生活质量比MDI治疗更高，并且发现所建议的治疗能保留多种生活方式，而使他们考虑长期使用胰岛素泵。对于恐惧注射、对生活质量有高要求的患者，使用带CGM功能的胰岛素泵治疗后，能显著降低其低血糖恐慌，提高成人患者、儿童患者及其家长的治疗满意度，能够减轻患者的心理负担，提高患者的自我血糖管理能力，改善其生活质量。

（3）降低糖尿病慢性并发症的发生率。良好的血糖控制伴随着糖尿病慢性并发症发生风险的降低以及代谢指标的改善。研究显示，胰岛素泵治疗可以改善或延缓糖尿病肾病、周围或自主神经病变、糖尿病视网膜病变及高甘油三酯血症的发生。胰岛素泵之所以能减少慢性并发症发生，不仅与HbA1c达标有关，血糖波动的减少亦同等重要。同样的HbA1c达标，但一日中血糖的持续波动却能增加糖尿病微血管并发症和大血管并发症的发生风险。因为血糖变异会导致氧化应激的增加，通过线粒体电子转移链产生过多的超氧化物，继而引起一系列的生理异常，动脉粥样硬化的发生与氧化应激直接相关。DCCT研究显示，接受胰岛素泵治疗的患者虽然与常规治疗的患者具有相同的HbA1c水平，但是糖尿病视网膜病变的发生率降低50%以上，这可能是由于胰岛素泵减少了血糖变异。餐后高血糖是血糖变异的主要组成，亦是糖尿病大血管病变的一个独立危险因子。糖尿病流行病学：欧洲糖尿病诊断标准的合作分析（DECODE）研究发现餐后血糖值＞11.1 mmol/L（200 mg/dL）是心血管疾病死亡的独立危险因子，而胰岛素泵可以通过精确的餐前大剂量和校正剂量，更好地控制餐后高血糖，从而延缓糖尿病大血管病变的发生。

6. 目前胰岛素泵应用存在的问题

胰岛素泵给糖尿病患者带来了更便捷的给予途径，弥补了常规治疗方法的一些不足，提高了患者的生活质量，但仍存在一些值得关注的问题。

（1）血糖控制不稳定。使用胰岛素泵后血糖控制仍不理想，低血糖和高血糖均可发生，其原因有饮食不当、胰岛素泵参数设置不当或未及时调整、患者操作不熟练或者缺乏糖尿病知识和胰岛素泵操作技能不完善等。需要通过使用前的糖尿病基本知识教育和胰岛素泵使用培训，以及整个病程中的随访和指导加以解决。

（2）注射部位皮肤病变。胰岛素泵需要持续输注，注射针头长期置于患者皮下，可能引起局部过敏和感染等，长期注射部位可能产生红肿和硬块，使患者感到不适的同时也会影响胰岛素的输注和皮下吸收。在使用过程中要正规操作和定期更换注射部位。

（3）胰岛素泵的综合管理。在使用过程中，管道内的气泡、胰岛素药液沉淀堵塞管路和管道老化漏液等都会导致输注剂量变化，引起血糖升高。此与胰岛素泵和胰岛素制剂的种类有关，也要通过培训使患者在操作和观察中了解预防和解决方案。

（4）胰岛素泵的治疗成本。胰岛素泵的购买困难和价格昂贵，对其广泛应用造成了一定障碍，特别是一些亟须使用胰岛素泵优化治疗的患者，限制了其长期使用。一方面要权衡胰岛素泵治疗的成本和糖尿病慢性并发症长期控制的收益之间的关系；另一方面要通过整个胰岛素泵产业的发展，降低其使用成本，使更多的患者获益。同时优化产品结构，根据不同使用要求开发和生产适用于不同人群的产品，这样才能使胰岛素泵治疗得到推广。

（冯晓丹）

第二节　胰岛素泵的临床应用

一、胰岛素泵治疗的适应证与禁忌证

作为一种持续皮下输注胰岛素的装置，胰岛素泵原则上适用于所有需要应用胰岛素治疗的糖尿病患者。即使是短期使用胰岛素泵治疗，也可以获益很多。

1. 短期胰岛素泵治疗的适应证

（1）1型糖尿病患者和需要长期胰岛素强化治疗的2型糖尿病患者住院期间。

（2）需要短期胰岛素强化治疗的新诊断或已诊断的2型糖尿病患者。

（3）2型糖尿病患者伴应激状态。

（4）妊娠期糖尿病、糖尿病合并妊娠、糖尿病患者孕前准备。

（5）糖尿病患者的围手术期血糖控制。

2. 长期胰岛素泵治疗的适应证

（1）1型糖尿病患者。

（2）需要长期胰岛素治疗的2型糖尿病患者，尤其是：①血糖波动大，虽采用多次胰岛素皮下注射方案，血糖仍无法得到平稳控制者；②黎明现象严重导致血糖总体控制不佳者；③频发低血糖，尤其是夜间低血糖、无感知低血糖和严重低血糖者；④作息时间不规律，不能按时就餐者；⑤不愿接受胰岛素每日多次注射，要求提高生活质量者；⑥胃轻瘫或进食时间长的患者。

（3）需要长期胰岛素替代治疗的其他类型糖尿病（如胰腺切除术后等）。

3. 胰岛素泵治疗的禁忌证

（1）不需要胰岛素治疗的糖尿病患者。

（2）糖尿病酮症酸中毒急性期、高渗性昏迷急性期。

（3）伴有严重循环障碍的高血糖患者。

（4）不愿长期皮下埋置输液管或长期佩戴泵，心理上不接受胰岛素泵治疗的患者。

（5）患者及其家属缺乏相关技能，接受培训后仍无法正确掌握使用的。

（6）有严重心理障碍或精神异常的糖尿病患者。

（7）生活无法自理，且无监护人的年幼或年长的糖尿病患者。

二、胰岛素泵使用的胰岛素类型

胰岛素泵使用的胰岛素为速效胰岛素类似物或短效人胰岛素，速效胰岛素类似物效果更佳，常规浓度为U-100（100 U/mL）。特殊情况下可使用浓度为U-40（40 U/mL）的低浓度胰岛素，但要注意换算和核实胰岛素泵有无与低浓度胰岛素相关的功能。选用胰岛素时，应遵循胰岛素说明书。中效、长效胰岛素不能用于胰岛素泵治疗。

三、胰岛素泵血糖控制目标的设定

1. 普通糖尿病患者的血糖控制目标

对于身体一般情况较平稳，无明显糖尿病并发症，处于非应激状态的青年糖尿病患者，血糖控制目标见表8-1。

表8-1 普通糖尿病患者血糖控制目标

血糖情况	理想	良好	差
空腹或餐前/($mmol \cdot L^{-1}$)	4.4~6.1	≤7.0	>7.0
非空腹/($mmol \cdot L^{-1}$)	4.4~7.8	≤10.0	>10.0
HbA1c/%	6.5	6.5~7.5	>7.5

我国地域辽阔，经济发达程度不一致。在经济欠发达和教育程度落后的地区，患者的自我血糖监测意识淡薄，或没有经济能力进行规范的血糖监测，那么，对这类患者，应该以减少低血糖发生为主，血糖控制良好即可。对于年轻、受教育程度较高、依从性较好的患者来说，则应该将血糖控制在理想状态。对于已经出现糖尿病并发症的患者而言，控制目标有所不同。ADVANCE（糖尿病和心血管行动）研究提示，HbA1c由7%降至6.5%可明显降低蛋白尿的含量。因此，对于合并糖尿病肾病的患者，应尽量严格控制血糖，以减少蛋白尿、延缓糖尿病肾病的进展。研究证实，持续血糖升高会增加心脑血管病变发生的风险，HbA1c每升高1%，心血管事件发生的风险在2型糖尿病患者中增加1.18倍，在1型糖尿病患者中增加1.15倍。不论1型糖尿病还是2型糖尿病，早期血糖控制可以延缓动脉粥样硬化的发展，降低微血管并发症的发生率。然而，2008年的三个大型临床研究控制糖尿病患者心血管风险行动（ACCORD）、ADVANCE和退伍军人糖尿病试验（VADT）均证实，强化降糖并没有显著降低心血管事件的发生率。但我们可以发现，发生心脑血管事件的患者多数为从较高水平HbA1c快速下降至正常范围，因此盲目追求强化降糖会增加低血糖和心脑血管事件的发生率。然而，由于血管内皮功能与血糖水平成反比等研究共识的达成，美国糖尿病协会认为，我们并不能否认控制血糖对于减少心脑血管并发症的贡献，对于该患者人群还是应将血糖控制目标定为HbA1c<7%较为合适，但对于出现心脑血管并发症的患者而言，平稳降糖非常重要。

2. 孕前糖尿病患者与孕、产妇糖尿病患者的血糖控制目标

妊娠2~8周时的血糖升高可以使胎儿畸形率明显上升，而到了妊娠中晚期，母体高血糖亦会使胎儿并发症增加，如胎儿宫内发育迟缓、巨大儿、新生儿低血糖、呼吸窘迫综合征和高胆红素血症等。对于孕妇来说，高血糖亦会带来妊高征、羊水过多、因巨大儿导致的产伤、产后出血、产褥感染等风险。所以，对于糖尿病女性而言，计划妊娠十分重要，HbA1c<6.5%的情况下受孕对母婴双方都比较安全。对于应用胰岛素治疗者，HbA1c可<7.0%，餐前血糖控制在3.9~6.5 mmol/L，餐后2 h血糖控制在8.5 mmol/L以下。对于孕妇来说，即便既往没有糖尿病史，在妊娠以后血糖也会有所下降，目的是给胎儿提供充足的能量。在整个孕期保持血糖平稳达标可以减少以上并发症的发生，所以，为了保证获得良好的妊娠结局，保障母婴双方的健康，孕妇的血糖控制目标应该

更为严格（表8-2）。需要注意的是，受胎盘分泌的升糖激素影响，孕妇血糖会出现波动。分娩属于人体四大应激之一，在此时期，产妇血糖应控制在3.3～5.6 mmol/L以保证产程的顺利进行。产妇血糖＞6.7 mmol/L时会刺激胎儿胰岛素分泌增加，导致新生儿低血糖的发生，故在临产后需每小时监测产妇血糖以及时调整胰岛素剂量，旨在稳定整个产程的血糖水平。

表8-2 糖尿病患者孕期血糖控制目标

血糖	目标值
空腹	3.3～5.3 mmol/L
餐前、睡前、午夜	3.3～5.4 mmol/L
餐后1 h	<7.8 mmol/L
餐后2 h	<6.7 mmol/L
餐后最高峰	5.4～7.1 mmol/L
HbA1c	<6.0%

3. 儿童和青少年糖尿病患者的血糖控制目标

儿童和青少年糖尿病发病率日渐增长，我国发病率约为0.6/10万。瑞典北部的一项调查显示，在现今标准的强化胰岛素治疗下，超过50%的儿童1型糖尿病患者在发病后12年左右会出现可检测到的微血管并发症，如糖尿病肾病、糖尿病视网膜病变等。且若在发病最初5年血糖控制不良，发生并发症的时间还会提前。因此，能否早期良好控制儿童和青少年糖尿病患者的血糖关系他们今后相当长一段时间内的健康水平和生活质量。该群体发病年龄低、病程较长，且面临生长发育的关键时期，机体代谢旺盛，故为了减少低血糖的发生，保证儿童和青少年糖尿病患者正常生长发育，血糖目标应较普通人群宽松。ADA建议的各年龄阶段儿童和青少年糖尿病患者的血糖控制目标如表8-3所示。儿童和青少年糖尿病患者缺乏自我管理能力，进餐时间和数量不易固定，使用速效胰岛素可以实现餐后即刻胰岛素泵入，即使儿童和青少年糖尿病患者餐前遗忘泵入餐前大剂量，亦可在餐后追加，能有效避免血糖波动。

表8-3 儿童和青少年糖尿病患者的血糖控制目标

年龄/岁	餐前血糖/(mmol·L^{-1})	睡前和午夜血糖/(mmol·L^{-1})	HbA1c/%
0～6	5.6～10.0	6.1～11.1	7.5～8.5
7～12	5.0～10.0	5.6～10.0	<8.0
13～19	5.0～7.2	5.0～8.3	<7.5

4. 老年糖尿病患者的血糖控制目标

对于身体功能健全、神志清楚、预期寿命超过15年的老年人，血糖控制目标同普通人群标准。老年人对于低血糖的反应性下降，且多有心脑血管基础病变，低血糖一旦发生可诱发心脑血管意外，约有80%的糖尿病老年患者死于心脑血管并发症。如存在无感知低血糖现象，对生命的威胁更大。所以，应将控制目标放得更宽松。如果患者合并有其他脏器疾病，身体状况尚可，低血糖较少发生，预期寿命在5～15年间，HbA1c可放宽至<8.0%。当患者合并重要脏器功能不全，期望寿命<5年，且有严重或无感知低血糖现象时，HbA1c不超过9.0%即可。

5. 住院患者的血糖控制目标

患者住院期间亦属于应激状态，血糖可偏高且存在波动，此时应将目标值适当放宽。当患者病情稳定，无生命威胁时，空腹血糖<7.8 mmol/L，随机血糖<10.0 mmol/L较为合适。而当患者病情较重，存在生命威胁时，如监护病房的患者，任何时间点的血糖在7.8～10.0 mmol/L为宜。伴有微循环障碍者，皮下胰岛素泵并不适用，可以改为静脉泵入，这样更加符合生理所需，血糖会得到更加平稳的控制。

6. 糖尿病患者围手术期的血糖控制目标

对于择期手术的糖尿病患者，血糖应控制在7.8～10.0 mmol/L。如果空腹血糖>10.0 mmol/L，随机血糖>13.0 mmol/L，则需要及时调整胰岛素剂量。对于非择期手术的糖尿病患者，血糖控制在10.0 mmol/L以下比较安全。手术期间的血糖控制目标建议为7.8～10 mmol/L。如果存在体外循环等影响皮下微循环的手术情况，应避免使用胰岛素泵而改用静脉胰岛素滴注以发挥其最佳降糖效果。手术以后，患者的血糖控制目标可以定为空腹血糖<7.8 mmol/L，餐后2 h血糖<10.0 mmol/L，如果患者一般情况良好，则可以将血糖控制在接近正常的水平。

7. 糖尿病患者运动前后的血糖控制目标

运动疗法是治疗糖尿病的利剑之一，胰岛素泵轻巧便携，并不妨碍患者进行日常运动。需要注意的是，如果运动前血糖<5.6 mmol/L，则需加餐易消化的食物，以免运动中发生低血糖反应。运动结束后血糖<5.6 mmol/L（无症状低血糖患者<6.7 mmol/L），可增加运动前加餐量，或者减少运动时的基础胰岛素剂量。倘若运动后血糖为5.6～7.8 mmol/L（无症状低血糖患者为6.7～8.9 mmol/L），则说明运动时的基础量合适，无须调整。而当运动后血糖>7.8 mmol/L（无症状低血糖患者>8.9 mmol/L）时，在排除运动时低血糖后，可于下次运动前增加基础量的泵入。

（冯晓丹）

第三节　胰岛素泵的剂量设定和调整技巧

一、胰岛素泵的初始剂量设定

使用胰岛素泵的目的是模拟正常胰岛素分泌，以全面、安全和方便地控制整体血糖。生理胰岛素的分泌分基础胰岛素和餐时胰岛素。正常个体每日胰岛素分泌总量约为48 U，其中基础胰岛素平均每小时分泌1 U，总量约24 U，主要控制肝葡萄糖输出量，即空腹血糖和餐前血糖。餐时胰岛素总量也约为24 U，主要控制肠道吸收的葡萄糖，降低餐后血糖。生理状态下24 h胰岛素敏感性存在差别，其中凌晨0:00—3:00的胰岛素敏感性最强，血糖较低；早上3:00—8:00胰岛素拮抗激素分泌开始增多，胰岛素作用减弱，血糖升高（黎明现象，多见于1型糖尿病）。而每餐胰岛素的需求也存在一定差异，其中早餐后血糖较难控制，需要较大的胰岛素剂量。

胰岛素泵初始治疗方案的制定包括胰岛素总量和剂量的分配，需综合考虑多种因素。

（1）胰岛素泵是胰岛素的一种注射装置，与每日多针注射一样，是胰岛素强化治疗的重要组成部分。每日多次注射在临床上应用较普遍，但需要注意的是，胰岛素泵独有的持续微量输注的给药模式减少了胰岛素皮下蓄积，故初次设定量应少于采用每日多针注射方案的胰岛素总量。

（2）多种因素可能影响胰岛素泵治疗中胰岛素的初始剂量，包括糖尿病类型、血糖水平和分布（空腹或餐后血糖）、残存的内源性胰岛素分泌（不同病程阶段存在差异）、胰岛素的降糖效果（如胰岛素抵抗）、体重、外源性胰岛素的给药途径和正常胰岛素分泌途径的差别、摄食总量和饮食结构（主要指糖类含量）、以往治疗的胰岛素剂量和疗效等。但需注意胰岛素泵的特点以适当减少胰岛素剂量，对于从未使用胰岛素治疗的患者，可根据糖尿病类型和体重初定胰岛素总量，随后根据血糖检测结果及时调整。1型糖尿病的发病机制主要是胰岛素绝对缺乏，胰岛素作用并没有缺陷；而2型糖尿病胰岛素抵抗明显，胰岛素相对缺乏，需要更多的胰岛素克服胰岛素抵抗。所以2型糖尿病患者每千克体重所需要的胰岛素多于1型糖尿病患者。此外，饮食中所含糖类是引起餐后血糖升高的主要因素，也是决定胰岛素剂量的重要参考指标。胰岛素泵初始剂量设定参考见图8-1。

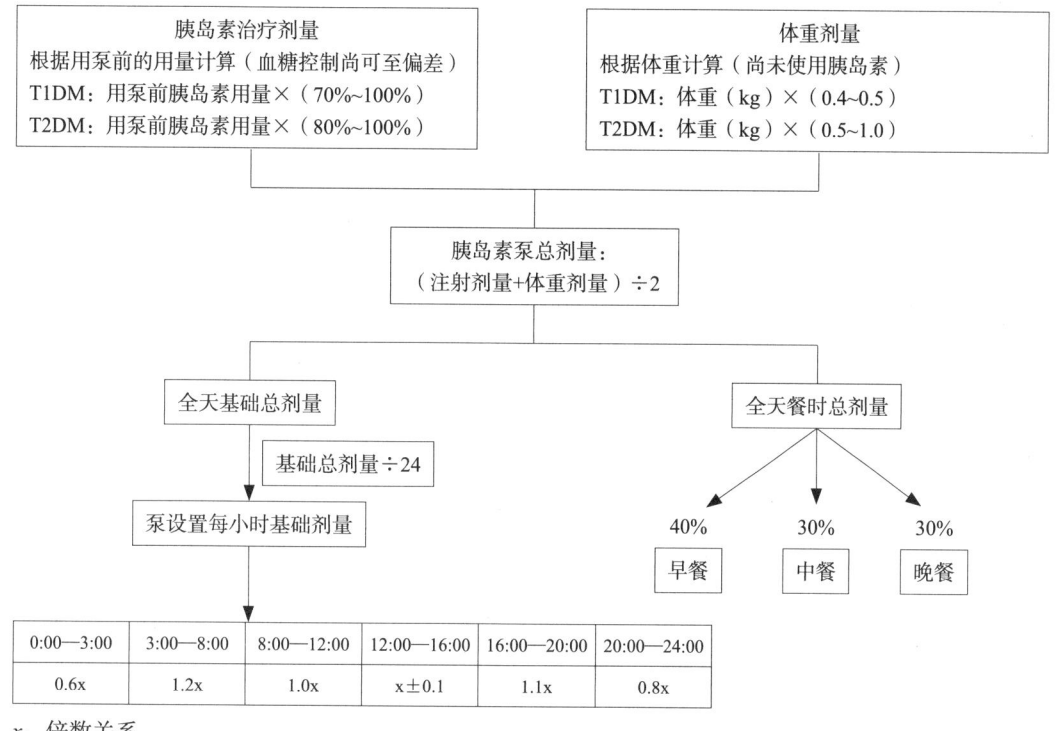

图8-1 胰岛素泵初始剂量设定参考

据国外最新的胰岛素泵调整原则,给予初始剂量时,我们将同时考虑患者体重和原始胰岛素注射剂量两个因素。如果只有其中一项,如没有注射过胰岛素的新患者,可以只考虑千克体重。如果是正在接受胰岛素治疗的患者,同时考虑现有的剂量和体重因素,分别计算后取平均值;先将计算出的总量分成基础量和餐时量,一般推荐的分配比例如表8-4所示。通常,当患者从胰岛素泵治疗过渡到仅使用速效活性胰岛素治疗时,只需要较少的胰岛素。这种胰岛素需求量减少可能是由胰岛素泵的基础胰岛素输注方式(每小时以微小的量输注),以及在采取这种方式输注时,身体可以更高效地吸收和利用速效活性胰岛素两方面的原因导致。减少每日使用的胰岛素的量也保证了患者可以以较为保守的基础输注率开始进行胰岛素泵治疗,这样将发生低血糖事件的风险降到了最低。所以减少25%是一个比较合理的数值。

有些时候,可能不能取两个值相加的平均值。如果患者频繁出现低血糖或出现无意识低血糖症状,通常需要使用这两个值中较低的值。患者出现糖化血红蛋白升高或正在考虑怀孕,则需要考虑使用较高的值。如果患者血糖控制不稳定,则需要用体重剂量或者两者中较低的值,因为不稳定的控制通常是由胰岛素过多引起的。底线是减少25%的注射剂量,而体重剂量和胰岛素剂量的平均值通常是一个安全的初始值。根据患者的血糖水平,相应地调整基础输注率。

表8-4　每日基础总剂量和每日大剂量总剂量的分配比例原则

患者群体	每日基础总剂量	每日大剂量总剂量
成年人	40%～50%	50%～60%
青春期至成年人	30%～40%	60%～70%
青春期前期	20%～40%	60%～80%

对于成年患者来说，每日基础总剂量通常占他们每日总剂量的40%～50%；对于年轻患者而言，通常占30%～40%；对于青春前期的患者而言，占20%～40%。

二、胰岛素泵的调整方法

1. 胰岛素泵调整顺序

胰岛素泵调整顺序见图8-2。

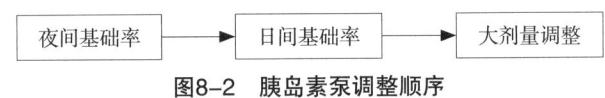

图8-2　胰岛素泵调整顺序

首先考虑夜间基础率的原因，夜间血糖控制更易于评估，可变因素少，如进食、锻炼、压力和大剂量胰岛素输注等，通常不会在患者睡觉时发生；夜间低血糖或高血糖需要密切关注，以消除或至少大幅度降低夜间低血糖发生的风险；患者不需要靠吃东西来纠正低血糖或输注额外的胰岛素来纠正高血糖。消除这些可变因素也使评估日间血糖水平变得容易，并有利于改善空腹血糖。

2. 夜间基础率调整

（1）目标：整夜使血糖维持在目标范围内，上下波动各不超过1.7 mmol/L。

（2）调整指导方针：①如果血糖在评估期间内有超过1.7 mmol/L（30 mg/dL）的持续上升——需将基础输注速率提高10%～20%；②如果血糖在评估期内下降超过1.7 mmol/L（30 mg/dL）或者血糖读数下降至低于目标范围——需将基础输注速率降低10%～20%。

基础输注率的提高或降低应在观测到血糖上升的前2～3 h开始。夜间基础输注率调整方针见表8-5。

表8-5　夜间基础输注率调整方针

血糖变化趋势	调整方针
如果血糖模式显示上升量>1.7 mmol/L	在血糖上升前2～3 h将基础率提高10%～20%
如果血糖模式显示下降量>1.7 mmol/L或低于目标范围	在血糖下降前2～3 h将基础率降低10%～20%

3. 日间基础率调整

在评估日间基础输注率时，需要记住2个重要概念：①餐后2 h血糖要比其对应的餐前血糖高1.7～3.3 mmol/L；②餐后2 h血糖应该在接下来的几个小时里稳步下降，在下次餐前恢复至餐前目标范围。

患者指导方针：①餐间禁止吃零食（除非应对低血糖症状）；②在餐前和餐后2 h检测血糖；③不要纠正餐后高血糖（除非高于13.8 mmol/L）；④如果血糖低于3.9 mmol/L，则应纠正低血糖，并把基础速率降低10%～20%。

调整指导方针：①如果餐后2 h到下餐前的血糖水平下降超过1.7～3.3 mmol/L，或低于理想的餐前目标范围——需将基础输注率降低10%～20%；②如果餐后2 h到下餐前的血糖水平下降没有超过1.7 mmol/L、维持不变或上升——需将基础输注率提高10%～20%。具体调整方针见表8-6。

表8-6　日间基础输注率调整方针

血糖变化趋势	调整方针	餐后血糖情况
如果餐后2 h到下餐前血糖一直低于下餐前目标范围或到下餐前下降超过3.3 mmol/L	把该段时间内基础率从2～3 h前开始，降低10%～20%	餐后下降过多
在下餐前下降少于1.7 mmol/L、维持不变或上升	把该段时间内基础率从2～3 h前开始，提高10%～20%	餐后下降不够

4. 餐前大剂量调整

在评估餐前大剂量时，需要记住2个重要概念：

（1）餐后血糖应该比其对应的餐前血糖高1.7～3.3 mmol/L：①在餐后2 h检测血糖时，大部分膳食仍在继续消化，而速效胰岛素（诺和锐、优泌乐）在输注后3～5 h仍可持续降低血糖水平；②餐后2 h血糖应该比其对应的餐前血糖高1.7～3.3 mmol/L。

（2）之后，餐后2 h血糖应该稳步下降，在下餐前恢复至下餐前目标范围。

血糖调整目标：餐后2 h血糖应该比同餐前血糖高1.7～3.3 mmol/L。

餐前大剂量调整方针见表8-7。

表8-7　餐前大剂量调整方针

血糖变化趋势	调整方针
如果餐后2 h血糖比餐前血糖高3.3 mmol/L	增加大剂量10%～20%
如果餐后2 h血糖比餐前血糖高不足1.7 mmol/L	减少大剂量10%～20%

5. 血糖精细调整原则

先调整基础率，再调整大剂量。

（1）第一步：先看整体，调整基础率。

与控制目标相比，高则增加基础率，低则减少基础率。

（2）第二步：先调整基础率。

餐前/睡前与前一餐后相比（也适用于早晨3:00与睡前，空腹与早晨3:00相比），血糖下降小于1.7 mmol/L、保持不变或上升，则增加基础率；降低超过3.3 mmol/L或低于血糖目标范围，则减小基础率。

（3）第三步：再调整大剂量。

同一餐前后相比，餐后血糖升高超过3.3 mmol/L，则增加餐前大剂量；升高小于1.7 mmol/L、持平或下降，则减少餐前大剂量。

（冯晓丹）

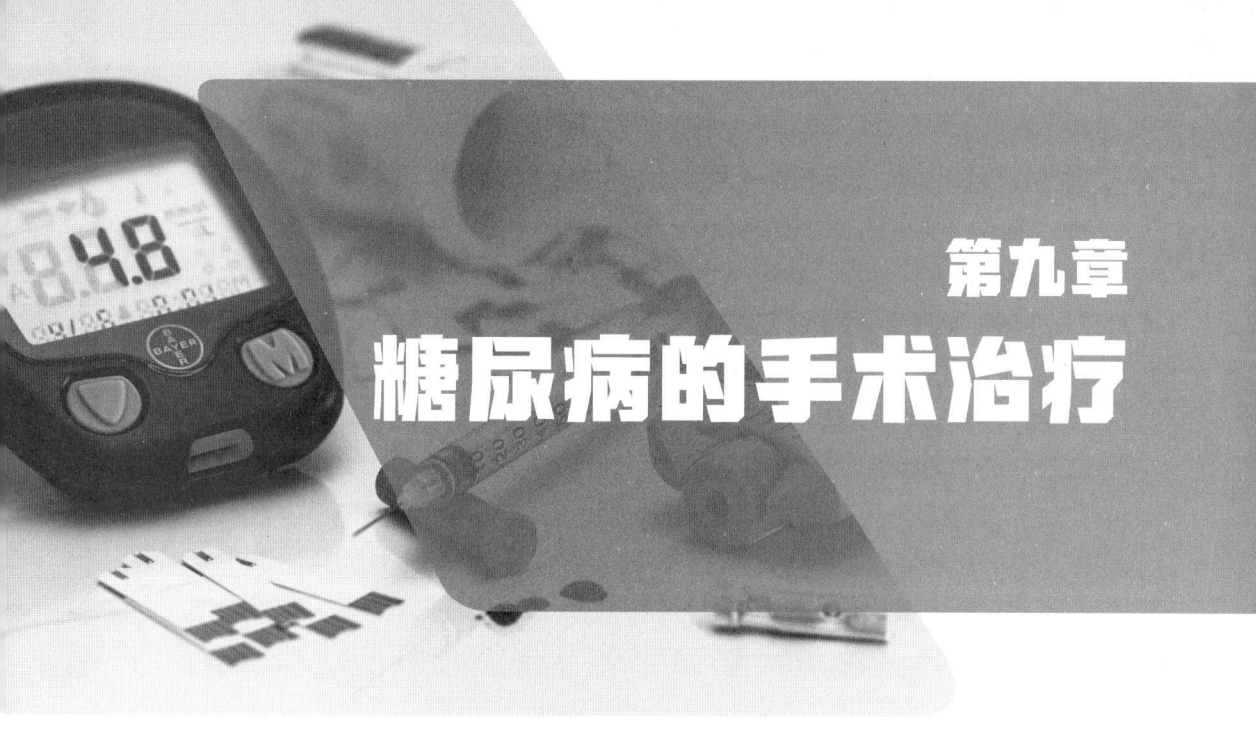

第九章 糖尿病的手术治疗

第一节 减重手术

一、减重手术的定义及种类

减重手术是指利用外科手术手段,以期改善肥胖症患者的全身症状,例如体重超标、糖尿病、高血压、血脂高等合并疾病的医疗方法。

随着我国减重代谢手术的广泛开展,其取得了长足的进步,已由2014年的4 000例增长到1万例以上,选择的手术方式与欧美等发达国家也已经没有差异。2017年,美国和欧洲肥胖代谢外科指南进行了相应的更新、修正,包括胃束带手术(AGB)等手术方式已基本不再采用。因此,我国学者们以中华医学会外科学分会甲状腺及代谢外科学组联合CSMBS(中国医师协会外科医师分会肥胖和糖尿病外科医师委员会)组织专家对2014年版指南进行修订和更新,明确指出减重代谢外科建议采取的术式包括腹腔镜胃袖状切除术(laparoscopic sleeve gastrectomy,LSG)、腹腔镜Roux-en-Y胃旁路术(laparoscopic Roux-en-Y gastric by-pass,LRYGB)、胆胰转流十二指肠转位术(biliopancreatic diversion with duodenal switch,BPD/DS)、修正手术等。

1. 腹腔镜胃袖状切除术

腹腔镜胃袖状切除术是以缩小胃容积为主的手术方式,切除胃底和胃大弯,保持原胃肠道解剖结构,可改变部分胃肠激素水平,对肥胖患者的糖代谢及其他代谢指标改善效果较好。

绝大多数合并代谢综合征的单纯肥胖患者可以选择行LSG。由于 LSG 术后最常见的并发症为胃食管反流病（gastroesophageal reflux disease，GERD），而术前合并GERD的患者术后可能出现症状加重，故术前须进行充分评估。如合并食管裂孔疝，术中须同期修补食管裂孔疝。

LSG 操作要点：完全游离胃底和胃大弯，应用32～36 Fr胃管作为胃内支撑，距胃幽门2～6cm处作为胃大弯切割起点，向上切割，完全切除胃底和胃大弯，完整保留贲门。术中如发现食管裂孔疝应一期行修补处理。此外，加强缝合有助于减少切缘出血的发生。

2. 腹腔镜Roux-en-Y胃旁路术

腹腔镜Roux-en-Y胃旁路术是同时限制摄入与减少吸收的手术方式，除减重效果显著外，还可改善糖代谢及其他代谢指标。LRYGB对于T2DM缓解率较高，可能与其改变胃肠道激素分泌和十二指肠旷置对胰岛细胞功能的影响有关。对于合并中、重度反流性食管炎或代谢综合征严重的肥胖患者，或超级肥胖患者，可考虑优先选择LRYGB。由于LRYGB旷置的大胃囊与食管不相连，胃镜检查较难实施，因此，对于有胃癌前期病变的患者，或者有胃癌家族史的患者，须慎重选择。

LRYGB操作要点：在贲门下方建立容积为15～30 mL的胃小囊，旷置全部胃底；食物支与胆胰支长度之和＞200 cm（可根据患者BMI、T2DM发病程度及具体情况调整）；建议胃空肠吻合口直径＜1.5 cm，关闭系膜裂孔和Petersen间隙，防止术后发生内疝。

3. 胆胰转流十二指肠转位术

胆胰转流十二指肠转位术是以减少营养物质吸收为主的术式，在减重和代谢指标控制方面优于其他术式，但操作相对复杂，且随着共同肠道长度缩短，发生营养缺乏的风险增加，并发症发生率及病死率均高于其他术式。BPD/DS主要用于能保证术后维生素和营养素补充的超级肥胖患者（BMI＞50 kg/m^2）、肥胖合并严重代谢综合征患者或病史较长的T2DM患者。

BPD/DS操作要点：先行LSG，袖状胃容积为100～200 mL，保留胃幽门并在十二指肠上段将其横断，在距离回盲瓣约250 cm处将小肠横断。十二指肠横断远端以吻合器闭合，十二指肠横断近端与小肠远端吻合，将小肠横断近端与回肠在距离回盲瓣50～100 cm处吻合。

4. 修正手术

随着减重代谢手术例数的快速增加，减重效果不佳以及复胖和术后发生并发症的患者也逐渐增多，因而修正手术应用越来越多。修正手术可分为恢复（reversal）手术（修正为正常解剖结构）、修改（conversion）手术（从一种术式修改为另一种术式）、修复（repair）手术（在原术式基础上进行修正，术式不变）。修正手术的选择需要考虑原手术方式和患者术后情况（减重不足、复胖、代谢疾病未有效缓解）等因素。在修正手术前，须经多学科综合治疗协作组（MDT）评估，并正确评价减重代谢手术失败的原因，慎重选择修正手术方式。

5. 其他手术

近年来，减重代谢手术的探索主要集中在以胃袖状切除术（SG）为基础的复合手术，例如，SG加空肠旷置术（SG+JJB）、SG加十二指肠和空肠旁路术（SG+DJB），而且根据旷置肠管和共同通道的长短不同又可延伸出不同的术式。此外，也有一些为减少手术并发症而改良的术式，如SG加胃底折叠术，其目的是减少术后反流的发生。目前，这些术式仍处于探索阶段，需要进行高质量的临床研究。

6. 在胃旁路术的基础上简化的迷你胃旁路术

在胃旁路术的基础上简化的迷你胃旁路术（亦称单吻合口的旁路术）已在临床上获得长期的随访数据，减重和降低血糖效果不亚于胃旁路术，其手术难度相对较低，但有发生胆汁反流的潜在风险。

二、手术适应证及禁忌证

（一）手术适应证

1. 单纯肥胖患者手术适应证

（1）BMI≥37.5 kg/m^2，建议积极手术；32.5 kg/m^2≤BMI＜37.5 kg/m^2，推荐手术；27.5 kg/m^2≤BMI＜32.5 kg/m^2，经改变生活方式和内科治疗难以控制，且至少符合2项代谢综合征组分或存在合并症，综合评估后可考虑手术。

（2）男性腰围≥90 cm、女性腰围≥85 cm及参考影像学检查提示中心型肥胖，经MDT广泛征询意见后可酌情提高手术推荐等级。

（3）建议手术年龄为16～65岁。

2. T2DM患者手术适应证

（1）T2DM患者仍存有一定的胰岛素分泌功能。

（2）BMI≥32.5 kg/m^2，建议积极手术；27.5 kg/m^2≤BMI＜32.5 kg/m^2，推荐手术；25 kg/m^2≤BMI＜27.5 kg/m^2，经改变生活方式和药物治疗难以控制血糖，且至少符合2项代谢综合征组分或存在合并症，慎重开展手术。

（3）对于25 kg/m^2≤BMI＜27.5 kg/m^{2}的患者，男性腰围≥90 cm、女性腰围≥85 cm及参考影像学检查提示中心型肥胖，经MDT广泛征询意见后可酌情提高手术推荐等级。

（4）建议手术年龄为16～65岁。对于年龄＜16岁的患者，须经营养科及发育儿科等MDT讨论，综合评估可行性及风险，在充分告知患者及其家长且患者及其家长知情同意后谨慎开展，不建议广泛推广；对于年龄＞65岁的患者应积极考虑其健康状况、合并疾病及治疗情况，行MDT讨论，充分评估心肺功能及手术耐受能力，在患者知情同意后谨慎实施手术。

（二）手术禁忌证

（1）明确诊断为非肥胖型1型糖尿病。

（2）以治疗T2DM为目的的患者胰岛β细胞功能已基本丧失。

（3）对于BMI＜25.0 kg/m^{2}的患者，目前不推荐手术。

（4）妊娠糖尿病及某些特殊类型糖尿病患者。

（5）滥用药物或乙醇成瘾或患有难以控制的精神疾病。

（6）智力障碍或智力不成熟，行为不能自控者。

（7）对手术预期不符合实际者。

（8）不愿承担手术潜在并发症风险者。

（9）不能配合术后饮食及生活习惯的改变，依从性差者。

（10）全身状况差，难以耐受全身麻醉或手术者。

三、围手术期管理

（一）术前管理

1. 术前评估

术前须对患者进行详细的评估，除了作为疗效评价的参照外，也为鉴别诊断和明确手术适应证提供依据。

2. 血糖管理

（1）对于合并T2DM的肥胖患者，应监测空腹、餐前、餐后2 h和睡前血糖，在内分泌科医师的指导下给予口服药物或胰岛素控制血糖。

（2）建议术前24 h停用格列酮类、格列奈类和DPP-4抑制剂。

（3）术前血糖控制标准遵循外科手术指南。

3. 血压管理

对于术前合并高血压的患者，应动态监测血压，参考相关指南调整降压药物用量。

4. 血脂管理

对于术前合并血脂异常的患者，应监测血脂水平，参考相关指南对高脂血症予以治疗。

5. 阻塞性睡眠呼吸暂停低通气综合征（OSAHS）管理

对于术前合并OSAHS的患者，建议参考相关指南监测血气变化，夜间可予以呼吸机改善氧供。

6. 其他注意事项

（1）术前戒烟。

（2）推荐对所有患者术前采取预防深静脉血栓措施，具体参考深静脉血栓形成的诊断和治疗指南。

（二）术中管理

术中管理包括一般管理、麻醉管理、拔管管理、预防深静脉血栓。

（三）术后管理

（1）术后管理包括血糖管理、血压管理、血脂管理、OSAHS管理、饮食及营养管理。

（2）注意事项。①术后采用注射低分子肝素、穿戴弹力袜或其他持续性压迫装置等措施预防血栓，并建议术后早期下床活动。②推荐从术后恢复期即进行日常运动锻炼，鼓励每周300 min（至少150 min）的有氧运动，以及每周2~3次力量训练。

（3）术后并发症及处理。AGB和BPD/DS由于并发症发生率较高和/或疗效不佳等原因，目前在临床上应用逐渐减少。因此主要介绍LRYGB和LSG的并发症情况。术后近期并发症主要指术后6周内发生的并发症，远期并发症则主要指术后6个月后发生的并发症。①术后近期并发症。术后近期并发症包括消化道漏、出血、静脉血栓栓塞、吻合口狭窄、内疝与肠梗阻。②术后远期并发症。术后远期并发症包括吻合口溃疡、倾倒综合征、胆管结石、营养不良、GERD，其他并发症包括切口感染、穿刺孔疝等，总体的发生率较低。须注意术后暴发性胰腺炎、肺不张、呼吸衰竭等，虽然发生率不高，但危险性较高，需要细致的管理和多学科协作。

（4）术后随访和监测。对于术后患者，应培养正确的生活、运动习惯；避免营养、微量元素缺乏；预防糖尿病等疾病并发症发生。术后长期按计划对患者进行随访和监测是保证术后疗效、防止复胖发生的关键。

四、其他注意事项

（1）随访监测如有任何异常，均应根据实际情况予以纠正。

（2）对于重度肥胖患者，监测血清肌酸激酶（CK）水平和尿量，以排除横纹肌溶解。

（3）对于BMI＞35 kg/m^{2}的肥胖患者，为预防胆囊结石的形成，建议术后1个月复查胆囊超声，必要时服用熊去氧胆酸预防胆囊结石的形成。

（4）育龄女性术后12~18个月内应避免妊娠，应给予适当的避孕措施。术后无论何时妊娠，均须严密监测母体维生素和微量元素水平，包括血清铁、叶酸、维生素B_{12}、维生素K_1、血清钙、脂溶性维生素等，以保证胎儿健康。

（5）每周进行至少150 min的中等强度以上有氧运动。每周运动目标为300 min。

（郭金星　王永锋）

第二节 胰腺移植

胰腺移植是指带血管的整块胰腺组织移植，从而获得胰内分泌功能，胰腺移植能以生理方式控制糖代谢，使患者停止使用外源胰岛素和控制饮食，改善患者的生活质量、防止并发症和低血糖症的发生，而且可预防和治疗某些慢性并发症，但供体缺乏、手术的复杂性和危险性、排斥反应和免疫抑制的副作用，均影响胰腺移植的广泛开展。胰腺移植包括自体移植和同种异体移植，目前临床上多采用同种异体移植。胰腺移植手术作为治疗终末期糖尿病的一种有效手段，目前已被公认是1型糖尿病合并慢性终末期肾病（end stage renal disease，ESRD）的标准治疗方案。

胰腺移植的手术类型包括肾胰联合移植（simultaneous pancreas-kidney transplantation，SPK）、肾移植后的胰腺移植（pancreas after kidney transplantation，PAK）和单独胰腺移植（pancreas transplantation alone，PTA）。因对受体的选择和排除标准比较严格，以及供体来源选择标准严格，我国胰腺移植手术开展例数较少。

目前的新兴治疗技术包括胰岛移植和人工胰腺，均在不断地研究中，如能解决相关技术问题，有望能有效治疗糖尿病患者。

一、受体选择

同种异体胰腺移植，受体条件的选择仍有争论，临床上主要与肾移植联合移植，用于治疗伴有终末期肾衰竭的1型糖尿病，目前认为凡准备行肾移植治疗糖尿病肾病的所有1型糖尿病患者和2型糖尿病患者均应考虑行胰腺移植。单纯胰腺移植的患者条件更难确定，一般认为适用于病情不稳定、血糖难以控制的1型糖尿病，对于可能发展为终末期肾衰竭的糖尿病肾病和糖尿病其他严重并发症的早期患者，也可以考虑单纯胰腺移植，以防止其并发症的发展。

二、供体的来源和保存

胰腺移植术必须有合适的器官来源（供体），供体胰主要是来自"脑死亡"的人的胰腺，一个供体通常可提供多器官采取，作为单一器官或多器官联合移植。胰腺的外分泌腺体部分对热缺血甚敏感。供体胰可以有胰十二指肠、全胰腺、胰体尾部的节段胰腺等。有时节段胰腺移植供体胰亦可来自患者的亲属，此时供体胰应限于左侧的节段胰腺，以免供体日后发生糖尿病。供体的条件：①脑死亡者；②年龄＜50岁；③无糖尿病；④无胰腺炎及胰腺疾病；⑤未行十二指肠或胰腺手术；⑥无感染及全身性感染或肝炎病毒抗原；⑦无恶性肿瘤（除脑或皮肤的肿瘤）；⑧无嗜酒史和吸毒史。供体胰缺血时间和胰腺保存方法与胰腺移植的成功与否密切相关,热缺血时间越短,移植效果越好。

三、胰腺移植方法

胰腺移植方法根据移植部位、外分泌引流处理方式以及胰肾移植时间安排而有所不同。胰腺移植通常采取异位移植,移植物植入骨盆髂窝部腹膜内或腹膜后,不切除患者自身胰腺,移植胰的静脉血引流入髂外或髂总静脉,亦有引流至肝门静脉的,虽然把胰静脉血引入肝门静脉系统更符合生理状态,但大量统计资料表明二者差别并不十分明显。胰管处理良好是胰腺移植技术成功的关键,其方法较多,包括单纯结扎法、胰管开放法、胰管阻塞法和胰管引流法。目前多数采用胰管阻塞法和胰管引流法,胰管阻塞法是将人工合成材料注入胰管,使胰管分支完全阻塞,使外分泌腺萎缩、纤维化,而保留胰岛组织。胰管引流法常将胰液引流入胃肠道或泌尿道。胰肾联合移植可同时进行,称胰肾一期联合移植。也可先行肾移植,再行二期胰腺移植,目前多主张胰肾一期联合移植。

四、胰腺移植的治疗效果

人体血糖调节功能的恢复是胰腺移植最为直接,也是最为重要的结果。成功的胰腺移植,能够降低受体糖化血红蛋白水平,改善机体应对血糖改变的调节反应,以及脂质和蛋白质的代谢能力。对于糖尿病引起的肾脏病变,在血糖恢复正常后,能阻止肾功能的进一步恶化。

此外,胰腺移植还能改善糖尿病周围血管、神经和视网膜等的病变。据统计,胰腺移植后近一半患者的冠状动脉粥样硬化减轻,心脏舒缩功能得到改善,心血管疾病的发病率也明显降低。

总体上,随着外科技术手段的不断发展和免疫抑制剂、围手术期管理的日益改进,胰腺移植得到了快速发展,但胰腺移植受体仍可能面临各种手术并发症的风险以及术后免疫排斥反应发生导致移植失败的风险。

然而,只要在治疗过程中谨慎地选择适应证,制订精细的手术方案,遵循严格的术后管理,良好的康复与移植效果必然可以期待。

(郭金星　冯晓丹)

第三节　干细胞移植

干细胞作为一类具有自我更新和多向分化潜能的细胞,已逐渐成为人们寻找替代患者自身免疫系统破坏的胰岛细胞的新资源。干细胞移植治疗糖尿病在国外已开展20多年，在国内却刚刚起步。由临床病例发现，干细胞可以通过营养、替代等多种途径最大限度地挽救和恢复胰岛功能，并且能直接改善如糖尿病足、神经血管病变等多种糖尿病并发症。干细胞移植技术具有创伤小、手术时间短（1～2 h）、效果明显、并发症发生率低等优点，是一种前景广阔、亮点突出的治疗手段，深受糖尿病患者的欢迎。

一、干细胞移植的概念

干细胞是具有多向分化潜能和自我复制能力的原始未分化细胞，再生医学应用最广泛的一类是间充质干细胞，简称MSCs。间充质干细胞因其具有多向分化潜能、自我更新能力，以及能分泌多种因子参与损伤的组织与器官的修复和再生，被广泛应用于治疗。大量的试验和临床发现，间充质干细胞在体内或特定诱导条件下，可分化为胰岛β细胞，同时促进巨噬细胞M1向M2转化，进而改善胰岛素抵抗和促进胰岛再生，伴随血糖的改善，使胰岛和胰岛β细胞再生，干细胞回输后其分泌效应改善了损伤环境，促进损伤胰岛的胰岛α细胞和胰岛β细胞转化，达到修复损伤胰岛的目的。

通过促进胰岛β细胞原位再生，提高胰岛β细胞自噬能力、调节胰岛巨噬细胞功能、修复受损的胰岛β细胞以改善胰岛β细胞功能；通过多种途径活化骨骼肌、脂肪和肝脏信号通路以改善外周组织胰岛素抵抗。干细胞治疗为糖尿病的精准治疗提供了新的方向。

二、干细胞移植干预2型糖尿病的作用机制

（1）干细胞在局部微环境作用下，通过横向机制跨胚层分化为胰岛β细胞。干细胞通过分化转录因子PDX-1、神经分化因子等，促进干细胞横向分化为有功能的胰岛样细胞。

（2）干细胞可分泌多种促血管新生因子，如肝细胞生长因子、血管内皮生长因子A，分化为成熟的血管内皮细胞，促进胰岛血管形成，增加局部供氧及营养成分，并为胰岛β细胞提供微环境，诱导胰岛发育期间的胰岛素基因的表达，促进胰岛β细胞的增生。

（3）干细胞通过分泌一些营养因子，如肝细胞生长因子、白细胞介素、血管内皮生长因子A和转化生长因子β，减少胰岛β细胞凋亡，维持其存活时间和功能。

（4）当胰岛β细胞受损时，干细胞能激活转录因子NGN3，促使胰腺组织内源性干细胞发育为有功能的细胞。

（5）干细胞移植后能分布到淀粉样物质周围，分泌蛋白水解酶（如胰岛素降解酶、脑啡肽酶、基质金属蛋白酶9和纤维蛋白溶酶原）以降解β淀粉样物质，促进β淀粉样物质的清除及吞噬，并分泌一些神经营养因子减轻其毒性，以及减少胰岛β细胞的凋亡。

（6）干细胞能通过体内高水平的谷氨酰胺合成酶X，促进超氧化物歧化酶1、超氧

化物歧化酶2、过氧化氢酶和谷胱甘肽过氧化物酶1的高表达和活性增强，有效清除过氧化物和过氧硝酸盐，还能表达高水平的蛋氨酸基亚砜还原酶A，促进蛋白质氧化损伤的修复，降低氧化应激对组织的损伤。

（7）干细胞能减少树突细胞白细胞介素10、白细胞介素12、γ-干扰素、肿瘤坏死因子α的分泌，抑制树突细胞的成熟和B、T淋巴细胞的增殖和分化，增加T细胞抗炎因子白细胞介素4的产生，加强抑制性T调节细胞的作用，减弱自然杀伤细胞的作用，发挥抗炎作用，减轻对胰岛β细胞的破坏。

（8）干细胞降糖作用。干细胞可在体内其他组织器官中分化为胰岛素分泌细胞，从而降低血糖。

三、干细胞移植治疗糖尿病适应证

（1）年龄在18～65岁。
（2）不稳定糖尿病患者。
（3）胰岛素分泌水平很低的1型糖尿病患者或2型糖尿病患者。
（4）糖尿病合并相关的感染并发症，免疫系统功能低下。
（5）合理应用胰岛素和/或口服药血糖控制仍不稳定者。
（6）继发性磺脲类药物抵抗及需要胰岛素治疗的2型糖尿病患者。

四、干细胞移植治疗糖尿病禁忌证

如果存在以下情况，则不适合实施干细胞移植：
（1）年龄≥75岁。
（2）患有恶性肿瘤。
（3）对造影剂过敏。
（4）急性或慢性肾衰。
（5）正在应用抗凝药物。
（6）任何原因的肝功能异常。
（7）任何急性或慢性感染。
（8）严重哮喘或其他严重呼吸功能不全。
（9）以前做过任何形式的心血管介入手术。
（10）患有严重心律失常、不稳定型心绞痛等各种严重的冠心病。

五、干细胞移植治疗糖尿病的主要方法

（1）自体骨髓干细胞移植。抽取糖尿病患者自身的骨髓干细胞，然后在体外经药物的诱导，再将骨髓干细胞定向培养、分化成能够产生胰岛素的细胞，最后注入患者体

内治疗糖尿病。这种方法具有取材容易、价格低廉、重复性好、无排斥反应等优点，但创伤较大，患者不易接受。

（2）自体血液干细胞移植。自体血液干细胞移植即采用血液成分分离技术，经过8 h以上的反复过滤，将患者自身血液内分散的骨髓干细胞集中起来，在体外经药物的作用，对干细胞的DNA进行修饰、扩增、更新和改造，使其基因重组，变成能分泌胰岛素的细胞。

（3）脐血干细胞移植。脐血干细胞再生能力强，是成人骨髓干细胞再生能力的10～20倍。抽取的脐血可定向培养，从而分化出多种组织细胞以治疗相应的疾病，如糖尿病、类风湿关节炎、白血病等。这种方法具有技术要求高、取材容易、价格低廉、疗效稳定、重复性好、无排斥反应等优点。

（4）胚胎干细胞移植。胚胎干细胞是一种未分化的多功能细胞，存在于胚胎、骨髓、脐带、胎盘和成人的血细胞中，它可以培养成肌肉、神经、骨、胰岛β细胞，以治疗相应的病症。从胚囊中分离出胚胎干细胞，并定向诱导、分化为能分泌胰岛素的细胞，再移植到发病部位，就能修复受损的胰岛组织，从而治疗糖尿病。其是治疗糖尿病较为理想的方法。

（冯晓丹　钟晓红）

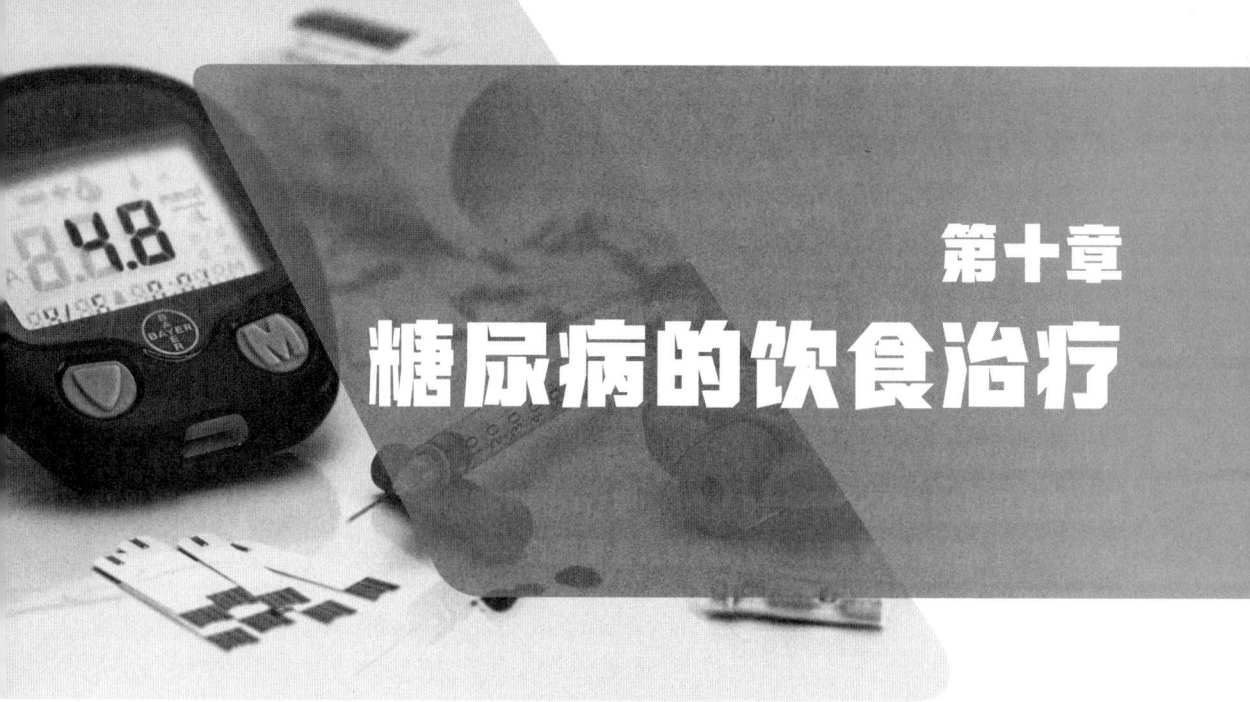

第十章 糖尿病的饮食治疗

饮食治疗是糖尿病治疗中最基本的治疗方法，是综合治疗的基础。糖尿病饮食要遵循平衡膳食的原则，在控制总能量的前提下满足机体对各种营养素的需求，并达到平稳控糖，降低血糖波动，预防和延缓并发症的发生，改善患者生活质量的目的。饮食治疗对于糖尿病患者是至关重要的，需长期坚持，严格执行。无论1型糖尿病患者还是2型糖尿病患者，如能早期诊断，病情轻微者仅通过饮食治疗和运动即可取得显著疗效。无数临床经验证明，糖尿病治疗失败的患者中饮食不当或者无法坚持饮食疗法是最重要的原因。因此，科学的饮食治疗是糖尿病自然病程中任何阶段都不可缺少的。

第一节 糖尿病饮食治疗概述

一、糖尿病饮食治疗的重要性

饮食治疗对糖尿病患者而言是最为重要的。任何一种糖尿病类型，任何一位糖尿病患者，在任何时间内都需要进行糖尿病的饮食治疗。

（一）糖尿病饮食治疗的作用

（1）控制血糖。

（2）降低体重。

（3）增加机体对胰岛素的敏感性。

（二）糖尿病饮食治疗的要求

（1）控制总热量。

（2）合理安排碳水化合物、脂肪、蛋白质等营养物质的比例，饮食结构要科学、平衡。

（3）少食多餐，一日不少于三餐，一餐不多于100 g。

（4）多食高纤维食物，以利于血糖的下降和大便的通畅。

（5）清淡饮食，不吃糖、少吃盐。

（6）少喝酒，不吸烟。

二、糖尿病饮食治疗的目的与对象

（一）糖尿病饮食治疗的目的

饮食治疗是糖尿病的首要治疗措施，其重要性不言而喻。合理控制饮食的目的：

（1）控制体重、减肥。

（2）纠正已发生的高血糖、高血脂等代谢紊乱。

（3）降低餐后高血糖，减轻对胰岛β细胞的负担。

（4）预防和治疗糖尿病急性并发症，提高整体的健康水平。

（5）保证孕妇和胎儿的健康，促进糖尿病儿童的正常发育。

但是，绝大多数的糖尿病患者并不了解应如何科学地进食（既不摄入过高热量又不引起营养失衡）。日常生活中常可见到一些糖尿病患者在饮食上错误的观念，如：只要不吃粮食，血糖就不会升高；少吃粮食多吃肉；饭少吃其他零食来补；只要是无糖食品就可以随便吃；不能吃水果；只能吃粗粮；少吃饭多吃菜；等等。这就造成一些糖尿病患者血糖、血脂和体重达不到良好的控制目标。有的人无论换什么药，血糖就是控制不好，有的人越来越瘦，这些都与患者不知道怎么样科学地进食和不能够科学地进食有关。

（二）糖尿病饮食治疗的对象

糖尿病饮食疗法虽然是面向广大糖尿病患者的，但是对肥胖、高血脂和营养不良的非糖尿病患者也有治疗作用，并适用于儿童、青少年和中老年人等各年龄段的人。这是一种根据人体生长发育、日常工作生活的需要，科学地计算出人体所需要的各种营养素的量，同时又考虑个体的健康与疾病状态，再根据每个人哪方面的营养素不足、哪一种营养素的量过多进行校正的饮食疗法，所以糖尿病饮食疗法也是一种健康、平衡的饮食疗法。

三、糖尿病饮食治疗的原则

（1）糖尿病及糖尿病前期患者均需要接受糖尿病饮食治疗，并在熟悉糖尿病治疗的营养师或综合管理团队的指导下完成。

（2）应根据患者年龄、糖尿病类型、是否有合并症、心血管疾病危险因素、意愿、文化程度，以及其他个人情况为患者制订个体化的膳食计划。

（3）应在评估患者营养状况的情况下，设定合理的质量目标，控制总能量的摄入，合理、均衡地分配各种营养素，达到患者的代谢控制目标，并尽可能满足个体饮食喜好。

（4）选择一种患者既需要又能够完成的膳食计划方式，如健康食物的选择，替代食物的选择，部分食物的控制，加强对碳水化合物的认识。

（5）针对超重或肥胖者推荐适度减重，配合体育锻炼和行为改变，有助于维持减重效果。

四、糖尿病饮食治疗的目标

（1）提供符合糖尿病患者生理需要的能量和营养。

（2）维持合理体重，尽量达到并维持理想体重，超重或肥胖患者减重的目标是3～6个月减轻体重的5%～10%。消瘦者应通过合理的营养计划恢复并长期维持理想体重。

（3）提供均衡营养的膳食。

（4）达到目标血糖值的同时最大限度地减少高血糖和低血糖的发生，并维持理想的血糖水平，降低糖化血红蛋白水平。

（5）纠正代谢紊乱，减少心血管疾病的危险因素，包括血脂异常和高血压。

（6）预防和治疗低血糖、酮症酸中毒等急性并发症。

（7）降低胰岛素抵抗，减轻胰岛β细胞负荷。

（8）提高糖尿病患者的生活质量。

提倡糖尿病患者有一个完整而健康的生活体系，要求糖尿病患者保持正常的饮食习惯，改变不良的生活方式。

（谭莹　胡丽萍）

第二节　糖尿病的饮食构成

一、营养素的分配和食品选择

糖尿病患者饮食应采取个体化方案，人体需要多种多样的食物，不同食物各有不同的营养优势，食物没有好坏之分，没有不好的食物，只有不合理的膳食，关键在于平衡。

结合我国饮食结构特点，三大主要营养素热量比例：碳水化合物55%～65%，蛋白质10%～15%，脂肪20%～25%。

（一）碳水化合物

（1）碳水化合物是机体的重要能量来源，膳食中摄入的碳水化合物转化的能量应占总能量的55%～65%，全谷物、杂豆类宜占主食摄入量的三分之一。在普通米饭中混入等比例的全谷物类食物，对维持2型糖尿病血糖稳定有促进作用。每日摄入2餐糙米有助于降低糖尿病患者的餐后血糖、糖化血红蛋白和甘油三酯水平，并增强胰岛素敏感性，有利于控制体重。

（2）低血糖生成指数的食物有利于血糖控制。在选择主食时，可参考血糖生成指数（glycemic index，GI）：低血糖生成指数，指血糖生成指数<55；中血糖生成指数，指血糖生成指数为55～75；高血糖生成指数，指血糖生成指数>75。血糖生成指数越高，则这种食物升高血糖的效应越强。高GI值的食物或膳食，进入胃肠后消化快，吸收完全，葡萄糖迅速进入血液。而低GI值的食物在胃肠内停留时间长，释放缓慢，葡萄糖进入血液后峰值低，下降速度慢，可减少餐后血糖波动，有助于血糖控制。糖尿病患者要尽量选择GI值低的食物，以避免餐后高血糖。表10-1、表10-2是常见糖类的GI值和中国常见食物的GI值。

表10-1　常见糖类的GI值

食物名称	GI	食物名称	GI
麦芽糖	105	蔗糖	65
葡萄糖	100	乳糖	46
绵白糖	84	果糖	23

资料来源：《中国营养科学全书》（葛可佑）。

表10-2　常见食物的GI值

食物名称	GI	食物名称	GI
白面包	105.8	西瓜	72
白馒头	88	菠萝	66
大米饭	83	香蕉	52
面条	82	猕猴桃	52
红薯	77	柑橘	43
油条	75	葡萄	43
南瓜	75	苹果	36
苏打饼	72	梨	36
玉米粉	68	柚子	25
荞麦面条	59	李子	24
荞麦	54	樱桃	22

资料来源：《中国食物成分表》（杨月欣）。

（3）糖尿病患者适量摄入糖醇和非营养性甜味剂是安全的。糖尿病患者在一般情况下不直接食用葡萄糖、蔗糖，出现明显低血糖时除外。在糖类中，果糖的代谢不需要胰岛素的参与，而且不容易引起高血糖。对糖尿病患者来说，果糖是可以直接食用的，水果、蜂蜜中含果糖较多。但是过多蔗糖分解后生成的果糖或食用过量果糖易致甘油三酯合成增多，使体脂聚集，可能对血脂产生不良影响。

人工甜味剂几乎没有热量产生，适合肥胖症、冠心病、高血压病和糖尿病患者食用。美国FDA已经批准4个无营养价值的人工甜味剂，包括阿斯巴甜、安赛蜜、糖精和三氯蔗糖。

木糖醇引起的餐后血糖反应比果糖、蔗糖和葡萄糖更低，而且可用的能量价值也更低，使用木糖醇可引起腹泻，尤其是儿童。

（4）每日定时进餐，主食定量，按需摄入。主食是大米、面粉及各种杂粮的总称，是我国居民主要食物来源，也是影响糖尿病患者能量摄入及餐后血糖控制的最重要的因素。糖尿病患者主食摄入量因人而异，应综合考虑患者的生理状况、营养状况、体力活动强度、血糖控制水平、胰岛功能及用药情况等因素，在营养师的专业指导下，进行个体化设计，制订每日定时定量的饮食治疗方案。

（二）蛋白质

糖尿病患者应保证每日摄入蛋白质。糖尿病患者膳食中蛋白质的变化可影响代谢控制，并与糖尿病肾病的发生、发展和防治有密切的关系。

（1）对于肾功能正常的糖尿病个体，推荐蛋白质的摄入量占总能量摄入的15%～20%，糖尿病患者每日蛋白质的需要量为1.0 g/kg，对于处于生长发育阶段的儿童或者有特殊需要或消耗的患者，如妊娠期、哺乳期、消耗性疾病及消瘦患者，蛋白质的比例可适当增加至每日每千克理想体重1.5～2.0 g。保证优质蛋白应摄入量超过50%。重视奶类、大豆及其制品的摄入，选择食用瘦肉、禽类和鱼类低脂蛋白。

（2）对于有显性蛋白尿的肾功能正常的患者，蛋白质的摄入量宜限制在每日每千克理想体重0.8 g。从肾小球滤过率下降起，应实施低蛋白饮食，推荐蛋白质的摄入量为每日每千克理想体重0.6 g，并尽量选择优质蛋白。

（3）单纯摄入蛋白质不易引起血糖升高，但可能增加胰岛素分泌反应。

（三）脂肪

（1）脂肪占总能量较合适的比例为20%～25%，不超过饮食总能量的30%。糖尿病患者应注意选择少油的烹调方式，烹调油宜控制在30 g/d以内。高脂肪膳食不利于糖尿病患者的病情控制，可引起高脂血症、糖化脂蛋白增加、动脉血管壁粥样硬化、高血压和高胰岛素血症等，并导致动脉硬化，成为致死的原因。

（2）摄入饱和脂肪量不应超过饮食总量的7%，尽量减少反式脂肪酸的摄入。单不饱和脂肪酸是较好的膳食脂肪来源，在总脂肪摄入中的供能比宜达到10%～20%。多不饱和脂肪酸摄入不宜超过总能量摄入的10%，适当增加富含n-3脂肪酸的摄入。

（3）许多糖尿病患者血液胆固醇水平较高，这是造成与促进动脉粥样硬化性大血管并发症的原因与危险因素之一。当患者血液中胆固醇增高时，就要减少食物中胆固醇的摄入量。胆固醇高的食物主要见于动物的脑、内脏，高脂血症的糖尿病患者应避免吃胆固醇含量高的食物，如奶油、冰激凌、全脂奶、大多数非奶类产品的奶油代用品、乳酪、牛油、用鸡蛋与牛油制作的面包、点心、饼干、奶油汤、白肉、鹅、鸭、动物内脏、炸薯条与薯片、蛋黄、鱼卵、蟹黄、虾、鱿鱼等。糖尿病健康饮食中胆固醇摄入量应小于300 mg/d。

（四）膳食纤维

糖尿病患者每日膳食纤维摄入量以30 g左右为宜，膳食纤维能降低餐后血糖反应，降低胰岛素的需要量，对控制血糖有重要作用。粮食中以麸皮、豆类水溶纤维素含量最高，而荞麦粉、燕麦、玉米面、高粱米、黄米、黑米的纤维素含量高于大米、白面，富强粉纤维素含量最低。蔬菜中以魔芋精粉、蕨菜、黑木耳、银耳的纤维素含量最高，绿豆芽、海带、大白菜的纤维素含量较低。其他富含纤维素的谷物类、水果、蔬菜和全麦食物均为膳食纤维的良好来源，提高膳食纤维摄入量可以降低餐后血糖和减少脂肪的吸收，有益于健康。

（五）微量元素与维生素

微量元素是指在人体内占体重0.01%以下的元素，人体内已测到的有60种以上微量元素，其中有15种是人体必需的具有特殊生理功能的元素：铁、氟、锌、铜、钒、锡、硒、锰、碘、镍、钼、铬、钴、硅、锂。微量元素作为体内酶与维生素不可缺少的活性因子，参与激素生理调节活动，是体内生化反应重要的载体，维持着蛋白质、核酸的正常代谢。所以，糖尿病患者应适当补充微量元素。

微量元素在人体内的作用有其严格的合适浓度范围，摄取不足时人可能患病或导致生长发育缓慢，但摄入过量或在体内堆聚后会产生毒副作用，甚至引起死亡。糖尿病患者容易缺乏B族维生素、维生素C、维生素D以及铬、锌、硒、镁、铁等多种微量元素，维生素与微量元素缺乏将引起糖尿病代谢紊乱的进一步加深和恶化，在糖尿病治疗中可根据营养评估结果适当补充。

微量元素与维生素富含于各种各样的食品中，如肉类、奶类、蛋类、蔬菜、水果类、海产品类等，只要做到食物多样化、避免每日重复简单的几种食物，这些维生素及微量元素在人体内是不会缺乏的。维生素与微量元素的补充原则上应以食补为主，适当药补；食物多样化可以满足人体对各种维生素与微量元素的需求。维生素A富含于黄油、蛋类、肝及其他动物内脏中，对于无高胆固醇血症的患者，可适量进食动物肝脏或蛋类，以保证维生素A的供应。含胡萝卜素多的蔬菜和水果有胡萝卜、番茄、辣椒、红薯、苋菜、空心菜、柿子、橘子、桃、香蕉。含维生素D的食物有蘑菇、蕈类。含维生素D_3的食物有鱼肝油、肝、蛋黄、奶类。维生素E含在米、麦、食油、鱼、肉、水果、蔬菜中。富含维生素B_1的食物有酵母、豆类、米麦之麸皮和糠皮,猪、牛的肉、肝、心、肾。维生素B_2则分布在蔬菜、肉类、黄豆内。维生素B_6多含在肉类、谷类、水果、蔬菜中。烟酸以肝、瘦肉中较多,谷类、坚果、水果、蔬菜中也含有。维生素B_{12}以肝、肉、乳类中含量最多。叶酸以动物肝脏和肾脏、绿叶蔬菜中含量最丰富。维生素C以土豆、绿叶蔬菜、橘子、橙子、猕猴桃、辣椒中含量最高。糖尿病患者可多吃含糖量低的新鲜蔬菜,能生吃的尽量生吃,以保证维生素C等营养素的充分吸收。应尽量从天然食品中补充钙、铜、锰、镁等矿物质,以及维生素E、β-胡萝卜素等维生素。

(六)盐

(1)糖尿病患者应低盐饮食,食盐摄入量限制在每日6 g以内,低盐饮食不仅可预防高血压的发生,控制和稳定糖尿病合并高血压患者的病情,以及防止肾病的进展,而且对代谢有益。

(2)限制摄入含盐高的食物,例如味精、酱油、盐浸等加工食品、调味酱等,减少酱菜、腌制食品的摄入量。一般20 mL酱油中含有3 g食盐,10 g黄酱中含有1.5 g食盐,如果菜肴中需要用酱油和酱类,应按比例减少其中的食盐用量。

(七)豆制品

豆制品是中国人极喜爱的食品,高血脂、糖尿病、肥胖者几乎都认为豆制品可以代替肉类,受厂家广告误导而认为豆浆营养优于牛奶者更大有人在。但从营养价值上讲,豆类含有的人体必需氨基酸远少于肉类,豆类蛋白质中不含或很少含蛋氨酸、牛磺酸等人体必需氨基酸。人长期缺乏蛋氨酸可致体内各种含硫化合物的代谢发生障碍,引起食欲减退,生长缓慢,体重减轻,肾脏增大,肝脏损伤。而婴幼儿缺乏牛磺酸对大脑等重要脏器生长发育有影响。在某些蛋白质中,任何一种必需氨基酸含量过低或缺乏都会引起其他氨基酸功效相应降低。长期过量食用豆制品易引起碘缺乏。豆制品内还含有一些氨基酸,它们在酶作用下可转变为同型半胱氨酸,后者会损伤动脉管壁内皮细胞,使胆固醇、甘油三酯易沉积于动脉壁上,促进动脉粥样硬化形成。

豆制品中含有植酸,容易引起恶心、腹泻等毒副反应。豆制品一次食用过多还会阻碍铁、钙、锌等元素的吸收,引起腹胀、腹泻、排气多等消化道症状。有消化道溃疡、肾炎、急性胰腺炎者均不宜食用。豆类蛋白质与动物蛋白质一样,在体内经过代谢最终会转变为含氮废物,经肾脏排出体外。当老年人肾功能减退时,由于总蛋白摄入受限,过量进食豆制品不但不能满足营养需要(因为豆类蛋白质中所含的必需氨基酸少于动物蛋白质),反而会加重肾脏负担,促进肾功能进一步衰退。豆类中嘌呤含量也较高,痛风及血尿酸增高的患者也应慎食,长期只吃豆制品易出现营养不良。正常健康营养食物中至少应有40%的蛋白质来源于动物蛋白质,如蛋类、乳类、瘦肉,这样才能达到机体最佳蛋白质营养平衡。

（八）水

水是任何生命所必需的，其重要性不言而喻。人三天不吃饭不要紧，三天不喝水就要命。特别是糖尿病患者，饮水对其格外重要。糖尿病患者由于高血糖，血液容易发生高渗，血液黏滞性增高，如不经常饮水，血液黏滞度长期处于增高状态，可诱发微循环障碍，老年人还易诱发脑血栓、心肌梗死。不爱饮水的糖尿病患者由于排泄量（汗液、尿液）减少，体内代谢的有毒废物易蓄积在体内，引起慢性中毒、抗病能力下降，加速衰老。研究显示，每日饮水量＜1.3 L者，患膀胱癌的风险为1，每日饮水量＞2.5 L者，风险只有0.5。多饮水可减少致癌物质与膀胱内壁细胞接触的时间与浓度，从而降低膀胱癌发生风险。因此，一个体重60 kg的人即使不渴，每日也应饮1 500～2 000 mL的白开水。对于高血糖者，由于肾糖阈的存在（血糖多在180～200 mg/dL），大量饮水有利于降低血糖，使血糖超过200 mg/dL的血液中的葡萄糖从尿液中大量排出，即使代谢恶化，血糖也不会严重升高。而不饮水者肾糖阈会升高（＞300 mg/dL），导致血糖严重升高。一旦血糖超过肾糖阈后，尿糖将大量排出，同时带走机体内的大量水分，造成机体脱水，血液浓缩，血浆渗透压升高，促使血糖进一步升高，严重者如仍不饮水，将会引起意识不清，高血糖性高渗性昏迷而死亡。所以糖尿病患者，特别是老年人，无论口渴与否，每日都应多饮水。

（九）酒

（1）糖尿病患者不推荐饮酒或喝含乙醇的饮料，乙醇对糖代谢的影响与机体状态有关，营养状况佳时，可使血糖升高；饥饿和营养状况不佳时，可发生低血糖，应避免空腹饮酒。

（2）乙醇可以提供较多的热量，糖尿病患者大量饮酒可诱发酮症酸中毒。每100 mL浓度为50%的白酒可产生350 kcal的热量，糖尿病患者若饮酒应计算乙醇中的总热量。女性糖尿病患者每日饮酒乙醇含量不超过15 g，男性糖尿病患者每日饮酒乙醇含量不超过25 g（15 g乙醇相当于450 mL啤酒、150 mL葡萄酒或50 mL低度白酒），每周饮酒不超过2次。

二、糖尿病的饮食禁忌

（1）忌食：白糖、红糖、葡萄糖及糖制甜食，如果糖、糕点、冰激凌、果酱、蜂蜜、蜜饯等。

（2）少食：土豆、山药、芋头、藕、洋葱、胡萝卜、猪油、羊油、奶油、黄油、花生、核桃、葵花子、蛋黄、肝、肾、脑。

（3）宜食：粗杂粮，如荞麦、燕麦、玉米面、大豆及豆制品。

糖尿病患者在治疗过程中容易出现低血糖症，当血糖降低得太快便会发生低血糖症。成人糖尿病患者通常因省略正餐或延迟用餐时间，或激烈运动而诱发低血糖。轻度低血糖可出现饥饿感、嘴巴麻痹、心慌、手抖等症状，严重时可发生昏迷。发生低血糖时则需要即刻食用葡萄糖类食品，如糖果、果汁等，此时也可以直接服用葡萄糖。

三、糖尿病的科学饮食细则

我们都知道科学饮食的重要性，尤其是一些细节，应该更加注意。

（1）饮食要严格定量，不能多吃，也不能少吃，更不能不吃，还要均匀地吃（即每顿饭都要有碳水化合物、蔬菜、蛋白质）。

（2）由于每个人对食物的消化、吸收及利用有差异，一些数据只是框架、参考，在实际应用中要固定主食，用副食调节体重，超重时减少副食量，体重减轻时增加副食量，当达到理想体重时，副食量不增不减为合适。

（3）马铃薯、白薯、山药、藕、芋头、蚕豆等的主要成分是淀粉，应算作主食，不应算作蔬菜。

（4）市场上所谓的"无糖食品"实际上是"无蔗糖食品"，其中的甜味是甜味剂的味道，不是糖，但制作食品所用的糖、馅中的豆沙及奶中原有的乳糖，仍可转变成葡萄糖。

（5）甜味剂是非糖食品，一般不会升高血糖，但吃后也需测血糖来证实。甜味剂不能作为低血糖时的急救食品。

（6）当血糖尚未控制好时暂不要进食水果，当血糖控制达标后再试着吃水果，即在两顿饭之间血糖值最低时进食水果，于进食后0.5~1 h、2 h时各复测一次血糖，来判定水果对血糖的影响。吃什么水果、吃多少，均以血糖不高为准。

（7）坚果类食物（花生、瓜子、核桃、杏仁、松子、榛子）的主要成分是油（约占50%），并含有一定量的碳水化合物，故应少吃或不吃。如果用其充饥，不但会使血糖升高，还容易发胖、增加体重和产生胰岛素抵抗。

（8）不应限制饮水，否则会引起血液浓缩，血液黏滞度增加，诱发血栓和水、盐代谢紊乱，代谢产物排泄障碍等诸多不良后果，要做到"渴了就喝"。

（9）香烟有刺激升糖激素释放的作用，还可使组织缺氧，诱发微循环障碍。酒的含热量高，易增加体重，每100 mL啤酒含糖11 g，易吸收，使血糖升高，且长期饮酒易伤肝，引起酒精性肝硬化，使血糖更难以控制。所以一定要戒烟，少喝或不喝酒。

（10）使用胰岛素治疗者可少食多餐，每日进餐6次，即3次主餐，3次加餐。例如每日225 g主食，分配为早餐50 g，加餐25 g；午餐50 g，加餐25 g；晚餐50 g，加餐25 g。

四、糖尿病的饮食卫生

为了保证食品卫生，防止食品污染和有害因素对人体的危害，糖尿病患者一定要把好"病从口入"这一关。食品要无毒、无害，符合营养卫生要求，不吃腐烂变质的食物。在日常膳食中要注意以下饮食卫生要求：

（1）牛奶和豆浆是糖尿病患者的重要食品。有些患者为了省事，往往将热牛奶、热豆浆存放在保温瓶里，这种做法容易导致细菌繁殖和食品变质。如瓶内温度为20~40℃，细菌就会大量繁殖，且3~4 h后，瓶中的牛奶、豆浆就会变质。饮用后容易引起恶心、呕吐等消化道症状。因此，牛奶、豆浆宜现煮现饮。

（2）豆浆营养虽好，但生黄豆中有多种有毒成分。如果豆浆未煮沸就食用，短时间内会出现恶心、呕吐、腹泻、腹痛等消化道症状。因此，豆浆应充分煮沸。

（3）有的人习惯在上街买菜时，用菜篮子一起带回早点，这样就造成生熟食交叉感染，容易引起胃肠道疾病。所以一定要保持菜篮子干净，做到生熟食分开，食品与杂物分开，使用后将菜篮子放置于太阳下暴晒消毒。

（4）夏天买回来的熟肉制品容易变质，特别是被苍蝇爬叮和灰尘污染后，直接食用有可能致病。因此，夏天买回的熟肉制品一定要加热消毒后再食用。

（5）冷冻食品，如鸡、鸭、猪肉、牛肉、蛋、速冻蔬菜等，一经解冻要尽快加工食用，不宜存放，否则蛋白质很快分解，会引起变质和营养损失。

（6）生菜、生肉、生鱼等常带有细菌，烤熟煮透的食品，细菌基本上都被消灭。如果生熟食品混放，就容易造成生熟食品交叉污染，容易引起肠道传染病等。因此家庭中生熟食品不要混放，刀、碗、盘等餐具都要做到分开使用。

（7）臭豆腐闻着臭，吃着香。但臭豆腐含有大量挥发性盐基氮和硫化氢，这两种成分均为蛋白质所分解的腐败物质，对机体有害。而且，臭豆腐常受细菌污染而含有致病菌。

（8）不能用废旧书报包装食品。因为油墨中含有多氯联苯，这是一种毒性很强的物质，能引起人体细胞变异，破坏人体细胞遗传基因，危害下一代。此外，多氯联苯一旦进入人体，极易被脂肪、脑、肝吸收并储存起来，很难排出体外而引起蓄积中毒。废旧书报上还可能黏附有许多致病菌、虫卵和病毒，用来包装食品会污染食物。日常生活中要注意这个问题。

（9）各种罐头食品的营养价值均不及新鲜食品，食用时应注意适当搭配和调剂。建议糖尿病患者常食用新鲜食物，而少食用罐头食品。

（10）火锅涮肉片不能太嫩。为了既保持肉片的鲜嫩风味，又保证不发生旋毛虫等感染，可采取火旺汤沸再下生肉的办法，一次不要下得太多，要少下快开，以保证肉片急熟而鲜嫩。脾胃功能不佳的糖尿病患者不宜食用火锅涮肉片。

（11）糖尿病儿童不宜过分限制饮食。饮食治疗必须根据儿童生长发育旺盛的特点，供应足够的热能和蛋白质，保证营养能满足生长发育的需要。患儿要定时、定量进餐，每日所需的热能可因年龄不同而不同。

（12）糖尿病食疗同样适合老年糖尿病患者。在饮食上应严格限制脂肪和乙醇的摄入，提倡高纤维饮食和低盐饮食，注意进食优质蛋白质。老年人具有脾胃虚弱的生理特点，应以清淡饮食和少量多餐为宜。

（13）当有并发症时，饮食要有特殊要求。如有高血压、动脉硬化、肾脏损害时，首先要限制食盐摄入，其次要掌握蛋白质的摄取方法。有肝功能障碍时，要注意选用高蛋白质食品，如大豆、鸡蛋、牛奶等。

（14）早晨进行体育锻炼时，不宜空腹。晚饭后至睡前如工作或活动时间过长，要适当增加食物摄入。当劳动强度有较大的变化，如游泳、打球时，亦应增加少量食物摄入，以防止低血糖的发生。

（15）选用任何新品种食物时，要先了解其主要营养成分，经医生同意后方可适量食用。对市场上的一些"疗效食品"应慎重食用。

（16）要控制全日总热量的摄入，使体重保持在正常标准范围之内。因此，肥胖患者应进食低热量食品，而消瘦患者则要提高全日饮食的总热量。

五、糖尿病的膳食模式

不同的膳食干预模式中，因人而异的饮食治疗是关键，无论是地中海膳食、素食、低碳水化合物饮食、低脂低能量饮食还是高蛋白饮食在短期内均有助于体重控制，但要求由合格的营养师制订具体的有发展性的营养方案，在专业人员指导下进行干预，同时监测血脂、肾功能的变化。

（谭莹）

第三节　糖尿病患者的饮食治疗方案

一、饮食治疗方案的制订原则

1. 量出为入

活动量越大的人，所消耗的热量越多，就越能多吃；活动量越小的人，所消耗的量越少，越不能多吃。越瘦的人，越能多吃；越胖的人，越不能多吃。年龄越小，越能多吃；年龄越大，越不能多吃。这一饮食原则既考虑到机体热能储存情况，也考虑到生长发育与日常饮食需要。消瘦的人本身热能储存就不足，如果再从事强体力劳动，则应当增加摄食以保证热能的需要。总之一句话：活动量越小、越胖、年龄越大的人越不能多吃，因为他的需要量少。这就是饮食量应量出为入并兼顾年龄的道理。

2. 饮食多样化，保证营养全面与平衡

糖尿病患者的食物越杂越好，这样营养素摄取丰富，不易发生营养不良与营养失衡。每一种食物所含的营养素不同，只有食物多样化，营养素才能互补，这就是健康饮食。我们提倡每日至少要吃5种蔬菜，3种以上谷物，3种以上水果，3种以上的奶或肉类，多吃粗加工粮食，少吃精米、精面。

3. 保持合理的营养素比例

在糖尿病饮食中，来自碳水化合物的热量应占55%～65%，由脂肪提供的热量占30%以下，蛋白质提供的热量比不超过20%。也就是说，糖尿病患者的饮食应以碳水化合物为主，脂肪与蛋白质为辅，这是因为人的主要热量来源于碳水化合物，脂肪摄入过多会引起高血脂、肥胖；蛋白质虽是人体必需的，但其在体内的代谢产物多为有毒性的尿素氮、肌酐等非蛋白氮类废物，须经肾脏排出。如发生肾功能不全，进食过量的蛋白质就会加重肾脏负担，甚至导致尿素氮、肌酐排泄不良，在血液中聚积过多，引起尿毒症。因此，保持合理的三大营养素比例是糖尿病饮食的一个重要原则，分配的比例不合理，会引起代谢及营养失衡。

4. 补充膳食纤维

目前食品加工越来越精细，丢失了食品中大量有益于健康的膳食纤维，特别是水溶性维生素。这些纤维素在肠道遇水后体积会膨胀30～100倍，可带走消化道内未被消化吸收的多余脂肪、胆固醇、有毒的代谢废物，增加粪便体积，促进排便，有益于健康。而"食不厌精"的后果是糖尿病、肥胖、高血脂、便秘、结肠癌、皮肤色素沉着等现代文明病大量发生。目前我国城乡居民膳食纤维摄入量均<15 g，健康饮食强调补充膳食纤维，使之每日摄入量在40～60 g。

5. 限制胆固醇摄入

高胆固醇血症是动脉粥样硬化的促进因素，也是导致心肌梗死、脑卒中、下肢动脉闭塞的原因之一。但是胆固醇是合成体内多种类固醇激素的原料，也是很多神经脑细胞膜上重要的组成成分，所以根据每个人的健康状态，合理摄入胆固醇就很有必要。

6. 限制酒与食盐摄入

限制酒与食盐摄入对合并心脑血管疾病、高血压、肾病的糖尿病患者尤为重要。

二、饮食设计的一般方法

糖尿病饮食设计应满足人体需要的碳水化合物、蛋白质、脂肪以及各种矿物质和维生素。饮食既要满足需要又要防止过量，对于糖尿病的特殊人群，如处于生长期的儿童、孕妇和乳母，能量要充分，蛋白质的比例要适当增加。

（1）饮食分配和餐次安排：在体力活动稳定的情况下，饮食要做到定时、定量。

糖尿病患者一日至少要保证三餐，三餐的分配比例可参考饮食习惯、血糖情况。早、中、晚餐能量按25%、40%、35%的比例摄入，主食及蛋白质等要较均匀地分布在三餐中，一般按1/5、2/5、2/5或1/3、1/3、1/3的比例分配主食。

（2）注射胰岛素或口服降糖药易出现低血糖者，应根据情况调整饮食，要求在三餐之间加餐，可在正餐中匀出小部分主食作为两正餐之间的加餐，做到加餐不加量。

（3）睡前加餐除主食外可选用牛奶、鸡蛋、豆腐干等富含蛋白质的食物，因蛋白质转化成葡萄糖的速度较慢，对预防夜间低血糖有利。

（4）食物多样化，照顾患者的饮食习惯，注重烹调方法，多采用蒸、煮、凉拌等方法，避免食用油炸食物。

三、饮食治疗计划的制订

1. 计算理想体重

理想体重（kg）＝身高（cm）-105。在此值±10%以内均属正常范围，低于此值20%为消瘦，超过20%为肥胖。

目前国际上多采用体重指数（BMI）来评估人的体重是否合理。

中国成年人的体重指数在18.5～24 kg/m^{2}为正常，少于18.5 kg/m^{2}为体重过轻，超过24 kg/m^{2}为超重，超过28 kg/m^{2}为肥胖。

体重指数的计算方法：BMI＝体重（kg）÷［身高（m）］^{2}。

如：某人身高175 cm，实际体重86 kg，则其理想体重为175-105＝70（kg），体重指数BMI＝86÷（1.75）^{2}≈28.08（kg/m^2）。

2. 计算每日总热量

糖尿病患者每日所需摄入的热量可分为需求摄入量、理想摄入量和实际摄入量。通常根据患者的理想体重和参与体力劳动的情况，便可计算出其每日需要从食物中摄入的总热量。每日所需总热量＝理想体重×每千克体重需要的热量。

举例计算：

患者王先生，40岁，身高175 cm，体重90 kg，从事办公室职员工作，他每日所需的理想热量是多少呢？

患者的理想体重＝175-105＝70（kg），患者的BMI＝90÷1.75^2≈29.39（kg/m^2）。患者属于肥胖、轻体力劳动者，查不同体力劳动的热量需求表（表10-3）得知，每千克理想体重所需热量为25 kcal，所以王先生每日所需总热量＝70×25＝1 750（kcal）。

三大营养素每日所提供的热量应在总热量中所占的百分比和三大营养素及乙醇所提供的热量见表10-4和表10-5。

表10-3　不同体力劳动的热量需求表

劳动强度	体力劳动情况举例	不同千克理想体重BMI所需热量/kcal		
		消瘦	正常	肥胖
卧床休息	—	30	25	20
轻体力劳动	办公室职员、教师、售货员，简单家务或与其相当的活动量	35	30	25
中度体力劳动	学生、司机、外科医生、体育教师，一般农活或与其相当的活动量	40	35	30
重体力劳动	建筑工、搬运工、冶炼工、运动员、舞蹈者，重的农活或与其相当的活动量	45	40	35

表10-4　三大营养素每日所提供的热量应在总热量中所占的百分比

名称	提供的热量应占全日总热量比例/%	食物来源
碳水化合物	55～65	谷类、薯类、豆类等
蛋白质	10～15	动物性蛋白（各种瘦肉、鱼、虾等）植物性蛋白（黄豆及其制品、谷类）
脂肪	20～25	饱和脂肪酸、多不饱和脂肪酸、单不饱和脂肪酸

表10-5　三大营养素及乙醇所提供的热量

物质	热量/kcal·g^{-1}
碳水化合物	4
蛋白质	4
脂肪	9
乙醇	7

3. 计算每日所需碳水化合物、蛋白质、脂肪的量

按照每日摄入碳水化合物占总热量的60%、蛋白质占总热量的18%、脂肪占总热量的22%的比例，计算三大营养素提供的热量。

以王先生为例，假设他每日需要从食物中摄入的总热量为1 750 kcal，则他每日所摄入三大营养素提供的热量如下：

碳水化合物占60%，即1750×60%＝1050（kcal）。

蛋白质占18%，即1750×18%＝315（kcal）。

脂肪占22%，即1750×22%＝385（kcal）。

将以上热量换算成以克为单位的三大营养素的量，即王先生每日需要摄入的三大营养素的量：

碳水化合物：1050÷4＝262.5（g）。

蛋白质：315÷4＝78.75（g）。

脂肪：385÷9≈42.78（g）。

为方便查找，表10-6提供了不同热量所需碳水化合物、蛋白质、脂肪的量。首先在热量栏下寻找1 750 kcal，与其相对应的碳水化合物为262.5 g，蛋白质为78.75 g，脂肪为42.78 g，此即该糖尿病患者每日所需碳水化合物、蛋白质、脂肪的量。

表10-6 不同热量所需碳水化合物、蛋白质、脂肪

热量/kcal	碳水化合物/g	蛋白质/g	脂肪/g
1 200	180	54	29.33
1 250	187.5	56.25	30.56
1 300	195	58.5	31.78
1 350	202.5	60.75	33
1 400	210	63	34.22
1 450	217.5	65.25	35.44
1 500	225	67.5	36.67
1 550	232.5	69.75	37.89
1 600	240	72	39.11
1 650	247.5	74.25	40.33
1 700	255	76.5	41.56
1 750	262.5	78.75	42.78
1 800	270	81	44
1 850	277.5	83.25	45.22
1 900	285	85.5	46.44
1 950	292.5	87.75	47.67
2 000	300	90	48.89
2 050	307.5	92.25	50.11
2 100	315	94.5	51.33
2 150	322.5	96.75	52.56
2 200	330	99	53.78

注：该表按照碳水化合物占总热量的60%、蛋白质占总热量的18%、脂肪占总热量的22%计算得出。

4. 计算每餐所需碳水化合物、蛋白质和脂肪的量

已知每日碳水化合物、蛋白质和脂肪的量，遵照一日三餐热量分配比例（1/3，1/3，1/3或1/5，2/5，2/5）计算每餐所需三大营养素的量。

王先生每日早餐所需碳水化合物、蛋白质和脂肪的量如下［按（1/5，2/5，2/5）比例］。

碳水化合物：262.5×1/5＝52.5（g）。

蛋白质：78.75×1/5＝15.75（g）。

脂肪：42.7×1/5＝8.54（g）。

5. 计算每餐所需的食物量

按照以上计算量选择每餐需摄入的食品，合理安排食谱。计算食谱时，三餐分别计算，一定要遵循的原则是首先计算每餐碳水化合物的量，再计算蛋白质的量，最后计算脂肪的量。

以午餐为例：王先生选择的主食为大米饭，蔬菜为芹菜250 g，肉类为猪瘦肉。该患者午餐按总热量的2/5计算，需碳水化合物105 g，蛋白质31.5 g，脂肪17.08 g，据此计算午餐实际食物需要量。

每100 g大米、芹菜、猪瘦肉所含碳水化合物、蛋白质、脂肪的量见表10-7。

表10-7 大米、芹菜、猪瘦肉的三大营养素含量

食物/100 g	碳水化合物/g	蛋白质/g	脂肪/g
大米	77.2	7.4	0.8
芹菜	2.2	1.2	—
瘦猪肉	—	20	6.2

首先计算碳水化合物的量：芹菜250 g含碳水化合物5.5 g，大米需提供碳水化合物105－5.5＝99.5（g），所以所需大米的量为99.5÷77.2×100≈128（g）。

再计算蛋白质的量：芹菜250 g含蛋白质3 g，大米128 g含蛋白质128÷100×7.4≈9.47（g），猪瘦肉需提供蛋白质31.5－3－9.47＝19.03（g），所以所需猪瘦肉的量为19.03÷20×100＝95.15（g）。

最后计算脂肪的量：大米128 g含脂肪128÷100×0.8≈1.0（g），猪瘦肉95.15 g含脂肪95.15÷100×6.2≈5.90（g），所以所需的植物油的量为17.08－1.0－5.90＝10.18（g）。

通过计算结果得知：王先生午餐应摄入大米128 g，瘦猪肉95.15 g，芹菜250 g，植物油10.18 g。

糖尿病患者可根据个人饮食习惯将每日食品确定后，再按早餐占1/5，中、晚餐各占2/5的比例，或根据个人情况分成4～5餐，然后进行分配。现在提倡糖尿病患者饮食多样化，糖尿病患者可以像正常人一样选择自己喜欢的食物。选择自己喜欢的食物时，可按照食物所含热量进行调换。

四、食品交换份

食品交换份是将食物按照来源、性质分成几类，同类食物在一定量内所含的蛋白质、脂肪、碳水化合物提供的热量相近，不同类食物所提供的热量也可能是相同的。

食物交换份法将食品分成六大类：主食类、蔬菜类、水果类、肉蛋类（含水产品）、乳类（含大豆类、奶类）和油脂类（含坚果类），每个食物交换份可产生90 kcal

的热量，列出各类食物的单位数，可以随意组成食谱。

食物交换份法通过各类食物的灵活互换，可避免食物单调，但要切记同类食物之间可以互换，非同类食物之间不得互换。部分蔬菜、水果可与主食（谷薯类）互换。如1个大鸡蛋可换猪瘦肉50 g或北豆腐100 g，500 g芹菜可换500 g菠菜、苦瓜或莴笋等。不同热量饮食内容的交换份见表10-8，不同类别食物交换份见表10-9～表10-16。

表10-8　不同热量饮食内容的交换份

总热量		主食类		蔬菜类		鱼肉类		乳类		油脂类	
kcal	交换份	份	质量/g	份	质量/g	份	质量/g	份	体积/mL	份	质量/g
1 000	12	6	150	1	500	2	100	2	220	1	10
1 200	14.5	8	200	1	500	2	100	2	220	1.5	15
1 400	16.5	9	225	1	500	3	150	2	220	1.5	15
1 600	18.5	10	250	1	500	4	200	2	220	2	20
1 800	21	12	300	1	500	4	220	2	220	2	20
2 000	23.5	14	350	1	500	4.5	225	2	220	2	20

表10-9　食物交换份表——主食类

食物	质量/g	食物	质量/g
大米、小米、糯米、薏米	25	绿豆、芸豆、干豌豆	25
高粱米、玉米糁、玉米面	25	烧饼、烙饼、馒头	35
面粉、米粉、混合面	25	咸面包、窝头、切面	35
挂面、龙须面、燕麦片	25	土豆、芋头	100
小麦面、荞麦面、苦荞面	25	湿粉皮	150
通心粉、干粉条、干莲子	25	鲜玉米（带棒心）	200
苏打饼干	25	黄豆、黄豆粉	20

注：每份提供热量90 kcal，碳水化合物20 g，蛋白质2 g。

表10-10　食物交换份表——蔬菜类

食物	质量/g	食物	质量/g
大白菜、圆白菜、菠菜、莜麦菜	500	白萝卜、青椒、茭白、冬笋	400
韭菜、茴香、芹菜、茼蒿	500	倭瓜、南瓜、菜花	350
苤蓝、莴笋、油菜薹、苦瓜	500	豇豆、扁豆、葱头、蒜苗	250
西葫芦、西红柿、黄瓜、冬瓜	500	胡萝卜	200
茄子、丝瓜、芥蓝菜、塌棵菜	500	山药、荸荠、藕、凉薯	150
苋菜、龙须菜、豆芽、鲜蘑	500	慈姑、鲜百合	100
水发海带	500	毛豆	70

注：每份提供热量90 kcal，碳水化合物17 g，蛋白质5 g。

表10-11 食物交换份表——水果类

食物	质量/g	食物	质量/g
柿子、香蕉、鲜荔枝	150	草莓	300
梨、桃、苹果、橘子、橙子	200	西瓜	500
柚子、猕猴桃、李子、杏、葡萄	200	鲜枣	100

注：每份提供热量90 kcal，碳水化合物21 g，蛋白质1 g。以上水果的量均包括皮、核在内。

表10-12 食物交换份表——肉蛋类

食物	质量/g
猪瘦肉、牛肉、羊肉、鸡肉、鸭肉、鹅肉	50
五花肉	25
排骨	70
熟火腿、香肠	20
无糖叉烧肉、午餐肉、大肉肠	35
酱牛肉、酱鸭	35
鸡蛋、鸭蛋、松花蛋、鹌鹑蛋	60
鸡蛋清	150
带鱼、黄鱼、草鱼、鲤鱼、鲫鱼	80
鲢鱼、甲鱼、鳝鱼、比目鱼	80
对虾、青虾、鲜贝	80
兔肉、蟹肉、水发鱿鱼	100
水发海参	350

注：每份提供热量90 kcal，蛋白质9 g，脂肪6 g。

表10-13 食物交换份表——大豆类

食物	质量/g	食物	质量/g
腐竹	20	北豆腐	100
大豆、大豆粉	25	南腐竹	150
豆腐丝、豆腐干	50	豆浆（黄豆1份加水8份）	400

注：每份提供热量90 kcal，碳水化合物4 g，蛋白质9 g，脂肪4 g。

表10-14 食物交换份表——奶类

食物	质量/g	食物	质量/g
奶粉	20	牛奶、羊奶	160
脱脂奶粉、乳酪	25	无糖酸奶	130

注：每份提供热量90 kcal，碳水化合物6 g，蛋白质5 g，脂肪5 g。

表10-15 食物交换份表——坚果类

食物	质量/g
核桃、杏仁、花生米	15
葵花籽（带壳）、南瓜籽（带壳）	25
西瓜籽（带壳）	40

注：每份提供热量90 kcal，脂肪10 g。

表10-16 食物交换份表——油脂类

食物	质量/g
花生油、玉米油、菜籽油	10
豆油、香油	10
红猪油、牛油、羊油、黄油	10
芝麻酱	15

注：每份提供热量90 kcal，脂肪10 g。

五、糖尿病食谱举例

糖尿病食谱1（表10-17）：主食200 g，全天提供总热量1 372 kcal。其中，碳水化合物占53%，蛋白质占18%，脂肪占29%。

表10-17 糖尿病食谱1

餐次	食物名称	质量/g	碳水化合物/g	蛋白质/g	脂肪/g
早餐	富强粉	50	37.5	5.15	—
	牛奶（强化AD）	250	14	6.75	5
午餐	富强粉	75	56	7.7	—
	鸡蛋	50	—	6.4	5.6
	猪瘦肉	25	—	5.1	1.6
	芹菜	250	8.3	3	—
晚餐	大米	75	58.5	6	—
	猪瘦肉	25	—	5.1	1.6
	北豆腐	100	1.5	12.2	4.8
	油麦菜	250	6.8	4.5	—
全日用油		25	—	—	25
总计			182.6	61.9	43.6
备注	150 g富强粉≈75 g切面 100 g大米≈250 g（硬）或300 g（软）米饭				

糖尿病食谱2（表10-18）：主食250 g，全天提供总热量1 640 kcal。其中，碳水化合物占53%，蛋白质占18%，脂肪占29%。

表10-18　糖尿病食谱2

餐次	食物名称	质量/g	碳水化合物/g	蛋白质/g	脂肪/g
早餐	玉米面（黄）	50	34.8	4.1	—
	鸡蛋	50	—	6.4	5.6
	牛奶（强化AD）	250	14	6.75	5
午餐	富强粉	100	74.6	10.15	—
	豆腐粉	25	1.3	5.4	2.6
	猪瘦肉	50	—	10.15	3.1
	芹菜	250	8.3	3	—
晚餐	大米	100	77.7	8	—
	猪瘦肉	50	—	10.15	3.1
	北豆腐	50	0.75	6.1	2.4
	油麦菜	250	6.8	4.5	—
全日用油		30	—	—	30
总计			218.25	74.7	51.8
备注	150 g富强粉≈75 g切面 100 g大米≈250 g（硬）或300 g（软）米饭				

糖尿病食谱3（表10-19）：主食300 g，全天提供总热量1 862 kcal。其中，碳水化合物占55%，蛋白质占19%，脂肪占26%。

表10-19　糖尿病食谱3

餐次	食物名称	质量/g	碳水化合物/g	蛋白质/g	脂肪/g
早餐	玉米粉（黄）	50	34.8	4.1	—
	富强粉	50	37.3	5.15	—
	鸡蛋	50	—	6.4	5.6
	牛奶（强化AD）	250	14	6.75	5
午餐	富强粉	100	74.6	10.3	—
	猪瘦肉	70	—	14.2	4.34
	豆腐丝	25	1.3	5.4	2.6
	芹菜	250	8.3	3	—
晚餐	大米	100	77.7	8	—
	猪瘦肉	70	—	14.2	4.34
	北豆腐	50	0.75	6.1	2.4
	油麦菜	250	6.8	4.5	—
全日用油		30	—	—	30
总计			255.55	88.1	54.28
备注	150 g富强粉≈75 g切面 100 g大米≈250 g（硬）或300 g（软）米饭				

六、饮食治疗的注意事项

（1）碳水化合物。糖尿病患者的主食应粗细搭配，增加全谷物和杂豆类。红薯、土豆、山药、芋头、藕等根茎类蔬菜的淀粉含量很高，不能随意进食，需与主食交换。严格限制食用的食物有蔗糖、冰糖、红糖、麦芽糖、蜂蜜、果酱、巧克力、各种果糖、含糖饮料、冰激凌及各种甜点心。

（2）蛋白质。糖尿病患者应常吃鱼禽肉蛋，减少肥肉摄入，每周不超过4个鸡蛋，不吃蛋黄。对于肾功能损害者，蛋白质的摄入量为每日每千克理想体重0.6～0.8 g，并以优质动物蛋白为主，限制主食、豆类及豆制品中植物蛋白的摄入。

（3）脂肪和胆固醇。糖尿病患者应少吃煎炸食物，宜多采用清蒸、白灼、烩、炖、煮、凉拌等烹调方法。坚果类食物脂肪含量高，应少食用。每日胆固醇的摄入量应少于300 mg，并减少动物内脏类食物的摄入。

（4）蔬菜和水果。糖尿病患者每日蔬菜的摄入量应不低于健康成人，每日蔬菜摄入量不宜低于500 g，其中1/2应为黄绿色等深色蔬菜。增加蔬菜摄入量可以降低膳食的血糖指数。糖尿病患者可选择GI值较低的水果，每日宜摄入水果200 g。应合理安排食用水果的时间，最好在两餐之间。进食水果需根据血糖情况选择，当空腹血糖控制在7.0 mmol/L以下，餐后2 h血糖小于10 mmol/L，糖化血红蛋白小于7.5%，且血糖没有较大波动时，就可以进食水果，但需要代替部分主食。少食25 g的主食可换苹果、橘子、桃子150 g，梨100 g，西瓜500 g，等等。葡萄干、桂圆、枣、板栗等含糖量较高，应少食用。

（5）糖尿病患者应控制进餐速度。在超重和肥胖的2型糖尿病患者中进行的随机交叉研究结果显示，减慢进餐速度、细嚼慢咽有助于患者减少进食量。

（6）与传统的食物交换份相比，改变进餐顺序是一种简单、易行、有效的利于糖尿病长期血糖控制的方法。按照蔬菜—肉类—主食的顺序进餐，有利于糖尿病患者短期和长期血糖控制。

（谭莹）

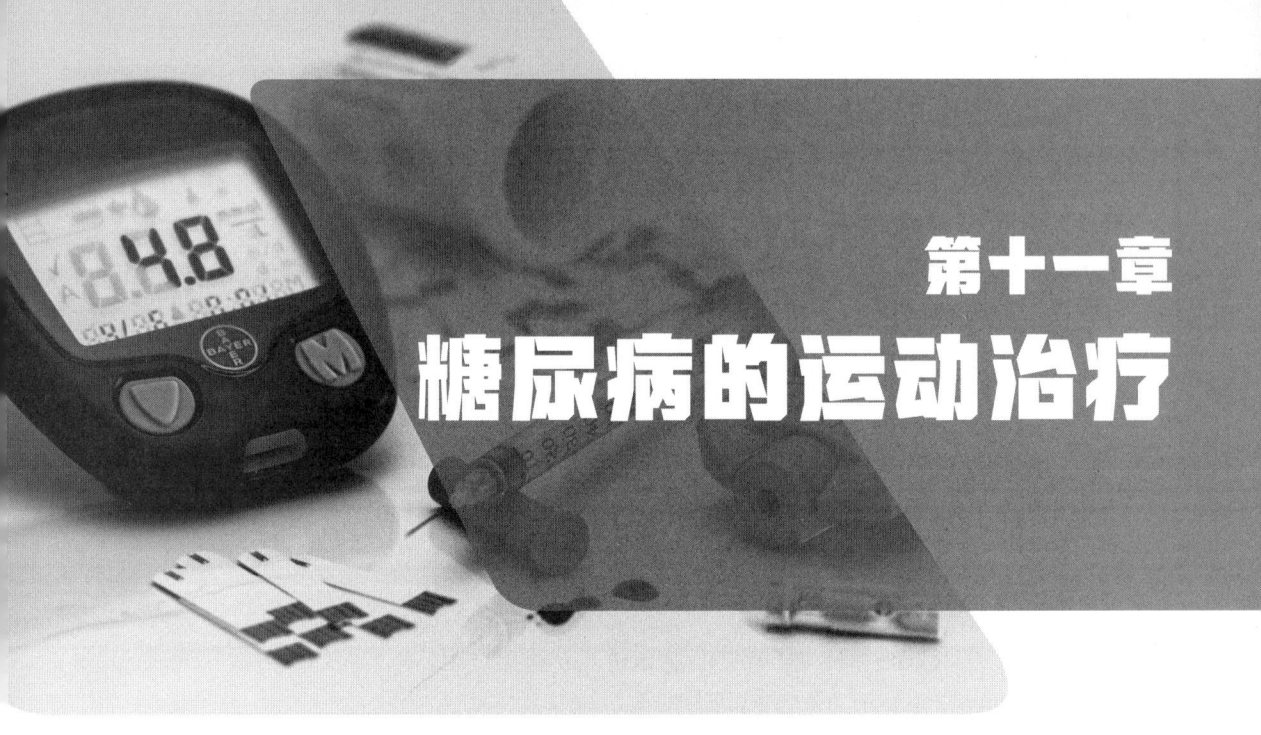

第十一章 糖尿病的运动治疗

第一节 概 述

古希腊名医希波克拉底有句名言："阳光、空气、水和运动是生命和健康的源泉。"这句话的精辟之处在于把运动和阳光、空气、水放到同等重要的地位。古往今来,不知有多少人追求健康和长寿,却总是事与愿违。原因是他们不惜花费高昂代价追求奢侈豪华的生活,却忘记了"生命在于运动"这一朴素的真理。走路是安全的运动,因为从猿到人,整个人的身体结构就是大自然为步行设计的,所以步行是世界上最好的运动。

流行病学研究证明,运动能够提高生活质量,延长人类寿命,并在很大程度上有效地预防高血压、冠状动脉粥样硬化性心脏病、脑血管意外、2型糖尿病、骨质疏松症、结肠癌、乳腺癌等慢性疾病。此外,运动还有助于控制体重、健美体形、预防肥胖,提高人的工作能力和耐力,激发和增强机体免疫力。更重要的是积极运动的人,其外表和身体内部都处于良好状态,性格开朗,对生活充满信心。有一项统计表明,第二次世界大战后日本的糖尿病患者数量与汽车产量呈平行增长的态势。以车代步、机器代替人工劳动,使现代人缺乏必要的运动。随着经济的发展和机械化程度的提高,人们的活动量明显减少,糖尿病的发病率不断上升。生命在于运动,长期坚持运动,不仅有助于增强肌肉本身的功能,而且可以促进心脏的肌力和血液循环,减轻动脉硬化病变程度,减少血栓的发生率。

一、糖尿病患者运动的重要性

运动是预防和管理糖尿病的重要组成部分，糖尿病患者要想提高自己的生活质量，就必须进行运动。随着经济的发展，我国城市化进程明显加快，城市化导致人们的生活方式改变，体力活动明显减少，肥胖和超重人群显著增加，肥胖人群糖尿病发病率升高了2倍。多项随机对照研究显示，IGT人群接受适当的生活干预可延迟或预防2型糖尿病的发生。糖尿病前期患者应通过饮食控制和运动以降低糖尿病的发生风险。流行病学研究结果显示，规律运动8周以上可将2型糖尿病患者的HbA1c降低0.66%，坚持规律运动12~14年的糖尿病患者死亡率显著降低。运动锻炼已经成为治疗糖尿病重要的、必不可少的手段。

糖尿病患者长期运动的益处和功效：①降低血糖；②降低血脂；③降低血压；④减轻体重；⑤改善心肺功能；⑥增强胰岛素的敏感性；⑦预防心血管疾病；⑧防治骨质疏松；⑨增强体能、改善精神状态。运动对患者亦有一定的镇静作用，可减轻或消除患者的焦虑和抑郁情绪，对调节心理平衡有着重要的作用和益处。

因此，运动对糖尿病有预防和治疗的作用，其原理如下。

（1）运动能加快肌糖原和血液中葡萄糖的利用。

（2）运动能抑制餐后血糖升高，运动强度越大，餐后血糖上升越小。

（3）运动能减少糖代谢时胰岛素的消耗量。

（4）运动可使肌肉更多地利用脂肪酸，使血浆甘油三酯水平降低，高密度脂蛋白水平升高，低密度脂蛋白水平轻度降低。

（5）运动能降低血压，改善周围血液循环。

（6）运动可以消耗脂肪、减轻体重，使肥胖患者体重减轻，胰岛素受体数目上升，减少胰岛素抵抗。

（7）运动可使动脉硬化在一定程度上逆转，由重到轻，虽不能完全逆转，却能减轻动脉硬化病变程度，改善预后。

在调整饮食的同时，坚持运动是控制糖尿病的有效方法。研究指出，每日步行1 h，1年内可减轻体重约4 kg；每日快走1 h，1年内可减轻体重约12 kg。运动治疗顾名思义是指有治疗意义的运动，通过有计划、多样性、合理的重复性运动，达到促进健康的目的。坚持运动，可以减少用药。每个糖尿病患者只要身体条件允许，都应坚持运动治疗。运动时间应放在餐后血液循环水平较高时，运动量根据个人的体力、习惯、爱好和气候条件来确定。有效安全的运动量应该以在运动中或运动后心率不会过快，且不会出现心律不齐或其他心脏症状为准。运动方式可以选择步行、跑步、体操、太极拳、球类活动、游泳、跳舞、划船、骑马等。运动应循序渐进，持之以恒，切忌随意中断。

二、运动治疗应当掌握和解决的问题

（1）实际生活的活动情况。由于每个人所处的环境不同，有的人活动量过少，每日在2 000步以下，有的人每日活动量却在10 000步以上，所以掌握生活中的活动量是必要的。要了解每日的步数，可灵活运用计步器。

（2）医学检测。开展运动治疗前必须完成的医学检测项目见表11-1。

表11-1　医学检测项目

一般问诊	自觉症状、运动习惯、其他伴随症状
物理检查	贫血、心脏杂音、四肢及骨关节情况
生理检查	血压、安静时心电图、胸部X线
一般检查	肝功能、肾功能、血常规、尿常规
糖尿病控制情况	血糖、餐后2 h血糖、糖化血红蛋白、尿酮体
并发症	视网膜病变、肾脏病变、神经损害、闭塞性动脉硬化
其他伴发疾病	呼吸系统、循环系统等系统疾病

（3）运动法则。运动治疗看似简单，但操作复杂，掌握适度原则和达到良好效果不易。具体运动法则如下。

运动种类：无论何时何地，一个人都应进行运动，行走是最为合适的运动方式。

运动强度：开始运动时，应从计划运动量的30%～40%开始，适应后可逐渐增加运动量。运动强度以心率为参考标准，简单公式：心率＝210－年龄，实施参考标准见 表11-2。

运动时间和频率：为了抑制餐后血糖升高，使能量得到有效利用及避免药物治疗过程中发生低血糖反应，一般认为在餐后1～2 h进行运动为宜。但是，对没有使用口服降糖药物和胰岛素治疗，只用饮食疗法和运动疗法而血糖控制良好的2型糖尿病患者以及IGT者，可与正常人一样，无须担心低血糖的发生，即使空腹时运动也能取到良好的效果，因而不必强调运动时间，可将按时运动作为习惯纳入日常生活之中。至少每周有5 d每天进行1次运动，才能有确切疗效。

运动时的注意事项：运动疗法和饮食疗法不能分开，应同时进行，并注意运动中的安全，选择适宜的运动项目，运动量必须由小到大，避免剧烈运动，最好是保持中等强度。运动中或运动后如果出现不良反应，应立即停止运动或降低运动强度。

运动疗法要持之以恒，不可三天打鱼、两天晒网，如果停止运动10 d，将前功尽弃。

表11-2　运动强度和心率对比

强度比例	心率（相当于每分钟脉搏数）				
	60岁	50岁	40岁	30岁	20岁
100%	155	165	175	185	190
90%	145	155	165	170	175
80%	135	145	150	160	165
70%	125	135	140	145	150
60%	120	125	130	135	140
50%	110	110	115	120	125
40%	100	100	105	110	115
30%	90	90	95	95	95

三、运动治疗的意义

大多数肥胖的2型糖尿病患者，往往有胰岛素抵抗和高胰岛素血症。糖尿病患者通过运动时能量的消耗，可促进肌肉、肝脏组织对葡萄糖的利用，改善胰岛素的敏感性，降低血糖。在消耗体内储存脂肪的同时，改善脂代谢异常，降低血脂，有助于体重向理想标准靠近。消瘦的糖尿病患者通过适量运动，在改善血糖的同时，可促进食物的吸收和利用，有利于体重增加。综上所述，运动治疗能达到降低血糖、血脂，改善心肺功能，调节情绪的目的。

运动开始的5～10 min，消耗的葡萄糖主要来自肌肉中糖原的分解；长时间运动时，因肌肉中糖原储备是有限的，随着运动时间的延长，肌肉中糖原的分解已不能满足运动的需要，此时肝糖原开始分解，输出到血液循环中以补充运动肌肉的需要。如果运动长时间持续下去，肝糖原分解降低，不能完全代偿运动中糖的消耗，则血糖水平开始下降，运动降低血糖的效果即可显现出来。运动的益处在于降低血糖，改善胰岛素的敏感性，减轻胰岛素抵抗，使体重下降、血压降低、血脂正常、凝血异常好转、动脉粥样硬化逆转。其实际意义在于：

（1）早期轻度2型糖尿病患者只需用单纯的饮食加运动疗法，即可达到血糖控制较为满意的效果。延长运动时间比提高运动强度对血糖控制更有益。

（2）中等程度的2型糖尿病患者，若饮食加口服降糖药物，血糖控制仍不十分满意，可延长运动时间，效果明显。

（3）促进细胞内葡萄糖的转运作用，加速肌肉内葡萄糖的氧化过程，提高利用率，减少糖尿病并发症的发生；改善呼吸、循环、消化和神经系统的调节功能，增强机体的抗病能力，预防疾病的发生。

（4）增加生活情趣，改善心情，丰富内心世界，提高生活质量。

（5）减少用药剂量，提高治疗效果。

四、运动治疗的适应证

（1）病情控制稳定的2型糖尿病。

（2）体重超重的2型糖尿病。

（3）稳定的1型糖尿病。

（4）稳定期的妊娠糖尿病。

（5）IGT或IFG。

运动疗法以2型糖尿病患者为主要治疗对象，特别适用于肥胖患者。当空腹血糖在7.8 mmol/L以下，餐后2 h血糖在11 mmol/L以下，糖化血红蛋白在9.0%以下时，宜进行运动疗法。使用口服降糖药物的患者如剂量保持恒定、使用胰岛素治疗的1型糖尿病患者如病情稳定亦可接受运动疗法。对于并发症轻，或者不需用胰岛素的2型糖尿病患者及IGT者，进行运动疗法亦能取得良好疗效。

糖尿病患者应进行有氧运动，以增强心肺功能，更快地消耗体内储存的热量。为了真正达到运动治疗的目的，最好每日坚持运动。如果有困难的话，一周最少运动3次，每次坚持30 min为宜。为防止低血糖的发生，如运动安排在清晨早餐前，运动前最好测一次血糖。若空腹血糖在6.1 mmol/L以上，则可进行运动；若空腹血糖低于6.1 mmol/L，则应进食少量食物后再运动。运动时必须注意以下几个问题：

（1）运动原则是循序渐进，持之以恒，定时定量。单纯的家务活动不能取得运动的效果。

（2）注射胰岛素的患者应选在胰岛素作用最强的时间之前，即在饭后0.5 h或1.5 h内运动，不宜在清晨空腹运动，尤其不宜在胰岛素作用最强的时间内或吃饭前运动。

（3）注意冷暖，避免身体热量过度丢失，防止体温骤降或中暑的发生。

（4）随身携带糖尿病卡和糖果，以防低血糖的发生。

（5）注意保护双脚，因为在运动过程中，脚及相邻部位受到的冲击力很大。一双好的运动鞋，其鞋底在鞋跟处受压变形可达1～2 cm，这样可以通过延长鞋与地面的接触时间，极大地减少鞋跟处的负加速度，使脚受到的最大冲击力减小，从而避免受伤引起糖尿病足，更好地保护双足。

五、运动治疗的禁忌证

正确的运动方便、愉快，不会带来任何副作用。在一定范围和程度内运动，可以起到治疗糖尿病的作用。但部分糖尿病患者不宜运动，因为如果在机体内胰岛素的分泌和/或胰岛素的作用有严重缺陷时运动，会使血糖升高，诱发酮症，使病情加重。同时，肝肾功能不全、心功能不全、心律失常的患者禁止运动。运动治疗在下列情况下不宜进行。

（1）发生各种急性并发症如急性感染、酮症、酮症酸中毒、高渗状态、乳酸性酸中毒等。

（2）严重糖尿病肾病。

（3）严重糖尿病足。

（4）严重的眼底病变，如近期眼底有出血倾向。

（5）新近发生血栓。

（6）饮食未加控制，糖尿病病情不稳定，血糖控制不佳，在13.9 mmol/L以上，糖化血红蛋白大于10%。

（7）有严重的糖尿病神经病变。

（8）频繁发生脑供血不足。

（9）频繁发生低血糖。

（10）注射胰岛素后，在胰岛素作用最强时不宜进行运动，即速效胰岛素注射后的2~3 h，短效胰岛素注射后的4 h，中效胰岛素注射后的7~9 h，长效胰岛素注射后的12 h。如需运动，则应加餐。

（谭莹　彭乔伊）

第二节　糖尿病患者的运动方案

一、选择适宜的运动项目

1. 运动的类型

（1）有氧运动。有氧运动指大肌肉群的运动，是一种有节奏、连续性的运动，可消耗葡萄糖，动员脂肪，使心肺活动增强。常见的运动形式有步行、慢跑、游泳、爬楼梯、骑车、打球、跳舞、打太极拳、做健身操等。研究表明，有氧运动可增加2型糖尿病患者骨骼肌线粒体密度、胰岛素敏感性、氧化酶和血管的反应性与依从性，同时还可以增强其肺功能、免疫功能并增加心输出量。

（2）无氧运动。无氧运动指对特定肌肉的力量训练，是产生爆发力的运动，如举重、摔跤、铅球或百米赛跑，可增加局部肌肉的强度，但无法促进心肺系统的功能，反而会导致血氧不足、乳酸生成增多，引起气急、气喘、肌肉酸痛等。

2. 运动项目的选择

糖尿病患者的身体一般都比较虚弱，不能按正常体质者的要求进行运动。最初的运动方案应以运动量轻、运动时间短、不出汗为原则，以后逐渐增加运动量、延长运动时间；同时视血糖的变化再调整运动量和运动时间。一般来讲，开始时每日运动1~2次，每次15 min左右，肢体微感舒畅即可。以后可增至每日2~3次，每次30 min，以微微出汗为度。在运动期间，可检测血糖水平，如果血糖水平有所下降，则保持这种运动方案；如血糖水平下降过快，则可以减少药物或减少运动量。糖尿病患者的运动形式是多样的，以不太剧烈、有规律、能长期坚持的形式为宜。运动的时间最好安排在饭后1 h左右，表11-3所示是一个步行运动方案，供参考。

表11-3 步行运动方案

周次	距离/m	时间/min	运动次数/次·d^{-1}
1	300	15	2
2	500	15~20	2
3	700	20~30	2
4	700	20	3
5	800	20~25	3
6	1 000	30	3
7	1 000	25	3
8	>1 000	30	3

运动治疗需要长期坚持，选择的运动项目一是要能达到减肥、降血糖的目的，二是要有实施的可能性。糖尿病患者可进行中低强度的有氧运动，而不宜进行无氧运动，可根据自己的身体状况选择适合自己的运动项目。

（1）步行。步行速度可因人而异，全身情况较好的轻度肥胖糖尿病患者可快速步行，每分钟120~150步；不太肥胖的患者可中速步行，每分钟110~115步；老年体弱或心功能不全的患者可慢速步行，每分钟90~100步。开始时每日步行30 min，以后逐渐延长至每日1 h，分早晚两次进行。

（2）走跑交替。步行和慢跑交替，常用于体力不足的患者。步行30 min与慢跑20 min交替进行，并逐渐缩短步行时间，延长慢跑时间。

（3）室内运动。室内运动适合后期有多种并发症的患者，或身体比较虚弱的患者，以及住院患者。

（4）蹲下起立。开始时，每次做15~20个，以后可增加至100个。

（5）仰卧起坐。开始时，每次做5个，以后逐渐增加至20~50个。

（6）床上运动。床上运动分别运动上、下肢，做抬起、放下、左右分开等动作，对卧床患者较为适合。

身体条件好的患者,还可选择慢跑、骑自行车、游泳、打羽毛球及老年门球等运动。如为控制血糖而进行运动,要讲究规律,不能随心所欲、时断时续、时强时弱。要选择适合自己的运动。具体内容参见表11-4、表11-5。

表11-4 糖尿病患者可选择的有氧运动方式

轻度运动	中度运动	稍强度运动
购物、散步、做操、打太极拳、练气功等	快走、慢跑、骑自行车、爬楼梯、做健身操等	跳绳、爬山、游泳、球类运动、跳舞等

表11-5 选择适合自己的运动

维持生命的运动	维持健康的运动	健康的运动
轻到中度运动量的活动,每次10 min,一日多次	中度运动量的活动,每日累计至少30 min	中度到大运动量的活动,每次20 min以上,一周至少3次

3. 运动强度

(1)一般来说,糖尿病患者所选择的运动强度应是最大运动强度的60%~70%。通常用心率来衡量运动强度。运动强度的判断及运动时的适宜心率参见表11-6、表11-7。

糖尿病患者运动时应保持心率(次/min)=(220－年龄)×(60%~70%)。

(2)运动强度还可以根据自身感觉来掌握,即周身发热、出汗,但不是大汗淋漓即可。运动疗法自我感觉评定如下。

运动量适宜:运动后微汗,轻松愉快,稍感乏力,休息后可消失,次日体力恢复,精力充沛。

运动量过大:运动后大汗,胸闷气短,非常疲乏,休息后15 min内心率未恢复,次日周身乏力。

运动量不足:运动后无汗,无体热感,心率无变化或在休息后2 min内恢复。

表11-6 运动强度的判断

运动强度	相当于最大心率的百分比/%	自觉疲劳程度/RPE
低强度	40~60	较轻
中强度	61~70	稍累
高强度	71~85	累
极高强度	>85	很累

资料来源:《运动营养学》。

表11-7 运动时的适宜心率

年龄/岁	心率/(次·min^{-1})
18~19	130~160
20~29	130~160
30~39	120~150
40~49	110~140
50~59	100~130
≥60	90~120

资料来源：《运动营养学》。

二、运动的时间、频率、形式

（1）运动时间的选择。应从吃第一口饭算起，在饭后1~2 h开始运动，因为此时血糖较高，运动时不易发生低血糖。糖尿病患者不建议空腹运动，空腹运动可能增加低血糖发生的风险。

（2）运动持续的时间。每次运动持续的时间应为30~60 min，包括运动前做准备活动的时间和运动后做恢复整理运动的时间。注意在达到应有的运动强度后应坚持20~30 min，这样才能起到降低血糖的作用。

（3）运动的频率。每周保证至少150 min的有氧运动较为合适，有氧运动可以一周分多次进行，糖尿病患者每周至少应坚持3~4次中等强度的运动。

（4）运动形式。临床研究发现，抗阻力运动、结合型运动方式对糖尿病患者的血糖有重要影响。

有氧运动是推荐给糖尿病患者的主要运动形式，其在2型糖尿病的血糖管理中起着重要的作用。

与有氧运动相比，抗阻运动可以明显提升基础代谢率，使机体更有效地控制血糖，同时可以有效增加骨密度，而有氧运动在减少体脂、降低血压方面更有优势。因此将两种运动形式结合更加有利于糖尿病患者的代谢改善。鼓励2型糖尿病成年患者每周进行2次抗阻运动，强度以轻度或中度为主。

结合3种及以上特性类似的运动方式的运动称为多样化结合运动，如太极拳、瑜伽、八段锦的结合等。多样化结合运动更加适合不能适应高强度运动的2型糖尿病患者，尤其对微循环及下肢活动障碍者有积极作用。

（5）为了增强患者的运动效果，减少不必要的运动损伤，将准备活动分为如下三期。

第一期为准备期。目的是提高肌肉温度，加强全身血液循环，可做轻松的抬腿、弯臂等活动。

第二期为需氧锻炼期。以心肌、骨骼肌（如腿部、臂部及胸部肌肉）的运动为主，目的是增强心肺功能，加强血液循环，同时还能通过生物能量代谢作用，消耗热量而达到控制血糖及甘油三酯的目的。运动可在住所中进行，如上下楼梯的练习，适合视力受损害的患者。对于身体情况较差的老年人，可以在室内走廊中做慢步练习，每次30 min，逐渐增加到每日1 h。

第三期为逐渐平静期。此期要缓慢减弱身体活动，此期与第一期同样重要。如使高速运转的心肺、肌肉突然停止运动，由于心脏仍在加速输送血液到全身肌肉系统，而此时肌肉已停止工作，不再收缩，则总的回心血量会突然减少，可导致患者缺氧，引发危险。

三、运动量的计算

运动治疗是糖尿病治疗的重要手段，如药物一样，应有量的概念，运动量过小达不到治疗糖尿病的效果，运动量过大不但达不到治疗目的，反而会加重糖尿病病情。采用热量消耗计算方法可以对糖尿病患者的运动治疗进行量化，把体力活动时的热量消耗量作为评价患者的运动是否达到治疗效果的标准。

为了保持理想体重，糖尿病患者每日的热量摄入和热量消耗应维持平衡。

非肥胖糖尿病患者每日消耗的热量＝日常活动消耗的热量＋运动消耗的热量

非肥胖糖尿病患者运动消耗的热量＝每日消耗的热量－日常活动消耗的热量

实验证明，非肥胖糖尿病患者运动消耗的热量占总热量消耗的20%左右才有利于糖尿病病情的控制，从事轻体力劳动的糖尿病患者每日每千克理想体重供能为30 kcal，其20%为6 kcal。肥胖糖尿病患者每日的运动量应在上述的基础上加上减肥所消耗的热量。如每日减少体重50 g，按消耗的脂肪计算，减肥所消耗的热量为450 kcal。

计算公式：

运动消耗的热量（kcal）＝理想体重（kg）×30×20%

＝［身高（cm）－105］×6（非肥胖患者）

或

运动消耗的热量（kcal）＝理想体重（kg）×6＋450（肥胖患者）

运动量与运动强度和运动时间相关，而非肥胖糖尿病患者的运动量与肥胖糖尿病患者的运动量也不相同。

举例如下：

糖尿病患者王先生为办公室职员，身高175 cm，体重90 kg，患糖尿病5年，空腹血糖维持在7～10 mmol/L，无明显并发症，治疗方案为饮食＋运动＋药物。该患者理想体重为175－105＝70（kg），BMI＝29.39 kg/m^2，属于肥胖体型，平时较少运动，每日活动量3 000~4 000步，患者愿意主动进行体力锻炼，个人喜好中速步行。

制订运动方案如下。

每日运动量消耗热量：70×6＋450（减肥运动量）＝870（kcal）。

建议每日运动量从400 kcal开始，循序渐进。建议每日中速步行1 h，加做健身操30 min。

中速步行每小时消耗的热量：70×3.5（身体活动的强度）＝245（kcal）。

做健身操每小时消耗的热量：70×4.5（身体活动的强度）＝315（kcal）。做30 min健身操则消耗热量157 kcal。

王先生每日进行的活动消耗的总热量：245＋157＝402（kcal）。

常见身体活动的强度（MET）和千步当量数如表11-8所示。

表11-8　常见身体活动的强度（MET）和千步当量数

活动项目	MET	千步当量数	千步当量时间/min
家务活动（扫地）	3.5	7.5	8
慢速步行（3 km/h）	2.5	4.5	13
中速步行（5 km/h）	3.5	7.5	8
健身操	4.5	10.5	6
走跑结合（慢跑不超过10 min）	6.0	15	4
慢跑	7.0	18	3
乒乓球	4.0	9.0	7
羽毛球	4.5	10.5	3
太极拳	3.5	7.5	8
慢速跳绳	8.0	21	3
瑜伽	4.0	9.0	7
慢速游泳	8.0	21	3

资料来源：《运动营养学》。

注：MET是指每千克体重每小时消耗的热量（kcal）；千步当量数是指进行相应活动项目1 h相当的千步数；千步当量时间是指进行相应活动多少分钟相当于行走1 000步。

（谭莹）

第三节　糖尿病患者运动的注意事项

（1）运动治疗应在医师的指导下进行，运动前进行必要的评估。糖尿病患者在开始任何运动计划之前，都应该彻底地筛查任何潜在的并发症，排除潜在的疾病或损伤，排除危险因素，以确保运动安全。检查内容包括血糖、糖化血红蛋白、血酮、血脂、血压、心率、心电图、运动试验、肺功能、肝功能、胸片、眼底、尿常规或尿微量白蛋白、下肢血管、足部和关节，以及神经系统等。

（2）制订运动计划，与医师确定运动方式和运动量。在不同时间运动对餐后血糖的影响不同，餐后散步对降低餐后血糖更加有效。相比较而言，高强度运动对餐后血糖控制的效果更好，如快走或慢跑比散步对降低餐后血糖更有效。糖尿病患者要注意运动安全，应选择合脚、舒适的运动鞋和袜子，要注意鞋的密闭性和透气性，运动场地要平坦、安全，场地内空气新鲜。

（3）运动项目要与患者年龄、病情及身体承受能力相适应，应定期评估，适时调整运动计划，不恰当的运动易造成糖尿病患者心血管事件的发生、代谢紊乱及骨关节韧带损伤。

（4）空腹血糖大于13.9 mmol/L，且出现酮体时，应避免进行运动。如果空腹血糖大于16.7 mmol/L，但未出现酮体，应谨慎运动。如果空腹血糖小于5.6 mmol/L，应额外摄入碳水化合物（15～20 g）后再运动。

（5）运动前后要加强血糖监测，运动量大或激烈运动时建议患者临时调整饮食和药物方案，以免发生低血糖，如果锻炼过程中出现低血糖症状，应立即停止运动。

（6）成年糖尿病患者每周至少应进行150 min（每周运动5次，每次30 min）中等强度的有氧运动，如果身体能耐受并且没有禁忌证的话，推荐高强度的运动。

（7）每周最好进行2次抗阻运动，以锻炼肌肉力量和耐力。运动时阻力为轻度或中度。联合进行抗阻运动和有氧运动可获得最大程度的代谢改善。

（8）1型糖尿病患者的运动与外源性胰岛素的使用密切相关，运动要避开胰岛素作用的高峰时间。运动时四肢肌肉活动增强，因此可选择肌肉少的腹部注射胰岛素，以减少低血糖的发生。

（9）糖尿病患者存在已知的冠心病不是体育锻炼的绝对禁忌证，但是需要进行有监督的心脏康复计划。对外周动脉疾病的患者需要制订个体化的监督锻炼计划，要限速步行，避免足部损伤，建议进行水上运动或踏车运动。

（10）要随身携带糖果及糖尿病卡，以便发生低血糖时进行自救或提醒他人救助。

（谭莹）

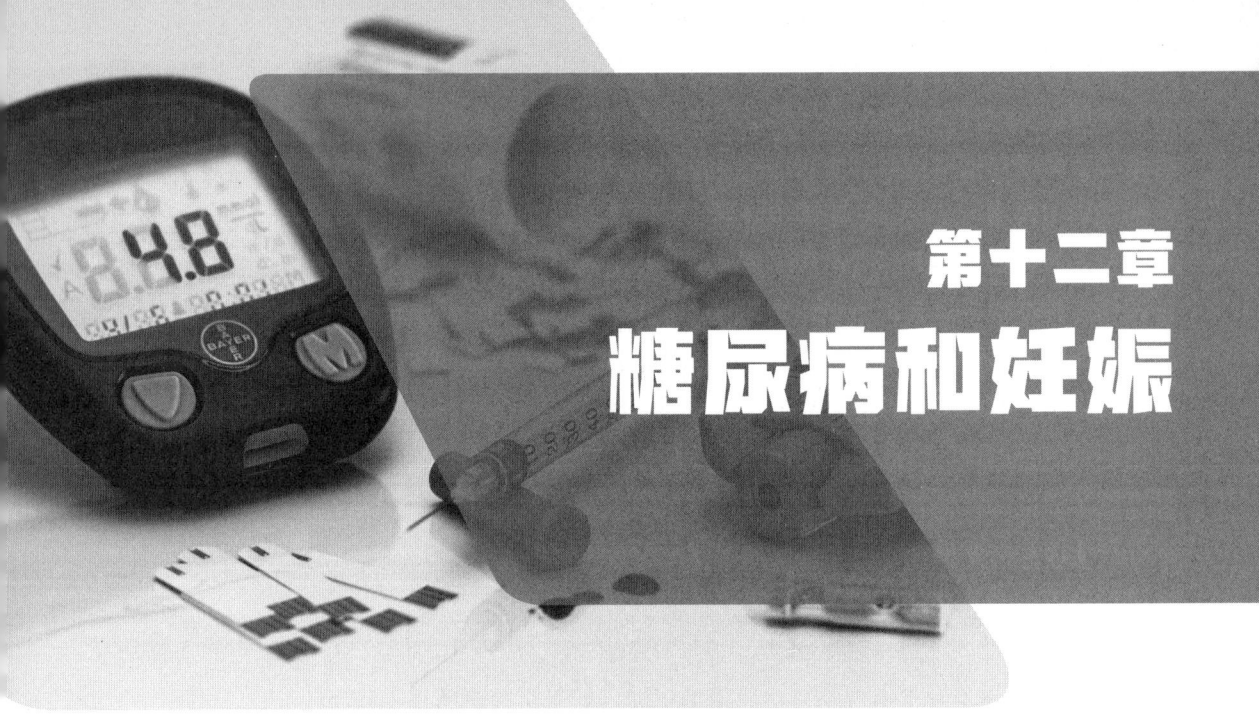

第十二章 糖尿病和妊娠

在胰岛素问世之前，年少的1型糖尿病女性几乎无人能活至生育年龄。在1992年之前，糖尿病妇女合并妊娠的病例文献报告不到100例，新生儿病死率大于90%，孕妇病死率大于30%。随着对糖尿病并发症病理生理的阐明和治疗方法的改进，整个妊娠期血糖控制的正常化，以及整体医疗条件的改善，糖尿病妇女围生期并发症的发生率和病死率已降至接近一般人群。

第一节 概 述

一、基本概念

合并糖尿病的妊娠可以分为糖尿病合并妊娠（pregestational diabetes mellitus，PGDM）和妊娠期糖尿病（gestational diabetes mellitus，GDM）。GDM是指妊娠期间发生的不同程度的糖代谢异常，但血糖未达到显性糖尿病的水平，占孕期糖尿病的80%～90%。GDM一般指妊娠期间首次发现或发生的糖尿病，它不排除妊娠前已存在的未被发现的糖代谢异常，即GDM可能包括各种不同类型的糖尿病，如妊娠前糖耐量受损或1型糖尿病。典型的GDM指妊娠晚期发生的轻中度糖尿病，其在妊娠早期一般不存在，可能是2型糖尿病的一种变异型。GDM患者需在产后6周以后重新对其糖尿病进行评价和分类。随着全球范围内糖尿病发病率的不断升高及妊娠期代谢性疾病筛查的普及，妊娠期糖尿病患者数量正逐年上升。

GDM患者糖代谢一般在产后能恢复正常，但将来患2型糖尿病的风险增加。据报道，GDM与巨大儿、流产、胎儿宫内窘迫、早产及新生儿呼吸窘迫综合征等均有密切关系，并且增加了孕产妇和围产儿的病死率，对母婴均有较大危害，必须引起重视。加强对孕期糖尿病患者血糖水平的管理及控制，有利于降低母婴近期和远期的并发症发生率，因此加强对孕期糖尿病患者的筛查与诊断具有重要临床价值。

目前有关GDM的病因及发病机制尚未完全明确。研究表明，GDM与遗传、胰岛素抵抗、炎症因子、代谢紊乱及妊娠微环境等因素有关。

二、流行病学

1. 妊娠期糖尿病发病率

目前，国际上对于妊娠期糖尿病患者的诊断方法及诊断标准尚未完全统一，因此所报道的妊娠期糖尿病发病率也存在一定差异，为1%～14%。而不同种族之间的妊娠期糖尿病临床发病率也存在一定差异。有研究认为，太平洋、印度洋、亚洲及美洲地区的人群发生妊娠期糖尿病的风险更高。目前，我国诸多城市均已开展了妊娠期糖尿病的筛查工作，因此妊娠期糖尿病的临床检出率也在逐年提升。然而由于我国疆域辽阔，各地区的生活方式及营养状况均存在差异，加之各地区孕期保健水平差异较大，因此我国各地区所报道的临床妊娠期糖尿病发病率也存在差异。从总体来看，我国的妊娠期糖尿病发病率为1%～5%，并且近年来有逐年提升的趋势。

2. 妊娠期糖尿病的高危因素

（1）家族和种族。GDM患者患2型糖尿病的风险增加，有糖尿病家族史的孕妇GDM发生率明显高于无家族史者。现已经证实GDM的发生与种族密切相关。不同种族的GDM发生率存在极大差异，研究显示，西班牙裔或非洲裔美国人GDM发病率最高，其次为亚洲人，高加索人发病率较低。不同地域的亚洲人GDM发生率也存在极大差异，中国台湾GDM的发病率约为0.6%，韩国为2.2%。华人妇女属于世界上GDM发生率较高的人群之一。

（2）孕妇本身的高危因素。年龄超过30岁或多次妊娠的孕妇，GDM的发生率明显升高；孕前肥胖，BMI≥24 kg/m^{2}者，GDM发生率也明显升高；多囊卵巢综合征患者妊娠前存在高胰岛素血症和胰岛素抵抗现象，在妊娠期间胰岛素抵抗进一步加重，故而易导致GDM的发生。

（3）既往产科病史。既往有分娩先天畸形儿史、胎儿停育史、巨大儿分娩史者，GDM发生率升高。

（4）妊娠期因素。多胎妊娠、高血红蛋白、携带乙型肝炎表面抗原（HBsAg）、妊娠早期C反应蛋白水平高、孕早期高血压、孕早期反复空腹尿糖阳性、大于胎龄儿、羊水过多、孕晚期铁浓度升高、孕期饮食不合理等也会使GDM的发生率升高。

三、妊娠对糖代谢的影响

葡萄糖是胎儿的主要能量来源，亦是其合成脂肪和糖原的原料，葡萄糖以主动转运和单纯扩散的方式通过胎盘，主动转运速度远超单纯扩散的速度；氨基酸主要通过主动转运的方式通过胎盘。正常时，孕妇空腹血糖下降至3.1～3.6 mmol/L，低于非妊娠妇女，同时血浆酮体水平增高数倍，空腹时游离脂肪酸浓度亦明显升高，提示孕妇母体存在"加速的饥饿"倾向，这在妊娠的最后3个月表现得尤为明显，母体能量代谢的利用原料因此发生改变，可为胎儿节约葡萄糖作为能源。

妊娠的后半期孕妇血糖水平进一步降低，虽然孕妇血糖水平仍低于非孕妇，但胰岛素水平显著升高，这部分是拮抗胰岛素的激素水平升高或活性增强所致。胎盘产生的致糖尿病激素主要包括人胎盘生乳素（human placental lactogen，hPL）、雌激素和孕酮，孕期母体游离和结合的皮质醇水平亦是升高的，泌乳素水平升高亦具有一定的致糖尿病作用。此外，孕妇体内胰岛素降解增加，可能是胎盘分泌胰岛素酶所致。

（1）hPL和人绒毛膜促性腺激素（human chorionic somatomammotropin，hCS）是孕妇体内最强的胰岛素拮抗激素。hPL从妊娠开始时逐渐升高，至20周时血浆hPL约升高300倍，每日的代谢总量约1 000 mg。hPL使血糖升高的作用机制尚不十分清楚，可能是hPL有生长激素样作用，hPL通过刺激脂肪分解，促进游离脂肪酸的产生，脂肪的分解和游离脂肪酸的产生促进了外周组织的胰岛素抵抗。

（2）胎盘产生的雌激素主要是雌三醇，该激素有较弱的抗胰岛素作用，可导致中度的胰岛素抵抗，其水平升高可达非孕期的1 000倍。已知正常人口服或静脉给予天然合成的雌激素后能引起高胰岛素血症，但其降低葡萄糖耐量的作用尚有争议。非孕妇口服孕酮可使血清胰岛素浓度升高，但血糖无明显改变；动物实验中，孕酮可促进胰岛素对葡萄糖的反应。

（3）妊娠早期垂体泌乳素水平升高由雌激素水平升高促发，泌乳素的结构与生长激素相似，妊娠第二期泌乳素浓度明显升高且＞9.55 nmol/L，可影响糖代谢，虽无研究评价泌乳素可单独作为胰岛素拮抗激素，但在妊娠期糖尿病妇女中应用大剂量吡哆醇抑制泌乳素可改善糖耐量，间接提示泌乳素有拮抗胰岛素的作用。

（4）妊娠期血清皮质醇浓度的明显升高可能主要由于雌激素诱导的皮质醇结合球蛋白升高所致，但有报告称游离皮质醇水平亦是升高的，皮质醇浓度升高可能诱发易感个体出现异常糖耐量。

正常情况下胰岛可通过增强胰岛素的分泌而适应上述变化，如果胰岛β细胞不能适应上述变化或葡萄糖清除障碍，则可发生GDM。

四、孕期糖尿病的危害

(一) 短期危害

妊娠合并糖尿病时可导致产妇发生的并发症包括低血糖、酮症酸中毒、先兆子痫、早产、手术产、羊水过多、产后出血、产后感染等。糖尿病产妇的婴儿围生期可能发生的并发症包括窒息、产伤、心肌肥厚和心力衰竭、高胆红素血症、呼吸窘迫综合征、黄疸、低钙血症、低镁血症、低血糖、血细胞增多、先天畸形、宫内生长迟缓、巨大儿、神经系统异常、脏器肿大、死产等。其中严重先天畸形和与自发性流产相关的并发症是主要的关注点,其均与代谢控制明显相关。据报道,妊娠期糖尿病患者中,围生期胎儿先天畸形的风险是普通人群的2～5倍,这导致了约40%的围生期胎儿死亡。糖化血红蛋白已经成为评估妊娠早期胎儿器官成形时代谢控制情况的重要工具,多项研究都显示妊娠早期(<13周)糖化血红蛋白与先天畸形和自发性流产的风险相关(表12-1)。

表12-1 先天畸形与糖化血红蛋白标准差及对应糖化血红蛋白浓度的关系

HbA1c标准差	对应HbA1C/%*	先天畸形的绝对风险/%(95%可信区间)
0	5.5	2.2(0.0～4.4)
1	6.2	2.7(0.2～5.2)
2	6.9	3.2(0.4～6.1)
3	7.6	3.9(0.7～7.2)
4	8.3	4.8(1.0～8.6)
5	9.0	5.8(1.3～10.2)
6	9.7	7.0(1.7～12.3)
7	10.4	8.4(2.0～14.8)
8	11.1	10.1(2.3～17.8)
9	11.8	12.1(2.6～21.5)
10	12.5	14.4(2.8～25.9)
11	13.2	17.0(2.9～31.1)
≥12**	≥13.9	20.1(3.0～37.1)

资料来源:《妊娠合并糖尿病的健康管理》(Donald R和Coustan M D)。
注:*假定非糖尿病、非妊娠对照人群平均糖化血红蛋白(SD)测定参考值为5.5%(0.7%);**分析中糖化血红蛋白标准差>12,确定值为12。

1. 先天畸形

1型糖尿病孕妇胎儿先天畸形的发生率是正常孕妇的2～4倍,占围生期死亡数的40%左右,胎儿畸形包括神经管发育异常、先天性心脏病(房间隔或室间隔缺损、右位心、单个心室和大血管异位等)、肾脏异常(肾发育不全、双套输尿管)和胃肠道异常

（十二指肠闭锁、肛门直肠闭锁）等。糖尿病（1型或2型）孕妇患者胎儿畸形的发生主要与受孕前和妊娠早期器官发育期（妊娠第2～8周）血糖控制不良、糖尿病病程长及血管病变有关。高血糖对胎儿具有致畸形作用，胎儿异常率与妊娠前3个月孕妇平均血糖水平相关，妊娠早期科学地控制血糖可明显降低胎儿严重先天畸形的发生率。

2. 胎儿生长异常

巨大儿（一般指新生儿出生时体重＞4 500 g）的发生率明显增高，大多数1型糖尿病孕妇的新生儿超重，除非孕妇存在血管病变和先兆子痫等并发症。巨大儿一般认为是胎儿体内的高胰岛素血症所致，而新生儿的高胰岛素血症与母体内的高血糖有关，但即使血糖控制良好，在1型糖尿病孕妇的新生儿中仍存在一定比例的巨大儿（8%～43%），这提示糖尿病孕妇很难获得正常的血糖控制，尤其是病程较长的糖尿病患者，或尚存在其他与巨大儿的发生相关的易感因素，如孕妇的体重、身体状况和遗传因素等。但无论如何，接近正常的血糖控制可降低巨大儿的发生率。同时，孕妇合并糖尿病血管病变、先兆子痫、肾功能不全、高血压或出现胎儿器官发育时血糖控制不佳等情况，可导致胎儿宫内发育迟缓，胎儿畸形的发生率和病死率升高。

3. 新生儿低血糖、呼吸窘迫综合征等的发病率和病死率增高

新生儿低血糖主要由于增生肥大的胰岛 β 细胞分泌过多的胰岛素所致，常出现在产后1～48 h，严重者可出现神经系统损害甚至死亡，应注意监测和及时处理。呼吸窘迫综合征（respiratory distress syndrome，RDS）是新生儿死亡的主要原因，多见于妊娠第32～33周糖尿病母亲分娩的早产新生儿，乃由于肺表面活性物质不足所致，主要为卵磷脂不足，可通过羊水中卵磷脂/鞘磷脂（L/S）比值来监测，肺发育成熟时L/S多大于3.5，如L/S大于3.0则较少发生RDS。据报道，高胆红素血症的发生率亦明显升高，主要为间接胆红素水平升高，可能是肝脏结合胆红素酶系未成熟所致。

4. 羊水过多

确切的病因不清，发生率约为25%。

5. 感染

糖尿病孕妇发生感染的机会明显增加，文献报道，约80%的1型糖尿病孕妇至少会发生1次感染，常见感染部位包括泌尿生殖道（肾盂肾炎、膀胱炎和尿道炎）、呼吸道、创口和子宫内膜，感染源多种多样。感染，尤其是肾盂肾炎，可能与早期破膜、早产和围生期病死率升高有关。糖尿病孕妇产后感染的发生率亦明显升高，其剖宫产术后子宫内膜炎和切口感染的机会明显高于非糖尿病孕妇。

6. 先兆子痫

糖尿病孕妇先兆子痫的发生率明显高于非糖尿病孕妇，且发生较早，其发生率的升高与糖尿病病程和血管病变的严重性有关。先兆子痫是围生期糖尿病妇女病死率升高的重要原因。对伴糖尿病肾病和高血压的孕妇，先兆子痫较难诊断，但这些患者先兆子痫

的发生率高（约30%）。在先兆子痫患者中，与扩血管物质（如一氧化氮）和血小板抑制性前列腺素（如前列环素和PGE）相比，血浆缩血管物质（如内皮素）和血小板聚集性前列腺素（如血栓素A_2和PGF_2）水平相对升高，该平衡的失调可能在先兆子痫的发病机制中起重要作用。

（二）长期危害

糖尿病孕妇再次妊娠时患糖尿病的风险明显增加，患代谢综合征及心血管疾病的风险增加；子代发生肥胖、2型糖尿病等代谢相关疾病的风险明显增加。糖尿病孕妇的糖尿病慢性并发症会逐渐加重，如肾脏病变、视网膜病变、神经病变等。

1. 糖尿病肾病

糖尿病肾病合并妊娠的多为病程较长的1型糖尿病患者，若在妊娠前3个月糖尿病孕妇24 h尿蛋白大于300 mg，则孕妇和胎儿出现并发症的风险（如高血压加速发展、蛋白尿恶化、先兆子痫、胎儿宫内生长延迟、早产和死产）明显升高。一般认为妊娠对伴糖尿病肾病的轻度肾功能不全患者的肾功能恶化无明显加速作用，但对中重度肾功能不全患者肾功能的恶化有加速的作用，这可能与以下因素有关：①妊娠期间肾小球出球和入球小动脉扩展，肾血流量和肾小球内压升高，进一步损害肾小球；②尿路感染的机会明显增加，恶化肾功能；③蛋白质摄入量相对过多；④高血压恶化且不能使用ACE抑制剂等。虽然糖尿病肾病孕妇存在潜在的胎儿和母亲方面的并发症，但90%合并糖尿病肾病的孕妇妊娠可获成功。糖尿病肾病患者妊娠之前应重点考虑以下两点：①如24 h尿蛋白大于300 mg，或肌酐大于130 μmol/L，或平均动脉压大于107 mmHg，则围生期的结果不佳；②即使妊娠成功，母亲今后远期的相关疾病发病率和死亡率仍较高，并可能严重损害糖尿病母亲抚养孩子的能力。

2. 糖尿病视网膜病变

关于妊娠对糖尿病视网膜病变的影响尚有一些不同观点，但一般认为妊娠可能加速已存在的非增生型和增生型糖尿病视网膜病变（PDR）的进展，亦可能加重黄斑区水肿，尤其是同时合并糖尿病肾病、高血压的患者和病程长（>6年）的患者，并可能使视力受损明显加重。因此，糖尿病妇女在妊娠前应进行眼底检查。激光治疗是防止非增生型视网膜病变进展和治疗增生型视网膜病变最有效的方法。另外，分娩时腹压增加和屏气可能诱发玻璃体积血，亦需密切注意。糖尿病患者尽早计划妊娠可减少并发症的发生，孕前应仔细进行眼科检查，必要时做荧光血管造影（孕期禁止做），背景性视网膜病变不是妊娠的禁忌证，已出现增生型糖尿病视网膜病变者如受孕可致母儿产生不良结局，故不应受孕，已受孕者应终止妊娠。已出现增生型糖尿病视网膜病变且孕前已做激光治疗者，孕前视力丧失的危险性可减少50%，孕后病变无明显进展者可继续妊娠。

3. 糖尿病神经病变

妊娠对周围神经和脑神经一般无明显影响，但自主神经病变可能加重孕妇的体位性低血压，降低低血糖时机体对儿茶酚胺的反应，并加速恶化糖尿病胃病变的症状，加重恶心、呕吐和营养不良等，且使血糖难以获得良好控制。

（冯晓丹　周书敏）

第二节　妊娠期糖尿病的筛查和诊断

GDM理想的筛查时机是妊娠第24～28周，此期至少约75%的GDM可被发现，若推迟至妊娠第32周时筛查，则几乎100%的GDM可被发现，但此时可能已有75%的GDM患者的胎儿处于明显的高血糖状态达4～6周之久，这对胎儿不利。如在妊娠的前3个月怀疑有患糖尿病的危险，则应在第一次就诊时便进行筛查试验。不强调对所有孕妇进行筛查试验，应重点对具有以下特征之一的孕妇进行筛查：①年龄≥25岁；②年龄<25岁，但肥胖（如体重≥理想体重的120%，或BMI≥27 kg/m²）；③一级亲属有糖尿病；④糖尿病的易感者；⑤既往有原因不明的死产史、畸胎史、巨大儿分娩史、羊水过多及其他妊娠并发症史等。无上述特点的孕妇为妊娠期发生糖耐量异常的低危人群。

2013年，WHO发表了《妊娠期新诊断的高血糖诊断标准和分类》。《中国2型糖尿病防治指南（2020年版）》明确了与妊娠相关的糖尿病的定义及诊断标准。

（1）妊娠期糖尿病。根据2008年高血糖与不良妊娠结局的研究，以围生期不良结局增加75%的界值作为切点，国际妊娠合并糖尿病共识小组确定了新的GDM诊断切点，并于全球普遍应用，《中国2型糖尿病防治指南（2020年版）》也采用此诊断标准：孕期任何时间行75 g OGTT，5.1 mmol/L≤空腹血糖<7.0 mmol/L，OGTT 1 h血糖≥10.0 mmol/L，8.5 mmol/L≤OGTT 2 h血糖<11.1 mmol/L，上述血糖值之一达标即可诊断为GDM。但孕早期单纯空腹血糖>5.1 mmol/L不能诊断为GDM，需要随访。

（2）妊娠期显性糖尿病（overt diabetes mellitus，ODM）。妊娠期显性糖尿病也称妊娠期间的糖尿病，指孕期任何时间发现且达到非孕期人群糖尿病诊断标准的糖尿病，其诊断标准：空腹血糖≥7.0 mmol/L 或糖负荷后2 h血糖≥11.1 mmol/L，或随机血糖≥11.1 mmol/L。

（3）糖尿病合并妊娠。糖尿病合并妊娠指孕前确诊的1型、2型或特殊类型糖尿病。

（周书敏）

第三节 糖尿病的孕前管理

一、孕前咨询

（1）孕前应该鼓励妇女采取健康的生活方式，包括健康饮食、中等至大量的活动和保持心情愉悦。肥胖是不良妊娠结局的独立危险因素，对于超重（BMI为25～28 kg/m²）及肥胖（BMI＞28 kg/m²）的糖尿病妇女应鼓励其减肥，因为减肥可以改善胰岛素抵抗，从而有助于控制血糖。美国2010年饮食指南建议19～25岁妇女每日摄入2 000～2 400 kcal热量，26～45岁妇女每日摄入1 800～2 200 kcal热量。

（2）计划妊娠之前回顾如下病史：①糖尿病的病程；②急性并发症；③慢性并发症；④糖尿病治疗情况；⑤其他伴随疾病和治疗情况；⑥月经史、生育史、节育史；⑦家庭和工作单位的支持情况。

（3）了解糖尿病与妊娠之间的相互影响，评价血糖、HbA1c、血压、心电图、眼底、肝功能和肾功能等指标，血压控制在130/80 mmHg以下，加强糖尿病相关知识学习，戒烟。

（4）慢性并发症评价。孕前合并糖尿病的妇女需评估糖尿病慢性并发症，其中最有可能出现并发症的是糖尿病病史＞5年、血糖控制欠佳的1型糖尿病患者，其并发症包括：①视网膜病变。妊娠可加重糖尿病视网膜病变，未经治疗的增生型视网膜病变不建议怀孕。②糖尿病肾病。妊娠可加重已有的肾脏损害，妊娠可对部分患者的肾功能造成永久性损害，肾功能不全对胎儿的发育有不良影响。③糖尿病大血管病。尤其心血管病变，有怀孕意愿的糖尿病妇女的心功能应该达到能够耐受平板运动试验的水平。

二、孕前治疗

鼓励孕前服用叶酸（400 μg/d）以弥补日常饮食中的叶酸量不足。胰岛素仍是孕前糖尿病治疗的主要方式，对于二甲双胍无法控制的高血糖应及时加用或改用胰岛素控制血糖，停用二甲双胍以外的其他类别口服降糖药。美国FDA批准了五种胰岛素类似物用于非妊娠的糖尿病患者，其中赖脯胰岛素、谷赖胰岛素及门冬胰岛素三种速效胰岛素均已在妊娠妇女中广泛应用，未发现明显不良反应。赖脯胰岛素和门冬胰岛素在FDA妊娠分级中均为B级，目前尚缺乏谷赖胰岛素在妊娠中的应用资料，因此在FDA妊娠分级中为C级。甘精胰岛素不通过胎盘，但甘精胰岛素与IGF-1受体的结合能力及促进有丝分裂的能力是常规胰岛素的6～8倍，因此在FDA妊娠分级中为C级。地特胰岛素在FDA妊娠分级中为B级，使用时需停用ACEI、血管紧张素Ⅱ受体阻滞剂（ARB）、β受体阻滞剂和利尿类降压药，改用拉贝洛尔或二氢吡啶类钙拮抗剂控制血压，并停用他汀类及贝特类调脂药物。

三、孕前血糖控制标准

在不出现低血糖的前提下，空腹血糖和餐后血糖应尽可能控制至接近正常水平，建议HbA1c＜6.5%时妊娠。应用胰岛素治疗者应控制在HbA1c＜7.0%，餐前血糖为3.9～6.5 mmol/L，餐后血糖＜8.5 mmol/L。

（周书敏　冯晓丹）

第四节　糖尿病的孕期管理

一、孕期糖尿病的筛查

1. 高危人群筛查

孕期高血糖高危人群包括有GDM史者、有巨大儿分娩史者、肥胖者、有多囊卵巢综合征（PCOS）者、有一级亲属患糖尿病的家族史者、早孕期空腹尿糖阳性者，以及有无明显原因的多次自然流产史者、胎儿畸形史者及死胎史者、新生儿呼吸窘迫综合征分娩史者等。第一次产检即应筛查血糖，如果空腹血糖≥7.0 mmol/L和/或随机血糖≥11.1 mmol/L，或75 g OGTT 2 h血糖≥11.1 mmol/L，无"三多一少"症状者不同日（应在2周内）重复测定，可诊断妊娠期显性糖尿病。具有GDM高危因素，如第一次产检时评价血糖正常，则于妊娠第24～28周行75 g OGTT，必要时孕晚期再次评价。

2. 非高危人群筛查

建议所有未曾评价血糖的孕妇于妊娠第24～28周行75 g OGTT评价糖代谢状态。

二、孕期饮食和运动的指导

饮食控制对GDM非常重要，饮食计划是妊娠合并糖尿病的一项基础治疗，对轻度GDM患者单独进行饮食治疗就可能使血糖获得良好控制。GDM患者的饮食应能提供足够的营养以增进胎儿和母亲的健康，足够的营养既能保证患者妊娠期间热量和营养的需要，又能使患者避免餐后血糖过高或饥饿时酮症的出现，保证胎儿正常生长发育，同时使患者在不出现酮症的情况下达到正常血糖，并为孕期适度的体重增长提供足够的热量。对GDM患者的饮食调整需要制订个体化的方案，饮食方案推荐以膳食参考摄入量（dietary reference intakes，DRI）为基础，推荐最低摄入量为每日175 g碳水化合物、71 g蛋白质和28 g膳食纤维，对于GDM患者应重点关注餐后血糖的波动情况，还应注意妊娠期是否有酮症加速的倾向。具体建议如下。

（1）实行少量多餐制，每日分5~6餐。总热量按6餐的分配如下：3/18（早餐）、1/18（上午加餐）、5/18（中餐）、2/18（下午加餐）、5/18（晚餐）和2/18（睡前加餐）。

（2）根据体重计算总热量。体重为理想体重的80%时，总热量为40 kcal/（kg·d）；体重为理想体重的80%~120%时，总热量为30 kcal/（kg·d）；体重为理想体重的120%~150%时，总热量为24 kcal/（kg·d）；体重大于理想体重的150%时，总热量为12~20 kcal/（kg·d）。

（3）蛋白质按每日1.5~2.0 g/kg计算，或占总热量的20%~25%，碳水化合物占50%。

（4）鼓励孕期运动，包括有氧运动及抗阻力运动。每次运动时间小于45 min。

（5）血糖监测SMBG。血糖控制稳定或不需要胰岛素治疗的GDM患者，每周至少测定一次全日4个时间点（空腹和三餐后2 h）血糖。其他患者酌情增加测定次数。持续葡萄糖监测适用于血糖欠佳的PGDM患者，尤其是1型糖尿病患者。

（6）因孕中晚期红细胞转换速度加快，以及受妊娠期贫血影响，HbA1c常常被低估，对诊断GDM的价值有限。PGDM患者的HbA1c结果判定需考虑影响因素。

三、孕期血压监测

妊娠期高血压疾病包括妊娠期高血压及慢性高血压合并妊娠。当收缩压≥140 mmHg和/或舒张压≥90 mmHg时，可考虑进行降压药物治疗；当收缩压≥160 mmHg和/或舒张压≥110 mmHg时，必须进行降压药物治疗。常用口服降压药包括拉贝洛尔（每次50~150 mg，每日3~4次）、二氢吡啶类钙离子拮抗剂、α受体阻滞剂酚妥拉明。血管紧张素转化酶（ACE）抑制剂及血管紧张素受体阻断剂可能会引起胎儿肾发育不良、羊水过多及胎儿生长受限，因此孕期应禁止使用。由于存在潜在风险如子宫胎盘血流灌注下降，因此他汀类、慢性利尿剂、阿替洛尔不推荐使用。降压过程中需与产科医师密切合作，判断有无子痫前期或更严重的妊娠期高血压疾病。

四、孕期体重管理

孕前肥胖及孕期体重增加过多均是GDM高危因素。需从孕早期即制订孕期增重计划，结合基础BMI，了解孕期允许增加的体重。孕期规律产检，监测体重变化，保证合理的体重增长（表12-2）。

表12-2 根据孕前BMI制订孕期体重增长计划

孕前BMI/（kg·m^{-2}）	孕前体重增加总量/kg	孕中晚期体重平均每周增加的量/kg
低体重（<18.5）	12.5~18.0	0.51（0.44~0.58）
正常体重（18.5~24.9）	11.5~16.0	0.42（0.35~0.50）

续表

孕前BMI/（kg·m⁻²）	孕前体重增加总量/kg	孕中晚期体重平均每周增加的量/kg
超重（25.0～28）	7.0～11.5	0.28（0.23～0.33）
肥胖（>28）	5.0～9.0	0.22（0.17～0.27）

资料来源：《妊娠合并糖尿病的健康管理》（Donald R和Coustan MD）。

五、孕期治疗

1. 胰岛素

磺脲类药物易引起胎儿低血糖且有致畸的危险，因此不宜选用。一旦饮食治疗不能使空腹血糖小于5.8 mmol/L或餐后2 h血糖小于6.7 mmol/L，便需使用胰岛素治疗。胰岛素的使用方法和原则与非妊娠的糖尿病患者相似，给予胰岛素一日不少于2次。

（1）可应用于孕期的胰岛素类型包括所有的人胰岛素（短效、长效及预混的人胰岛素），以及FDA妊娠分级为B级的胰岛素类似物（门冬胰岛素、赖脯胰岛素及地特胰岛素）。

（2）孕期胰岛素应用方案。对于空腹血糖及餐后血糖均升高者，推荐三餐前使用短效或速效胰岛素+睡前使用长效胰岛素。由于孕期胎盘胰岛素抵抗导致的餐后血糖升高更为显著，预混胰岛素应用存在局限性，因此不推荐使用。

胰岛素用量常随妊娠时间的延长而增加。妊娠早期因体内胰岛素拮抗激素浓度低，加之早孕反应使患者摄食量减少及妊娠期加速的饥饿倾向等，所以胰岛素用量可减少1/3。妊娠后期（20周后）因体内胰岛素拮抗激素浓度迅速增加，胰岛素抵抗加强，胰岛素需要量明显增加，所以建议1型糖尿病患者妊娠期胰岛素的用量按如下标准：妊娠第6～18周，0.7 U/（kg·d）；妊娠第18～26周，0.8 U/（kg·d）；妊娠第26～36周，0.9 U/（kg·d）；妊娠第36～41周，1.0 U/（kg·d）。但胰岛素的用量最终要注意个体化。

2. 口服降糖药物

GDM患者的血糖控制采用药物干预时首选胰岛素，二甲双胍与格列本脲缺乏充足的安全证据，仅作为次选方案。虽然多项二甲双胍与胰岛素孕期应用的头对头研究证实了二甲双胍孕期应用的疗效及安全性，国内外针对二甲双胍的多个荟萃分析提示，使用二甲双胍在控制餐后血糖、减少孕妇体重增加及新生儿严重低血糖的发生方面都有益处，但二甲双胍与格列本脲能够通过胎盘屏障，对胎儿存在潜在危害，且无进一步的证据显示二甲双胍与格列本脲作为孕期用药有可靠的安全性，我国亦尚不明确二甲双胍孕期应用的适应证，口服降糖药物用于孕期糖尿病仍缺乏长期安全性的数据，因此不推荐孕期使用口服降糖药。生活方式干预+二甲双胍即可控制血糖的育龄期2型糖尿病患者及胰岛素抵抗严重应用二甲双胍诱导排卵的PCOS患者，可在服用二甲双胍的基础上怀孕，怀孕后停用二甲双胍。如孕期有特殊原因需要继续服用二甲双胍，应在充分了解孕期使用二甲双胍利弊的前提下，在使用胰岛素的基础上加用二甲双胍。

六、孕期的血糖控制标准

（1）所有类型的孕期糖尿病患者的血糖目标：空腹血糖<5.3 mmol/L，餐后1 h血糖<7.8 mmol/L，餐后2 h血糖<6.7 mmol/L。

（2）孕期血糖控制必须避免低血糖。1型糖尿病低血糖风险最高，其次为2型糖尿病和妊娠期显性糖尿病，GDM低血糖风险最低。孕期血糖<4.0 mmol/L为血糖偏低，需调整治疗方案，血糖<3.0 mmol/L必须即刻处理。

七、孕期监护管理

要密切地监测患者血糖，使其达到理想的控制标准，可每周检查1次直至妊娠第10周。妊娠中期应每两周检查1次。一般妊娠第20周时胰岛素需要量开始增加，需及时进行调整，以达到对血糖进行良好控制的目的。妊娠第32周后需要每周至少检查1次，注意监测孕妇血压、水肿、尿蛋白、酮体等情况；每月复查肝功能、肾功能、糖化血红蛋白并进行B超检查，了解胎儿的发育状况、胎儿胎盘的成熟度等。为了胎儿的稳定和安全，妊娠期间应每隔2~3日监测1次心率，每日记录胎儿的运动（由母亲记录胎儿的蹬脚次数）。如能保持良好的血糖控制，一般没必要早产或进行羊水穿刺检查；对于血糖控制不是很理想的孕妇，应在妊娠第36~37周时进行羊水穿刺检查。胎儿发育正常的患者应该在妊娠第38~39周入院并终止妊娠，对于无剖宫产指征的产妇要充分试产，试产时间<12 h，试产过程中检测宫缩、胎心及孕妇血糖情况，当出现产科手术指征时应及时手术终止妊娠。

（路影　周书敏）

第五节　糖尿病的分娩管理

一、分娩时机

妊娠并发高血糖会使死产的危险随妊娠时间的延长而增加。产科医生一般建议糖尿病孕妇选择在妊娠第35~38周时分娩，但早产常伴随新生儿的发病率增加，如直至胎儿发育成熟（主要为肺发育成熟）再进行分娩，则新生儿的发病率会明显降低。妊娠第36周后应仔细观察和等待，如母亲血糖保持正常，应尽可能使妊娠时间延长。GDM孕妇积极引产较期待分娩可以降低巨大儿及其并发症的发生率。血糖控制良好、孕晚期无合并症、胎儿宫内状况良好者，应等待至妊娠第38～39周终止妊娠；血糖控制不满意，伴血管病变、合并重度子痫前期及严重感染、胎儿生长受限、胎儿窘迫者，应及早抽取羊水，并注入地塞米松促胎儿肺成熟，胎儿肺成熟后应立即终止妊娠。

三、White分级与妊娠管理

为正确合理地处理糖尿病合并妊娠，可参考White分级以指导临床处理。A级为GDM，B～T级为先有糖尿病后妊娠。见表12-3。

表12-3　White分级与管理

分级	危险因素		分娩时的处理
A级	GDM	A1级　单纯饮食控制	无并发症，妊娠第39周分娩
		A2级　需要胰岛素治疗	有并发症，可适当提前
B级	20岁后发病，病程小于10年		妊娠第36～37周时引产
C级	发病年龄10～19岁，病程10～19年		妊娠第36～37周时引产
D级	发病年龄小于10岁，病程大于20年		妊娠第36～37周时引产
E级	伴有盆腔血管硬化症		根据情况处理
F级	伴有临床糖尿病肾病		根据情况处理，必要时终止妊娠
H级	伴有心脏病变		根据情况处理，必要时终止妊娠
R级	伴有增生型视网膜病变		根据情况处理，必要时终止妊娠
T级	需要肾移植		终止妊娠，避孕

四、分娩方式

GDM患者如果进行了早期干预及妊娠期血糖水平得到有效控制，可选择自然分娩。但伴有严重并发症、巨大儿、胎盘功能不良、胎位异常、血糖控制不满意或其他产科手术指征者，阴道分娩可能会增加母亲和胎儿并发症的发生风险，应选择剖宫产。

（周书敏　冯晓丹）

第六节　糖尿病的产后管理及随访

一、产后管理

产褥期是产妇重要的生理恢复期，是产妇全身内分泌激素逐渐恢复到非妊娠期水平的时期，同时也是糖尿病产妇糖代谢逐渐恢复到妊娠前水平的时期。产后早期由于胎盘排出及拮抗胰岛素的激素水平迅速下降，而产妇体内激素变化及泌乳都会影响糖代谢，且部分患者会持续存在糖代谢异常，因此应继续进行严格的血糖管理。GDM患者在分娩后的一段时间内血糖可能恢复正常，应注意休息和适当饮食，预防产后感染，继续严密监测血糖、尿糖和尿酮体变化。

产后母体胰岛素的需要量明显下降，大部分GDM患者可能不再需要胰岛素治疗，因此一般产后GDM患者停用胰岛素，但PGDM和ODM患者需要继续进行胰岛素治疗，胰岛素的剂量可减少到产前的1/2～2/3，约为0.6 U/（kg·d），一般在产后3～6周方可恢复至妊娠前的剂量。具体胰岛素的用量仍应根据血糖进行调整。若产后空腹血糖反复≥7.0 mmol/L，应视为糖尿病合并妊娠，即转内分泌专科治疗。GDM患者多可在产后6周完全恢复正常，但仍有约1/3的病例于产后5～10年转为糖尿病，应定期随访。产后血糖恢复正常者无须继续进行胰岛素治疗。应鼓励产妇母乳喂养，哺乳能减少胰岛素的用量。PGDM患者的产后管理同普通人群，ODM患者产后需要重新评估糖尿病类型及糖代谢状态，GDM患者需进行短期及长期随访，因其母儿两代人患代谢相关疾病的风险均明显增加。孕期高血糖对母儿两代人的影响不因妊娠终止而结束，糖尿病母亲所引起的婴儿综合征（IDM）是由于母亲的糖尿病引起新生儿出现的疾病，尽管很多情况下，糖尿病妊娠围生期比较顺利，但是新生儿仍存在巨大儿、产伤、窒息、呼吸窘迫、低血糖等并发症风险。对于IDM患者，治疗后仍需长期随访。

二、产后随访

产后随访有助于帮助患者体重回落、预防感染，促进产妇母乳喂养，降低GDM患者远期发生2型糖尿病及代谢综合征的概率，同时可预防妊娠高血糖患者子代远期肥胖、2型糖尿病及代谢综合征的发生，如有发生则可及早干预。建议GDM患者产后6～12周行75 g OGTT，以评估糖代谢状态。

长期随访：指GDM患者产后1年再行75 g OGTT，以评估糖代谢状态。

随访间期：长期随访之后，无高危因素者每2～3年OGTT筛查1次。

三、妊娠糖尿病的转归

绝大多数GDM患者在产后会恢复正常血糖，一般要求在产后6周左右对其进行正规75 g OGTT，再根据结果将其分类为正常糖耐量、糖耐量受损或糖尿病。曾患GDM的妇女即使产后血糖恢复正常，再次妊娠时也容易患上GDM，其再次发生GDM的概率为90%，因此应优先对其进行筛查。曾患GDM的妇女如以后发生体重增加或肥胖，则约有60%的患者在20年之内表现为显性糖尿病（绝大多数为2型糖尿病）。因此，GDM患者产后应加强锻炼，避免体重增加和肥胖，以预防或推迟糖尿病的到来。

（周书敏　冯晓丹）

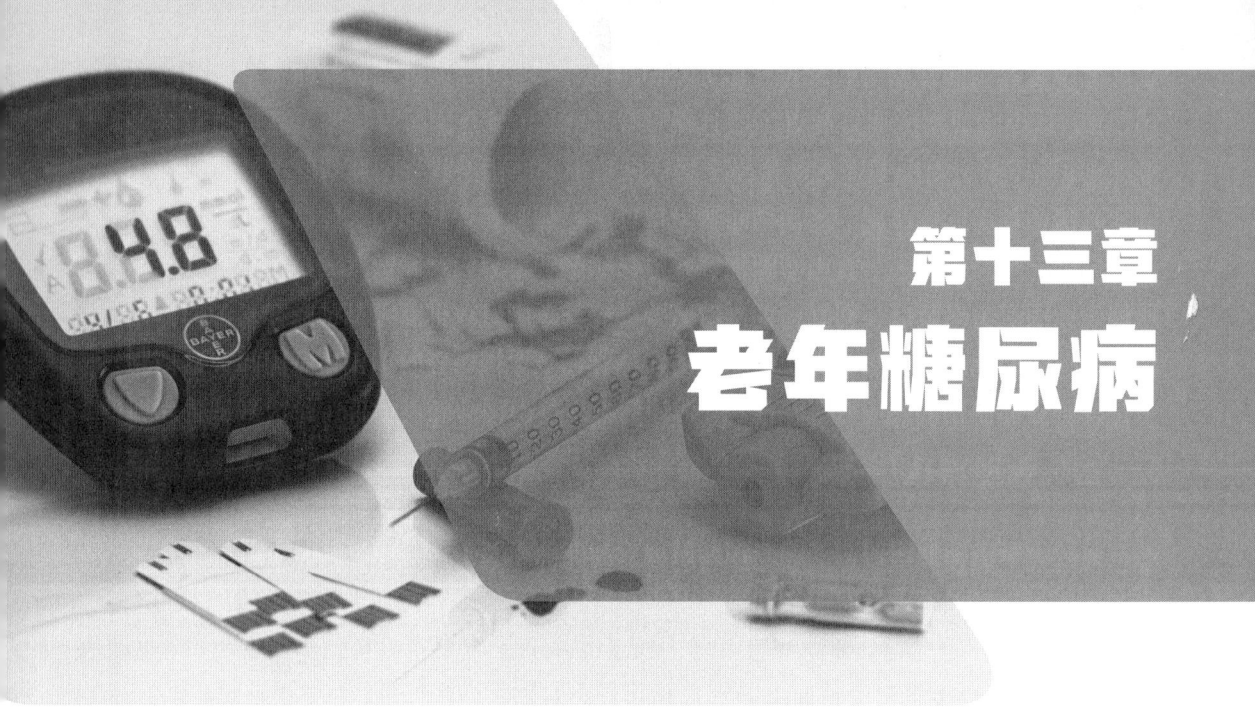

第十三章 老年糖尿病

第一节 概 述

老年糖尿病是指60岁以后发生的糖尿病或者是60岁以前发病而延续到60岁以后的糖尿病,其中以2型糖尿病占绝大多数。老年糖尿病是老年人内分泌代谢疾病中常见的终身性疾病,它有着特殊的临床表现。由于老年人在生理及心理上有不同于年轻人的特点,因此老年2型糖尿病症状不典型而易被漏诊。该病慢性并发症的发生过早,以及老年人的各脏器功能减退,都给该病的诊断和治疗带来了困难。21世纪是我国人口老龄化的快速进展期,国家统计局于2018年公布的数据显示,2017年我国老年($\geqslant$60岁)人口占总人口的17.3%(2.4亿人),预计到2050年,我国老年人口比例将超过30%。其中20%以上的老年人是糖尿病患者(95%以上是2型糖尿病),45%以上的老年人处于糖尿病前期状态。近年来对老年糖尿病的研究已越来越受重视。糖尿病直接或间接造成的人体损伤,已成为导致我国居民死亡的主要因素之一。

老年糖尿病具有病情轻、症状不明显、慢性并发症多的特点。老年人群中约60%(糖尿病20%,糖尿病前期40%)存在糖代谢异常,40%~70%患有高血压,30%~50%患有血脂紊乱,腹型肥胖比单纯BMI增高在老年患者中更常见。同时合并糖代谢紊乱、高血压、向心性肥胖、高甘油三酯血症(代谢综合征)的老年人占比高达30%~40%,而无上述各项者不到10%。高血糖、高血压和血脂紊乱三者并存将使心脑血管死亡风险增加3倍(中国3B研究)。老年糖尿病特征如下:

（1）起病隐匿，症状不明显。约有2/3的老年糖尿病患者缺乏糖尿病特有的"三多一少"症状。病情大都较轻，起病隐袭，病程不详，有时患者是以并发症来就诊，有时于输液后出现症状才发现。因此容易漏诊，必须高度警惕才能较早发现。

（2）患者多体型肥胖，腹型肥胖比单纯BMI增高在老年患者中更常见。据统计，糖尿病患者中3/4体型肥胖，以腹型肥胖尤为多见。常表现为高胰岛素血症及胰岛素抵抗的病理生理特点。其发生昏迷的危险性较中青年糖尿病患者大，且多为高血糖高渗状态。

（3）心、脑血管疾病为其主要的致死、致残原因。大血管病变所致病死率、致残率较非老年患者显著增高，占死因的40%~50%，尤以缺血性心脏病病死率高，占近25%，脑血管病占20%。

（4）容易合并感染。该病起病时常伴有感染，而感染程度本身可能很轻。老年糖尿病易合并感染的原因有：①老年人机体抵抗力减弱。②老年人内分泌功能减退，易发生代谢紊乱。③微血管病变，微循环障碍，抗体分布不均匀，体液免疫功能减退。

（5）尿糖阳性率低，多饮、多尿的症状不明显。其主要原因是：①老年人口渴中枢不如年轻人敏感，不容易出现口渴多饮。②老年人常伴有肾动脉硬化、肾脏老化、肾小球滤过率降低，故老年人肾糖阈较年轻人高，血糖轻度增高时不出现明显的多饮、多尿症状。

（6）患者为老年人，而老年人对自己生活习惯的变化难以适应，并可由于学习能力下降，如重听、痴呆、理解力减弱等，或家属、社会不够配合，导致患者对糖尿病知识和治疗方案的理解存在困难。

（7）老年糖尿病可有如下一些特殊临床表现，应引起足够重视：①肩关节疼痛，10%的老年糖尿病患者可有肩关节疼痛伴中重度肩关节活动受限。②糖尿病性肌病，包括不对称的肌无力、疼痛和骨盆肌、下腹肌萎缩。③精神心理改变，表现为精神萎靡、抑郁、焦虑、悲观、记忆力减退。④足部皮肤大疱，类似于二度烫伤水疱，常在1周内逐渐消失。⑤肾乳头坏死，常见于老年糖尿病患者，往往无腰痛和发热的表现。⑥糖尿病性神经病性恶病质，这是老年糖尿病常见的一种特殊并发症，表现为抑郁、体重明显下降，周围神经病变伴剧痛，可在持续1~2年后自然缓解或治疗几个月后缓解。⑦恶性外耳炎，这是假单胞菌引起的一种坏死性感染，几乎无一例外地发生在老年糖尿病患者身上。

（邱胜　钟晓红）

第二节　老年糖尿病的并发症及共存疾病

一、老年糖尿病的并发症

患糖尿病的老年人同样可以发生糖尿病的各种急性和慢性并发症。

（1）高渗性非酮症性糖尿病昏迷。主要见于老年人，患者常无糖尿病病史，即使有病情也较轻。老年糖尿病很大一部分为2型糖尿病，患者体内能分泌一定量的胰岛素，可阻止酮体的过多生成。但在应激情况下，伴严重失水（老年人口渴中枢敏感性降低，较少主动饮水），因发生脑血管意外而使用脱水剂、利尿剂，伴腹泻、呕吐，进食减少，误补高渗葡萄糖等可诱发本病，表现为严重脱水，常伴有意识障碍。诊断的主要依据是血糖＞33.3 mmol/L（600 mg/dL），有效血清渗透压≥320 mOsm/kg。治疗要点为纠正脱水和高渗，补充小剂量胰岛素。

（2）糖尿病酮症酸中毒和乳酸酸中毒。老年糖尿病虽然大部分是2型糖尿病，但在感染等应激状态下可诱发酮症酸中毒，且病情重，预后差。乳酸酸中毒也常发生在老年糖尿病患者身上，主要原因为老年人常有心、肺、肝、肾功能减退，服用双胍类降糖药（尤其是降糖灵）后易引起组织缺氧、乳酸产生增多、排泄障碍，预后不良。

（3）低血糖。在老年人中常见，而且老年人对低血糖的耐受性差，许多研究发现口服降糖药或胰岛素治疗糖尿病导致的严重的或致死性的低血糖的危险性会随着年龄的增长而呈指数性增加。老年人与年轻人相比，最重要的不同是胰岛素拮抗激素——胰高糖素和肾上腺素的释放减少。老年糖尿病患者发生低血糖时常常缺乏自主神经兴奋的症状，如心慌、出汗等。

（4）糖尿病微血管病变。糖尿病微血管病变包括视网膜病变和肾病，均比较常见。其严重程度主要取决于糖尿病的病程和长期的血糖控制状态。

（5）糖尿病大血管病变。糖尿病大血管病变包括脑血管病变、心肌梗死和下肢血管病变。脑血管病变以闭塞性病变为主；心肌梗死症状可不典型，无痛性的较多见（心、脑血管并发症的预后较年轻人差）；下肢血管病变为全身广泛性动脉硬化的一部分，严重者可出现间歇性跛行。

（6）其他。糖尿病神经病变也很常见，下肢疼痛在夜间加重，影响睡眠。糖尿病足是下肢神经、血管病变加上感染综合作用的结果，表现为创伤、破溃、感染、坏疽，病变发展迅速，可深至骨髓。因此，糖尿病患者要特别注意足的保护，保持足部清洁、鞋袜松软，避免任何创伤，如有创伤则应及时治疗。

二、老年糖尿病慢性并发症的防治措施

应针对上述高危因素进行积极的防治。具体措施包括：①早期发现糖尿病及IGT，并积极地进行相应治疗。②阿司匹林既有抗凝作用，又有一定的抗氧化作用，可以应用。③积极地控制高血压。④高胰岛素血症者不适宜用磺脲类，以二甲双胍为宜。⑤降低血脂。⑥肥胖者减体重。⑦禁烟。⑧为了阻断蛋白质非酶糖化过程，近年有人主张应用抗氧化剂，如维生素C 1.0 g/d，维生素E 300～500 mg/d，或应用含硒化合物。⑨其他抗氧化剂如氨基胍经试用对慢性并发症有缓解作用，中药成分如黄芩苷、槲皮素也有一定的抗氧化作用，均可以应用。

（邱胜　钟晓红）

第三节　老年人血糖控制的目标及其设定

老年人的糖耐量会出现降低趋势，其中年龄的增加是老年人糖耐量降低的独立危险因素，而胰岛素抵抗是其主要原因。据统计，人每增长10岁，空腹血糖就会增加0.1 mmol/L（2 mg/dL），餐后2 h血糖就会增加0.44～1.11 mmol/L（8～20 mg/dL）。

一、老年糖尿病的诊断

世界卫生组织糖尿病诊断标准也适用于老年糖尿病的诊断，即空腹血糖≥7.0 mmol/L，餐后2 h血糖或随机血糖≥11.1 mmol/L或75 g OGTT达到诊断标准即可确诊为糖尿病。老年糖尿病诊断标准为：典型糖尿病症状（烦渴多饮、多尿、多食、不明原因体重下降）加上随机静脉血浆葡萄糖≥11.1 mmol/L；或加上空腹静脉血浆葡萄糖≥7.0mmol/L；或加上葡萄糖负荷后2h静脉血浆葡萄糖≥11.1 mmol/L。无糖尿病典型症状者，需改日复查确认。WHO建议在条件具备的国家和地区采用HbA1c≥6.5%作为糖尿病的诊断切点。国内符合要求的实验室检测的HbA1c也可以作为糖尿病的诊断指标。

须强调几点：①诊断是要强调血清检查的价值，而不是强调要具备糖尿病特有的症状。②在年轻人的糖尿病诊断中，尿糖不失为一个敏感指标，而在老年人的糖尿病诊断中，尿糖虽特异性好，但敏感性差。故尿糖不能单独作为老年糖尿病的筛查项目。③老年糖尿病早期空腹血糖可以不高或仅有轻度升高，但饭后血糖明显升高是糖尿病的敏感指标，因此饭后血糖应作为老年人的常规检查项目及老年糖尿病的筛查指标。

二、老年糖尿病的血糖控制目标

（1）对于年龄在60～70岁，身体基本状况比较好，无明显大、小血管并发症的老

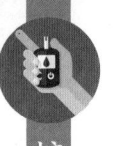

年糖尿病患者，将空腹血糖、餐后2h血糖及糖化血红蛋白控制在正常范围内也无低血糖风险时，可尽量将血糖控制在接近正常范围，以防发生大血管和微血管并发症。

（2）对于年龄在70岁以上、新发现的2型糖尿病患者，即使身体基本状况比较好，无心脑血管及微血管并发症，仍建议将空腹血糖控制在6～7 mmol/L，餐后2 h血糖控制在8～9 mmol/L，糖化血红蛋白控制在6.5%～7.0%，以防止发生严重低血糖而影响心脑功能。对于此类患者，血糖控制目标虽然可以适当放宽，但仍有一定的要求，血糖的良好控制能减少高血糖引起的许多急性并发症，如感染、高渗性昏迷和酮症酸中毒等，从而提高70岁以上患者的10年生存率，减缓增龄老化引起的慢性并发症的发生。

（3）合并心脑血管疾病或经常出现低血糖的老年糖尿病患者，承受不了强化治疗引起的低血糖风险，应根据个体情况及用药经验，使血糖保持在既不发生低血糖危险又不导致高血糖与脱水症状的水平，通常是空腹血糖为7～9 mmol/L，餐后2 h血糖为8.0～11.1 mmol/L，糖化血红蛋白为7.0%～7.5%，以防止出现各种急性和慢性并发症，保证生活质量。

（4）老年糖尿病患者发生急性并发症，如酮症酸中毒、高渗性昏迷，血糖居高不降时，应及时使用普通胰岛素降低血糖，但又不能使血糖下降过快，以免诱发脑水肿从而使病情进一步加重。同时要注意纠正脱水、酸碱失衡及电解质紊乱。

（5）老年糖尿病患者已经出现严重的心脑血管及肾脏疾病，或基础疾病急剧加重时，血糖控制的主要目标是消除引起症状的高血糖，以防止急性并发症的发生。

老年糖尿病患者血糖、血压、血脂的治疗建议如表13-1所示。

表13-1 老年糖尿病患者血糖、血压、血脂的治疗建议

患者临床特点/健康状况	评估	合理的HbA1c目标	空腹或餐前血糖/（mmol·L^{-1}）	睡前血糖/（mmol·L^{-1}）	血压/mmHg	血脂
健康（合并较少的慢性疾病，认知和功能状态完整）	较长的预期寿命	<7.5%	5.0～7.2	5.0～8.3	<140/90	使用他汀类药物，除非有禁忌证或不能耐受
复杂/中等程度的健康（有多种并存的慢性疾病，或2项以上的日常活动能力受损，或有轻到中度的认知功能障碍）	中等长度的预期寿命，高治疗负担，低血糖风险较高，跌倒风险较高	<8.0%	5.0～8.3	5.6～10.0	<140/90	使用他汀类药物，除非有禁忌证或不能耐受

续表

患者临床特点/健康状况	评估	合理的HbA1c目标	空腹或餐前血糖/(mmol·L^{-1})	睡前血糖/(mmol·L^{-1})	血压/mmHg	血脂
非常复杂/健康状况较差（需要长期护理，处于慢性疾病终末期，或2项以上的日常活动能力受损，或有轻到中度的认知功能障碍）	—	<8.5%	5.6~10.0	6.1~11.1	<150/90	评估使用他汀类药物的获益（以二级预防为主）

资料来源：Diabetes Care 2018 Jan（American Diabetes Association）。

总之，老年人血糖波动比较大，容易出现低血糖反应，在治疗老年糖尿病患者过程中一定要注意安全。

（邱胜　冯晓丹）

第四节　老年低血糖

老年低血糖是指老年人血糖水平低于2.8 mmol/L的现象，伴有四肢发冷、面色苍白、出冷汗、头晕、心慌、恶心、惊厥及昏迷等症状。老年低血糖常常表现为发作性意识障碍、肢体活动不灵、四肢抽搐等症状，而被误认为是急性脑血管疾病。老年人如反复发生低血糖而不加重视，就会导致记忆力下降、智力减退、反应迟钝，甚至痴呆等。

（1）老年低血糖症状多不典型，较多见的是非特异性神经、精神症状，尤其是眩晕、定向障碍、跌倒或突发行为改变。对于存在认知功能障碍的老年人，不能及时识别低血糖有时会带来严重后果，其危害远高于轻中度高血糖。在老年人出现跌倒、突发行为异常时，应该考虑低血糖的可能。对于有严重低血糖发生经历的老年患者，如不能彻底阻断发生原因，推荐放宽其血糖控制目标，以不发生低血糖且无严重高血糖为目标。对于用胰岛素促泌剂治疗的老年患者，需要在第一时间告知其低血糖的防治措施。如磺酰脲类药物是胰岛素促泌剂中使用历史最长、临床应用经验多、价格相对便宜的降糖药物。其通过促进胰岛β细胞释放胰岛素而降低血糖，降糖效果较好，如果服药剂量与饮食量不匹配，会引发低血糖甚至严重低血糖昏迷。磺酰脲类药物中，老年患者禁用格列本脲。该类药物中的格列美脲通过与胰岛素靶细胞膜的糖基磷脂酰肌醇（GPI）蛋白结合，可侧路调节胰岛素受体后效应，增强胰岛素的降糖作用。胰岛素和磺酰脲类药物联用对血糖控制有很大的促进作用。对于口服降糖药物治疗失败的2型糖尿病患者，格列美脲联用甘精胰岛素可显著降低餐后血糖，并且无严重低血糖发生。

（2）低血糖多数有诱因，如饮食量减少、剧烈运动、呕吐、腹泻、感染，尤其是肺部感染等，遇到这些诱因一定要减少降糖药的剂量。老年人出现低血糖伴意识障碍者须立即急救，从而使症状迅速缓解，而且低血糖患者要持续治疗和观察2～3 d，以免发生二次低血糖。

（3）老年低血糖的急救措施：绝对卧床休息，迅速补充葡萄糖是决定预后的关键。静脉推注50%的葡萄糖40～60 mL是低血糖抢救最常用和有效的方法，及时补糖将使症状完全缓解，而延误治疗则会出现不可逆的脑损害。因此，应强调在低血糖发作的当时，立即给予任意含糖量较高的食物，如饼干、果汁等。重症者应注意防止饮食误吸引起吸入性肺炎或肺不张。

（4）老年低血糖的预防措施：①避免过度劳累及剧烈运动，一日三餐按时进食。②正在应用胰岛素的患者，应严格计算好普通胰岛素与长效胰岛素的用量比例。③严密观察口服降糖药的使用，发现低血糖反应时，及时调整。

（邱胜　钟晓红）

第五节　老年人降糖药物的选择

一、疾病阶段和血糖水平决定用药

降糖药物的选择主要考虑两点，即患者所处的疾病发展阶段和患者当时的血糖水平。2型糖尿病的发展包括早期正常血糖-胰岛素代偿性高分泌、糖尿病前期、糖尿病胰岛素分泌不足、糖尿病胰岛素分泌缺乏4个阶段。如能在正常血糖-胰岛素代偿性高分泌阶段开始治疗性的生活方式干预，消除引起胰岛素抵抗的原因，则可预防糖尿病。

在糖尿病前期阶段保护胰岛β细胞、减轻胰岛素抵抗，可以延缓糖尿病的发生。至糖尿病胰岛素分泌不足阶段，则需要联合胰岛素促泌剂，必要时联合基础胰岛素降血糖。到糖尿病胰岛素分泌缺乏阶段则以胰岛素治疗为主。

患者当时的血糖水平，以HbA1c检测值为参考依据。当HbA1c≥7.0%时，启用基础降糖药，经单药、多药联合治疗后不能降至7.0%以下时逐渐联合二线用药，以保证HbA1c＜7.0%。当HbA1c升高时，可根据实际情况短期加大降糖药剂量。

二、老年降糖药物治疗原则

老年糖尿病患者的降糖药物治疗原则包括：①优先选择低血糖风险较低的药物；②选择简便、依从性高的药物，降低多重用药风险；③权衡获益风险比，避免过度治疗；④关注肝肾功能、心脏功能、并发症及伴发病等因素。

老年患者个体差异较大，在选择降糖药时应平衡药物的疗效和安全性。首次用药，应从小剂量起步，密切观察血糖变化和不良反应，逐渐增加剂量。当单药治疗血糖不能达标时，可联合应用机制互补的药物。胰岛素与口服降糖药联用是非常实际、有效的治疗模式。

三、老年糖尿病患者的降糖药物

适用于老年糖尿病患者的降糖药物有下几类。

（1）双胍类。该类药物不刺激胰岛素分泌，但可作为胰岛素增敏剂首选应用于有肥胖、胰岛素抵抗、高胰岛素血症的2型糖尿病患者。二甲双胍已成为防治胰岛素抵抗综合征（X综合征）的良药。老年人使用时应注意防范乳酸酸中毒。所有的报道都表明苯乙双胍引起的乳酸酸中毒的风险为二甲双胍的10倍，故目前均使用二甲双胍。乳酸酸中毒的预防措施：①选用二甲双胍；②勤查肾功能；③与磺酰脲类药物合用时用量宜减；④监测血乳酸。

（2）α-糖苷酶抑制剂。用法与非老年2型糖尿病患者一样，常规剂量为150～300 mg/d。国外最大剂量为600 mg/d，我国老年糖尿病患者可能不需要达到此最大剂量。

（3）噻唑烷二酮类。其能改善胰岛素敏感性，对老年糖尿病患者可能特别有益，因为他们既有糖尿病，又有与增龄相关的胰岛素抵抗。单药不能控制血糖时，可作为联合用药的选择之一。但有严重心脏病变的老年人应禁用，因其可加重心力衰竭。该药单用不会引起症状性低血糖。

（4）磺酰脲类。与非老年糖尿病患者的应用无区别，但它首选应用于非肥胖伴胰岛素分泌第一时相欠缺者，须强调的是老年人应注意低血糖反应。这是由于随着年龄的增长，肝脏氧化途径的减退能延长磺酰脲类药物的半衰期。另外要注意肾上腺素受体阻滞药有掩盖或增加低血糖的危险。

（5）格列奈类。新型胰岛素促泌剂，可促进第一时相胰岛素的快速分泌，起效迅速，代谢快，服药灵活，进餐时服用，不进餐不服用。因服药方式灵活且减少了由于误餐或用餐推迟导致的低血糖，故适用于老年人。不应与磺酰脲类药物合用，因其可显著增加低血糖的风险。那格列奈可用于肾功能不全的患者。

（6）DPP-4抑制剂。通过抑制DPP-4对GLP-1的降解而提高GLP-1的浓度，促进葡萄糖浓度依赖性的胰岛素分泌。间接促进胰岛素分泌的同时，低血糖风险小，且大部分的DPP-4抑制剂每日服用1次，方式简便，老年患者依从性好。应注意老年肾功能减退对药物使用的影响，用药期间定期检测肾功能。利格列汀适用于不同肾功能分期的老年患者，并且对心血管有益。

（7）GLP-1受体激动剂，为胰高血糖素样肽-1。通过补充外源性GLP-1提高血液GLP-1的浓度，促进葡萄糖浓度依赖性的胰岛素分泌，抑制胰高血糖素的分泌，改善胰岛素的生物合成与释放，同时可减轻体重，对有心血管病史或心血管危险因素的老年2型糖尿病患者有益且安全。使用过程中应注意肝肾功能不全对药物的影响和发生胰腺炎的风险。

（8）SGLT-2抑制剂。通过抑制肾小管中钠-葡萄糖耦联转运体-2（SGLT-2）降低肾糖阈，促进尿葡萄糖排泄，从而起到降低血液循环中葡萄糖水平的作用。该药单用并不增加低血糖风险，并可降低老年糖尿病患者的心血管事件风险和心力衰竭风险。需注意肾功能不全对药物使用的影响，注意预防泌尿生殖道的感染。

（9）胰岛素。胰岛素适用于老年1型糖尿病患者、用口服降糖药无效的老年2型糖尿病患者，以及处于外科手术期的糖尿病患者和有急性并发症（如肺炎、心肌梗死、高渗性昏迷及酮症酸中毒）及一些慢性并发症（如久病后肝肾功能差、胰岛β细胞功能不全）的糖尿病患者，胰岛素也可以与双胍类、α-糖苷酶抑制剂等口服降糖药联合应用。

（冯晓丹　邱胜）

第六节　老年糖尿病患者的饮食与运动

饮食与运动被公认为糖尿病治疗的关键。糖尿病饮食与运动治疗是所有2型糖尿病治疗的基础，是糖尿病自然病程中任何阶段预防和控制必不可少的措施。

一、老年糖尿病患者的饮食

老年人群既是糖尿病的高发人群，同时也是普遍关注自身健康的人群。总体来说，老年糖尿病患者实施饮食控制的意识更强，配合更积极。营养治疗是老年糖尿病治疗的基础。老年糖尿病患者的营养治疗目标是保持良好的营养状况、改善生活质量。基于老年人饮食习惯与年轻人不同、其器官功能衰退及健忘等因素，对老年糖尿病患者给予更科学、合理的营养指导，发挥饮食管理作为糖尿病基础治疗的作用，可达到协助控制高血糖、减少糖尿病并发症发生、减少药物使用、维持理想体重的目的。近年来有多种膳食结构被证明对糖尿病的防治有益，建议老年糖尿病患者遵循平衡膳食原则，膳食总热量摄入应符合体重管理目标，其中45%～60%来自碳水化合物，25%～35%来自脂肪，15%～20%来自蛋白质。在保证宏量营养素的供能比适当的前提下，可结合患者的代谢目标和个人喜好制订个体化的膳食结构，可选择低碳水化合物饮食、低脂饮食、地中海饮食及素食等。适当限制食物的总热量，每顿吃七八分饱即可，进食宜少量多餐，主食多选粗粮、杂粮，多吃蔬菜，增加纤维素，尽量吃鱼、虾、蛋、奶等优质动物蛋白，少吃煎炸食品及花生、瓜子等坚果类零食。饮食宜清淡，不甜不咸，戒烟、限酒。

（1）碳水化合物。碳水化合物是人体热量的主要来源，亦是人体内多个器官系统的主要能源物质；但碳水化合物摄入过多易影响血糖控制，并增加胰岛负担。因此，合理摄取碳水化合物成为影响老年糖尿病患者病程进展的重要内容。推荐每日碳水化合物摄入量占总热量的45%～60%。补充膳食纤维可延长糖尿病患者胃排空时间，延缓葡萄糖的消化与吸收，改善餐后血糖代谢和长期糖尿病控制。膳食纤维摄入量可高于健康成年人推荐摄入量，推荐14 g/d（1 000 kcal/d）。临床研究表明，蔗糖引起的血糖升高幅度并不比相同热量的淀粉引起的升幅更高，因此，不应绝对禁止摄入蔗糖或含蔗糖的食物。不推荐在糖尿病饮食中常规添加大量果糖作为甜味剂，过量果糖不利于血脂代谢。不推荐糖尿病患者饮酒，具体摄入量：女性每日不超过1个乙醇单位（约为50 g高度白酒），男性每日不超过2个乙醇单位，建议每周饮酒不超过2次。

（2）脂肪。推荐每日膳食脂肪摄入量占总热量的25%～35%，对于超重或肥胖患者，研究表明脂肪摄入量占总热量的30%以内更有利于减轻体重。大量研究表明，过多摄入饱和脂肪酸能提高胆固醇水平，每日胆固醇摄入量不宜超过300 mg。减少饱和脂肪酸的摄入能使胆固醇水平降低7%，并使心血管事件的发生率降低14%，故饱和脂肪酸的摄入量不应超过总热量的10%。单不饱和脂肪酸是较好的膳食脂肪来源，可取代部分饱和脂肪酸供能，摄入量宜大于总热量的12%；每日摄入多不饱和脂肪酸≥250 mg可显著降低突发心脏病死亡率及总致死性心血管疾病的风险，每日摄入3.5 g的多不饱和脂肪酸可显著降低甘油三酯水平，膳食中宜增加富含多不饱和脂肪酸的植物油，推荐每周吃鱼2～4次（尤其是多不饱和脂肪酸含量丰富的鱼）。

（3）蛋白质。针对肾功能正常的糖尿病患者，推荐蛋白质的适宜摄入量占总热量的15%～20%。植物来源的蛋白质，尤其是大豆蛋白，相比动物蛋白更有助于降低血脂水平。高蛋白膳食在短期内（3个月内）有助于减轻体重。

（4）维生素及微量元素。维生素作为机体物质代谢的辅酶和抗氧化剂，其缺乏及失衡在糖尿病及其并发症的发生和发展中起重要作用。应从天然来源和均衡饮食中获得维生素以达到每日需要量。尚无明确证据表明无维生素缺乏的糖尿病患者大量补充维生素会产生代谢益处，因此不推荐此类患者常规大剂量补充维生素；甲钴胺为维生素B_{12}的衍生物，常用于糖尿病神经病变的治疗，长期应用对糖尿病大血管并发症的防治亦有一定效果。此外，每日补充300～600 mg的α-硫辛酸，可改善神经传导速度及周围神经症状。

（5）无机盐及微量元素。限制糖尿病患者食盐的摄入量可明显降低血压，其效果接近单用降压药物的控制水平。适量补充微量元素可增强糖尿病患者免疫功能，减少一般感染的发生。锌与胰岛素的合成、分泌、贮存、降解、生物活性及抗原性有关，膳食摄入足够的锌可降低空腹血糖水平。糖尿病患者钙、磷代谢异常可诱发骨代谢病理生理改变，如骨量减少和骨质疏松，因此宜在饮食中增加钙、磷元素含量高的食物。

二、老年糖尿病患者的运动

（1）选择合适的运动服装。夏天以舒适透气的棉质衣服为好；潮湿天气宜选择多层防潮外套，以较好地抵抗湿气；寒冷天气可选择多件薄的衣服，其比臃肿的外套具有更强的保热能力，而且运动时觉得热可随时脱掉外衣。足底病变者足部皮肤增厚、感觉迟钝，运动时要穿棉质袜子，鞋子选择鞋面透气好、鞋底柔软、宽松的运动鞋或胶底布鞋。

（2）根据自身情况选择适合自己的运动方式和方法。糖尿病患者病情稳定时可从事任何运动。最适合老年糖尿病患者的运动是持续、有规律的有氧运动，比如慢走、快走、散步、跑步、打太极拳、做广播操、骑自行车、游泳、跳舞、长跑、登山等。保持适中运动量，可根据自己的情况制订运动计划。运动应循序渐进、长期坚持，以不感到疲劳为宜，避免过劳引起酮症。坚持运动"三部曲"：运动前要热身，伸腰踢腿做准备活动；运动时要逐渐加大强度；运动后要做恢复运动，强运动量后不可马上停下来。

（3）掌握运动的量和时间，老年人运动量不宜过大，可规定每日的常规运动量，强度控制在最大氧气消耗量的40%～60%为宜。心率以等于"170－年龄"为宜。例如65岁的患者，心率宜为：170－65＝105（次/min）。应坚持长期运动，每周至少3次，每次30～40 min。如能坚持每日运动效果更佳。

（4）不在空腹时运动，以免发生低血糖。对已使用胰岛素和口服降糖药的糖尿病患者，特别要注意低血糖，它可在运动当时或运动后24 h出现。冬天在室外运动要注意避免受凉，防止上呼吸道感染，要防止手足冻伤，做好防护。运动时如果出现头昏、心慌、乏力、手抖、强烈的饥饿感，表示出现低血糖反应，应立即停止运动，进食或吃含糖食物，症状即可缓解；严重者可求助他人，立即去医院。

饮食+运动治疗是糖尿病综合治疗的一项基础措施，是最有效的治疗方法，不论是哪一类型的糖尿病，均应长期和严格遵守。对于老年糖尿病患者来说，改变饮食的数量和质量，可以减轻餐后的高血糖，从而减轻胰岛细胞的负担。有规律、适当的运动可以在一定程度上降低血糖，提高胰岛素的敏感性，还可以纠正血脂紊乱，降低血压，增强心肺功能，防治骨质疏松。饮食和运动治疗并称糖尿病治疗的两大基石，只有基础牢固，药物才能发挥最大的效果。

（邱胜　钟晓红）

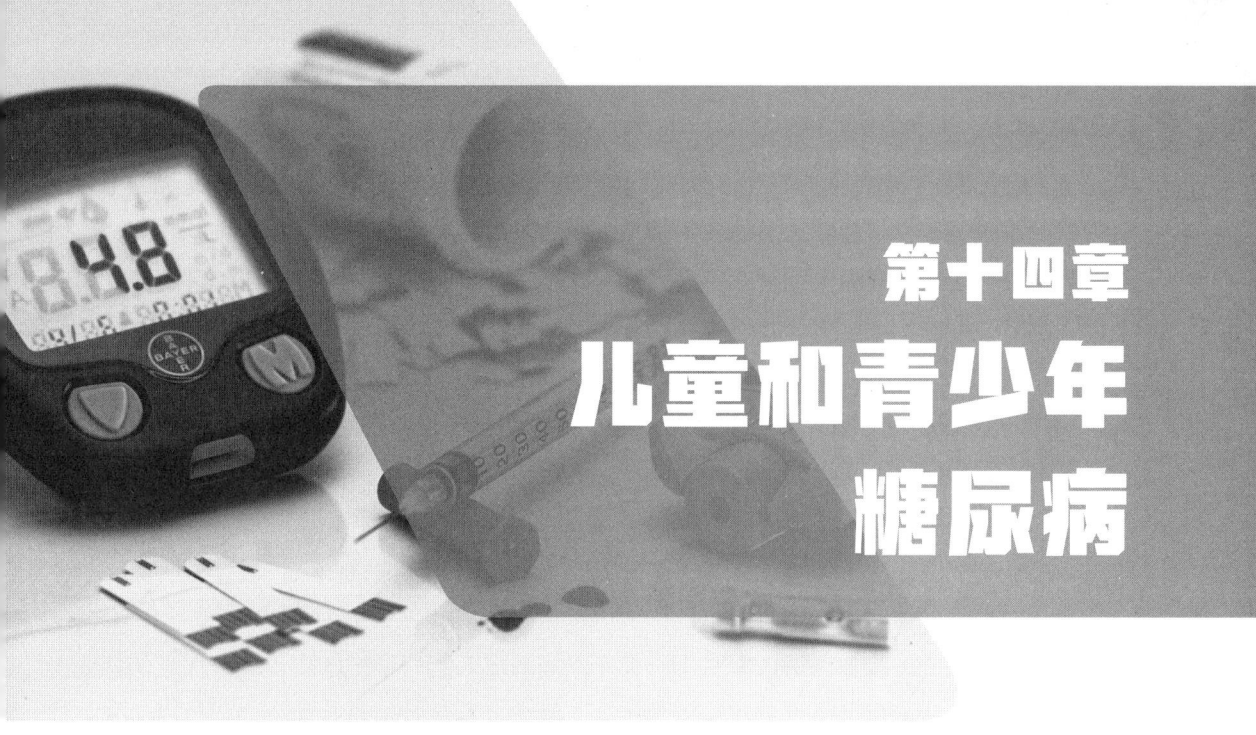

第十四章 儿童和青少年糖尿病

第一节 儿童和青少年糖尿病人群特征

儿童糖尿病中T1DM占89.6%，T2DM仅占7.4%。中国儿童（小于15岁）T1DM的标化发病率为0.57/（10万·年），是世界上发病率最低的国家之一。6月龄内婴儿很少发病，而发病年龄一般从9月龄开始并持续升高，国外资料报道12～14岁达高峰，然后呈下降趋势。我国11个地区的资料显示10～14岁年龄段的发病率最高。儿童和青少年的糖尿病往往需要一个复杂的过程才能确定类型，各种急性和慢性并发症发生率高。儿童和青少年糖尿病的发病率总体较低，因此医生和社会对其知晓率较低，特别在我国，由于缺乏规范的治疗管理方案，患者血糖控制差、并发症发生率高，与发达国家的控制情况相比存在较大差距。

一、1型糖尿病

（1）免疫介导性T1DM（1A型）。儿童和青少年糖尿病以自身免疫介导的1型糖尿病为主，多数儿童和青少年患者起病较急，典型"三多一少"症状明显，如未及时诊断治疗，当胰岛素严重缺乏时，可出现糖尿病酮症酸中毒。多数患者起病初期都需要胰岛素治疗，使代谢恢复正常，但此后可能有数周至数月的时间需要的胰岛素剂量很小，即所谓蜜月期。

（2）特发性T1DM（1B型）。特发性T1DM（1B型）通常急性起病，胰岛β细胞功能明显减退甚至衰竭，临床上表现为糖尿病酮症酸中毒，但病程中胰岛β细胞功能可以好转，以至于一段时间无须继续胰岛素治疗。胰岛β细胞功能自身抗体检查呈阴性。

二、2型糖尿病

随着儿童肥胖的流行，儿童2型糖尿病的罹患率逐渐升高，如有以下情形提示有患2型糖尿病的风险：明确的2型糖尿病家族史、肥胖、起病缓慢、症状不明显、发病年龄较大、无须使用胰岛素或存在胰岛素抵抗的相关表现（如黑棘皮病、血脂异常等）。

三、青年人中的成年发病型糖尿病

分子遗传学的进步加深了人们对于青少年发病的成人起病型糖尿病（MODY）的认识。MODY是一组高度异质性的单基因遗传病，其主要临床特征是：①有三代或以上家族发病史，且符合常染色体显性遗传规律；②家系内至少有一个糖尿病患者的发病年龄<25岁；③无酮症倾向，在诊断后的至少2年内不需要胰岛素治疗。

（苏达永　谢翠华）

第二节　儿童和青少年糖尿病的治疗管理目标

儿童和青少年糖尿病的治疗管理目标包括：避免症状性高血糖和低血糖；尽早对升高的HbA1c水平进行干预；预防家长或孩子由于糖尿病产生的心理问题；预防青春期代谢恶化；提供积极的医疗服务和糖尿病管理知识；维持正常的生长与发育。

一、血糖管理

（一）血糖控制目标

大多数T1DM儿童和青少年患者应该每日多次注射胰岛素或者通过胰岛素泵持续皮下注射胰岛素，加强自我血糖监测，必要时考虑进行连续血糖监测（CGM或FGM）。患者需采取个性化的血糖控制目标，在尽量避免低血糖的基础上，HbA1c<7.5%的控制目标适合大多数儿童和青春期的患者。较低的血糖目标应该评估效益/风险比，出现频繁低血糖或无症状性低血糖时应该调整控制目标，餐前血糖与HbA1c不相符时，应测定餐后血糖。儿童和青少年血糖控制目标见表14-1。

表14-1 儿童和青少年血糖控制目标

治疗方案	正常	理想	一般	高风险
		维持	建议/需要调整	必须调整
HbA1c/%	<6.1	<7.5	7.5~9	>9
空腹或餐前血糖/（mmol·L^{-1}）	3.0~5.6	5~8	>8	>9
餐后血糖/（mmol·L^{-1}）	4.5~7.0	5~10	10~14	>14
睡前血糖/（mmol·L^{-1}）	4.0~5.6	6.7~10	10~11或<6.7	>11或<4.4
凌晨血糖/（mmol·L^{-1}）	3.9~5.6	4.5~9	>9或<4.2	>11或<4.0

资料来源：《中国2型糖尿病防治指南（2017年版）》（中华医学会糖尿病学分会）。

（二）血糖监测频率

（1）SMBG。通常建议SMBG每日3~4次，如果条件限制，可每周监测2~3日，每日3~4次。采血部位主要为指尖，但年幼的T1DM患者可能由于恐惧疼痛而依从性较差，此时宜选择避开血管的替代部位，如手掌的大、小鱼际部位。

（2）HbA1c。年幼儿童每年监测6次，年龄较大的儿童和青少年应每年监测3~4次，条件受限制时应该至少每6个月监测1次。

（3）CGM或FGM。血糖波动大、反复低血糖、出现无症状性低血糖或者无法解释的高血糖的患者应行连续血糖监测。

（三）低血糖管理

严重低血糖可危及T1DM儿童和青少年患者的生命，但相反的是，慢性高血糖可能对认知能力和大脑显微解剖的影响更大。葡萄糖是大脑发育的主要代谢燃料，T1DM儿童和青少年患者大脑的认知功能可轻度下降，而7岁之前诊断为糖尿病的儿童认知功能下降更多。高血糖和低血糖均有可能造成这种影响。对患者及其家属的教育在低血糖管理中至关重要。

1. 低血糖预防的教育

应该对患者及其家属进行低血糖影响因素的教育（如饮食、饮酒和长时间的禁食），并告知其可能导致T1DM夜间低血糖的因素，包括傍晚时分的大量运动、睡前血糖较低和日间低血糖。同时指导患者及其家属对可能导致低血糖的危险因素进行回顾，如乙醇摄入量超标、胰岛素剂量错误或碳水化合物的摄入高估。

2. 预防运动导致的低血糖

运动期间及运动刚结束出现低血糖相对常见，其次为运动后7~11 h。因此，下午运动的儿童和青少年夜间出现低血糖的风险较高。清晨运动可能对儿童和青少年更有益。患者运动前的安全血糖水平通常宜>5.6 mmol/L，具体血糖水平还应根据患者的疾病进展及运动耐量确定。佩戴胰岛素泵的患者运动前应停止胰岛素的输注。

3. 低血糖治疗

参考低血糖防治章节。

二、临床管理

目前，T1DM仍然是终身性疾病。在整个疾病过程中，除了糖尿病专科医生的指导外，儿童和青少年患者及其家属需要掌握饮食、运动、生长发育、血糖监测、胰岛素规范注射方法、急性和慢性并发症的识别和预防及心理调整等有关知识。应强调父母或监护人在糖尿病管理中的作用。

1. 血压

每次随访时应测量血压，目标血压＜130/80 mmHg。

2. 血脂

血糖在控制目标范围内且年龄≥2岁时，应行血脂检测。如果初始LDL-C≤2.6 mmol/L，则应在9～11岁时再次测定，如果再次测定的数值≤2.6 mmol/L，则之后应每3年进行1次血脂检查。

3. 微血管病变管理

对于糖尿病视网膜病变的筛查，推荐在1型糖尿病确诊后3～5年，或者患者年龄≥11岁或青春期已开始时进行尿微量白蛋白、初步的散瞳和全面的眼睛检查。初次检查后，每2年复检1次。青春期发病者应在发病2年后每年筛查1次。

4. 其他

此外，在确诊后，每年还需完成以下检查：①甲状腺功能和甲状腺抗体检查；②肝功能、载脂蛋白及多种内分泌抗体检测；③心电图、胸部X线、超声心动图及自主神经功能检测。

（苏达永　谢翠华）

第三节　儿童和青少年降糖药、降压药、降脂药的选择

一、降糖药

世界上大部分地区仅批准二甲双胍、胰岛素应用于儿童和青少年糖尿病，诊断为1型糖尿病的应使用胰岛素。2型糖尿病如代谢尚稳定（HbA1c＜9%、随机血糖＜13.9 mmol/L且无症状），应以二甲双胍开始治疗，初始剂量为500 mg×7 d，接下来3～4周内增加500 mg/d，最大不超过2 000 mg/d；如果随机血糖＞13.9 mmol/L和/或HbA1c＞9%，出现糖尿病酮症酸中毒或代谢不稳定，可联合基础胰岛素，联用后如仍

不能达标,需要逐渐加用餐前胰岛素,直至血糖正常,病情稳定后胰岛素每次剂量可逐渐减少,逐渐过渡到使用二甲双胍。

二、降压药

需要降压治疗的患者建议选择血管紧张素转化酶抑制剂,如果不能耐受(例如总是咳嗽),则可使用血管紧张素受体阻滞剂。

三、降脂药

患者血脂高首选营养治疗,还可考虑他汀类药物,但该药物尚未批准用于10岁以下的患者,且具有潜在的致畸作用。

(苏达永 谢翠华)

第四节 儿童和青少年营养管理

一、管理目标

(1)鼓励恰当的饮食行为和健康的饮食习惯,这样有助于保持良好的身体状态。

(2)每日三餐饮食均衡,保证不同种类食物的摄入,最好每日5种以上,必要情况下可摄入适量健康零食,保证必需营养素的摄入,维持健康体重,防止暴饮暴食,监测血糖并将其控制在适宜范围,必要时监测胰岛素使用剂量。

(3)保证充足和适当的热量和营养摄入,以满足适宜的生长、发育和健康的需要。不要限制饮食,否则可能导致生长、发育不良和营养素缺乏,从而增加患者的社会心理负担。

(4)保持适宜的体重和腰围,尤其强调儿童和青少年进行一定量的体育锻炼。

(5)实现食物摄入、代谢需要、热量消耗和胰岛素使用之间的平衡,从而实现最佳的血糖控制。

(6)降低患者微血管和大血管并发症的风险,尤其是心血管并发症的风险。

(7)帮助患者促进行为改变和积极配合饮食调整。

(8)制订个体化的目标值,包括减轻体重和较高的运动目标。

(9)应用新技术如CGM和FGM,帮助患者在饮食调整期进行胰岛素调整,同时进行饮食教育。

二、热量摄入计算

儿童和青少年患者医学营养疗法治疗的目标是在保证患者正常生长、发育的前提下，纠正已发生的代谢紊乱，延缓并发症的发生和发展，提高生活质量。

儿童T1DM患者（14周岁以下）全日热量摄入量可采用下面的公式计算：

总热量（kcal）＝1000＋年龄×（100～70）（不同年龄按照100～70的不同系数计算，即1～3岁按100，4～6岁按90，7～10岁按80，大于10岁者按70计算）。三大营养素摄入比例：碳水化合物为50%～60%，蛋白质为15%～20%，脂肪为25%～30%。

（苏达永　谢翠华）

第五节　儿童和青少年运动管理

鼓励儿童和青少年参加运动，运动可增加胰岛素敏感性，降低远期大血管疾病的发生率，一定时间（约40 min）的有氧运动可使糖的消耗和吸收达到平衡。若运动时间延长，需预防运动中发生低血糖，一般清晨运动发生低血糖的概率相对较低。运动前应准备充足的碳水化合物食品。若运动前血糖＜7 mmol/L，则应适当进食碳水化合物食品以避免运动后发生低血糖；空腹血糖＞15 mmol/L的患者和有发生酮症酸中毒迹象者不能剧烈运动。运动方案的制订可参考第十一章"糖尿病的运动治疗"。

（苏达永　谢翠华）

第六节　儿童和青少年心理干预

一、心理问题

（1）1型糖尿病儿童和青少年及其家属从疾病诊断开始，会经历一个从否认到接受的过程，即经历悲伤、应对压力与困难及适应的过程，由于糖尿病及其治疗会给患者的学习、工作和生活带来变化，因此患者会出现各种不适应的行为反应，自我价值感发生变化，出现恐惧、自卑、人际敏感、回避社交、自我评价低的行为反应。

（2）1型糖尿病儿童和青少年易出现焦虑和抑郁的行为反应，尤其是病程长的患者，当他们出现自我管理不良时更易焦虑和抑郁，出现这些心理问题时更易出现血糖控制不良。

二、心理干预

1. 家长须有良好心态

家庭成员尤其是家长的心态很重要,父母的心态和行为会影响儿童和青少年患者的行为及心理。家庭关系与血糖控制有着重要关系,生活在不开放家庭、沟通少的家庭的儿童和青少年更容易出现血糖控制不良。许多儿童和青少年患者在得知自己患上糖尿病后害怕让别人知道,更害怕受到其他小朋友的嘲笑和歧视,并对注射药物和吃药有恐惧感。家长要以平和的心态对待疾病,不要在孩子面前流露出对疾病的过分担心、焦虑或抱怨,要在轻松的氛围中讨论疾病,消除孩子对疾病的恐惧和其他不良情绪。另外,家长要充分了解糖尿病的相关知识,多与孩子交流,帮助糖尿病孩子从小养成良好的生活习惯,建立治疗疾病的信心。

2. 注重沟通技巧

医护人员面对儿童和青少年糖尿病患者时,要注重沟通技巧,需用他们能够理解的语言和他们解释糖尿病的病因,并与他们多交流,积极探索治疗方案,采取有效的治疗措施,使他们精神上没有"特殊感",消除他们的自卑和恐惧心理。

(苏达永　谢翠华)

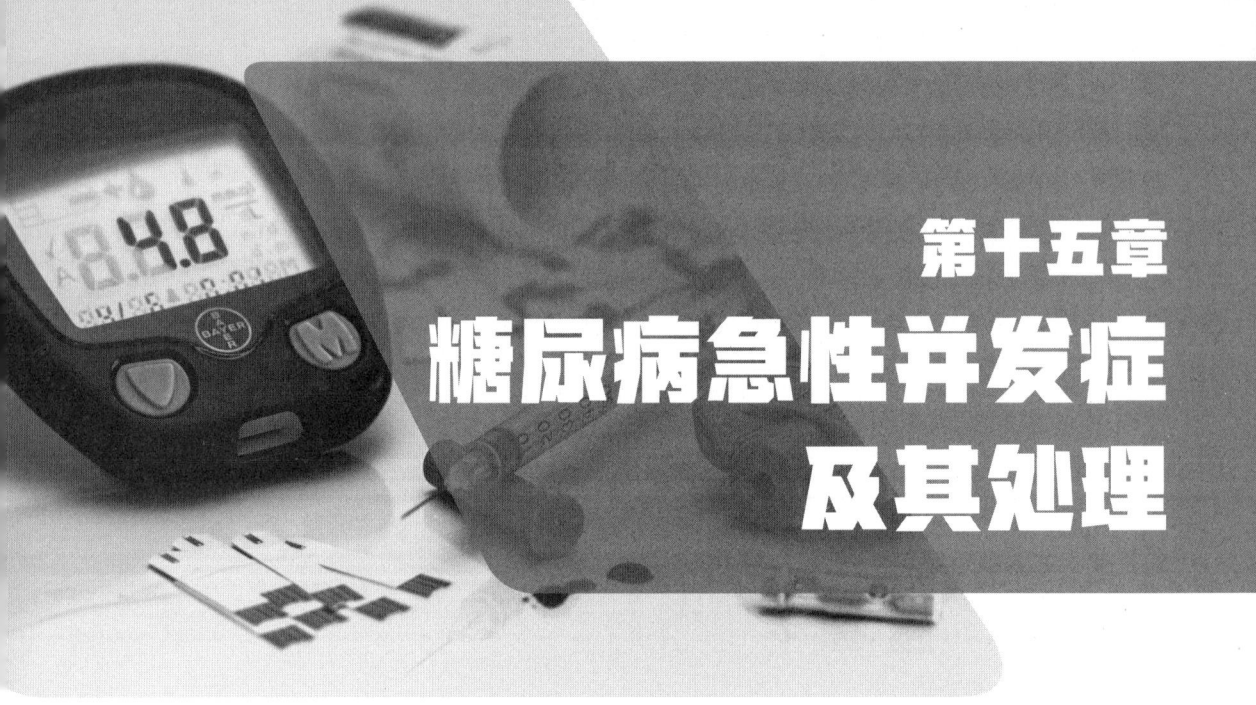

第十五章 糖尿病急性并发症及其处理

第一节 糖尿病酮症酸中毒

一、概述

糖尿病酮症酸中毒（DKA）是在胰岛素绝对或相对缺乏的情况下，伴或不伴一些诱因而引起的一种糖尿病的急性并发症，80%的DKA患者有明确诊断的糖尿病，且多为T1DM所致。多年来，无诱因的酮症或DKA常被认为是经典T1DM或罕见的、严重的胰岛素抵抗综合征的特征性表现。但近年来，国内外流行病学调查发现，在成年患者中的特发性T1DM、LADA和T2DM等均可以酮症起病。

二、病因及发病机制

1. 病因

不论是T1DM还是T2DM，DKA的病因都是胰岛素严重缺乏。T1DM的主要病因与中断胰岛素治疗、胰岛素泵治疗患者发生泵障碍停止胰岛素注射等有关，严重患者可在无任何诱因的情况下自发地发生DKA。T2DM由于胰岛素相对不足，不会自发地发生DKA，而通常是在存在一些诱因的情况下发生。

2. 诱因

常见诱因是感染，其次为应激情况，如手术、卒中、严重外伤、心肌梗死、血液透析、肾移植等，使用一些有抑制胰岛素分泌或拮抗胰岛素作用的药物如糖皮质激素、生长激素、肾上腺激素、苯妥英钠、二氮嗪、氢氯噻嗪和奥曲肽等也是诱因。10%～30%的DKA患者可无诱因。

3. 发病机制

DKA的发病机制主要有两个方面：一是胰岛素绝对缺乏，二是拮抗胰岛素的激素分泌增多。诱因可使上述两种情况加重。上述两种因素共同作用，可导致一系列病理生理改变。

一方面葡萄糖不能被组织利用，拮抗胰岛素作用的激素分泌增多使肝糖原和肌糖原分解增多，肝内糖异生作用增强。两者共同作用的结果是血糖升高。大量的糖从尿液中排出引起渗透性利尿，而使多尿症状加重，同时可引起失水和血清电解质的丢失。严重失水可使血容量减少导致休克和急性肾功能衰竭；失水还会使肾血流量减少，使酮体在尿液中的排泄减少而加重酮症；此外，失水还会使血渗透压升高，导致脑细胞脱水而引起神志改变。

另一方面是在上述两种因素共同作用下，脂肪和蛋白质分解代谢增加，为肝内糖异生作用提供了基质。脂肪分解增加，血液和肝脏中的游离脂肪酸（FFA）就会增加，在胰岛素绝对缺乏的情况下，大量的FFA被转化为酮体。DKA发生时，组织对作为能量来源的酮体的利用减少，失水使肾脏对酮体的排出减少，这就导致酮体在体内蓄积而加重酮症。当酮体在体内蓄积过多，血中存在的缓冲系统不能将其中和，就会出现酸中毒。

酮体包括乙酰乙酸、β-羟丁酸和丙酮，其中乙酰乙酸、β-羟丁酸为强酸，可被血液中的缓冲系统中和，丙酮可经肺部排泄，使患者呼气中伴有酮味（烂苹果味）。

三、临床表现

酮体在体内蓄积的程度较轻时称为酮症，较重时称为DKA，前者为代偿期，后者为失代偿期。其中酸中毒可分为轻度、中度和重度。

1. 一般临床表现

除食欲降低外，多饮、多尿和体重减轻的症状会加重。失水较明显时，可出现体重减轻、口干舌燥、眼球凹陷、皮肤弹性差、脉速，严重者血压降低，甚至出现休克、少尿和急性肾衰竭。酸中毒者呼吸深而快、呼气中伴有酮味。轻症患者神志清楚，但反应迟钝、表情淡漠、嗜睡；严重者出现酸中毒大呼吸（Kussmaul呼吸）或昏迷。

2. 消化道症状

多数患者有不同程度的消化道症状，如恶心、呕吐和腹痛。少数患者腹痛剧烈，酷似急腹症。

3. 脑水肿

脑水肿可分为症状性和无症状性（亚临床型）两种，大约1%的患者会出现症状性

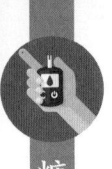

脑水肿，无症状性脑水肿相当常见，大多数是在治疗中发生的。

4. 感染

患者有感染征，表现为体温升高，但也有患者表现为体温降低而有潜在的感染，如入院时为低体温，经治疗后，体温升高，常提示感染的存在，需警惕。

四、临床转归与并发症

DKA所致的代谢紊乱和病理生理改变，经及时、正确的治疗可以逆转。因此，DKA的预后在很大程度上取决于治疗是否及时、准确。小剂量胰岛素的使用、早期积极的抢救已使DKA的死亡率下降至5%以下。但基础疾病多者、老年糖尿病患者和有严重慢性并发症者的死亡率仍很高，可达50%。妊娠并DKA时，胎儿和母亲的死亡率较单纯DKA高。妊娠期DKA反复发作是导致胎儿死亡或胎儿宫内发育迟缓的重要原因之一。

五、实验室检查

（1）血糖：明显升高，多在16.7 mmol/L以上，可高于33.3 mmol/L。

（2）血酮体：β-羟丁酸水平多升高。

（3）尿酮体：多为阳性。

（4）血气分析：血液pH值和碳酸氢根（HCO_3^-）均降低，阴离子隙（AG）增大。

（5）血清电解质：可出现低血钠（<135 mmol/L），但也可正常。血钾可正常，但体内缺钾严重。血尿素氮可轻度升高或正常。

（6）二氧化碳结合力：降低。

（7）血常规：白细胞计数升高，特别是中性粒细胞升高明显，如无感染则治疗后迅速恢复正常。

六、诊断与鉴别诊断

1. 早期诊断线索

当糖尿病患者出现下列情况时要考虑DKA的可能：①有加重胰岛素不足的因素，如胰岛素突然减量、停用，胰岛素失效，感染及各种应激作用，高糖、高脂肪饮食或饮酒等；②恶心、呕吐、食欲减退；③呼吸加深、加快；④头晕、头痛、烦躁或表情淡漠；⑤失水；⑥心率加快、血压下降，甚至休克；⑦血糖明显升高；⑧酸中毒；⑨昏迷。

2. 诊断依据

①有糖尿病病史，以酮症为首发症状则无。②血糖和血酮或血β-羟丁酸明显升高。③呼气中伴有酮味。④呼吸深快，有失水征和神志障碍等。

DKA诊断流程如图15-1所示。

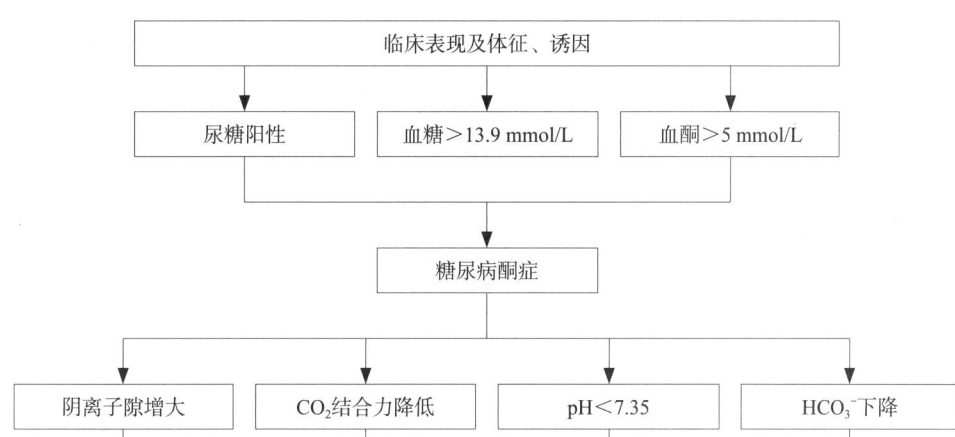

图15-1 DKA诊断流程

3. 鉴别诊断

应与饥饿性酮症、高渗性非酮症性高血糖昏迷、酒精性酮症酸中毒、乳酸酸中毒和水杨酸酸中毒相鉴别。

（1）饥饿性酮症。有进食少的病史，虽发生酮症酸中毒，但无糖尿病病史，血糖不高，尿糖阴性，易于鉴别。

（2）高渗性非酮症性高血糖昏迷。本病的特点有：①血糖和血浆渗透压明显高于DKA患者；②血酮体阴性或仅轻度升高；③临床上中枢神经系统受损症状比DKA患者明显，故不难鉴别。应当注意的是，DKA可与高渗性昏迷合并存在（如高钠性高渗性昏迷，出现此种情况时，血钠升高特别明显）。

（3）酒精性酮症酸中毒。有饮酒史，但无糖尿病病史，血糖不高，尿糖阴性。

（4）乳酸酸中毒。多发生在服用大量苯乙双胍（降糖灵）、休克、缺氧、饮酒或感染等情况下，原有慢性肝病、肾病、心力衰竭史者更易发生。本病的临床表现常被各种原发病掩盖。休克时，可见患者呼吸深而快，但无酮味，皮肤潮红。实验室检查显示，血乳酸>5 mmol/L，pH<7.35或阴离子间隙>18 mmol/L，乳酸/丙酮酸（L/P）>3.0。

（5）水杨酸酸中毒。老年人常因心血管疾病及其他疾病长期服用阿司匹林类解热止痛药，有的患者可发生慢性中毒（用量不一定大）。主要原因可能是老年人对此类药物的代谢清除作用明显下降，伴有肾功能不全时，其慢性蓄积程度急剧增加，导致水杨酸性肾损害，其临床表现可类似于DKA。测定血浆药物浓度有助于诊断。治疗同DKA。严重患者或急性酸中毒时可考虑血液透析。

七、治疗

DKA是糖尿病的一种急性并发症，一旦确诊应住院治疗，严重者应立即进行抢救。治疗措施包括：①纠正失水与电解质失衡；②补充胰岛素；③纠正酸中毒；④去除诱因；⑤对症治疗与治疗并发症；⑥加强护理与监测。

1. 纠正失水与电解质失衡

DKA常有严重失水，血容量与微循环灌注不足，导致一些危及生命的并发症，故失水的纠正至关重要。首先是扩张血容量，以改善微循环灌注不足。补液之初宜快，补足体内丢失的所有水分，并保持水的平衡。在补液的同时进行电解质的纠正。如无休克，一般采用静脉持续滴注生理盐水。扩容阶段，补液的头2 h，每小时输入1 000 mL，此后根据失水的程度，第3～4 h输入1 000 mL，在12 h内应输入估计失水量的一半，另一半在第24～48 h内补足，包括治疗过程中继续丢失的失水量。第1日补液总量为4 000～6 000 mL。补液过程中应注意以下几点。

（1）补液种类。补液的原则是"先盐后糖、先晶体后胶体、见尿补钾"。胰岛素在治疗早期需要在大量补液的基础上才能发挥效应。绝大多数伴有低血压的DKA患者输入等渗盐水1 000～2 000 mL后血压会上升，如果血压仍低于90/60 mmHg（12.0/8.0 kPa），给予血浆或其他胶体溶液100～200 mL，可获得明显改善。如果效果仍差，可静脉给予糖皮质激素（如地塞米松10 mg或氢化可的松100 mg），甚至可适当予以血管活性药物（如多巴、多巴酚丁胺等）并纠正酸中毒，当然在用糖皮质激素后应适当增加胰岛素的剂量，当血糖降至13.9 mmol/L时，应改输5%的葡萄糖液。DKA纠正后患者又可口服时，可停止输液。

（2）输液速度。有心、肺疾病或休克的高龄患者，输液速度不宜过快，有条件者可监测中心静脉压以指导输液量和输液速度，以防发生肺水肿。如患者能口服水，则采取静脉与口服两条途径纠正失水。单纯输液本身即可改善肾脏排泄葡萄糖的功能，即使在补液过程中不用胰岛素，也可使血糖明显下降。在扩容阶段后，输液速度不宜过快，过快则尿酮体排泄加快，可引起高氯性酸中毒和脑水肿。

（3）补钾。DKA患者体内严重缺钾。在输液过程中，只要患者没有高钾且每小时尿量在30 mL以上，即可在每500 mL液体中加入氯化钾（10%）溶液10 mL，每日补钾总量为4～6 g，在停止输液后应继续口服钾制剂，每日3 g，连服1周，以完全补足体内缺钾。

2. 胰岛素治疗

DKA时，胰岛素绝对缺乏，故补充胰岛素是纠正DKA的关键，国内外均采取小剂量胰岛素持续静脉滴注，剂量按0.1 U/（kg·h）或4～6 U/h，加入生理盐水中。病情严重者，可在持续静脉滴注胰岛素之前，静脉推注胰岛素10～20 U。一般每小时静脉滴

注5 U胰岛素即足以抑制脂肪分解并使细胞膜上胰岛素受体达到饱和。在补充胰岛素的过程中，应每小时监测血糖1次，如果静脉滴注胰岛素2 h血糖下降未达到滴注前血糖的30%，则使胰岛素滴注速度加倍，达到目标后再减速。血糖下降也不宜过快，以每小时下降3.9～6.1 mmol/L为宜，否则易引起脑水肿。当血糖下降到13.9 mmol/L时，改输5%的葡萄糖液。在5%的葡萄糖液中，每3～4 g葡萄糖加入1 U胰岛素。酮体消失或血糖下降至13.9 mmol/L，或患者能够进食时即可停止输液，胰岛素改为餐前皮下注射，根据血糖监测结果调整胰岛素剂量。有条件时，最好采用胰岛素泵治疗。儿童患者如反复发作DKA，建议长期用胰岛素泵治疗，这样可达到安全控制血糖的目的，避免DKA或低血糖的发作。轻度DKA患者也可采用皮下或肌内注射胰岛素，剂量视血糖和酮体测定结果而定。

3. 纠正酸中毒

酮体产生过多则可发生酸中毒。一般轻度酸中毒，经补液和胰岛素治疗可纠正，不必补碱。只有当动脉血pH<7.1、二氧化碳结合力<6.7 mmol/L和血HCO_3^-<5 mmol/L时，才适当补碱。补碱的原则为宜少、宜慢。符合前述补碱标准者，可静脉滴注5%的碳酸氢钠200 mL；当血渗透压很高时，可考虑配用1.25%的碳酸氢钠等渗溶液（3份注射用水加1份5%的碳酸氢钠溶液）输注。补碱过多、过快，易发生以下不良结果：①增加尿钾的丢失；②二氧化碳透过血-脑脊液屏障比HCO_3^-快，二氧化碳与水结合后可形成碳酸，使脑细胞发生酸中毒；③补碱过多，可使脑细胞内外渗透压失衡而引起脑水肿；④补碱后红细胞释氧功能可因血pH值升高而下降，使组织缺氧加重；⑤治疗后因酮体消失，原来与酮体结合的血液中的缓冲系统特别是碳酸/碳酸氢钠这一对缓冲系统会被重新释放出来，加上所补的碳酸氢钠，故可引起反跳性碱中毒。如果DKA患者在治疗前神志不清，经治疗后神志恢复，而在补碱过程中又出现神志不清，要考虑有因补碱过多、过快而引起脑水肿的可能。

4. 去除诱因

应同时治疗感染、外伤、卒中和心肌梗死等诱因。

5. 对症治疗与治疗并发症

DKA患者有组织缺氧，应给予输氧。如并发休克、急性肾衰竭或脑水肿，应采取措施进行治疗。DKA的诱因以感染最为常见，且有少数患者可以体温正常或低温，特别是昏迷者，不论有无感染的证据，均应使用适当的抗生素预防和治疗感染。在治疗过程中还可发生低血糖、低钾血症、脑水肿，脑水肿易发生于儿童及青少年糖尿病并发DKA患者。这些并发症在治疗过程中是可以避免的，如严密监测血糖、血钾、心电图及观察神志改变等。关于脑水肿发生的原因及机制目前尚不清楚。有研究发现，儿童及青少年发生脑水肿与基础状态的酸中毒、血钠和血钾的异常及氮质血症有关。少见的并发症有横纹肌溶解症，可导致急性肾衰竭。

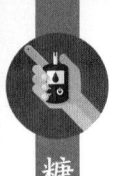

6. 加强护理与监测

昏迷者应监测生命体征、神志改变，注意口腔护理，勤翻身，以防褥疮。定时监测血糖、酮体、血钾和CO_2CP的变化，以便及时调整治疗措施。

（谢翠华　蒋娅）

第二节　高血糖高渗状态

一、概述

有关高血糖高渗状态（HHS）的描述最早见于1886年，但直到1957年Sament和Schuarty报道后才有大量病例报告见诸医学文献。在国内，1973年中科院首都医院内分泌组报告了3例HHS。HHS是糖尿病的严重急性并发症之一，以严重高血糖、高血浆渗透压、严重脱水，而无酮症酸中毒为特征，患者有不同程度的意识障碍或昏迷。以老年T2DM患者多见，偶见于儿童T2DM患者，无性别差异。约2/3的患者无糖尿病病史，或只有糖耐量异常。少数人可与DKA合并存在。

二、病因与发病机制

HHS的病因是胰岛素相对缺乏，大多数患者胰岛β细胞残留一定的功能。与DKA一样，HHS的发生还有其他诱因。常见诱因：①各种应激情况。应激情况下儿茶酚胺和糖皮质激素分泌增多，前者可促进肝糖原分解，使葡萄糖的释放增加，并抑制胰岛素释放；后者有拮抗胰岛素的作用并可促进肝糖异生作用。因此，上述两种激素都可使血糖升高。常见的应激情况有感染、严重外伤、大手术、中暑、脑血管意外和心肌梗死等。②水摄入不足或失水。③糖负荷增加，如摄取大量糖。④应用某些抑制胰岛素分泌或拮抗胰岛素作用的药物，如奥曲肽、利尿剂、苯妥英钠、糖皮质激素、氯丙嗪、甲氰米胍和普萘洛尔等。肾功能减退（病前存在或病后发生）对HHS的发生有促进作用。

HHS的主要病理生理改变：①严重高血糖。②血浆渗透压升高。③严重失水。④中枢神经功能受损。

HHS的发病机制如下。

1. 胰岛素缺乏

前已提及HHS好发于年老的T2DM患者。其胰岛素相对缺乏，加上诱因使胰岛素缺乏加重，导致血糖升高，引起渗透压利尿而发生失水。血浆渗透压升高，加上老年人渴感中枢的渗透压阈值上调，在血浆渗透压超过正常阈值时也无渴感，使失水更为加重，血糖和血渗透压进一步升高。

2. 拮抗胰岛素的激素增多

拮抗胰岛素的激素分泌增多，这些激素包括儿茶酚胺、胰高血糖素和糖皮质激素。它们一方面拮抗胰岛素的作用，另一方面可促进肝糖原分解和肝糖异生作用以加快血糖升高。严重失水会使肾血流量减少，肾排糖量减少，这也是使血糖升高的因素。严重失水甚至可导致急性肾前性氮质血症和肾衰竭。尿钠排泄量减少，可使血钠升高，促使血浆渗透压在血糖升高和严重失水的基础上进一步升高。

3. 血浆渗透压明显升高

血浆渗透压明显升高可导致脑细胞脱水而使之功能受损，临床上可出现中枢神经受损的症状和体征。

4. 无酮症或酮症轻

HHS由于有少量的胰岛素分泌，故一般不发生酮症或酮症酸中毒，如果发生也是轻度的。关于不发生酮症的机制除有少量的胰岛素分泌外，可能还有其他机制，但目前仍不很清楚。如：①严重失水，可抑制酮体的产生；②严重高血糖可拮抗酮体的产生。在DKA和HHS之间有中间型。究竟胰岛素残余量是多少时才会发生DKA或HHS，至今尚无定论。

HHS的病理生理和发病机制如图15-2所示。

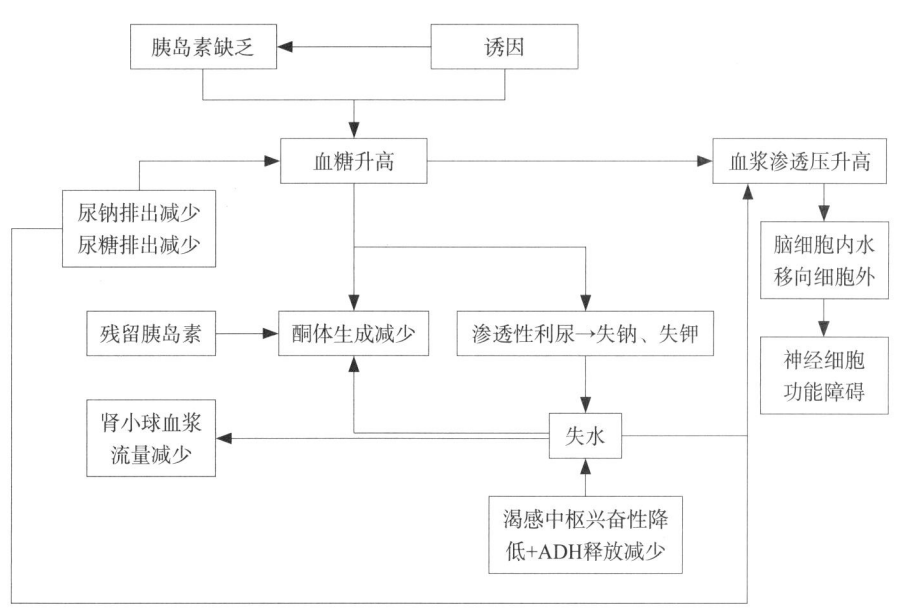

图15-2　HHS的病理生理和发病机制

三、临床表现

HHS好发于中老年T2DM患者。发病前无糖尿病病史者约占2/3。HHS起病缓慢，从开始发病到出现神志障碍一般经过1～2周。但也有急性起病者。

HHS的临床表现主要为严重失水。患者表现出口唇及口腔黏膜干燥，眼球凹陷，少尿，体重减轻，皮肤弹性差，脉细弱而快，血压偏低，严重者出现休克，甚至可因急性肾衰竭而表现为少尿或无尿。尽管失水严重，失水体征明显，但患者饮水不多，口渴多不明显。因脑细胞功能受损的主要原因是血浆渗透压的升高，故中枢神经系统受损的症状和体征轻重不一。患者神志可表现为意识模糊、浅昏迷或深昏迷，还可有失语、幻觉、定向力减退或完全丧失。特征性症状和体征为局灶性抽搐、上肢拍击样震颤、偏盲和锥体束征阳性等。这些中枢神经系统症状和体征，在HHS治疗后可完全消失，不留后遗症。除上述临床表现外，如诱因为某种疾病则还会有该诱因疾病的临床表现。

四、临床转归与并发症

HHS的死亡率高，为DKA的10倍以上。各种文献中报道的死亡率相差很大，但总的来看，死亡率较以前有明显下降，死亡率相差很大的原因与各文献作者所遇患者的病情严重程度、诊断和治疗的及时性、病前患者身体状态及所患其他疾病有关。

一般认为，大多数HHS患者不是死于高渗状态，而是死于并发症。HHS的常见并发症为休克、急性肾衰竭、血栓栓塞、胰腺炎和横纹肌溶解等。HHS患者由于失水致血液浓缩，由于高血糖使血液黏滞度增高，血流缓慢，如未得到及时合理的治疗，患者易并发血管栓塞。HHS抢救失败的主要原因是高龄、肾衰竭、感染及败血症、消化道出血、休克、大动脉血栓栓塞、脑水肿或垂体出血等。

五、实验室检查

（1）血糖显著升高，一般超过33.3 mmol/L，最高可超过267 mmol/L，分离的血浆犹如糖浆。

（2）血浆渗透压也显著增高，总血浆渗透压在350 mOsm/kg·H_2O以上，有效渗透压在320 mOsm/kg·H_2O以上。血浆渗透压可用渗透压计直接测量，也可用公式计算，计算公式为：血浆渗透压（mOsm/kg·H_2O）＝2（Na^++K^+）+血浆葡萄糖+血浆尿素氮。上述公式内各项指标均以 mmol/L 表示。如Na^+和K^+以 mmol/L 表示，血浆葡萄糖和血浆尿素氮以mg/dL表示，则计算公式为：血浆渗透压（mOsm/kg·H_2O）＝2（Na^++K^+）+血浆葡萄糖（mg/dL）/18+血浆尿素氮（mg/dL）/2.8。

（3）血清钠可升高，也可正常。血钾在治疗前多在正常范围内。血尿素氮轻度升高，血浆容积减少，血细胞比容增大，血液和血浆黏滞度明显增高。

（4）尿量减少，常规检查尿糖常在4+以上，尿比重升高，尿蛋白可为阳性。镜检可见少数红细胞、白细胞及管型。尿酮体阴性或1+。

六、诊断与鉴别诊断

1. 早期诊断线索

在临床上,中老年患者无论有无糖尿病病史,遇有下列情况时都要考虑HHS的可能:①多饮、口渴、多尿等较前明显加重;②进行性意识障碍伴明显脱水;③在大量服糖、静脉输糖或应用糖皮质激素、苯妥英钠、普萘洛尔等可致血糖升高的药物时出现多尿和意识障碍;④在合并感染、心肌梗死、严重创伤和外科手术等应激下出现多尿;⑤水摄入不足、失水或应用利尿剂、脱水治疗及透析治疗;⑥无其他原因可解释的中枢神经系统的症状和体征;⑦尿糖强阳性,尿比重增高;⑧血糖显著增高,常在33.3 mmol/L(600 mg/dL)以上。对上述可疑者,应立即做相应的实验室检查,包括血糖、血电解质、血尿素氮、血肌酐、血气分析、血酮体、尿糖和心电图等。

2. 诊断依据

HHS的诊断根据:①血糖大于33.3 mmol/L;②患者为老年人,且患有T2DM,临床上有严重失水、中枢神经系统症状和体征及意识障碍可作为诊断参考,但不具特异性。

3. 鉴别诊断

本综合征应与DKA、低血糖昏迷、乳酸酸中毒和临床上可发生昏迷的其他疾病相鉴别。应注意HHS可合并不同程度的DKA。HHS与低血糖昏迷只要测血糖水平就可鉴别;与乳酸酸中毒只要测血乳酸水平即可鉴别。HHS可合并高乳酸血症,但血乳酸小于5 mmol/L。其他疾病引起的昏迷可根据病史、临床原发病特征、有无血糖和血浆渗透压升高进行鉴别。

七、治疗

HHS一旦确诊,应积极抢救,其死亡率最高可达63%。治疗措施包括:①补液;②使用胰岛素;③补钾;④治疗并发症;⑤对症治疗、加强护理。

1. 补液

HHS威胁患者生命的病理生理改变为高渗状态,因此补液比使用胰岛素更为重要。患者体内丢失的水分可达体重的12%。补液总量可按患者病前体重的10%~12%估算,或根据公式计算:补液量=病前体重(kg)×0.6×0.25×1 000,补液速度应先快后慢。如患者无心肺疾病,一般头2 h静脉输入2 000 mL生理盐水。生理盐水渗透压相对于患者血浆渗透压而言是低渗液。如果补液2 h后,血浆总渗透压仍大于350 mOsm/kg·H_2O,血钠>150 mmol/L,而血压正常,则可改输低渗盐水(0.45%或0.6%的氯化钠溶液);如果血钠很高,可在快速补液保持血压不下降的同时,给予静滴或肌注排钠利尿剂,如呋塞米等,每次注射20 mg,并根据尿排出量调整输液速度。如果补液2 h后,血浆总渗透压仍大于350 mOsm/kg·H_2O,血钠>150 mmol/L,而同时血压低或有休克，则仍以输生理盐水为首选，或补充血浆等胶体溶液（100～200 mL）。当血糖降到16.7 mmol/L时，改输5%的葡萄糖液，按葡萄糖（g）：胰岛素（U）为2：1加入短效胰岛素。

如果患者可口服，则可经口摄入生理盐水或水，以减少静脉输液量，特别是有心肺疾病、输液速度不能快的患者。有文献报道，如常规补液仍不能使HHS的血浆渗透压降低，则可经右锁骨下静脉将导管插入上腔静脉滴注无菌蒸馏水，但临床上需要采用此种输液方法者极为罕见，而且该方法也存在极大的风险（如产生溶血等）。

在12 h内输入总补液量的一半，另外一半在24 h内补给。在总补液量中，除要估计失水量外，还应加入患者每日尿量及隐性失水量。应当注意的是，输液过程中应监测血浆渗透压。血浆渗透压下降过快，易并发脑水肿。

2. **使用胰岛素**

导致HHS患者血浆渗透压升高的主要原因是血糖升高。尽管HHS患者有少量的胰岛素分泌，但不足以使葡萄糖的利用正常。用外源性胰岛素可使血糖降低，从而使血浆渗透压也下降。胰岛素的使用现在多采用小剂量胰岛素持续静脉滴注，每小时约输入5 U。也有文献作者主张持续静脉滴注前，静脉推注胰岛素20 U。当血糖降到16.7 mmol/L时，改输等渗的5%的葡萄糖液。在补给外源性胰岛素时，应当注意：①当治疗后4 h，每小时血糖下降少于2 mmol/L时，胰岛素剂量应加倍；②治疗头2 h每小时血糖下降大于5.6 mmol/L时，胰岛素剂量应减半。如患者高渗状态已解除，可进食，则可停止静脉滴注胰岛素，改用皮下注射，或者恢复发病前所用的口服降糖药。如果患者发病前无糖尿病，治疗后血糖及口服糖耐量也正常，则停用一切降糖药并追踪观察。同样，对此类患者也可采用胰岛素泵治疗。

3. **补钾**

由于高血糖所引起的渗透性利尿使肾脏排钾增多，故机体会缺钾。估计失钾量为400～1 000 mmol/L。如无高钾血症，每小时尿量达30 mL，则在开始补液的同时，即可补钾，否则在补液和滴注胰岛素过程中会发生低钾血症。补钾的方法为：将10%的氯化钾溶液20～30 mL加入1 000 mL生理盐水中静脉滴注，并每日监测血钾或用心电图监护。如患者可口服，则可经口补钾，每日口服钾盐4～6 g，在停止静脉补钾后连服1周。

4. **治疗并发症**

如前所述，HHS可并发休克、急性肾衰竭。如果是失水所致，则在补液过程中可自行纠正；如为其他原因所致，则应按病因进行治疗。如为横纹肌溶解或心源性休克，则应按该并发症的原发病进行治疗。HHS可发生血栓栓塞，大血管栓塞可导致死亡，应采用抗凝剂等治疗，但抗凝剂不作为常规预防血栓栓塞的药物。其他并发症均应采取相应的治疗措施。昏迷患者不论有无感染，均应选用适当抗生素以预防或治疗感染。

5. 对症治疗、加强护理

对于休克或昏迷者，应给予输氧。昏迷者应插导尿管以记录24 h出入水量。加强口腔护理，预防褥疮，密切观察神志及生命体征的变化并及时处理。

（谢翠华　蒋娅）

第三节　糖尿病合并低血糖

一、概述

低血糖是指尖血糖低于正常值的一种状态。低血糖症（hypoglycemia）是指由血糖降低引起的临床综合征，是糖尿病治疗中最常见的问题，也是糖尿病治疗不当引起的并发症之一，低血糖的潜在危害使糖尿病的治疗变得困难，应尽量予以避免。低血糖症是T1DM患者的必有经历，很常见。在胰岛素强化治疗中发生低血糖的患者每周一般会发作1~2次轻度或无症状性低血糖症。25%的胰岛素治疗患者可发生夜间无症状性低血糖症。

二、病因与诱因

T1DM患者需要使用胰岛素治疗，因而存在血清胰岛素水平相对或绝对增高的时刻，这种时刻见于：①胰岛素使用剂量过大；②空腹时间过长或延误进餐；③运动过多；④胰岛素敏感性增强；⑤肾功能损害使胰岛素清除减少。另外T2DM患者出现的低血糖症是血清胰岛素水平增高和升血糖激素作用减弱共同作用的结果。

三、临床表现

1. 交感神经兴奋

血糖下降速度较快时，临床主要表现为交感神经兴奋，患者会出现饥饿、软弱、倦怠、乏力、出汗、焦虑、心悸、肢体震颤等。

2. 中枢神经功能紊乱

血糖下降程度严重，历时久，患者可出现神志改变、性格变化、认知障碍、抽搐、昏迷等。低血糖反复发作或持续时间较长时，中枢神经系统的神经元出现变性与坏死，可伴脑水肿、弥漫性出血或节段性脱髓鞘。

3. 无症状性低血糖症

无知觉和抗低血糖激素分泌阈值变化是T1DM低血糖的主要特征之一。一般认为无知觉性低血糖症的发生与下列因素有关：①病程较长（>10年）的患者多有自主神经病变,对血糖的调节能力差;②抗低血糖激素调节障碍;③脑血管病变和中枢神经系统缺陷;④血糖下降速度较慢;⑤肾功能损害使胰岛素清除减少。

四、实验室检查

实验室检查包括空腹血浆胰岛素和血糖测定、口服葡萄糖耐量试验、血浆胰岛素原和C肽测定、胰岛素抗体和胰岛素受体抗体测定等。

五、临床转归和并发症

低血糖只要及时诊断,正确处理,大多数预后良好。若不及时发现并予以纠正,可很快进展为昏迷,低血糖者昏迷6h以上可致不可逆性脑损害,甚至死亡。在新生儿中,低血糖未及时发现并处理可造成广泛的脑损害,导致智力发育不全等后遗症。反复发作低血糖可使患者发生低血糖反应的血糖阈值下降,低血糖的临床表现变得越来越不典型,而患者可因低血糖的反复发作而出现所谓的无知觉性低血糖症。频发或严重的低血糖对器官和血管造成的损伤是严重的或不可逆的,可抵消一生维持正常血糖所获得的益处。

六、诊断与鉴别诊断

1. 诊断

(1)诊断标准。在临床上,对一般患者来说,血糖低于3.3 mmol/L时会出现低血糖症状,血糖低于2.8 mmol/L时会出现中枢神经系统功能紊乱,血糖低于2.2 mmol/L时会出现神志改变或昏迷。

低血糖的诊断依据是典型的Whiple三联征:①空腹和运动促使低血糖症发作;②发作时血糖低于2.8 mmol/L;③供糖后低血糖症状迅速缓解。对于糖尿病患者,血糖≤3.9 mmol/L时可诊断为低血糖;对于非糖尿病患者,血糖≤2.8 mmol/L时可诊断为低血糖。此外,在分析血糖测定结果时要注意人为因素的干扰(假性低血糖)。

(2)诊断程序。低血糖症临床诊断可分为三步进行:第一步确定有无低血糖症,第二步明确其类型,第三步确定其病因。

2. 鉴别诊断

低血糖症的临床表现无特异性,引起个体低血糖症的血糖阈值差异较大,而且长期的慢性低血糖症可无自觉症状,甚至血糖可持续低于2.8 mmol/L,故易漏诊和误诊。在临床上,对于任何存在持续交感神经兴奋或神经精神症状的患者都应怀疑有低血糖症的可能。在确定低血糖症后,应进一步明确病因。详细的病史资料有助于排除胰岛素或其他药物所致的低血糖症。

(1)高胰岛素血症的病因鉴别。测定血清C肽水平可鉴别内源性高胰岛素血症与外源性高胰岛素血症。如血糖低于2.2 mmol/L,血清C肽高于0.2 nmol/L(0.6 ng/mL),

提示为内源性高胰岛素血症。对于成年人，如果存在空腹高胰岛素血症性低血糖症，在排除医源性因素后，应高度怀疑胰岛素瘤的可能。

（2）器质性和功能性低血糖症的鉴别。有空腹低血糖症的患者也可有餐后低血糖症。如患者的低血糖症很有规律地发生于餐后某一时期，应在空腹后再测定血糖。如果饥饿不能激发，可基本排除器质性低血糖症的可能。如果临床上高度怀疑低血糖症，应在常规的混合餐后多次测定血糖，要求患者记录所发生的症状及发生时间。除非有典型的低血糖症状和血糖下降，以及血糖升高后低血糖症状消失，否则不能诊断为低血糖症。

（3）交感神经兴奋表现的鉴别。凡有空腹、餐后数小时或体力劳动后出现以交感神经兴奋为主的低血糖症状和体征，应与具有交感神经兴奋表现的疾病，如甲状腺功能亢进症、嗜铬细胞瘤、自主神经功能紊乱、糖尿病自主神经病变及更年期综合征等相鉴别。

（4）精神-神经-行为异常的鉴别。凡有发作性精神-神经异常（特别在空腹时）、惊厥、不明原因的行为异常、意识障碍或昏迷，应与其他引起中枢神经系统器质性病变的疾病相鉴别，如脑炎、多发性硬化、精神病、癫痫、脑血管意外、糖尿病酮症酸中毒昏迷、高血糖高渗状态及药物中毒等。

（5）酗酒后昏迷的鉴别。酗酒后出现的低血糖昏迷应注意与醉酒相鉴别。

七、预防和治疗

（1）对于糖尿病患者，尤其使用胰岛素或胰岛素促泌剂的患者，应加强低血糖预防知识健康教育。

（2）立即纠正低血糖症，处置流程见图15-3。

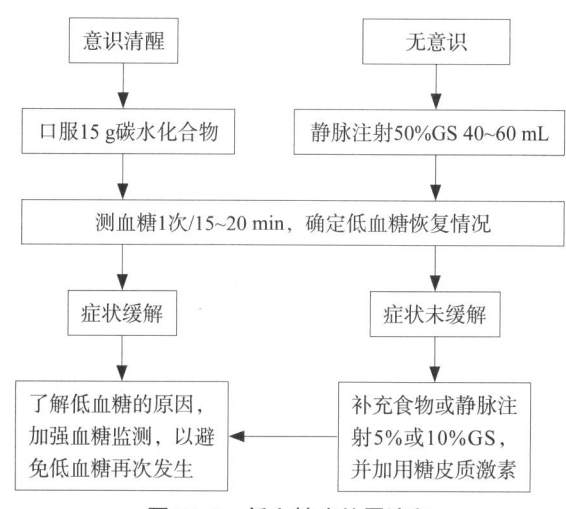

图15-3　低血糖症处置流程

（谢翠华　蒋娅）

第四节 糖尿病乳酸酸中毒

乳酸酸中毒是大量乳酸堆积于血液中所引起的一系列症状。乳酸酸中毒可由许多疾病引起，其与糖尿病关系密切。糖尿病乳酸酸中毒是由于糖尿病代谢障碍导致血液中乳酸积聚过多而出现中毒症状。乳酸通常来源于红细胞、骨骼肌、皮肤、脑等，为葡萄糖代谢的中间产物，在肝脏被氧化或被转化为葡萄糖或肝糖原后又贮存于肝脏。当周围循环衰竭或组织缺氧或肝脏功能降低时，乳酸氧化能力减弱，在体液中大量增加，从而发生乳酸酸中毒。在所报道的特发性乳酸酸中毒中，约有50%为糖尿病患者。糖尿病乳酸酸中毒主要见于老年2型糖尿病患者，且常伴有较严重的心血管、肺、肾病变，少见于年轻患者。糖尿病患者在心排出量降低、血压下降及缺氧状态下极易发生乳酸酸中毒。其中年龄在60～80岁者占55%，而年龄在40岁以上的占90%。苯乙双胍与乳酸酸中毒的相关性已确定，现已禁止使用该药。

一、病因

1. 严重疾病

许多严重疾病如心、肾功能不全，急性感染，急性胰腺炎，肠梗阻，白血病，癌症，乙醇中毒及化学药品中毒等，都可以引起糖代谢障碍，供氧不足，乳酸不能继续氧化，血中乳酸浓度升高，造成乳酸酸中毒。

2. 糖尿病糖代谢障碍与缺氧

乳酸是糖酵解的中间产物，由丙酮酸在乳酸脱氢酶催化下还原而来。当丙酮酸生成后，如因缺氧而未被氧化，即可还原成乳酸。正常人在静息状态下产生的乳酸为20～25 mmol/（kg·d）。如体重为60～80 kg的人，每日将产生乳酸1 200～2 000 mmol。但其中2/3通过三羧酸循环氧化，1/3进入糖原异生代谢。血乳酸浓度在空腹静息时为0.5～1.5 mmol/L。当运动或惊厥抽搐时，由于肌肉收缩加强，肌糖原分解加速，血乳酸浓度可上升至8～10 mmol/L，但短时间后就会迅速入肝、肾经糖原异生而转化为糖，不至于发生高乳酸血症与酸中毒。正常人血丙酮酸浓度为0.07～0.14 mmol/L，与乳酸之比例为1∶10，一般大于1∶15。

糖代谢在正常情况下有两条途径即有氧代谢途径和无氧酵解途径。糖尿病由于多种原因可引起供氧减少，因此无氧酵解途径活跃。葡萄糖酵解时，形成的丙酮酸增多。葡萄糖分解为丙酮酸的过程，与糖酵解形成丙酮酸的过程完全相同。分解代谢继续下去则会出现有氧代谢和无氧酵解两条途径。在有氧条件下，3-磷酸甘油醛生成丙酮酸时，脱下一对氢与氧结合形成水。丙酮酸须在丙酮酸脱氢酶（PDH）或辅酶Ⅰ（NAD）的辅助下进入三羧酸循环。在无氧条件下，丙酮酸还原生成乳酸。

乳酸在有氧条件下，经乳酸脱氢酶的催化，又可脱氢形成丙酮酸，再经过氧化脱羧形成乙酰辅酶A，参加三羧酸循环。由此可见，乳酸的生成与氧供充足性有密切关系。倘若血氧饱和度降低，则乳酸生成会大量增加。此外，当发生糖尿病及饥饿时，PDH受抑制，NAD亦不足，于是丙酮酸还原的乳酸增多。加之ATP不足，丙酮酸羧化酶（PC）催化受限，故糖原异生亦减少，于是在线粒体内PDH及PC均减弱，大量丙酮酸转化为乳酸。细胞内增多的乳酸会排出细胞外进入血液，使血液中的乳酸浓度增加，超过正常范围，造成乳酸酸中毒。

乳酸产生之后，细胞内的3-磷酸甘油醛脱氢酶和乳酸脱氢酶可使乳酸继续脱氢还原产生水和二氧化碳，释放能量。糖酵解是生物界普遍存在的供能途径，但是其产生的能量不多，在一般生理情况下，大多数组织和器官都有足够的氧气供应，以供有氧代谢之需。然而，在正常情况下，人体某些组织依然进行无氧酵解，如皮肤、红细胞、视网膜、睾丸及肾髓质等组织细胞在有氧条件下，能进行强烈的无氧酵解，所以，乳酸便会不断地产生。乳酸在细胞内积聚时，可使细胞外pH值下降，影响细胞膜的通透性和细胞的功能。

患糖尿病时，细胞膜功能障碍可引起细胞代谢功能低下，线粒体酶的活性减弱，诸如丙酮氧化脱羧酶系统、递氢酶系统、辅酶系统等都会阻碍乳酸的继续分解或可逆反应，从而造成乳酸过多堆积，血中乳酸浓度上升，导致组织和器官功能低下。为维持体内平衡，在生理和病理情况下产生的乳酸，可由肝脏的糖原异生作用和肾脏的排泄作用加以清除，但如有肝、肾功能障碍，则易发生乳酸酸中毒。老年糖尿病患者有可能并发大血管或微血管病变，糖化血红蛋白增多、血红蛋白和氧的亲和力增加等都会使组织灌注不佳，增加乳酸的生成。如已有肝、肾功能障碍，再服用促使葡萄糖无氧酵解的药物，尤其是苯乙双胍，可抑制肝糖原产生，使产生的乳酸不能完全被利用，致使血中乳酸增多形成高乳酸血症。而且由于肾功能减退，苯乙双胍清除受阻，血中苯乙双胍药物浓度升高，更易引起糖尿病乳酸酸中毒。

二、分类

1961年Huckabel首先报道了乳酸酸中毒。1976年Cohen和Wood进一步将其分为两大类：A型和B型。

1. A型

A型为继发性，由缺氧及休克状态引起，又称继发性LA。见于各种休克，如心源性休克、感染性休克、失血性休克、急性胰腺炎休克等，也可发生于缺氧窒息等。

2. B型

无缺氧及休克状态，又分为B1、B2、B3三组。

（1）B1：见于系统性疾病，包括糖尿病（非酮症）、肝病、肾功能衰竭、胰腺炎、感染、白血病等。

（2）B2：多由药物中毒或毒素所致，可引起B2的药物包括双胍类、山梨醇、木糖醇、乙醇、甲醛、水杨酸、肾上腺素等。

（3）B3：见于遗传、先天代谢异常，如葡萄糖-6-磷酸脱氢酶缺乏、丙酮酸羧化酶缺乏、果糖1,6-二磷酸酶缺乏。

根据Cohen的分类，糖尿病乳酸酸中毒属于B1组，实际上B1、B2都有可能，因为糖尿病用双胍类药物治疗就可能引起B2组乳酸酸中毒，尤以用苯乙双胍的发生率较高，二甲双胍因半衰期较短，较少引起乳酸酸中毒。

随着乳酸生成，血液pH值改变取决于组织产生乳酸的速度，细胞外液的缓冲能力和肝、肾对氢离子的清除能力。因此血乳酸堆积有两种情况：一种是单纯血乳酸增高而血液pH值正常，称为高乳酸血症；另一种是血乳酸增高同时血液pH值下降，即乳酸酸中毒。

三、临床表现

本症发病急，A型常伴有发绀、休克等症状。B型除有原发病症状外，还以代谢性酸中毒症状为主，起病较急，可表现为糖尿病患者突然病情加重，软弱无力，过度换气，深大呼吸，呈酸中毒症状，继而出现神志与定向力障碍、谵妄、嗜睡、木僵、陷入昏迷等，腱反射亢进或消失，出现病理反射。有时有恶心、呕吐、腹痛，偶有腹泻，体温可下降，但无发绀、休克征象。一般除糖尿病或乙醇中毒外，尚有酮症酸中毒。据统计，有10%～15%的DKA和50%的HHS同时伴有LA。

四、实验室检查

糖尿病乳酸酸中毒的实验室检查除有糖尿病的特点之外，还表现为严重的代谢性酸中毒，二氧化碳结合力和血液pH值降低。与乳酸酸中毒有关的实验室检查所见如下。

1. **血清乳酸浓度**

血清乳酸检测多采用乳酸氧化法，其正常值<1.3 mmol/L，乳酸酸中毒时血清乳酸值>5 mmol/L。当乳酸浓度达2.22～3.33 mmol/L时为轻度增高，达3.33～5.55 mmol/L时为明显增高，可视为高乳酸血症，超过5.55 mmol/L时则必定为乳酸酸中毒。

2. **阴离子隙**

阴离子隙＝$Na^+ - (Cl^- + HCO_3^-)$（mmol/L），正常值是（12±4）mmol/L。糖尿病乳酸酸中毒时阴离子隙可显著增大。

3. **血气分析测定**

血气分析包括血液pH值、标准碳酸氢盐、实际碳酸氢盐、缓冲碱、剩余碱、二氧化碳结合力等，应结合这些指标进行综合判断分析。LA时动脉血液pH值明显降低，在7.3以下，有时可低至7.0以下。血清CO_2结合力可降低至13.5 mmol/L或更低，血浆碳酸氢根浓度相应下降。

4. **血浆乳酸/丙酮酸比值**

血浆乳酸/丙酮酸的正常比值为3.5～13.4，平均比值为7.332，LA时明显升高。

5. **血常规**

LA时白细胞大多在10×10^9/L以上，有时可达60×10^9/L，原因不明。

五、诊断与鉴别诊断

LA没有特殊的临床表现，可因个体和病因的不同而有差异。测定增高的乳酸是最关键的检查。糖尿病乳酸酸中毒病因明确，病情表现急促、突然加剧，呼吸无酮味。实验室检查血乳酸值>5 mmol/L，动脉血pH值和血清二氧化碳结合力降低，阴离子隙>18 mmol/L，血酮值正常，乳酸/丙酮酸>13，结合病史可迅速做出临床判断。但是，糖尿病乳酸酸中毒应该与糖尿病酮症酸中毒、糖尿病高渗性昏迷相鉴别。三者的鉴别见表15-1。

表15-1　糖尿病乳酸酸中毒、糖尿病酮症酸中毒和糖尿病高渗性昏迷的鉴别

项目	乳酸酸中毒	酮症酸中毒	高渗性昏迷
糖尿病病史	长短不一	有	有或无
诱因	缺氧、苯乙双胍	感染、应激	皮质激素、应激
特点	血中乳酸增高	酮体增高	渗透压增高
脱水	无	程度不一	严重
呼吸	深大呼吸	深大呼吸	正常
酮体	阴性	阳性	阴性
血糖	正常或稍高	>16.8 mmol/L	>22.4 mmol/L
血pH值	下降	下降	正常
CO_2结合力	下降	下降	正常
血浆渗透压	正常	微高	升高
阴离子隙	增大	轻度增大	正常

六、治疗及预防

（一）治疗方法

1. **病因治疗**

对糖尿病进行合理治疗，减轻糖代谢障碍，停用苯乙双胍，应用其他药物进行治疗。

续表

2. 减少无氧酵解

增强有氧糖代谢，减少无氧糖代谢，改善微循环，增加组织和器官氧的饱和度。应用小剂量胰岛素治疗有对抗肝和周围组织糖原分解的作用。给予小剂量间断吸氧，有利于阻止乳酸的产生。

3. 补碱、纠正酸中毒

补碱原则：补碱要根据病情轻、重、缓、急决定。一般慢性代谢性酸中毒程度较轻，不需要补碱。倘有严重的临床症状应予补碱。

当血pH值<7.0时，肝脏非但不能经糖原异生作用而清除乳酸，反而会生成乳酸，加重酸中毒。严重的酸中毒会降低心肌收缩力，造成心排出量减少，甚至心源性休克。休克可导致组织灌注不足而缺氧，造成更多乳酸生成。要打破这个恶性循环，纠正酸中毒刻不容缓。常用的补碱液为碳酸氢钠溶液，此溶液呈弱碱性，用于治疗代谢性酸中毒作用迅速，疗效确切。

5%的碳酸氢钠250 mL静脉滴注，用量可按下述公式计算：5%的碳酸氢钠所需用量（mL）=［正常CO_2结合力－测得CO_2结合力（容积%）］×0.5×体重（kg）。

正常CO_2结合力应按56%的容积计算，通常先用其推算剂量的1/3～1/2，然后视病情酌情而定。当患者心肺功能良好时，应力争头2 h内使pH值恢复至7.1以上，再争取在2～8 h内将pH值提高到正常范围。碳酸氢钠仅能使细胞外液pH值升高，而细胞内液pH值不能即刻升高甚至可能会下降。碳酸氢钠能引起过度扩容、高渗状态，并能促进双胍类药物进入细胞，增强磷酸果糖激酶活性而使乳酸生成增多。此外，由于二氧化碳扩散至细胞内可使细胞pH值下降，加重酸中毒，提高病死率，因此用碳酸氢钠治疗的争议很大，但目前尚未找到更合适的替代药物。

4. 促进乳酸代谢药物的应用

凡能加快乳酸消耗的药物，均能改善乳酸酸中毒的状况，常用的有双氯醋酸、亚甲蓝、二氯乙酸。

（1）双氯醋酸：动物实验和临床应用证明双氯醋酸可刺激细胞线粒体上的丙酮酸脱氢酶，加快丙酮酸的氧化，使乳酸向丙酮酸转化，降低血中乳酸。

（2）亚甲蓝：为受胺离子还原剂，作用类似于NAD，可促使乳酸转化为丙酮酸，一般按1～5 mg/kg静脉推注，但疗效存疑。

（3）二氯乙酸（DCA）：DCA是一种很强的丙酮酸脱氢酶激动药，能迅速增强乳酸的代谢，并在一定程度上抑制乳酸的生成。尽管DCA可以明显降低血乳酸水平，升高动脉血pH值，但在一个多中心对照双盲临床试验中，DCA未能改善患者的血流动力学，也未能提高患者的存活率。

5. 胰岛素的应用

当患者血糖＞13.9 mmol/L时，可用小剂量胰岛素治疗，每2～4 h静脉滴注或肌内注射5～10 U，使血糖下降，同时抑制酮体。葡萄糖加胰岛素与碳酸氢钠同时滴注，理论上胰岛素有利于解除丙酮代谢障碍，降低脂肪酸、酮体和丙氨酸与丙酮酸的竞争，同时还能使周围组织减少乳酸的产生并加强对乳酸的利用，比较适合糖尿病乳酸酸中毒的治疗，但同时应酌情补钾。

6. 纠正循环衰竭

在LA时，循环衰竭可以是因，也可以是果，还可以既是因又是果，必要时应在监测中心静脉压下补充生理盐水和等渗碳酸氢钠溶液，有时还需要输血或血浆。在血管活性药物中，肾上腺和去甲肾上腺素可使乳酸的产生增加，应禁用，而异丙肾上腺素不会使乳酸的产生增加。在纠酸补液中因钠负荷过多而致中心静脉压过高时，需注射呋塞米（速尿），必要时可予血液透析。

7. 透析疗法

使用不含乳酸根的碳酸氢钠透析液进行血液透析或腹膜透析，可有效促进乳酸的排出，同时能清除引起乳酸酸中毒的药物，调节体液及酸碱平衡，往往一次透析即能解决酸碱失衡问题。

8. 对症处理

有合并症者，给予相应的治疗。合并感染者，给予抗生素控制感染，同时加强护理和支持治疗。

（二）预防

本症发现已有60年，至今仍无满意疗效，病死率极高，因此应加强预防。

（1）凡肝、肾功能不良者，慎用双胍类药物，并进行改善肝、肾功能的治疗。糖尿病并发肝硬化者比非糖尿病患者多，且不少并发脂肪肝、糖尿病肾病等。肝、肾为乳酸参与糖异生作用而被利用的主要场所，苯乙双胍须在肝内形成对位羟基苯乙双胍后经肾排出，故与肝、肾功能关系密切，现此药已基本淘汰。二甲双胍半衰期仅1.5 h，其大多以原形由肾排泄，较少引起乳酸酸中毒。

（2）对糖尿病其他并发症要进行彻底的治疗，包括改善微循环疗法，以利于增加局部血流和供氧。

（3）凡有休克、缺氧、肝肾功能衰竭者，酸中毒时应警惕本症的可能性，以积极纠正缺氧、缺血，维持微循环，纠正休克为基本措施。

（4）尽量不用果糖、山梨醇而采用葡萄糖，以免发生本症。

（5）尽量避免使用乙醇、甲醇、乙二醇、木糖醇、水杨酸盐、异烟肼等药物，慎用普萘洛尔，以免诱发本症。

（6）采用中药行气活血方法，有利于防治乳酸酸中毒。

七、预后

糖尿病乳酸酸中毒若经过及时的抢救治疗,预后良好。但如果未能及时发现和治疗,其酸中毒可逐渐加重,不能自愈,难以逆转而死亡,其病死率在50%以上,尤其是血乳酸超过25 mmol/L者,罕有幸存。年老伴心、肝、肾功能不全,严重休克,缺氧,败血症者,或伴有恶性肿瘤者,A型病死率可达80%,较B型更为严重。

(冯晓丹　钟晓红)

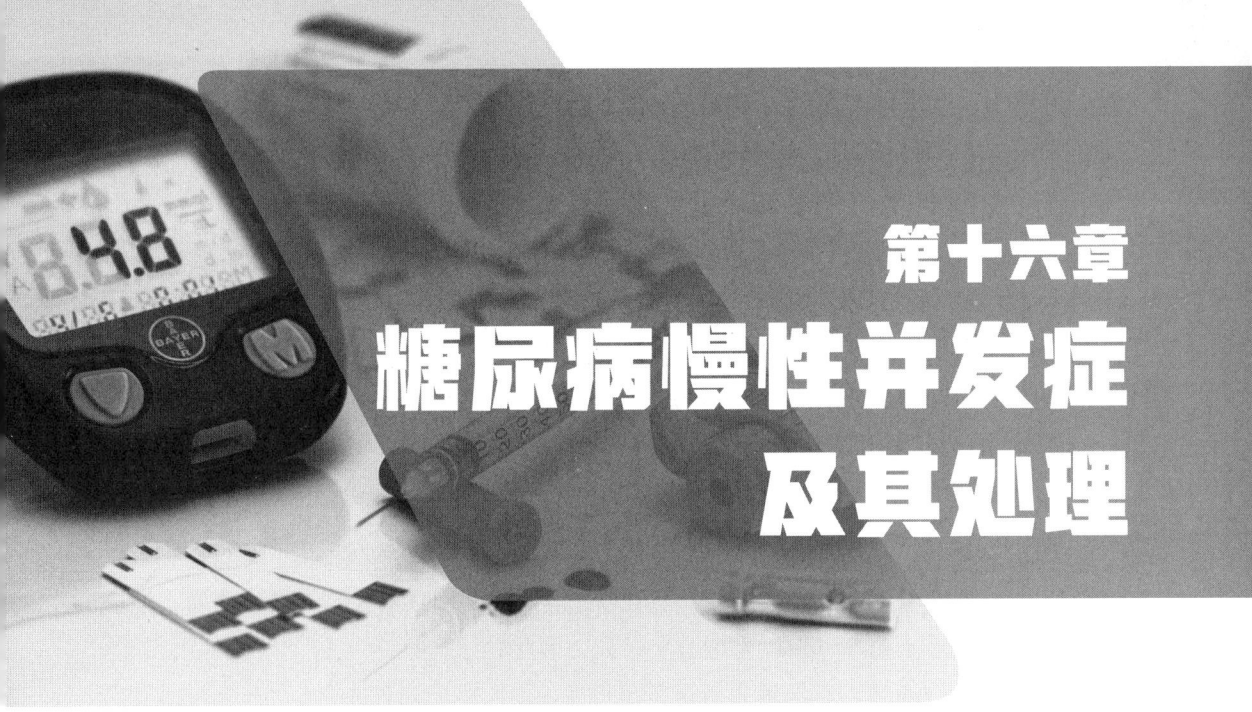

第十六章 糖尿病慢性并发症及其处理

糖尿病慢性并发症包括糖尿病大血管病变（心、脑血管病变）、糖尿病微血管病变（糖尿病肾脏疾病、糖尿病视网膜病变）、糖尿病神经病变和糖尿病足等。

第一节 糖尿病心脏病

糖尿病心脏病是由糖尿病引起的，在糖和脂肪等代谢紊乱长期得不到纠正的基础上，心脏发生的大血管病变、微血管病变和自主神经病变。大血管病变即冠心病，微血管病变即心肌病，自主神经病变则常导致心律失常或心功能衰竭。上述三种病变可以独立出现，也可以重叠发生，所以，糖尿病心脏病的临床表现较为复杂。患者早期可无症状，稍晚可出现头晕、多汗、心悸、直立性低血压等，部分患者过度活动后会出现气促、胸闷、胸痛等。尤其值得注意的是，糖尿病心肌梗死常为无痛性心肌梗死，病变累及血管多而严重，患者极易出现心力衰竭、心律失常，病情凶险，抢救成功率低而死亡率极高。所以积极地防治糖尿病心血管疾病，将会在很大程度上减轻糖尿病的危害。

一、流行病学

糖尿病心脑血管病变是糖尿病致死最主要的原因。男性糖尿病患者合并冠心病、卒中、周围血管疾病的发生率约为非糖尿病人群的2.5倍，而女性糖尿病患者则高达3.5~4.5倍，因而可以认为糖尿病是一种心脑血管疾病的等危症，糖尿病心脑血管病变涉及糖尿病心脏病、脑血管及外周血管疾病。

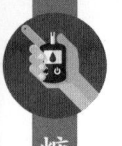

二、发病机制及病理

1. 病因和发病机制

糖尿病患者发生血管动脉粥样硬化的机制不仅包括传统的危险因素如高龄、女性、遗传、高血糖、血脂紊乱、高血压、吸烟、肥胖等，还包括胰岛素抵抗、内皮细胞功能受损、纤溶系统异常、氧化应激反应增强、慢性炎症反应因子和细胞因子增高、清蛋白尿等非传统的危险因素。不管是传统的还是非传统的危险因素，它们都不是独立存在的，而是相互联系的，它们共同导致血管动脉粥样硬化的发生，促进其发展。

半个世纪以来，糖尿病心脏病一直被认为属于冠心病。但近20年来，通过动脉造影及对死于心源性休克和猝死的糖尿病患者进行尸检，可见有动脉粥样斑突出血管，造成管腔内狭窄，但罕有冠状动脉闭塞或心肌梗死，因此糖尿病心脏病并非单纯的冠状动脉粥样硬化。Zoneraich等对糖尿病患者进行尸检发现，心脏的病理改变中72%为微血管病变，累及直径为70～150 μm及20～60 μm的中、小微血管，表现为内皮细胞增生伴心肌增生，血管周围灶性纤维化。对糖尿病患者的心脏尸检发现，心脏的交感神经均有不同程度的形态学改变，如神经念珠样增厚伴嗜银性增加、神经纤维脱髓鞘及轴突变性，此与糖尿病性周围神经病变类似。糖尿病心脏病的发病机制尚未完全阐明，但从糖尿病病理生理、尸检、无创性检查等情况综合判断，本病早期为心血管系统自主神经调节失常，导致功能紊乱而后出现糖尿病心肌改变，晚期出现冠状动脉粥样硬化。其发病机制与心肌组织蛋白糖基化、高胰岛素血症、高脂血症、高黏滞综合征等有关。

2. 病理

以冠状动脉、脑动脉、肾动脉和下肢动脉受累多见，基本病理变化为动脉粥样硬化、微血管基底膜增厚、糖原沉积、脂肪样变性和透明样变性。

三、临床表现

（1）中青年人也可患病。糖尿病患者心血管病的发病年龄要比非糖尿病人群提前5～10年，许多肥胖的年轻2型糖尿病患者合并有高血压、冠心病，甚至因急性心肌梗死而猝死。

（2）无痛性心肌梗死（不典型心肌梗死）。一般人在发生急性心肌梗死时往往有剧烈疼痛，可形容为呈"刀割样"或"压榨样"疼痛，而糖尿病患者由于合并神经病变（尤其是末梢神经病变），因此常有感觉减退。发病时患者常无明显疼痛症状，甚至在出现心肌梗死危重情况时仍毫无知觉，这种无痛性心肌梗死极易误诊、漏诊，也是造成猝死的原因之一。糖尿病患者急性心肌梗死的发生率比非糖尿病患者高出1.5～3倍，而且易出现再梗死，预后差。糖尿病患者的冠心病和再梗死的发生率，均为非糖尿病人群的2倍，而心功能衰竭的发病率约为非糖尿病人群的4倍。总之，糖尿病患者心肌梗死发病率高、病情重、再梗死多、预后差,必须提高警惕。

(3)休息时心动过速。正常人在运动时心率增快,休息时心率减慢。糖尿病心脏病患者早期的心血管系统处于自主神经功能失常状态,最早累及迷走神经,导致交感神经相对兴奋,因此心率有增快倾向。部分糖尿病患者表现为静息状态下心率增快,多在90次/min以上,同时伴有心悸、心慌、胸闷、头晕等症状,此种心率增快不易受深呼吸、体位变化及药物等因素影响,如静息心率超过130次/min时,基本可以确定心脏迷走神经已受损害。

(4)直立性低血压(体位性低血压)。直立性低血压是指从卧位起立时,收缩压下降大于22.5 mmHg,或舒张压下降大于20 mmHg,或两种情况同时存在。其主要由调节血压的神经反射弧中传出神经受损所致,一般见于中老年人糖尿病中、晚期,表现为卧位起立时头晕、心慌、大汗、视物模糊,严重时可出现昏厥、休克等。尤其在服降血压药、利尿药、血管扩张药后更易发生,有时发生于注射胰岛素后,应与低血糖反应相鉴别。

(5)猝死。糖尿病患者猝死的发生率高于正常人群,常由各种应激情况如严重感染、手术麻醉等导致严重心律失常,患者可仅在短暂胸闷、心慌、气促后出现休克、昏迷,如发生室颤则常迅速死亡。糖尿病患者猝死的发生原因还与高血糖所致的多种代谢紊乱有关。

四、诊断

(1)心率及心率差。休息时心率常>90次/min,立卧位每分钟心率差≤10次。

(2)直立性低血压。从卧位起立时,收缩压下降大于22.5 mmHg,舒张压下降大于20 mmHg。

(3)心电图。ST段可呈水平型或下斜型降低,且≥0.05 mV,T波低平、双相或倒置,可出现严重心律失常。

(4)超声心电图。超声心电图可显示左心室收缩不良、舒张受限、心排出量下降,其中舒张功能下降比收缩功能失调发生早且常见,左室壁厚度及质量增加。

(5)特殊检查。CT、MRI等可以检查左心功能,对心肌梗死及心肌灌注进行定性及定量分析,确定有无糖尿病心脏病。

五、治疗

控制血糖是最基本的治疗,同时要注意血压、血脂的处理,即降压、调脂、抗血小板等治疗。

(1)五类降压药物都可用于糖尿病患者,选择降压药物时应综合考虑降压疗效、对心、脑、肾的保护,安全性和依从性及对代谢的影响等因素,以血管紧张素转化酶抑制剂（ACEI）和血管紧张素Ⅱ受体阻滞剂（angiotensin Ⅱ receptor blocker，ARB）两类药物为核心用药，可以联合使用其他药物，将血压控制在130/80 mmHg以下。对于老年或伴有严重冠心病的糖尿病患者，由于血压过低会产生不利影响，因此可将减压目标值放宽至140/90 mmHg以下。

（2）调脂治疗推荐以降低LDL-C为首要目标，首选他汀类药物。LDL-C的目标值根据ASCVD的危险性控制：极高危者＜1.8 mmol/L，高危者＜2.6 mmol/L。如果空腹TG≥5.7 mmol/L，则首先使用降低TG的药物，以预防急性胰腺炎的发生。

（3）糖尿病合并ASCVD的患者需要应用阿司匹林进行二级预防，若阿司匹林过敏，可使用氯吡格雷。糖尿病的心血管高危患者应用阿司匹林进行一级预防时，患者应具备以下危险因素：年龄≥50岁，而且至少合并1项主要危险因素（早发ASCVD家族史、高血压、血脂异常、吸烟或蛋白尿）。

六、预防

糖尿病确诊后，应至少每年评估一次心血管疾病的风险因素，评估的内容包括心血管疾病现病史及既往史、年龄、有无心血管风险因素（吸烟、高血压、血脂紊乱、肥胖特别是腹型肥胖、早发心血管疾病家族史）、肾脏损害（尿白蛋白排泄率增高等）、心房颤动（可导致卒中）。静息时的心电图检查对2型糖尿病患者心血管疾病的筛查价值有限，对于大血管疾病风险较高的患者应进一步评估心脑血管病变的情况。

（张汉平　冯晓丹）

第二节　糖尿病脑血管病

糖尿病与脑血管病密切相关。糖尿病脑血管病病变范围广泛，可以累及大血管、中血管及微血管，其中大血管病变多为动脉硬化。

一、流行病学

糖尿病脑血管病不是糖尿病所特有的，但是糖尿病特别是控制不良的糖尿病是引起脑血管病的独立危险因素之一。糖尿病患者脑血管病的发生率比非糖尿病患者高出2～6倍，临床表现与非糖尿病患者脑血管病相同，最常见的临床类型为脑梗死、脑血栓形成等缺血性病变。另外，在糖尿病脑血管病中，中、小动脉栓塞及多发性脑梗死多见，临床表现包括头晕、头痛、肢体麻木等，严重者可发生偏瘫、残疾甚至死亡。

二、病因及发病机制

（1）持续高血糖。高血糖可导致脑乳酸水平增高，使局部糖代谢降低，离子代谢紊乱和血脑屏障功能改变；此外，高血糖可使脑梗死面积扩大，加重脑水肿，使脑梗死的预后更差。

（2）脂质代谢异常。糖尿病由于胰岛素作用不足等原因，可出现脂蛋白代谢紊乱，血清胆固醇、甘油三酯、低密度脂蛋白浓度升高，高密度脂蛋白浓度降低，造成胆固醇和胆固醇脂在细胞内堆积。低密度脂蛋白胆固醇被动脉平滑肌细胞摄取分解后，胆固醇可在细胞内停留，因此低密度脂蛋白胆固醇升高可导致内皮细胞对胆固醇的摄取过多，形成泡沫结构，最终导致动脉粥样硬化的发生和发展。

（3）动脉壁内皮细胞损伤。长期高血糖可增加非酶促糖基化反应，血管壁基质的糖基化会导致血管内皮损伤，刺激血小板聚集增加从而促进动脉粥样硬化的形成，并可使血流动力学发生改变，血小板聚集黏附能力增强。

（4）多元醇途径代谢异常。糖尿病高血糖状态时，动脉壁细胞内多元醇代谢加速，山梨醇和果糖在细胞内堆积，可引起细胞高渗性水肿，导致动脉壁受损。

（5）血液高凝状态。糖尿病患者红细胞变形能力下降，易聚集，可造成血液黏稠。高血糖可导致高渗状态，血小板黏附性增强，血栓素B_2增多，而前列环素水平下降，血管壁增厚，血管痉挛等，引起血液高凝状态，易导致大血管代谢异常。

（6）微血管病变主要是毛细血管基底膜增厚，引起微血管病变的因素可能为以下三方面：①糖蛋白代谢受阻，糖尿病患者血糖过高，导致毛细血管壁糖蛋白沉积过多；②自身免疫反应造成微小血管内皮基底膜免疫复合物沉积；③血液高凝状态导致局部缺氧，形成微血栓等。

三、临床表现

糖尿病脑血管病与非糖尿病脑血管病的临床表现无差异，但糖尿病患者脑血管病的发病率比非糖尿病患者高出1倍以上，且发生年龄较早、病死率高，呈多发性。糖尿病脑血管病最常见的临床类型为脑血栓形成。流行病学调查显示，糖尿病患者患脑血栓的比例比非糖尿病对照组高出2~6倍。

四、诊断与鉴别诊断

结合脑血管病的病史、症状、体征和辅助检查，诊断糖尿病脑血管病并不困难。当糖尿病患者出现意识障碍、偏瘫、偏盲、失语、痴呆及动作协调性下降和神经系统的局限性体征时，即应考虑有无脑血管病发生，通过经颅多普勒超声、动脉造影或头颅CT、MRI等检查可确诊。

诊断时需注意与以下情况相鉴别：

（1）糖尿病酮症酸中毒、乳酸酸中毒、糖尿病高渗性非酮症昏迷等急性并发症。当糖尿病患者出现以上急症时亦可出现神经系统的症状和意识的改变。

（2）低血糖。低血糖可以引起神经细胞缺氧水肿，出现局限性神经症状。

（3）非糖尿病患者脑血管意外发作时的应激性糖尿病。此类患者可出现应激性血糖升高。

五、治疗

控制血糖平稳并注意控制血压、血脂等危险因素是预防及治疗糖尿病脑血管病的根本措施。其次为对症处理，与非糖尿病脑血管病处理方法相同，对脑梗死者按照缺血性脑血管病治疗，予抗血小板降低血液黏度、改善脑血流治疗，必要时予肝素等抗凝；对脑出血合并脑水肿者可予甘露醇、甘油等脱水，积极控制血压。但应注意：①预防医源性并发症，例如脱水治疗、鼻饲等产生的高渗性昏迷及高脂饮食所致的酮症或低血糖。②急性期应注意使用胰岛素，使血糖控制在8.4～11.1 mmol/L。研究认为，如血糖高于13.9 mmol/L则预后不佳。③须注意预防感染，糖尿病患者抵抗力低下，加之长期卧床，极易出现肺、泌尿系统及皮肤的感染。应加强护理，防止压疮，并及时、足量给予有效抗生素静脉滴注。④须密切关注多脏器功能，监测心肾功能，避免出现多脏器功能衰竭。

糖尿病脑血管病应尽早行康复性治疗，可使用针灸、体疗、按摩等恢复性措施，以利于肢体尽快恢复功能。

（谢翠华　冯晓丹）

六、预防

任何疾病的预防都要强于治疗，生活方式的改变和糖尿病本身的治疗一致，糖尿病脑血管病的预防也应进行生活方式的改变。

（1）保持心理平衡和情绪稳定。

（2）戒烟。吸烟可增加脑血管病致残和致死的危险性，因此应戒烟。

（3）合理运动。运动前应对脑功能等进行评估，在医护人员的指导下制订合理的运动处方。

（4）健康饮食。尤其应注意脂肪的控制，适当多食谷类及富含纤维素的食品。

（5）控制血糖。控制血糖并非越低越好，一般应将空腹血糖控制在4.4～6.1 mmol/L，非空腹血糖控制在4.4～8.0 mmol/L。

（6）控制血脂。脂代谢异常是糖尿病最常见的病理结果，血脂异常更易促使动脉硬化，尤其是低密度脂蛋白的升高危害更大。控制血脂除饮食宜清淡外，还需在医生的指导下服用降血脂药物。

（7）控制血压。高血压亦是脑血管病的独立诱因，控制好血压，可减轻动脉硬化，改善脑供血，防止脑血管病的发生。血压稳定在130/80 mmHg最为理想。

（8）改善血液黏度。糖尿病患者由于受高血糖、高血脂、高血压的影响，其血液黏度处于异常状态，这更增加了脑血管病的危险性，可在医生的指导下服用抗血小板凝集药物。

（陈裕洁　冯晓丹）

第三节　糖尿病合并高血压

一、流行病学

糖尿病与高血压关系密切，糖尿病人群高血压的发病率明显高于非糖尿病人群。研究显示，糖尿病伴高血压不仅发病率高，而且发病高峰比正常对照组提前10年出现，女性糖尿病伴高血压发病率更高。糖尿病并发高血压会加速心血管病、脑血管病、视网膜病变、周围动脉硬化等并发症的进展，而高血压患者中有相当部分（20%~30%）会伴发糖尿病或糖耐量减退。

二、发病机制

糖尿病合并高血压的发病机制很复杂，目前尚不十分清楚，但普遍认为不同病情其发病机制亦不同。如高血压发生于糖尿病之前及无肾脏病变的2型糖尿病伴高血压者，高血压多属原发病，其发病机制与原发性高血压相同。1型糖尿病伴发高血压往往与外源性胰岛素导致水钠潴留、血容量增大及高血糖引起血浆渗透压增高、有效血容量增大、心排出量增加等因素有关。伴增生型视网膜病变但无肾病的1型糖尿病患者，肾素-血管紧张素-醛固酮系统活性增高，血容量及血钠含量较高，血压因而升高。糖尿病控制不佳者，尤其是酮症酸中毒时，血儿茶酚胺浓度显著升高，使血管收缩和心搏出量增加，导致血压升高。有糖尿病肾病者，高血压的发生可能与肾缺血有关。老年糖尿病患者则可由于动脉粥样硬化而导致收缩压升高。2型糖尿病肥胖型患者并发高血压与体内胰岛素抵抗有关，胰岛素抵抗可引起细胞内钙平衡异常，细胞内钙水平升高，可使周围血管阻力增加，对血管活性物质的反应增强，加上高胰岛素血症、高血糖，最终导致高血压。此外，胰岛素抵抗可使细胞镁水平下降，亦与高血压发病相关。糖尿病患者尚存在内皮素、心钠素、血管紧张素及其受体的功能异常，亦与高血压发生有关。

三、分类和临床表现

（1）糖尿病无肾病伴高血压。其为原发性高血压，多见于青年2型糖尿病患者，收缩期高血压多见于老年2型糖尿病患者，其原因为大动脉粥样硬化。

（2）糖尿病肾病伴高血压。其为糖尿病肾小球硬化症引起的高血压，多见于1型糖尿病晚期并发症患者，慢性肾盂肾炎等其他肾病所致的高血压在临床上较少见。

（3）糖尿病自主神经病变性高血压。此类患者与糖尿病心脏病表现一样，呈卧位高血压及直立性低血压。

四、治疗

应在控制血糖的基础上进行合理的降压治疗，强调早期治疗，使血压控制在正常范围，具体治疗措施如下。

（1）恢复体重。通过恰当的饮食和体育锻炼使体重达标。

（2）限制钠盐饮食。限制钠的摄入可以减轻患者的水钠潴留，使血容量减少，降低血浆肾素及醛固酮水平，从而使血压下降。推荐糖尿病高血压患者每日摄入食盐量为3～5 g，并要长期坚持，可适量增加镁、钾供给。

（3）控制高脂饮食。高血脂可增加血管内血液黏度，加速动脉硬化并影响血压、血糖控制，主张采用不饱和脂肪酸饮食。

（4）克服不良的生活习惯。严格执行戒烟、限酒的生活方式，适当规律运动。男性每日乙醇摄入量应控制在30 mL以下，女性应控制在20 mL以下。有血压升高者应该戒酒。

（5）降压药物治疗。糖尿病患者抗高血压药物的选择极为重要，理想的降压治疗应不使血脂升高、保持糖代谢平稳，以降低心脑血管事件的发生率，保护肾脏，将血压控制在130/80 mmHg以下。糖尿病合并高血压的患者，优先选择ACEI或ARB。前者有福辛普利、贝那普利、依那普利、培哚普利等，后者有氯沙坦钾、厄贝沙坦、缬沙坦、坎地沙坦、替米沙坦等。它们可以降低血管肾素水平，具有降压作用，还可改善肾血流动力学，降低糖尿病患者肾小球毛细血管内压，减轻肾脏高滤过，降低尿蛋白排泄率，保护肾功能，从而降低糖尿病肾病发展至末期的危险性，可用于糖尿病肾病发展的不同阶段。且ACEI对血糖、血脂、尿酸无影响。但ACEI可使血肌酐、血钾升高，并可造成刺激性干咳等不良反应，尤其与钙通道阻滞剂合用时应检测血钾。钙通道阻滞剂亦能降低血压及尿蛋白，延缓肾小球硬化进展，因此常可和上述药物联合使用。常用的钙通道阻滞剂有硝苯地平控释片、氨氯地平片等，但应注意有心动过缓、传导障碍、严重心力衰竭者慎用此类药物。还可选择美托洛尔等β受体阻滞剂和利尿药。

五、预防

高血压与遗传、不良饮食习惯、缺乏运动、情绪紧张等因素都有关系,因此需要从以下几个方面进行预防。

(1)戒烟、限酒。吸烟和饮酒是高血压发病非常重要的危险因素,因此应戒烟、限酒。

(2)合理调整饮食结构。忌大鱼大肉,需控制每日摄入食物的总热量,日常低盐、低脂饮食,选择优质蛋白质。

(3)适度运动。根据自身情况决定运动种类、强度和持续时间,可以选择户外散步、打太极拳等强度较低的运动。

(4)定期监测血压。对于肥胖或超重、血脂偏高、有高血压家族史等高风险因素者,建议家中自备血压计,定期自测并记录血压值,以早期发现高血压。

(5)保持心态平衡。劳逸结合,避免各种不良刺激的影响,放松紧张情绪,保持心情愉悦。

第四节　糖尿病肾脏疾病

糖尿病肾脏疾病(diabetic kidney disease,DKD)既往称糖尿病肾病(diabetic nephropathy,DN),2014年美国糖尿病学会与美国肾脏病基金会达成共识,即DKD是糖尿病引起的慢性肾病,建议使用DKD代替DN。DKD是指由糖尿病所致的慢性肾脏疾病(chronic kidney disease,CKD),通常是根据尿白蛋白升高和/或预估肾小球滤过率下降,同时排除其他CKD而做出的临床诊断。DKD是糖尿病常见的慢性并发症,是终末期肾病(end stage renal disease,ESRD)的重要病因。

一、流行病学

国外研究资料显示,糖尿病患者发展为终末期肾病每年的发生率约为10‰,合并大量白蛋白尿者ESRD每年的发生率接近60‰。我国香港的研究显示,ESRD在2型糖尿病中的比例约为0.5%,病程在15年以上者ESRD每年发病率超过20‰。据国外报道,20%~40%的糖尿病患者合并DKD,目前我国尚缺乏全国性DKD流行病学调查资料。据国内文献报道,我国2型糖尿病患者DKD发病率为10%~40%。

二、诱因/危险因素

DKD的诱因/危险因素包括高龄、性别、种族、长病程、高血糖、高血压、肥胖

（尤其是腹型肥胖）、高盐饮食、血脂异常、肾毒物质、急性肾损伤、蛋白摄入过多等。与不合并DKD的糖尿病患者相比，合并DKD的糖尿病患者死亡率更高，且大部分死亡是心血管事件导致的。早期诊断、预防与延缓DKD的发生和发展，对降低大血管事件的发生率、提高患者存活率和改善患者生活质量具有重要意义。

三、病理

DKD是慢性高血糖所致的肾脏损害，病变可累及全肾（包括肾小球、肾小管、肾间质、肾血管等），典型的DKD肾脏形态学改变包括：肾小球基底膜增厚、系膜基质增宽、肾小球硬化、足细胞丢失；肾小管萎缩及细胞凋亡增加、肾间质炎性渗出、肾间质纤维化、管周毛细血管稀疏；出入球小动脉壁玻璃样变，尤其以出球小动脉的玻璃样变更具有特征性，肾穿刺活检是DKD诊断的"金标准"。不能依据临床病史排除其他肾脏疾病时，需要考虑进行肾穿刺以确诊。肾小球的损伤分为五级：Ⅰ级，肾小球基底膜增厚；Ⅱa级，轻度系膜增生；Ⅱb级，重度系膜增生；Ⅲ级，一个以上结节性硬化；Ⅳ级，弥漫性肾小球硬化。

四、诊断标准及分期

DKD通常是根据尿白蛋白/肌酐比值（urinary albumin/creatinine ratio，UACR）升高（≥30 mg/g）和/或预估肾小球滤过率（estimated glomerular filtration rate，eGFR）下降＜60 mL/（min·1.73 m^2），同时排除其他CKD而做出的临床诊断。

（1）UACR：24 h尿白蛋白定量与UACR诊断价值相当，但前者操作较为烦琐，推荐采用随机尿测定UACR反映尿白蛋白的量，随机尿UACR≥30 mg/g为尿白蛋白排泄增加，即白蛋白尿。在3~6个月内重复检查UACR，3次中有2次尿白蛋白排泄增加，排除感染等其他因素，即可诊断为白蛋白尿。临床上常将UACR在30~300 mg/g称为微量白蛋白尿，超过300 mg/g称为大量白蛋白尿，具体分期见表16-1。

表16-1　糖尿病患者白蛋白尿分期

分类	24 h尿白蛋白/mg	尿白蛋白排泄率/（μg·min^{-1}）	UACR/（mg·g^{-1}）
正常	＜30	＜20	＜30
微量白蛋白尿	30~300	20~200	30~300
大量白蛋白尿	≥300	≥200	≥300

资料来源：《中国糖尿病肾脏疾病防治临床指南》。

（2）肾功能改变是DKD的重要表现，反映肾功能的主要指标是GFR，直接测定GFR对设备要求高，临床推广价值小，一般用eGFR替代。计算eGFR采用的常见参数包括年龄、性别、血清肌酐浓度，推荐使用CKD-EPI公式或MDRD公式，当患者eGFR＜

60 mL/（min·1.73 m²）时，可诊断为eGFR下降。但eGFR检测值可能有波动，当出现下降时应复查，确诊后应根据eGFR进行CKD分期，以进一步判断肾功能受损的严重程度。糖尿病患者CKD分期见表16-2。

表16-2 糖尿病患者慢性肾脏疾病分期（CKD分期）

分期	eGFR/mL·（min·1.73 m²）$^{-1}$	肾功受损严重程度
1期	≥90	肾脏损伤伴eGFR正常
2期	60～89	肾脏损伤伴eGFR轻度下降
3a期	45～59	eGFR轻至中度下降
3b期	30～44	eGFR中至重度下降
4期	15～29	eGFR重度下降
5期	<15或透析	肾衰竭

资料来源：《中国糖尿病肾脏疾病防治临床指南》。

诊断DKD时应注意：合并视网膜病变有助于DKD的诊断，确诊为1型糖尿病的DKD患者常合并视网膜病变，但视网膜病变并非诊断DKD的必备条件，部分2型糖尿病患者可在起病时即出现DKD，但并不伴有视网膜病变。

五、鉴别诊断

以下情况需要考虑其他非糖尿病引起的肾脏疾病，注意鉴别。

（1）1型糖尿病病程短（<10年）或未合并糖尿病视网膜病变。

（2）eGFR迅速下降。

（3）尿白蛋白迅速增加或出现肾病综合征。

（4）顽固性高血压。

（5）出现活动性尿沉渣（红细胞、白细胞或细胞管型等）。

（6）合并其他系统性疾病的症状或体征。

（7）给予血管紧张素转化酶抑制剂或血管紧张素Ⅱ受体阻滞剂治疗后2～3个月内eGFR下降大于30%。

（8）肾脏超声发现异常。

病因难以鉴别时可行肾穿刺活检。肾穿刺活检是诊断DKD的"金标准"。

六、检查

检查项目包括尿液检查（尿常规、UACR、24 h尿白蛋白测定）、血液检查（肾功能、电解质）及肾穿刺活检等。

七、治疗

DKD的防治应强调积极筛查、早期发现、合理干预，其治疗包括一般治疗、药物治疗和肾脏替代治疗等。

1. 一般治疗

一般治疗包括医学营养治疗及生活方式干预。一般治疗既是DKD的预防措施，又是糖尿病综合治疗中的重要部分，对改善各种物质代谢、控制血糖和减轻蛋白尿、降低血压都有很好的效果。在DKD早期需要限制蛋白质的摄入，避免摄入植物蛋白，尽量选用优质动物蛋白。对非透析的DKD患者，蛋白质摄入应约为0.8 g/（kg·d）；对已有大量蛋白尿、水肿的患者要限盐，盐的摄入量应少于6 g/d，但不低于3 g/d；对于合并高钾血症的患者，还需要限制钾盐的摄入。生活方式干预包括适当运动、戒烟、减轻体重等，推荐患者进行与心肺功能相匹配的运动，每周5次，每次30 min。

2. 药物治疗

药物治疗包括降糖、控压及调脂治疗，主要是根据患者疾病进展的不同时期采用口服降糖药或者胰岛素控制血糖的方法，同时服用降压药有效控制高血压。

（1）控制血糖。控制目标为HbA1c≤7%，对于eGFR＜60 mL/（min·1.73 m^2）的患者应控制HbA1c≤8%。2018年美国和欧洲糖尿病学会关于2型糖尿病高血糖管理的共识推荐：合并CKD的2型糖尿病患者，使用二甲双胍后血糖不达标，且eGFR在合适水平时，可优选SGLT-2抑制剂，如SGLT-2不耐受或有禁忌，宜选择GLP-1受体激动剂。在降糖选择上，应权衡利弊，选用有利于控制并发症或不加重并发症的抗高血糖药物。

（2）对糖尿病伴有高血压且UACR＞300 mg/g或eGFR＜60 mL/（min·1.73 m^2）的患者，强烈推荐ACEI或ARB，ACEI和ARB不仅可以减少心血管事件的发生，还可延缓肾病进展，建议用药初的2个月每1～2周检测一次血肌酐和血钾，如无异常可延长检测时间间隔。

（3）纠正脂代谢紊乱。对于非透析的DKD患者，推荐以降低LDL-C为调脂治疗的首要目标，首选他汀类药物，治疗目标为：有动脉粥样硬化性心血管疾病病史或eGFR＜60 mL/（min·1.73 m^2）等极高危患者LDL-C＜1.8 mmol/L，其余患者应＜2.6 mmol/L。研究显示，当DKD患者处于CKD 1～3期时，他汀类药物的使用无须减量；处于CKD 4～5期时，阿托伐他汀无须减量，辛伐他汀应减量使用，而氟伐他汀、瑞舒伐他汀、普伐他汀均应谨慎使用；不推荐未使用他汀的透析患者使用他汀治疗，但已开始他汀治疗的透析患者可继续使用。中等强度他汀治疗LDL-C不能达标时，可联合应用依折麦布、前蛋白转化酶枯草溶菌素-9抑制剂等。因贝特类药物会增加DKD患者肌炎、横纹肌溶解或肝脏损害风险，且不改善心血管事件结局，故仅推荐用于严重的高甘油三酯血症（甘油三酯＞5.7 mmol/L），目的是降低胰腺炎风险，但在eGFR

<30 mL/(min·1.73 m^2)时禁用。另外，研究显示，用烟酸类药物治疗并不改善肾脏预后，因此不推荐烟酸类药物联合他汀类药物治疗DKD。

不同慢性肾脏疾病分期降糖、降压药物使用范围如图16-1所示。

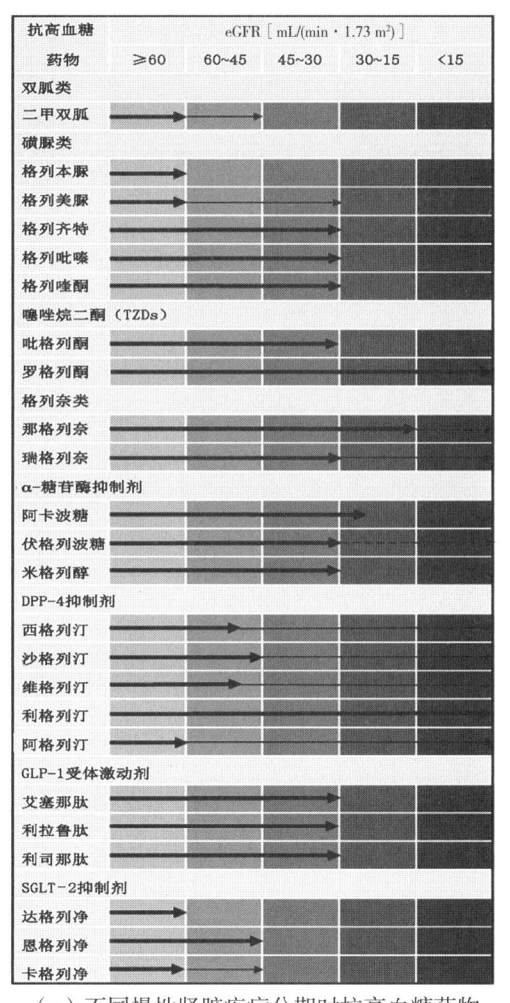

（a）不同慢性肾脏疾病分期时抗高血糖药物的应用

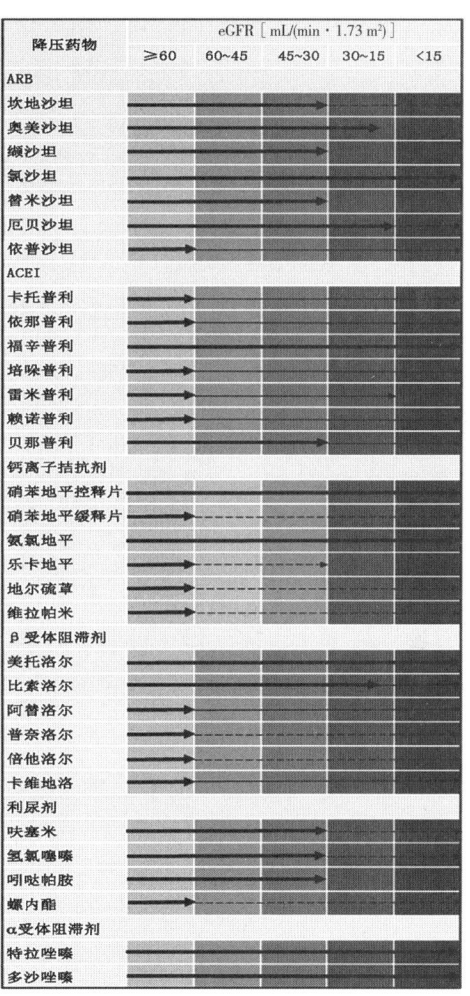

（b）不同慢性肾脏疾病分期时抗高血压药物的应用

图16-1　不同慢性肾脏疾病分期降糖、降压药物使用范围

资料来源：《中国糖尿病肾脏疾病防治临床指南》。

注：粗实线，正常剂量使用；细实线，调整剂量；虚线，慎用。

3. 肾脏替代治疗

出现下述情况的糖尿病患者应咨询肾脏专科，考虑肾脏替代治疗（血液透析或腹膜透析，有条件的可考虑肾移植）：①DKD进展至CKD 4～5期；②出现CKD 3～5期相关的代谢紊乱，如贫血、难治性甲状旁腺功能亢进、难治性高血压等；③临床考虑非糖尿病性肾脏病变，如eGFR短期内迅速下降、蛋白尿短期内迅速增加、肾脏影像学异常、合并难治性高血压等。

八、预防

（1）早期严格控制血糖。尽早和尽可能地严格控制血糖是预防DKD发生的关键，DKD一旦进入临床期，病情会持续进展，预后不良。

（2）控制饮食。限制饮食中蛋白质的摄入是治疗DKD白蛋白尿，延缓DKD进展的另一个重要措施，应严格按照高淀粉、低脂、优质低蛋白、高纤维素和低盐的原则饮食。

（3）积极治疗高血压。高血压可以加速DKD的进展，不论是什么原因引起的高血压都应认真控制，尤其是已经出现白蛋白尿的患者，应将血压控制在130/80 mmHg以下。

（4）避免使用具有肾毒性的药物及碘造影剂。

（5）改善生活习惯，适当运动，控制体重，戒烟、限酒也是预防DKD的重要措施。

（6）预防感染。

（7）监测相关指标，如血压、体重、血电解质、血常规等。

（8）早期筛查。尿（微量）白蛋白检查是及时发现DKD的首选指标。

2型糖尿病确诊后应立即进行肾脏疾病筛查，包括尿常规、UACR、血钾和血肌酐（计算eGFR），1型糖尿病患者可在糖尿病诊断5年后筛查肾脏疾病，之后应每年至少检查一次，定期筛查有助于早期发现和诊断，延缓DKD进展。

（谢翠华　罗祥蓉）

第五节　糖尿病泌尿系统其他病变

糖尿病患者的易感性使患者的全身各系统均可合并感染，促使糖尿病病情加重，进而引起机体防御功能的破坏，又可进一步加重感染性疾病的恶化，形成恶性循环。糖尿病患者血糖控制不良时会导致中性粒细胞、单核细胞、巨噬细胞的游走和吞噬功能明显降低，T细胞分化功能异常、B细胞产生免疫球蛋白功能降低，抗体、补体功能下降，微循环障碍，组织营养与氧的供给减少，局部抵抗力及修复能力下降等情况发生。就泌尿系统而言，其感染是糖尿病患者发病率较高的感染性疾病。

一、泌尿系统感染

(一)病原学特点

以革兰氏阴性菌最为常见,如大肠埃希菌及克雷伯菌;革兰氏阳性菌中以条件致病菌较多见,也可见金黄色葡萄球菌感染。尿中结核杆菌阳性率较低,但可由试验性治疗而诊断。真菌感染可由女性患者真菌性阴道炎或各种原因导尿致上行感染引起,也可随着糖尿病患者年龄的增大、广谱抗生素的大量使用而增多。糖尿病合并尿路感染以肾盂肾炎、膀胱炎多见。高尿糖环境为细菌的入侵、滋生、繁殖提供了便利条件,尤其并发神经源性膀胱炎合并尿潴留需保留尿管时,大肠埃希菌等革兰氏阴性菌逆行感染的机会会增多。感染迁延、持久损害肾脏时,可发生肾功能不全、尿毒症。

(二)临床表现

1. 常见的泌尿系统感染

糖尿病患者的菌尿、膀胱炎发病率及急性和慢性肾盂肾炎的发病率明显比正常人群高,此类感染与非糖尿病患者感染的临床表现相似。控制血糖后,此类感染的发病率会明显下降。

隐性肾盂肾炎在糖尿病患者中也极为常见。患者无急性炎症症状,但尿中出现10^5/mL以上的细菌,细菌膜抗体阳性,为反复发作难治性泌尿系统感染。

泌尿系统结核、真菌感染的发病率显著增高,常规辅助检查难以有阳性结果。常规抗菌治疗无效。需根据行抗结核、抗真菌治疗后症状好转而诊断。

2. 较特异的泌尿系统感染

(1)气肿性肾盂肾炎。气肿性肾盂肾炎为肾内或肾周围的坏死性炎症,伴高血糖状态下引起的明显二氧化碳产生。尿中含有气泡,腹部X线检查在膀胱、肾盂、尿道内可见含气影。常为大肠杆菌、绿脓杆菌及其他革兰氏阴性菌致病,死亡率在60%以上。

(2)肾乳头坏死。肾乳头坏死是肾盂肾炎的严重并发症,以突然出现严重的脓尿、血尿、腰痛、发热为特征,可合并败血症、进行性肾衰竭等,预后极差。患病的肾乳头会发生缺血性坏死,尿中可发现肾乳头的坏死组织,逆行肾盂造影见空洞可确诊。

(3)肾脓肿、肾周围脓肿。肾皮质脓肿约90%以上为金黄色葡萄球菌血行感染所致,肾髓质脓肿多为上行感染革兰氏阴性菌所致。肾周围脓肿中大部分为肾实质脓肿破溃引起。

(三)治疗

应严格控制血糖。根据病原学检查有针对性地选择抗生素规范治疗。避免盲目、长期使用广谱抗生素,以防造成二重感染或细菌多重耐药。谨慎留置导尿,做好会阴部护理,加强预防措施。

二、造影剂肾病

造影剂肾病约50%出现在糖尿病患者中，患者年龄一般在50岁以上，病程在10年以上，1型糖尿病患者居多，患者在造影之前已有高血压及糖尿病微血管病变，并持续蛋白尿且肾功能不全。造影剂肾病的临床表现是在行高浓度的静脉肾盂造影及血管造影后出现少尿，血肌酐于2 d内逐步增高，4～5 d达高峰，尿沉渣镜检可见上皮细胞管型，尿量若能超过600 mL/d说明肾小管受损较少，其少尿状态持续2～4 d后逐渐好转，而肾功能损害需10～14 d才恢复，80%～90%的患者肾功能可以逐步恢复正常。

三、肾动脉硬化

糖尿病患者全身大、中、小动脉均可发生动脉粥样硬化，因此肾的动脉亦可出现严重硬化。糖尿病伴高血压患者发病率远比正常人群高，持续高血压可诱发肾动脉硬化，严重的肾动脉硬化可影响肾血液供应，甚至导致肾萎缩或梗死。动脉粥样硬化斑脱落可引起肾栓塞，此种并发症预后差，因此预防很重要。

四、糖尿病神经源性膀胱

糖尿病神经源性膀胱作为糖尿病神经病变之一已在临床工作中引起重视，据报道，其发生率在糖尿病患者中占40%～68%。目前普遍认为糖尿病神经源性膀胱主要是糖尿病自主神经病变在膀胱的表现。其临床表现多样，症状隐匿，可导致尿路梗阻、顽固性泌尿系统感染，最终导致肾功能不全。

（一）病因

支配膀胱的神经分别来自盆腔神经丛的副交感神经及下腹神经丛的交感神经，前者兴奋膀胱逼尿肌，后者抑制膀胱逼尿肌。正常的膀胱功能依赖完整的自主神经支配，而糖尿病的长期高血糖可导致自主神经脱髓鞘及退行性变，使排尿反射传入神经的传导速率下降，从而提高了膀胱逼尿肌对电刺激的阈值。感觉神经的早期表现为膀胱感觉功能的损害，并会进一步触发膀胱功能异常的进展。膀胱逼尿肌逐渐发生代偿性肥大和失代偿，出现残余尿，最终导致膀胱功能不全。

（二）尿流动力学改变

典型的糖尿病神经源性膀胱与其他膀胱疾病的临床表现并不完全一样，但它们的尿流动力学结果一致，主要为初期感觉膀胱容量及膀胱最大容量增加、顺应性下降、逼尿肌收缩功能障碍且不稳定、残余尿量增加和尿流率降低。根据尿动力学的结果，可将糖尿病神经源性膀胱分为两型：①逼尿肌受损型。逼尿肌张力减退，收缩力消失或减弱（＜30 cm H_2O），最大尿流率小于10 mL/s，伴或不伴排尿费力。②感觉受损型。初始排尿时感觉膀胱容量增加（超过1/2膀胱最大容量）和/或膀胱最大容量增加（＞

600 mL）。上述结果出现其一，结合糖尿病病史，排除脑血管意外、脊髓损害、下尿路梗阻等疾病后可诊断为糖尿病神经源性膀胱。

（三）临床表现

膀胱感觉功能损害的早期症状隐匿，随着排尿间隔的逐渐延长，出现逼尿肌的失代偿症状后才有糖尿病神经源性膀胱典型的临床表现。其临床表现主要有：①早期排尿间隔逐渐延长，每次尿量增多，甚至单次尿量可达到1 000 mL以上。②逼尿肌收缩功能受损后表现为尿流无力、排尿费力、排尿不尽。③随着病情进展，可出现膀胱容量增大、排尿困难、残余尿、尿潴留和充盈性尿失禁。除此之外，糖尿病神经源性膀胱还可因合并顽固性泌尿系统感染及其他相关并发症、良性前列腺增生等而有多种临床表现。

（四）影像学表现

（1）B超检查：双侧或以单侧为主的肾小管集合系统分离，输尿管中上段扩张，膀胱体积增大，测定残余尿量＞1 000 mL。

（2）尿路造影检查：静脉肾盂造影可能导致糖尿病患者出现造影剂肾病，导致急性肾功能损害。检查时应选择膀胱逆行造影，结果表现为双肾积水、输尿管扩张及反流、膀胱体积增大或伴有假憩室、结石等动力性梗阻表现。

（五）尿流动力学检查

全面的尿流动力学检查是对糖尿病神经源性膀胱客观评价的重要手段。糖尿病神经源性膀胱在尿流率、膀胱最大容量、膀胱感觉灵敏度（初尿意的膀胱容量）、膀胱顺应性、最小尿道阻力、逼尿肌收缩力改变等方面均有不同程度的改变。

常见的尿流动力学变化主要有：①膀胱感觉功能障碍。表现为膀胱敏感性降低，即初尿意和最大膀胱容量增大，有些患者还存在温度感觉障碍及膀胱感觉过敏情况。②逼尿肌收缩力改变。糖尿病患者逼尿肌收缩力减弱或无反射较为常见，表现为尿流率低、残余尿增多等。③逼尿肌反射性和尿道外括约肌协同性失调。④膀胱顺应性降低或增高、最小尿道阻力增高等。

（六）治疗

（1）积极控制血糖。

（2）使用神经营养药物，如B族维生素类药物及ATP、CoA等。

（3）扩张血管，改善微循环，降低血液黏度。

（4）使用增加膀胱平滑肌收缩力的药物，如拟胆碱药物、α受体阻滞剂。

（5）导尿，包括间歇性导尿、停留尿管导尿、耻骨上膀胱造瘘等。

（冯晓丹　江峡）

第六节　糖尿病视网膜病变

糖尿病视网膜病变（diabetic retinopathy，DR）是糖尿病最常见的微血管并发症之一，也是处于工作年龄人群第一位的不可逆性致盲性疾病，尤其是增生型视网膜病变，是糖尿病特有的并发症。

一、流行病学

DR因国家、地区、种族而异，发展中国家较发达国家发病率低。一项纳入全球35项研究的22 896例糖尿病患者的荟萃分析结果显示，DR的发病率为34.6%。我国的研究显示，中国（除港澳台地区）糖尿病人群DR的发病率为23%（95%CI：17.8%~29.2%），农村高于城市，北方高于南方和东部；而我国台湾地区DR的发病率为35%，香港地区的发病率为18.2%。新加坡华人中糖尿病人群DR的发病率为20.1%，美国华人中糖尿病人群DR的发病率为25.7%。

二、危险因素

DR的主要危险因素包括糖尿病病程、高血糖、高血压和血脂紊乱，其他相关危险因素还包括糖尿病合并妊娠（不包括GDM和ODM）。另外，缺乏及时的眼底筛查、吸烟、青春期发育和亚临床甲状腺功能减退也是DR的相关危险因素，但常被忽略。而遗传是DR不可干预的危险因素。2型糖尿病患者也是其他眼部疾病早发的高危人群，这些眼部疾病包括白内障、青光眼、视网膜血管阻塞及缺血性视神经病变等。存在微动脉瘤可作为鉴别DR与糖尿病合并其他眼底病变的指标。DR常与糖尿病肾脏疾病伴发。DR合并微量白蛋白尿可作为糖尿病肾脏疾病的辅助诊断指标。DR尿液特异性蛋白可能也有预测糖尿病肾脏疾病进展的作用。

三、病因及病理

DR的病因并不完全明确，主要包括毛细血管基底膜增厚、组织缺氧、血流动力学改变等。

DR有5个基本病理过程：①视网膜毛细血管微动脉瘤形成；②血管渗透性增加；③血管闭塞；④新生血管和纤维组织增生；⑤纤维血管膜收缩。DR患者的临床征象取决于这5个过程的相对表现。

四、诊断及分期

DR主要依靠眼底检查确诊，免散瞳眼底摄片筛查DR具有较好的灵敏度和特异度，我国《糖尿病视网膜病变临床诊疗指南》推荐采用该方法筛查DR，高质量的眼底照片可以筛查出绝大多数有临床意义的DR。眼部检查项目主要包括视力、眼压、房角、虹膜、晶体和眼底（观察微血管瘤、视网膜内出血、硬性渗出、棉绒斑、视网膜内微血管异常、静脉串珠、新生血管、玻璃体积血、视网膜前出血、纤维增生等）等。目前，国际上较为通用的临床分级标准主要采用2002年美国眼科协会和国际眼病学会发布的《糖尿病视网膜病变的国际临床分级标准》（表16-3）。

表16-3 糖尿病视网膜病变的国际临床分级标准（2002年）

病变严重程度	散瞳眼底检查所见
无明显视网膜病变	无异常
非增生型视网膜病变	—
轻度	仅有微动脉瘤
中度	不仅存在微动脉瘤，还存在轻于重度的表现
重度	出现以下任何1个表现，但尚无增生型视网膜病变： ①4个象限均有多于20处视网膜内出血； ②在2个以上象限有静脉串珠样改变； ③在1个以上象限有显著的视网膜内微血管异常
增生型视网膜病变	出现以下1种或多种体征：新生血管形成、玻璃体积血或视网膜出血

五、检查

传统的眼底镜检查包括直接眼底镜检查、间接眼底镜检查、裂隙灯附加前置镜检查等，这些方法简便、快速，不需要特殊的、昂贵的仪器，受检者容易配合，但是检查需要医师的主观判断，要求有经验的眼科医师采用检眼镜进行散瞳眼底检查，以完成DR筛查。7个标准视野眼底照相技术操作复杂、费时，且常需在散瞳状态下进行；荧光素眼底血管造影需要使用造影剂和眼科专业设备，价格较为昂贵且为有创检查。通常上述检查宜在眼科进行。

六、治疗

由于DR的病因并不完全明确，因此目前无法完全控制视网膜病变的发生及发展，目前主要的治疗手段为：

（1）早期控制好血糖、血压和血脂可预防或延缓DR的进展，肾素-血管紧张素系统阻断剂对1型及2型糖尿病DR的发生和进展有保护作用，可延缓DR进程。

（2）去除危险因素。指导患者戒烟、限酒。

（3）药物治疗。DR与视网膜微循环障碍有关，在非增生期以药物治疗为主。可在控制代谢异常和干预危险因素的基础上，进行内科辅助治疗，用药包括抗氧化、改善微循环类药物，主要目的是改善视网膜的血液供应，降低血液黏度。

（4）激光治疗。激光光凝术仍是高危增生型视网膜病变患者及某些严重非增生期视网膜病变患者的主要治疗方法。

（5）冷凝治疗。对于激光治疗不能达到的区域可行冷凝治疗，晚期或严重增生型视网膜病变并发虹膜新生血管，甚至出现新生血管性青光眼的患者，需要做全视网膜加睫状体冷凝，以促使新生血管退缩，控制眼压。

（6）玻璃体腔内注射抗血管内皮生长因子。适用于威胁视力的糖尿病性黄斑水肿。

（7）突发失明或视网膜脱离者需立即转诊眼科。伴有任何程度的黄斑水肿，重度非增生型视网膜病变及增生型视网膜病变的糖尿病患者，应转诊到对DR诊治有丰富经验的眼科医师处。

七、预防

（1）2型糖尿病患者应在明确诊断后短期内由经培训的专业人员进行首次散瞳后的眼底筛查。而1型糖尿病患者，应在诊断后的5年内进行筛查。计划怀孕或妊娠之前已存在糖尿病的妇女，应接受综合眼科检查，并在妊娠全程及产后1年密切随访。

（2）糖尿病慢性并发症的发生和发展在目前仍无可以完全控制的方法，除了必须严格控制血糖外，还应对血管病变采取适当措施，如戒烟、限酒、降血脂，以防止动脉粥样硬化的发生；控制高血压，以减轻动脉硬化；改善微循环，以降低血液黏度。

（3）对于已患有任何程度的黄斑水肿、严重非增生型视网膜病变或任何增生型视网膜病变的患者，应立即至专科视情况行激光治疗，以降低失明的风险。

（4）对患者进行宣传教育，使患者掌握相关危险因素知识，强调常规眼底检查及每年随访的重要性。早期、及时的健康管理预防效果最佳。

（谢翠华　罗祥蓉）

第七节　糖尿病神经病变

糖尿病神经病变是糖尿病最常见的慢性并发症之一，病变可累及中枢神经及周围神经，以后者多见。糖尿病中枢神经病变是指大脑、小脑、脑干、脊髓1级运动神经元及其神经纤维的损伤，另外还包括在脊髓内上行的感觉神经纤维的损伤。糖尿病周围神经病变（diabetic peripheral neuropathy，DPN）是指周围神经功能障碍，包含脊神经、颅神经及自主神经病变，其中以远端对称性多发性神经病变（distal symmetric polyneuropathy，DSPN）最具代表性。

一、DPN的流行病学

DPN的发病率与糖尿病病程显著相关，但其发病率报道的数据不一，从10%~96%不等，造成这种差异的原因主要是缺乏统一的诊断标准和检测方法。神经功能检查发现，60%~90%的糖尿病患者存在不同程度的神经病变，其中30%~40%的患者无症状。

二、DPN的危险因素

DPN的发生与糖尿病病程、血糖控制等因素相关，病程达10年以上者，易出现明显的神经病变临床表现，在吸烟、年龄超过40岁及血糖控制差的患者中DPN的发病率更高。

三、DPN的病因及病理

DPN的确切发病机制尚不完全清楚，高血糖是导致周围神经功能障碍的主要因素，其他因素包括代谢紊乱、血管损伤、神经营养因子缺乏、细胞因子异常、氧化应激和免疫因素等，还有葡萄糖自动氧化使反应性氧化产物形成，导致细胞氧化应激和线粒体功能障碍。目前，较为广泛认可的发病机制是代谢学说和血管学说。DPN的主要病理变化是无髓鞘神经纤维轴突变，甚至消失；有髓鞘神经纤维髓鞘节段性或弥散性皱缩或脱髓鞘，以及髓鞘再生引起的朗飞氏结节间长度改变。

四、DPN的诊断

1. DSPN的诊断

（1）诊断标准。①有明确的糖尿病病史。②糖尿病确诊时或之后出现神经病变。③临床症状和体征与DPN的表现相符。④有临床症状（疼痛、麻木、感觉异常等）者，5项检查（踝反射、针刺痛觉、振动觉、压力觉、温度觉）中任意1项异常；无临床症状者，5项检查中任意2项异常。⑤排除以下情况：其他病因引起的神经病变，如颈腰椎病变（神经根压迫、椎管狭窄、颈腰椎退行性变）、脑梗死、格林-巴利综合征；严重动静脉血管性病变（静脉栓塞、淋巴管炎）等；药物尤其是化疗药物引起的神经毒性作用及肾功能不全引起的代谢毒物对神经的损伤。如根据以上检查仍不能确诊，需要进行鉴别诊断者，可做神经肌电图检查。

（2）临床诊断流程。主要根据临床症状和体征进行诊断，临床诊断有疑问时，可以做神经传导功能检查等。DSPN诊断流程见图16-2。

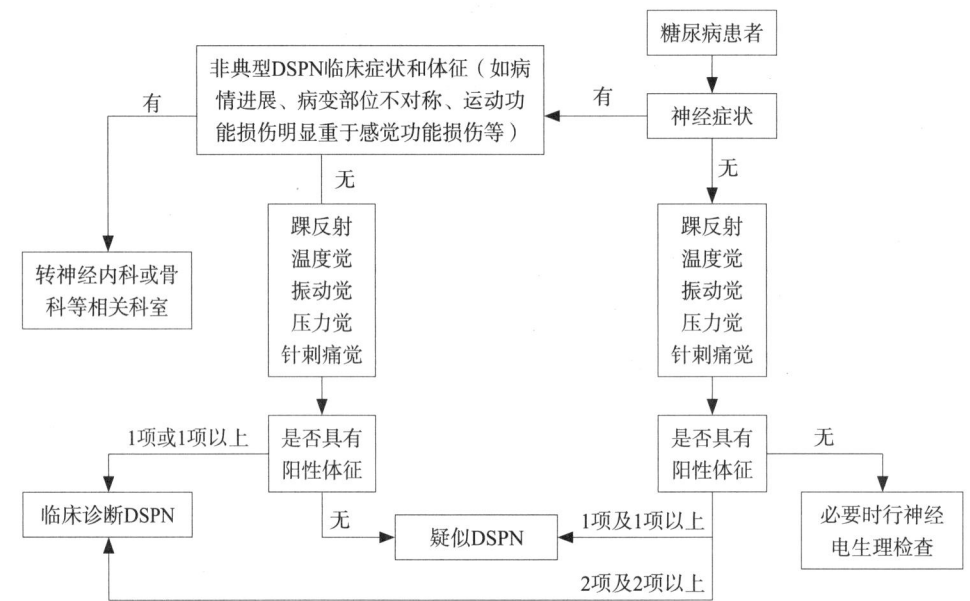

图16-2 DSPN诊断流程图

资料来源：《中国2型糖尿病防治指南（2020年版）》（中华医学会糖尿病学分会）。

（3）诊断分层。①确诊。有糖尿病DSPN的症状或体征，同时存在神经传导功能异常。临床诊断：有糖尿病DSPN的症状及1项体征为阳性，或无症状但有2项以上（含2项）体征为阳性。②疑似。有糖尿病DSPN的症状但无体征或无症状，但有1项体征阳性。③亚临床。无症状和体征，仅存在神经传导功能异常。

2. 糖尿病自主神经病变的诊断

目前尚无统一诊断标准，主要根据相应临床症状和特定的功能检查进行临床诊断，多为排他性诊断。

（1）心血管自主神经病变。表现为直立性低血压、晕厥、冠状动脉舒缩功能异常、无痛性心肌梗死、心脏骤停或猝死。可以采用心率变异性及体位性血压变化测定、24 h动态血压监测等辅助诊断。

（2）消化系统自主神经病变。表现为吞咽困难、呃逆、上腹饱胀、胃部不适、便秘、腹泻及排便障碍等。胃电图、胃排空的闪烁图扫描（测定固体和液体食物排空的时间）等有助于诊断。

（3）泌尿生殖系统自主神经病变。性功能障碍，男性表现为勃起功能障碍和/或逆向射精。女性表现为性欲减退，性交疼痛。对于勃起功能障碍者应考虑进行性激素水平评估来排除性腺机能减退。此外，还应排除药物及其他原因导致的病变。膀胱功能障碍表现为排尿障碍、尿失禁、尿潴留、尿路感染等。超声检查可判定膀胱容量、残余尿量等，用于诊断糖尿病神经源性膀胱。

（4）其他自主神经病变。表现为出汗减少或不出汗，从而导致手足干燥、开裂，容易继发感染。由于毛细血管缺乏自身张力，致静脉扩张，易在局部形成微血管瘤而继发感染。对低血糖感知异常，当支配内分泌腺体的自主神经发生病变时，糖尿病患者在低血糖时的应激激素如儿茶酚胺、生长激素等的分泌常延迟或减少，造成患者对低血糖感知减退或无反应，低血糖恢复的时间延长。

五、DPN的分型及临床表现

DPN可根据不同的临床表现进行分型，最常见的分型如下：

（1）DSPN。表现为双侧肢体疼痛、麻木、感觉异常等，是DPN最常见的类型。

（2）近端运动神经病变。多见一侧下肢近端严重疼痛，可与双侧远端运动神经同时受累，伴迅速进展的肌无力和肌萎缩。

（3）局灶性单神经病变（或称为单神经病）。可累及单侧脑神经或脊神经。脑神经损伤以上睑下垂（动眼神经）最常见，其次为面瘫（面神经）、眼球固定（外展神经）、面部疼痛（三叉神经）及听力损害（听神经）。

（4）非对称性的多发局灶性神经病变。同时累及多个单神经的神经病变称为多灶性单神经病变或非对称性多神经病变。可出现麻木或疼痛。

（5）多发神经根病变。最常见腰段多发神经根病变，主要为L2、L3和L4等高腰段的神经根病变引起的一系列单侧下肢近端麻木、疼痛等症状。

（6）自主神经病变。可累及心血管、消化、呼吸、泌尿生殖等系统，还可出现体温调节、泌汗异常及神经内分泌障碍。

六、DPN的鉴别诊断

在DPN的诊断过程中需要与多种其他病因导致的周围神经病变进行鉴别，当临床存在明显的肢体无力或神经电生理显示传导速度明显减慢时，诊断DPN应慎重。临床常需要与其鉴别的疾病包括慢性炎性脱髓鞘性多发性神经根周围神经病、营养缺乏、中毒、异常球蛋白血症、肝功能不全、肾功能不全、甲状腺功能减退、恶性肿瘤、结缔组织病、感染性疾病及遗传病等。DPN的诊断为排除性诊断，但临床表现典型时，通常不需要进行各种复杂的检查。

七、DPN的检查

1. **神经系统检查**

（1）针刺痛觉。主要通过测定足部对针刺所引起疼痛的不同反应来初步评估末梢感觉神经的功能情况。

（2）温度觉。通过特定的仪器根据不同的温度变化来测定足部对温度变化感觉的敏感性。

（3）压力觉。常用10 g单丝进行检测，以双足拇趾、第1及第5跖骨头的掌面为检查部位（注意避开胼胝及溃疡部位），将单丝置于检查部位压弯，持续1~2 s，让患者在闭眼状况下回答是否感受到单丝刺激，每个部位测试3次，3次中2次以上回答错误则可判定为压力觉缺失，3次中2次以上回答正确则判定为压力觉存在。

（4）振动觉。常用128 Hz音叉进行检查。将振动的音叉末端置于双足拇趾背面的骨隆突处各测试3次，在患者闭眼的状况下，询问其是否能感觉到音叉的振动。3次中有2次以上回答错误可判定为振动觉缺失，3次中2次以上回答正确则判定为振动觉存在。

（5）踝反射。踝反射可亢进、减弱及正常。

2. 神经电生理检查（神经传导速度检查）

适用于上述检查后高度怀疑DPN但尚未确诊的患者，通常检测正中神经、尺神经、腓总神经、胫神经及腓肠神经等。

3. 形态学检查

形态学检查指皮肤活检或神经活检，为创伤性检查，多在临床研究中采用。

八、DPN的治疗

（1）针对病因治疗。①血糖控制。积极严格地控制高血糖并保持血糖稳定是预防和治疗DPN的最重要措施。②神经修复。常用药物有甲钴胺、神经生长因子等。③其他。使用神经营养因子、肌醇、神经节苷脂和亚麻酸等药物进行治疗。

（2）针对神经病变的发病机制治疗。①抗氧化应激。通过抑制脂质过氧化，增加神经营养血管的血流量，增加神经Na^+-K^+-ATP酶活性，保护血管内皮功能。常用药物为硫辛酸。②改善微循环。周围神经血流减少是导致DPN发生的一个重要因素。通过扩张血管、改善血液高凝状态和微循环，提高神经细胞的血氧供应，可有效改善DPN的临床症状。常用药物为前列腺素E1、贝前列素钠、西洛他唑、己酮可可碱、胰激肽原酶、钙拮抗剂和活血化瘀类中药等。③改善代谢紊乱。通过抑制醛糖还原酶、糖基化产物、蛋白激酶C、氨基己糖通路、血管紧张素转化酶而发挥作用。常用药物为醛糖还原酶抑制剂，如依帕司他。

（3）疼痛管理治疗。治疗痛性糖尿病神经病变的药物如下：①抗惊厥药。包括普瑞巴林、加巴喷丁、丙戊酸钠和卡马西平等。普瑞巴林可以作为初始治疗药物，用以改善症状。②抗抑郁药。包括度洛西汀、阿米替林、丙米嗪和西肽普兰等。度洛西汀可以作为疼痛的初始治疗药物。③阿片类药物（曲马多和羟考酮）和辣椒素等。曲马多具有成瘾性且引起其他并发症的风险较高，因此不推荐其作为治疗DSPN疼痛的一、二线药物。

（4）自主神经病变的治疗。考虑短期使用胃复安等治疗糖尿病性胃轻瘫。勃起功能障碍的治疗，除了控制其他危险因素如高血压和血脂异常外，主要治疗药物为磷酸二酯酶Ⅴ型抑制剂，其可以作为一线治疗药物。此外，经尿道行前列腺素海绵体内注射、安装真空装置和阴茎假体可以改善患者的生活质量。

九、糖尿病神经病变的预防

糖尿病神经病变至今尚无特异性的病因治疗，对糖尿病神经病变并发症，应重在预防，要积极控制血糖、血压、血脂等影响神经病变的因素。如发现有感觉异常或其他异常，应注意防止意外受伤，及时找专科医师诊治。和所有糖尿病慢性并发症一样，糖尿病神经病变最重要的预防及治疗措施是严格控制饮食，适当运动，合理应用降糖药物，纠正高血糖、高血压和高血脂。戒烟对糖尿病神经病变的预防也十分重要。应定期进行神经病变的筛查及评估，重视足部护理，降低足部溃疡的发生风险。

十、糖尿病神经病变的护理要点

（1）有感觉神经损伤，特别是感觉功能减退甚至丧失时，应特别注意：洗澡、洗脚时，事先确定水温适宜，以免水温过高而被烫伤；若生活在严寒地区，冬天要注意保暖，尤其是四肢，因患者对冷和疼的感觉减退，会出现四肢冻伤而无察觉的情况；每日睡觉前应仔细检查四肢，若有损伤或感染，应及时处理，不要延误；清晨起床时应检查鞋子，确认鞋内没有异物后再穿，不要穿人字拖鞋、高跟鞋，应穿鞋底松软的鞋子；若是从事较易受到伤害的工作，如炼钢、翻砂或焊接等，更要注意自我保护，以免受到意外伤害而无知觉；对疼痛敏感的患者可穿紧身衣、紧身裤袜，以减轻摩擦引起的疼痛，而且其对直立性低血压的防治有一定作用。

（2）自主神经病变患者，如胃张力下降者，应少量多次进餐，并配合应用胃动力药物治疗；膀胱尿潴留者，可进行耻骨上按摩，每日3~4次，必要时留置导尿（保留导尿管）；直立性低血压者，应注意在起床或站立时放慢动作，避免体位突然改变。

（谢翠华　罗祥蓉）

第八节　糖　尿　病　足

一、流行病学

据统计，在我国，50岁以上糖尿病患者的足病发病率高达8.1%，全球每20 s就有1例糖尿病患者截肢，糖尿病患者截肢的相对危险性是非糖尿病患者的40倍，糖尿病足（diabetic foot，DF）患者的年死亡率高达11%，截肢者死亡率更是高达22%。国内外研究表明，糖尿病足的治疗花费巨大，约占整个糖尿病医疗费用的1/3。因此，糖尿病足是糖尿病患者残疾、死亡的主要原因之一，也是造成社会沉重负担的重大公共卫生问题。

二、病因

周围神经病变、下肢动脉病变（lower extremity arterial disease，LEAD）和足畸形是糖尿病足发病风险增加的主要原因。年龄、性别、文化程度、经济条件、生活习惯和其他糖尿病并发症或合并症也是重要的发病因素。充分了解这些因素，对于糖尿病足风险的评估及相应预防措施的选择相当重要。

三、高危因素

（1）糖尿病病程超过10年。

（2）长期血糖控制差。

（3）足部卫生保健差。

（4）有既往足溃疡史或截肢（趾）史。

（5）存在糖尿病周围神经病变和/或缺血性血管病变。

（6）伴有糖尿病的其他慢性并发症，包括严重肾功能衰竭或肾移植、明显的视网膜病变。

（7）下肢静脉功能不全。

（8）足底压力异常。

（9）有嵌甲、水疱、足部真菌感染等前期病变。

（10）有严重的足畸形。

（11）视力下降、有关节疾病、鞋袜不合适等。

（12）个人因素，如经济条件差、老年或独自生活、拒绝治疗和护理、吸烟、酗酒等。

（13）糖尿病诊断延误。

四、诊断

根据糖尿病足的概念不难判断，糖尿病足的基本定义是糖尿病患者踝关节以下的皮肤及深层组织破坏，常合并感染和/或下肢不同程度的动脉闭塞症，严重者累及肌肉和骨组织。

五、糖尿病足溃疡的临床分级及分期

目前，临床上应用最广泛的足病分类方法为Wagner分级及TEXAS大学糖尿病足分级分期方法。Wagner分级简明实用，得克萨斯大学糖尿病足分级分期方法全面明了，两个评估系统都可以为制订诊疗措施提供指导，具体见表16-4、表16-5。

表16-4 糖尿病足Wagner分级法

分级	临床表现
0	足部完整，有发生溃疡的危险因素
1	表面浅溃疡，局限于皮肤、皮下组织
2	较深的溃疡，常合并肌肉、肌腱软组织感染
3	深度感染，伴有骨关节病变或者广泛脓肿、骨髓炎
4	局限性坏疽（趾、足跟或者前足背）
5	全足坏疽

表16-5 得克萨斯大学糖尿病足分级分期方法

分级	溃疡深度	分期	溃疡原因
1	有溃疡史	A	无感染，无缺血
2	浅表溃疡	B	感染，无缺血
3	溃疡深及肌腱	C	缺血，无感染
4	病变累及骨、关节	D	感染并缺血

六、糖尿病足溃疡的分类评估

（1）根据糖尿病足发病机制，糖尿病足溃疡常分为缺血性溃疡、神经性溃疡及神经-缺血性溃疡（最常见，同时伴有神经性溃疡和缺血性溃疡的特点），缺血性溃疡和神经性溃疡的特点如表16-6所示。

表16-6 缺血性溃疡与神经性溃疡的特点

项目	缺血性溃疡	神经性溃疡
病因	肢端缺血	神经病变
皮肤颜色	苍白	正常
皮肤温度	冰凉	温
皮肤状况	有汗	干燥、皲裂
足背/踝动脉搏动	无或十分微弱	正常
创面	多为干性溃疡或混合性溃疡	多为压力性溃疡，边缘清晰，渗出少
感觉	疼痛明显	无疼痛/迟钝
肿胀	无	常见
跛行	有	无
静息痛	有	无
血管B超	血管呈串珠样改变	血管改变不严重

续表

项目	缺血性溃疡	神经性溃疡
肌肉	萎缩无力	正常
伤口部位	足表面	足底，足边缘

（2）周围血管病变常导致的肢端缺血，继发坏疽，根据肢端坏疽的性质和临床表现，又可分为三类：

①湿性坏疽：多发生于肢端动静脉同时受阻时，循环或微循环障碍，皮肤损伤、感染、化脓，病灶可表现为浅表溃疡或严重坏疽，局部常有红、肿、热、痛等症状，严重者伴有毒血症或脓毒血症等临床表现。

②干性坏疽：多发生于肢端动脉及小动脉粥样硬化时，血管腔狭窄或动脉血栓形成，血流逐渐或突然中断，但静脉回流仍通畅，组织液减少，导致局部不同程度的缺血性坏死。

③混合性坏疽：具有湿性坏疽和干性坏疽的共同特点，多由于肢端某一部位动脉或静脉阻塞，血液流通不畅，合并感染，导致湿性坏疽和干性坏疽同时发生在同一肢端，一般病情较重，坏疽面积较大，多为全足或足大部的坏疽。

七、治疗

首先要鉴别溃疡的性质。神经性溃疡常见于反复受压的部位，如跖骨头的足底面、胼胝的中央，常伴有感觉的缺失或异常，而局部供血正常。缺血性溃疡多见于足背外侧、足趾尖部或足跟部，局部感觉正常，但皮肤温度低、足背动脉和/或胫后动脉明显减弱或不能触及。

（1）对于神经性溃疡，主要以物理清创为主，留下相对正常组织的基底，随后进行减压治疗，要特别注意患者的鞋袜是否合适。

（2）对于缺血性溃疡，则应避免盲目清创，重视解决下肢缺血，对轻到中度缺血的患者可以实行内科治疗。病变严重的患者可以接受介入治疗或血管外科成形手术。在血运改善前，建议加强改善微循环的药物治疗，溃疡局部可以使用碘伏纱布、含银藻酸钙敷料暂时处理，为改善血运后的进一步治疗提供机会。

（3）对于合并感染的足溃疡，定期去除感染和坏死组织非常重要。只要患者局部供血良好，对于感染的溃疡，必须进行彻底清创。可选择的清创方法包括物理清创、自溶性清创、酶学清创、生物清创等。根据创面的性质和渗出物的量，选用合适的敷料。目前临床使用较多的为水胶体敷料、水凝胶敷料、藻酸盐敷料、泡沫型敷料、各类含银抗菌敷料等。在细菌培养的基础上选择有效的抗生素进行治疗。为充分引流渗液，为创面提供湿性愈合环境，可使用负压伤口疗法。需注意引流量及性质的变化，加强监护。

（4）转诊或会诊。非糖尿病足病专业的医务人员，应掌握何种糖尿病足需要及时转诊或会诊。一旦出现以下情况，应该及时转诊给糖尿病足病专科或请相关专科会诊：皮肤颜色急剧变化，局部疼痛加剧并有红肿等炎症表现，新发生溃疡，原有的浅表溃疡恶化并累及软组织和/或骨组织，出现播散性的蜂窝织炎、全身感染征象、骨髓炎等。及时转诊或会诊有助于降低截肢率和减少医疗费用。

八、预防

糖尿病足的治疗复杂，溃疡愈合后容易复发，因此糖尿病患者应当重视糖尿病足，早期预防。

（1）每日检查足部。从足背到足底仔细检查，特别要注意足趾缝间，必要时可借助镜子或在家人的帮助下进行。注意足部皮肤是否有水疱、擦伤、裂口，局部皮肤是否有红肿，是否有胼胝、鸡眼，趾甲是否过长、过厚，是否有嵌甲、劈裂、甲沟炎。注意趾甲是否有颜色变化，黄绿色可能为霉菌感染，紫红色可能有甲下出血。如发现有任何异常，患者应立即到医院就诊。

（2）做好足部卫生清洁。每日洗脚的水温要合适，宜低于37 ℃。洗脚时间以10 min为宜，洗脚宜用中性肥皂。洗脚后应用干净、柔软、吸水性好的毛巾将脚轻轻地擦干，尤其要擦干足趾间。如果毛巾质硬、粗糙或者用力过重，均易造成足部皮肤不易察觉的损伤。擦脚用的毛巾最好为白色，以便及时发现是否有血迹或者脓迹。

（3）正确修剪趾甲。趾甲过长易裂而伤及趾甲周围组织。剪趾甲时光线要好，当视力较差或手发抖时，应由家人帮助修剪。修剪趾甲之前应检查剪刀两刃之间是否夹住了皮肤。趾甲应直剪，不要斜剪，以免伤及甲沟。趾甲不要剪得太短，不要太靠近皮肤，一般剪到与趾腹同一水平即可。如果剪趾甲伤及皮肤，或发现趾甲有剪裂、颜色有变化、甲周皮肤红肿，应立即去医院就诊。

（4）修除胼胝（角质层）。胼胝是导致足部溃疡的重要隐患，要及时修除，但应在医生的指导下进行，以免损伤正常组织，不宜去公共浴室或修脚处处理胼胝。对于胼胝和鸡眼，最根本的预防方法是穿着合适的鞋袜。

（5）保持皮肤润滑。糖尿病患者由于有自主神经病变，因此出汗减少，足部皮肤干燥，特别是足跟部，容易出现皲裂，并可进一步形成溃疡，继发感染。可每日涂润滑油，并轻柔而充分地按摩皮肤。

（6）预防外伤、烫伤和冻伤。糖尿病患者由于周围神经病变导致足部感觉减退、甚至消失，形成无知觉足，足部保护性反射丧失，因此应避免使用过热的水洗脚，避免在火炉前烤脚，避免用热水袋、电热器等物品保暖，建议使用空调升高环境温度。

（7）穿着合适的鞋袜。糖尿病患者由于神经病变导致感觉障碍，不能及时感知摩擦和挤压造成的疼痛，而不合适的鞋袜可以引起足溃疡，所以选择合适的鞋袜相当重要。鞋子内应该有足够的空间，透气性良好，鞋底较厚硬而鞋内较柔软，能够使足底压力分布更合理。袜子应尽量选择吸汗且透气的棉袜，袜口不宜太紧。不穿过紧的或有毛边的袜子。每日更换袜子。不穿高过膝盖的袜子。新鞋必须舒适，穿鞋前先检查鞋内是否有异物或其他异常。穿新鞋期间不宜长时间走路和做剧烈运动，试穿后感觉不适应立即更换。

（谢翠华　罗祥蓉）

第九节　糖尿病脂代谢紊乱

一、血浆脂蛋白及其代谢

脂类不溶于水，在血浆中必须与血浆蛋白结合形成水溶性脂蛋白，以利于运输及代谢。各种脂蛋白的组成、大小、密度均有不同，按密度不同，可将脂蛋白分为以下几种。

（1）高密度脂蛋白（HDL）。血浆中HDL的主要来源是乳糜颗粒（CM）和极低密度脂蛋白（VLDL）等脂蛋白在血浆中降解所释放的表面成分。HDL的主要功能是转运细胞膜上的胆固醇与磷脂。HDL通过多种方式转运组织中的胆固醇，使其在肝脏代谢转变成胆汁酸排出体外。故可认为HDL与冠心病的发生呈负相关，具有抗动脉粥样硬化作用，是抗冠心病的保护因子。

（2）低密度脂蛋白（LDL）。LDL是血浆中含胆固醇最多的脂蛋白，是肝脏分泌VLDL的降解产物，其组成成分的80%为胆固醇。LDL分子量较小，可透过血管壁，过多的LDL进入血管壁内，超出人体的清除能力后，可致血管粥样硬化，LDL是致粥样硬化的首要脂蛋白。LDL代谢更新较慢，半衰期为2～4 d，血浆的LDL主要通过与各组织细胞膜上LDL受体结合进入细胞内降解。其中肝、肾上腺、卵黄体是内吞LDL最多的组织，其中卵黄体及肾上腺利用LDL降解产生的胆固醇来合成类固醇激素。除此之外，少部分LDL被体内无LDL受体的组织非特异性吞噬，其降解后的胆固醇被细胞本身利用。

（3）中间密度脂蛋白（IDL）。IDL的来源是VLDL去除TG后的残骸，人体约50%的IDL在经过肝血窦时，与肝细胞膜上单层载脂蛋白（ApoE）受体结合而被肝细胞内吞降解。剩余血浆中的IDL可被肝内皮细胞表面的肝脂酶进一步水解，去除TG，并释放出脂蛋白E而形成LDL。一般IDL仅是VLDL成为LDL的过渡状态，因此正常人空腹血浆中通常测不出IDL的存在。

（4）极低密度脂蛋白（VLDL）。VLDL的主要功能是运输肝脏中合成的内源性TG，其核心组成中TG占76%，胆固醇占24%。血中的游离脂肪酸及糖异生的游离脂肪酸在肝细胞内合成内源性TG，在肝细胞的高尔基复合体内掺入胆固醇后形成VLDL进入血液。人体中80%的VLDL由肝脏合成，肝内脂肪合成增加时血浆中VLDL亦增多。VLDL的半衰期为6～12 h，在血液中其代谢类似CM，经脂蛋白脂肪酶（LPL）催化降解形成IDL。正常的VLDL不具有致粥样硬化的作用，而糖尿病患者由于其VLDL的代谢功能不正常，因此可引起动脉壁的胆固醇酯沉着，致动脉粥样硬化。

（5）乳糜微粒（CM）。CM的核心脂95%为TG，其主要功能是运输外源性TG。从食物中吸收的TG等在小肠上皮细胞内质网中重新合成CM，然后经淋巴运送至血液，通过血液循环将TG送到脂肪细胞及肌肉组织中。体内CM的分解须通过LPL的催化，使CM中的TG释放，CM在血浆中的半衰期为5～15 min，故正常人空腹血浆中无CM存在。

二、糖尿病患者的脂代谢异常

（1）高TG血症。糖尿病患者由于胰岛素作用不足等，可导致LPL活性下降，引起血浆中CM和TG的降解清除减慢，同时胰岛素促进TG合成的作用减弱。机体TG清除能力的下降大于合成作用的增加，因此，血中的CM及TG增多。

（2）LDL产生增加及小而密LDL（sLDL）水平升高。2型糖尿病患者特别是有高胰岛素血症及胰岛素抵抗者，胰岛素使肝脏合成LDL增加，血VLDL和TG升高，亦导致LDL增高。高血糖的糖化作用也可使LDL分解代谢下降，引起LDL升高。而且由于TG升高，脂类交换增加，LDL分子变小而密度增加，因此sLDL水平升高，而sLDL更具致病性。

（3）LDL受体活性下降。LDL受体对LDL的清除具有重要作用，胰岛素作用不足时LDL受体活性下降，使LDL分解下降，血LDL水平升高。糖化LDL升高对血管壁细胞有毒性作用，并可对吞噬细胞发生作用，促进泡沫结构形成，从而促进动脉粥样硬化。

（4）HDL下降。糖尿病患者一方面胆固醇逆转蛋白（CETP）活性增强，HDL代谢加快，胰岛素抵抗使肝内胰岛素浓度升高，肝脂肪酶被激活，HDL分解增强，另一方面LPL的活性下降，CM分解下降，加之VLDL分解减少、HDL来源减少及肝脏合成ApoA1减少，使HDL合成减少等多种原因导致低HDL血症。

三、糖尿病高脂血症的治疗

糖尿病高脂血症的治疗原则与非糖尿病人群的高脂血症相同。但血糖控制良好是治疗糖尿病高脂血症的基础。如2型糖尿病患者经适量胰岛素治疗后，24 h血中TG即可降至正常水平，VLDL亦逐步下降，HDL开始上升。糖尿病高脂血症的治疗除控制糖尿病外，可给予饮食治疗和药物治疗。

（一）饮食治疗

饮食中脂肪量应<25%，其中饱和脂肪酸<10%，多价不饱和脂肪酸应占6%~8%。血胆固醇过高者，胆固醇摄入量应<300 mg/d。TG过高及有CM血症者，应同时尽量限制总量摄取并降低糖类比重。肥胖者应逐渐降低体重，至标准体重±5%并保持适量的运动。

（二）药物治疗

常用药物有以下几类。

（1）纤维酸类，临床常用的有以下几种氯贝丁酯衍生物。

非诺贝特：主要作用是通过增加VLDL的降解、抑制其合成来降低VLDL，可迅速降低TG水平，升高HDL约10%，是糖尿病并TG升高的首选药物。常用量为200~250 mg/d，口服。主要副作用是肝肾功能的轻度损害，停药后可缓解。

吉非罗齐：是治疗糖尿病伴高脂血症中LDL升高、LDL-C下降和TG升高的首选用药，常用量为300 mg，每日3次。服药后可降低VLDL 30%~50%，LDL 10%~20%，TG 35%~50%，并升高HDL 10%左右。国外研究还显示，其可降低冠心病发病率约30%。常见副作用为肝功能损害，肝肾功能不良及胆石症禁用。

苯扎贝特：主要降低VLDL及升高HDL水平，亦可降低LDL及TG，同时可抑制血小板聚集，降低血液黏度，并可改善糖尿病患者的糖耐量，故适用于糖尿病患者并各型高脂血症者，其常用量为每次0.2 g，每日3次。常见副作用为胃肠道不适及转氨酶升高。

（2）HMG-CoA还原酶抑制剂。此类药物是目前临床应用最广泛的降脂药物，其种类甚多，有阿托伐他汀钙、辛伐他汀、瑞托伐他汀、普伐他汀等。其作用原理是通过竞争性抑制胆固醇合成限速酶HMG-CoA还原酶，从而抑制体内胆固醇的合成，同时间接刺激LDL、VLDL的受体代谢，可升高HDL 10%左右。阿托伐他汀钙常用量为20 mg/d，辛伐他汀常用量为20 mg/d。此类药物已被证实有很高的安全性，对糖耐量无影响，因此可作为糖尿病非TG升高为主的高脂血症的首选用药。

（3）泛硫乙胺（pantosim）。此药可明显降低TG 20%~30%，总胆固醇5%~15%，升高HDL 10%~24%，常用量为200 mg，每日3次，副作用小，可长期使用。适用于肝功能较差、不宜使用其他降脂药的糖尿病患者。

除上述三类降血脂药外，还有烟酸、树脂类降脂药，如考来烯胺，其中烟酸可降低糖耐量，影响血尿酸水平，因此很少用于糖尿病高脂血症患者。树脂类降脂药因其疗效与剂量相关，大剂量时副作用较大，故目前亦很少在临床上使用。

（冯晓丹　苏达永）

第十节　糖尿病胃肠功能紊乱

消化系统功能紊乱在糖尿病患者中十分普遍，但有临床症状者仅占10%左右，因此常被临床医生忽略。

一、病因

无论1型糖尿病还是2型糖尿病均有超过50%的患者伴有糖尿病胃肠功能紊乱，其发生可能与如下因素相关。

（1）周围自主神经病变。胃肠迷走神经和交感神经受损，轴突节段性脱髓鞘病变，树突状细胞肿胀，造成胃肠功能紊乱。

（2）平滑肌变性。平滑肌变性可能是微血管病变造成的局部缺血所致，而变性可抑制胃肠平滑肌的正常舒缩功能。

（3）高血糖可直接抑制消化道运动。

（4）糖尿病所致的胃肠激素失调、低钾、酸中毒等亦可引起胃肠功能紊乱。

二、临床表现

（1）胃灼热、胃反流、吞咽困难和吞咽疼痛。其是食管下段括约肌张力降低、食管蠕动能力下降、胃排空下降延迟所致。

（2）早饱、腹胀。其是糖尿病胃轻瘫、肠蠕动减少所致。

（3）腹泻。有10%～20%的糖尿病患者可出现顽固性腹泻，其原因是自主神经功能失调，小肠运动能力下降，造成肠菌群失调，肛门括约肌功能下降，小肠黏膜吸收功能下降等。

（4）腹痛、便秘。糖尿病患者有40%～60%可出现便秘，此类患者的结肠运动功能明显减弱。

（5）大便失禁。血糖长期控制不良者可出现大便失禁，其发生原因是直肠敏感性下降。

上述症状可归结为糖尿病性食管失弛缓症、糖尿病胃轻瘫、糖尿病肠病三大类。

三、辅助检查

（1）X线钡剂检查可见食管扩张、胃排空延缓、胃扩张膨大、胃肠蠕动及张力减弱、胃潴留等。胃肠钡剂排空延迟。

（2）胃电图、胃十二指肠压力测定等胃肠电生理检查可反映胃肠活动的各项参数，用于临床诊断胃肠运动功能受损。

（3）纤维胃肠镜检查可排除其他胃肠功能性、器质性病变。

（4）大便常规及菌群分析等检查亦有助于诊断。

四、治疗

强调早期严格控制血糖，以减轻消化道功能障碍的程度，并延迟功能障碍的发生。对已发生功能障碍的患者，在控制血糖的基础上可试用B族维生素、改善微循环的药物、营养神经的药物等以改善自主神经功能。其他具体治疗措施有：

（1）调整饮食习惯，低脂饮食，少食多餐，忌刺激性食物。

（2）给予促进胃肠动力药物，以增强消化道运动功能，如甲氧氯普胺、多潘立酮、莫沙必利、西沙比利等。

（3）酌情给予抑酸药物以缓解反酸、胃灼热等症状。

（4）对于腹泻患者，可给予肠道菌群调节制剂，但要慎用止泻药物，对于严重腹泻的患者则可考虑使用。

（5）便秘患者可给予轻泻药。

（冯晓丹　苏达永）

第十一节　糖尿病皮肤病变

糖尿病患者由于血管及神经系统的损害，皮肤的葡萄糖含量明显升高，易出现各种皮肤病，根据国外资料统计，约1/3的糖尿病患者可发生皮肤病变。

一、分类

（1）糖尿病并皮肤感染，如真菌感染、化脓性感染和病毒性感染等。

（2）糖尿病血管病变所引起的表现，如神经血管性溃疡、糖尿病性坏疽、皮肤发红、紫癜等。

（3）糖尿病神经病变所致皮肤改变，如无汗症、皮肤瘙痒症。

（4）其他，如糖尿病性水疱病、胡萝卜素沉着症、类脂质渐进性坏死等。

（5）抗糖尿病药物所致皮肤反应，如胰岛素所致皮疹、血管性水肿、皮肤凹陷，以及磺脲类口服降糖药所致荨麻疹等。

二、常见皮肤病变及治疗

（1）真菌感染。糖尿病伴皮肤真菌感染率可达40%，而且不易治愈，常反复发作,最常见褶烂、外阴炎、足癣、口腔炎、甲沟炎、龟头炎等。褶烂多见于肥胖患者,常发生于指缝。对此类真菌感染的治疗,首先控制血糖,保持患处皮肤干燥、清洁,并使用制霉菌素、克霉唑、两性霉素等药外涂,对口腔念珠菌病可用3%的$NaHCO_3$溶液漱口后再用制霉菌素涂擦。

(2)化脓性感染。表现为疖、痈、毛囊炎、汗腺炎、糖尿病足等。其防治措施有:注意个人卫生,加强控制血糖,对于小的化脓感染可在局部涂擦抗生素软膏如莫匹罗星等,对于较大范围的感染,可在局部用药的同时结合静脉应用抗生素,必要时须外科切开排脓。

(3)病毒感染。糖尿病患者最常合并病毒感染导致的皮肤病变为带状疱疹,发生后无须特殊治疗,可局部涂擦甲紫,并注意预防继发感染,同时给予对症、止痛等治疗。

(4)神经血管性溃疡。糖尿病患者由于血管病变、血液的高凝状态及自主神经的损伤,易发生皮肤溃疡,溃疡部位多见于循环较差的双下肢,如足底、胫部、足背,可为无痛性溃疡,经久不愈。其治疗除控制血糖外,可使用改善微循环的药物和局部使用促进伤口愈合的药膜,但大多数疗效不佳。

(5)糖尿病性坏疽。糖尿病患者因血管病变、动脉硬化、血管栓塞而形成溃疡及坏死,足趾为坏疽多发部位,发病初期患者有皮肤麻木及刺痛感,以后逐渐发生坏疽,外生殖器亦偶有坏疽发生。其治疗方案是:①严格控制血糖;②如有小的创面及感染,应及时适当处理,避免发生坏疽;③应用抗生素,及时进行外科治疗,清除坏死足趾。

(6)皮肤发红。糖尿病伴发血管病变后,由于皮肤毛细血管扩张、血管张力下降,四肢及面部可长期发生无痛性、水肿性红斑,此病变多发生于中老年男性,无须治疗。

(7)紫癜。多发生于老年患者,常见于下肢,特别是双足的外侧、内缘及小腿。紫癜大小为1~2 mm,可多达数十个,紫癜消退后形成色素斑,此种病变是血管病变、血小板功能异常所致,无须特殊治疗。

(8)无汗症。糖尿病自主神经病变可导致汗腺功能异常,病变发生后可出现皮肤干燥、弹性下降和瘙痒,有时亦可表现为出汗异常,无须特殊治疗。

(9)皮肤瘙痒症。糖尿病患者可出现全身皮肤瘙痒,多见于老年患者,部位不固定,时间不一。局限性瘙痒多见于外阴及肛门周围,女性多见。对瘙痒症的治疗,应避免用手搔抓、摩擦及用刺激药品来止痒,可口服苯海拉明、氯苯那敏、氯雷他定、维生素C等改善症状,局部用炉甘石洗剂、薄荷水等治疗,并控制血糖。对于老年女性患者,必要时可予以性激素替代治疗。

(10)糖尿病性水疱病。糖尿病性水疱病是糖尿病的特异性皮肤并发症,多发生于病情控制差、病情重、全身营养差的患者,发病率约为10%。水疱病多发于四肢远端,亦偶见于胸腹部，水疱大小各异，张力大，疱壁菲薄透明，疱内为清亮的浆液，一般水疱1～2周消失。水疱病的治疗，除控制血糖外，主要是加强局部处理，保持局部皮肤不发生感染，对较大水疱可抽出其液体后包扎，如有感染应及时使用抗生素。

（11）胡萝卜素沉着症。糖尿病伴高脂血症者，血清胡萝卜素水平增高，其增高的原因是肝脏使胡萝卜素转化成维生素A的能力不足，导致过剩的胡萝卜素从皮肤中排出，被皮肤角质层吸收，使皮肤呈橘黄色。手心、足心、鼻唇沟等处为常发部位。本病无须特殊治疗，控制糖尿病后，限食含胡萝卜素较多的食品，症状可逐步消失。

（12）类脂质渐进性坏死。病因不明，目前认为此病与自身免疫有关。发病率约为0.3%，非糖尿病患者亦可发生此症。初起皮损为暗红色、卵圆形坚实丘疹及扁平斑块，多发生于小腿前外侧面，亦可发生于足部及踝部。皮损可向周围扩展，呈不规则外形，边界清楚，边缘呈淡红褐色或深紫红色，而中央部分萎缩、凹陷，呈淡黄色，表面光滑，有蜡样光泽，约1/3患者可形成溃疡。病变一般经久不愈，少部分自然消失。对本病的治疗，应控制血糖，低脂饮食，口服维生素E，用量为250 mg/d，局部可给予类固醇激素类药膏涂擦。

（冯晓丹　苏达永）

第十二节　糖尿病性骨质疏松症

糖尿病作为代谢性疾病，不仅有糖、脂肪和蛋白质代谢紊乱，还有电解质、矿物质代谢紊乱，半数糖尿病患者可发生骨质疏松及继发性甲旁亢，并常伴发脊椎骨质增生、骨性关节炎、Charcot关节、骨髓炎等。本节只讨论糖尿病性骨质疏松症。

一、流行病学

对于糖尿病并发骨质疏松症的发病率，目前世界各地报道不一，约半数糖尿病患者有骨质疏松及继发性甲旁亢，日本人糖尿病骨质疏松平均发生率约为50%，其中1型糖尿病为44.4%，2型糖尿病为51.3%，而我国的研究亦有类似报道，资料显示，我国糖尿病骨质疏松的发病率高达60%以上。

二、病因与发病机制

糖尿病与骨及钙、磷代谢的关系复杂，除与性别、年龄、种族、人群活动情况、饮食习惯、营养、体重、居住条件等因素有关外，还与激素和矿物质代谢有关。是否发生骨质疏松取决于各种因素综合作用的结果，其中胰岛素不足或胰岛素抵抗是影响骨及钙、磷代谢的主要因素。许多研究显示，胰岛功能明显减退者骨密度亦明显降低。

（1）高血糖会引起渗透性利尿，将大量钙、磷、镁离子排出体外，且高血糖可抑制肾小管对钙的重吸收。低血钙、低血镁刺激甲状旁腺功能亢进，可使甲状旁腺素分泌增多，溶骨作用增强。慢性高血糖增加胶原糖化，可导致骨脆性增加。

（2）成骨细胞表面有胰岛素受体，胰岛素有促进骨细胞内氨基酸蓄积、刺激骨胶原合成和核苷酸形成的作用。糖尿病患者胰岛素缺乏使成骨细胞数目减少，活性降低，通过对骨细胞的多种代谢作用而影响骨的形成和转换。同时胰岛素可促进甲状旁腺素、$1,25-(OH)_2D_3$、胰岛素样生长因子对成骨细胞的作用。胰岛素缺乏时，成骨细胞对上述成分的敏感性减弱，致成骨细胞活性降低，骨形成减少。

（3）长期糖尿病控制不良常伴有肝肾功能损害。肝损害使维生素D_{25}羟化障碍，肾损害使1-α羟化酶缺乏或功能受限，使$1,25-(OH)_2D_3$生成减少，肠对钙及磷的吸收减少，骨的钙化受抑制。

（4）糖尿病合并神经血管病变会影响骨的血管分布，导致毛细血管通透性增加，周围基底膜增厚，从而加重骨的营养代谢障碍。同时糖尿病患者长期的低钙饮食对骨的形成和骨量的提高不利。

（5）有报道认为糖尿病患者骨钙量的大量丢失多见于口服降糖药的患者。口服磺脲类降糖药可增加cAMP，干扰磷酸酯酶催化剂的降解，抑制酶的活性，继而增加骨钙盐的丢失，导致骨质疏松。

在上述因素共同作用下，糖尿病对总的骨代谢的影响主要表现为骨质吸收增加，骨形成减少，骨吸收大于骨形成，使骨矿物质含量减少，造成骨质疏松。

三、临床表现

糖尿病伴骨质疏松症的患者一般无临床症状，因此常被忽视，随着骨质疏松病情加重，则可逐渐出现无力、全身酸痛、腰痛、胸痛，各部位的疼痛多为持续性钝痛。严重者可发生腰椎、胸椎、肋骨等多处骨折，甚至出现身材变矮、弯腰驼背等。

四、检查与诊断

（一）实验室检查

实验室检查包括测尿钙、磷、镁及尿羟脯氨酸，以及抽血测血钙、镁、磷、碱性磷酸酶（ALP）、骨钙蛋白（BGP）及甲状旁腺激素（PTH），多半可发现高尿钙、高尿磷、高尿锌及低血镁，血钙多半正常，血ALP升高，BGP下降，血PTH升高。

（二）仪器检查

（1）X线摄片。当X线摄片检查出骨质疏松表现时，患者骨盐含量已减少超过30%。受累部位多在负重部位和骨小梁丰富处，如胸腰椎、四肢、股骨近端、桡骨远端、足趾等部位。主要表现有骨皮质变薄呈细线条状，骨小梁稀疏呈珊瑚状排列，骨密

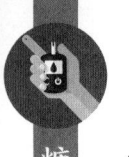

度减低,透亮区加大,骨质吸收如毛玻璃状,易出现骨畸形或骨折。

(2)骨密度、骨盐量测定。骨密度、骨盐量测定在诊断骨质疏松中最为主要。

双能X线骨密度测量(DEXA):此方法可准确、无创测定骨密度(BMD),可作为骨质疏松早期诊断及预测骨折危险性的指标,并可作为治疗对比观察手段。

其他骨盐测定方法:包括微量光密度计法(MD)、末梢骨专用定量CT(pQCT)、超声波骨量测定法(QUS),它们各有优缺点。

(三)诊断

采用WHO推荐的骨质疏松的诊断标准。以双能X线骨密度仪测定骨密度值与健康成人骨峰值的比较标准差(SD)为判断依据,具体的诊断标准见表16-7。

表16-7 骨质疏松诊断标准

项目	与健康成人骨峰值比较	T值
正常	BMD>-1.5 SD	>-1 SD
骨量低下	-2.5 SD<BMD≤-1 SD	-2.5 SD~-1 SD
骨质疏松	BMD≤-2.5 SD	≤-2.5 SD
严重骨质疏松	骨质疏松+骨折	—

五、预防与治疗

(一)基础措施

(1)控制好血糖。早期诊断、预防骨质疏松。

(2)调整生活方式,包括加强营养、适当运动、晒太阳等。糖尿病患者尤其要坚持运动,运动频率和时间为每周至少150 min,如1周运动5天,每天30 min。选择中等强度的体力活动为宜。老年人适当负重运动有利于骨骼代谢,降低失用性骨质疏松的发生率。运动中尤其要注意预防跌倒,以减少骨折。

(3)适当补充有益于骨健康的基本补充剂,如钙、维生素D。中国营养学会推荐成人每日钙的摄入量为800~1 000 mg,孕妇、老年人及有糖尿病等易致骨质疏松的人群每日钙的摄入量要求更高,为1 200~1 500 mg。

(二)药物治疗

对于骨量低下及骨质疏松者,在采用基础措施的基础上,应根据患者的年龄、病情、体质及社会经济背景等,选用药物治疗。

1. 基础补充剂

(1)钙剂。补钙对BMD有益,可预防脊椎骨折。钙剂主要用于基础补充治疗或配合其他治疗,对钙摄入较低的人群效果更明显。钙剂选择应遵循以下原则:元素钙含量高,钙源安全性和可靠性高,有充足的临床研究证据,服用方便,性价比高。

(2)维生素D。维生素D对BMD有益,活性维生素D能预防椎体骨折,并可能预防非椎体骨折。同时，维生素D能促进钙吸收，具有增强肌力和平衡功能、预防跌倒的作用。

2. 抑制骨吸收的药物

抑制骨吸收的药物包括雌激素、选择性雌激素受体调节剂、降钙素、双磷酸盐类药物。

（1）雌激素。雌激素是最早被认定为抑制骨吸收药物的，也是最有效的。但对它的争论也最多。在选用雌激素治疗骨质疏松时，应评估其利益/风险比。雌激素除可以明显改善女性骨质疏松症状外，还有利于改善妇女更年期症状、治疗绝经后妇女泌尿生殖道萎缩所引起的反复泌尿系统感染及阴道炎，可有效提高妇女的生活质量。但循证医学A级证据表明，雌激素会增加中风和血栓的风险，长期使用可增加乳腺癌发生风险，对老年妇女还可能影响心脏功能及认知能力。因此，在选用雌激素防治骨质疏松时，应严格掌握适应证和禁忌证，确保患者用药获益大于风险。

（2）选择性雌激素受体调节剂。选择性雌激素受体调节剂具有双重作用，对骨骼、心血管有类似雌激素的作用，对乳腺和子宫则有抗雌激素的作用。研究证据证明，它可以阻止骨丢失，增加骨密度，降低第一次或再次脊椎骨折的风险。

（3）降钙素。降钙素主要能抑制破骨细胞的活性和数量。研究证明，200 U鲑鱼降钙素可使椎体骨折发病率降低45%。降钙素可以增加骨密度，降低椎体骨折风险，更重要的是，它可以很好地缓解骨痛。在我国，降钙素作为骨折后的一线治疗药物，已在临床上广泛使用。

（4）双磷酸盐类药物。双磷酸盐类药物主要包括阿仑膦酸钠、利塞膦酸钠等。研究表明，双磷酸盐类药物是增加骨密度最明显的一种药物，它可以预防椎体及非椎体骨折。

3. 促进骨形成的药物

PTH能促进骨小梁形成，增加骨密度，明显降低椎体和非椎体骨折的风险。PTH不适合长期使用，疗程不宜超过18个月。

4. 其他药物

其他药物指的是一些有特殊功能的药物，其药理较复杂，既可以致骨吸收，又可以促进骨形成，主要有活性维生素D、维生素K、锶盐等。活性维生素D在体内不需要肾脏酶代谢，对肝肾功能不良的老年人比较适用。维生素K参与合成BGP（维生素K依赖性蛋白），BGP能调节骨骼中磷酸钙的合成，有助于骨骼的代谢。锶盐既有促进骨形成的作用，又有抑制骨吸收的作用。临床试验证明，它可以提高各个部位的骨密度，降低椎体骨折、髋部骨折的发生率。同时，其他药物还包括一些机制更复杂的中药。

（冯晓丹　苏达永）

第十三节　糖尿病甲状腺功能亢进联合病

糖尿病联合甲状腺功能亢进（甲亢）病或称甲亢并发糖尿病，关于其发生率文献报道不一，美国文献报道为2%～3.2%，日本报道甲亢患者中尿糖阳性或空腹血糖＞10 mmol/L的占10%～12.3%。由此可见，糖尿病并发甲亢或甲亢并发糖尿病并非罕见。一般先患糖尿病而后并发甲亢者称为糖尿病甲亢联合病。如果先患甲亢而后并发糖尿病者，称为甲亢并发糖尿病。

一、病因与发病机制

1. 糖代谢与甲状腺激素的关系

糖尿病由于胰岛功能异常造成糖代谢障碍。葡萄糖无法被利用引起细胞能量代谢不足，同时大量的葡萄糖积聚在血液中，造成血糖升高。由此诱发一系列的连锁反应，出现各种并发症。

甲状腺激素对糖代谢亦发挥着积极的影响。首先，甲状腺激素对小肠有加速葡萄糖、半乳糖吸收的作用，因而糖尿病患者患甲亢时血糖会进一步升高。糖尿病并发甲亢的患者做口服糖耐量试验，其曲线高峰和时间延长皆非常显著，提示甲亢会使糖耐量降低，并具有叠加作用。其次，甲状腺激素能促进葡萄糖进入细胞内，并促进周围组织细胞加速利用葡萄糖，说明甲状腺又有降低血糖的作用，有利于缓解血糖的升高。但是，甲状腺会促进糖原分解，导致血糖上升。正常情况下胰岛素与甲状腺处于平衡状态，两者从不同途径对血糖进行调控，血糖不会过高或过低。但在两者处于异常状态时，则会发生甲状腺性糖尿病或糖尿病性甲亢，即会使糖尿病加重，或者使糖尿病前期或隐性糖尿病发展为糖尿病。

甲状腺功能减退（甲减）者甲状腺激素水平低下，血糖一般正常或下降。但由于甲状腺有加速胰岛素降解的作用，所以甲减时，胰岛素分解速度减慢，患者对胰岛素敏感性增强，可间接地起到降低血糖的作用。糖尿病常常有低T_3综合征可能与此有关。

2. 糖尿病脂类代谢与甲状腺激素的关系

糖尿病脂类代谢紊乱，血脂升高，特别是胆固醇和甘油三酯会升高。甲状腺功能状态可影响血脂水平，在甲亢时血脂水平降低，甲减时血脂水平明显升高。糖尿病患者的甲状腺功能状态可明显影响其血脂水平，使糖尿病患者的血脂升高或降低。

3. 甲状腺激素对蛋白质合成的影响

甲状腺激素可增加血清中蛋白质的含量，使核蛋白体中的RNA和DNA-RNA聚合酶的含量及活性增加。T_3或T_4进入细胞后与胞浆中的受体结合，可形成特异受体复合物，使受体蛋白发生构形变化，待至细胞核附近时释放甲状腺激素进入核中，与核内的二级受体蛋白结合，活化基因的转录作用，以DNA为模板形成信使核糖核酸（mRNA），产生蛋白质合成的一系列反应。糖尿病的这种反应究竟是增强或是减弱，取决于胰岛和甲状腺的功能状况。

二、临床表现

1. 糖尿病与甲亢的共有症状

包括食欲亢进、多饮多尿、体重减轻、乏力与疲劳等。

2. 甲亢症状

包括怕热、多汗、心慌、手抖、胸闷、气短、大便次数增多或便秘、潮热、心率加快、基础代谢率增加、甲状腺肿大、可闻及血管杂音。

3. 糖尿病症状

包括烦渴、多饮、血糖升高、糖耐量减低、尿糖阳性。

三、实验室检查

1. 血糖、糖化血红蛋白检测

单纯糖尿病甲亢联合病时血糖升高超过7.0 mmol/L，糖化血红蛋白超过正常范围。而一般甲亢时血糖和糖化血红蛋白皆在正常范围。

2. 尿糖检测

单纯糖尿病时尿糖为阳性而单纯甲亢时尿糖为阴性。糖尿病甲亢联合病时尿糖多数为阳性或强阳性。

3. 葡萄糖耐量试验

单纯甲亢时有时呈高峰但是迅速下降，3 h能恢复正常。糖尿病甲亢联合病时糖耐量试验多呈高峰且为高平延长曲线，3 h不能恢复正常。

4. 甲状腺激素检查

单纯甲亢时T_3和T_4皆升高。糖尿病甲亢联合病时T_3可以升高，亦可降低，血清总T_3与反T_3比值（T_3/rT_3）缩小。

5. 吸^{131}I试验

国内甲状腺吸^{131}I试验有两种方法，即盖革氏计数器近距离测定法和闪烁计数器远距离测定法。一般在3 h和24 h时各测定1次。正常值为5%～25%和20%～45%。高峰值在24 h时出现。单纯甲亢和糖尿病甲亢联合病患者3 h吸碘率超过25%，24 h超过45%，且高峰大多数前移。

6. 基础代谢率测定

单纯糖尿病患者基础代谢率基本正常，单纯甲亢和糖尿病甲亢联合病患者95%以上高于正常值，而且增高程度常与病情同步。

基础代谢率轻度增高为+15%～+30%；基础代谢率中度增高为+30%～+60%；基础代谢率重度增高为+60%以上。

四、诊断与鉴别诊断

具有糖尿病病史、糖尿病症状和甲亢的临床表现且符合甲亢的实验室检查结果等，糖尿病甲亢联合病诊断即可成立。但需注意与以下疾病相鉴别。

（1）糖尿病与甲亢有共同症状，因而容易造成误诊或漏诊，如糖尿病低血糖时亦会有心慌、手抖等症状，易被误诊为甲亢。甲亢时亦有"三多一少"症状，尤其是老年性甲亢眼症和甲状腺肿不明显时，易被误诊为糖尿病，所以要做好两者的合参共诊。

（2）糖尿病与甲亢有时是糖尿病发生在先，有时是甲亢发生在先。二者共同影响会使糖尿病症状加重，使甲亢病情难以控制。有时一种倾向会掩盖另一种倾向，鉴别诊断需要注意。

五、治疗

（一）一般治疗

（1）糖尿病与甲亢的治疗，在诊断成立后应同时进行。糖尿病饮食控制是治疗的基础，但摄入的总热量要比单纯糖尿病时略高，以平衡甲亢的消耗。

（2）糖尿病时血糖升高，甲亢由于代谢率增高，葡萄糖吸收增多，肝糖原分解加速造成血糖升高重叠，所以，降糖药物用量要适当地增加，但加量亦不宜过大、过快，以防血糖下降过快，产生细胞水肿效应。

（3）糖尿病甲亢联合病若糖尿病症状逐渐加重，发生糖尿病酮症酸中毒，易并发甲亢危象，所以，要积极治疗糖尿病酮症酸中毒以预防甲亢危象的发生。而在治疗甲亢的同时亦应预防糖尿病酮症酸中毒的出现。

（二）甲亢的治疗

1. 饮食控制

需做到与糖尿病饮食合参，根据患者情况制订合理的热量方案。

（1）禁止饮酒和刺激性饮料（如浓茶、咖啡、果汁等）。

（2）蛋白质的比例宜提高，一般应给1.2～1.5 g/kg。

（3）忌摄入含碘食品如海带、海藻等，亦应避免食用碘化盐。

2. 药物治疗

（1）补充B族维生素，如维生素B_1、维生素B_2、维生素B_6、维生素B_{12}与叶酸等。维生素B_6对甲状腺周围组织有拮抗作用。

（2）抗甲状腺药物（ATD）的治疗。

ATD适用于大多数的甲亢患者：①初发轻症甲亢患者；②甲状腺轻中度肿大，促甲状腺素受体抗体（TRAb）阴性或滴度低的患者；③20岁以下青少年、孕妇、年老体弱或合并严重疾病不宜手术者；④有中重度活动性Graves眼病者；⑤甲状腺术前准备或术后复发，而又不适宜放射治疗者；⑥进行^{131}I治疗者。

对ATD产生严重副反应者应禁用ATD，如出现粒细胞缺乏或肝功能损害者。

ATD的不良反应：总体来说，ATD治疗是安全有效的，但也有不良反应。常见的轻度不良反应有皮肤反应如皮疹（4%～6%）、关节痛（1%～5%）、胃肠道反应（1%～5%），以及味觉或嗅觉异常（较少见）。常见的严重不良反应包括多发性关节痛（1%～2%）、粒细胞缺乏（0.1%～0.5%）、肝炎（0.1%～1%）。还有一些罕见的重度不良反应，如血管炎、低凝血酶原血症、肝内胆汁淤积症、低血糖和胰腺炎。

在选用不同种类的ATD进行治疗时，其不良反应也不尽相同。因此，在选择ATD时要兼顾药物的有效性和安全性。

ATD的应用：临床上常用的ATD包括硫氧嘧啶和他巴唑两大类。

①硫氧嘧啶（Thiouracil），代表药物是丙基硫氧嘧啶（PTU）。

药理作用：硫氧嘧啶分为甲基硫氧嘧啶和丙基硫氧嘧啶两种。二者皆为硫脲类药物，作用类似。口服后1 h即被胃肠道吸收，血浆药物浓度达到高峰。PTU在血浆中的半衰期为1.5 h，作用时间较短，仅为2～3 h。其药理作用为阻止甲状腺内酪氨酸碘化及碘化酪氨酸的缩合，从而抑制甲状腺激素的生物合成，使甲状腺激素分泌减少。由于硫脲类药物只能阻止甲状腺激素的生物合成，而不影响碘的吸收，故对甲亢的控制而言，虽用药后甲状腺可恢复正常，但是早期摄碘率仍然很高，况且硫脲类药物只能抑制甲状腺激素的合成，不能对抗已合成的甲状腺激素，所以要口服后数日待体内原有的激素水平下降才能显效。通常甲状腺激素过多的症状需在服药后2～3周方能改善。基础代谢率恢复正常需要1～2个月。

有时在治疗后期甲状腺体积反而增大，这是由于过量药物使血中甲状腺激素含量降低后，反馈性激动腺垂体使促甲状腺激素（TSH）的分泌增加，致使甲状腺代偿性增生，联合使用甲状腺素片替代剂量治疗即可使其恢复正常。

硫氧嘧啶治疗有时可出现不良反应，如白细胞减少，特别是粒细胞缺乏最为严重，多在治疗后2～3个月出现，亦可在治疗过程中随时发生。因其发生迅速，所以应定期检测白细胞计数和分类以防粒细胞水平低下。若患者出现发热、咽喉痛、肌痛、乏力等感染症状，可能为粒细胞缺乏的前奏，应及时复查和处理。针对白细胞减少或粒细胞缺乏，可采用维生素B_4、鲨肝醇、利可君等升高白细胞的药物，严重时可加用糖皮质激素泼尼松，但需注意使用糖皮质激素可使血糖升高。

注意硫脲类引起的肝功能损害。近年来许多文献报道指出，PTU在治疗过程中可能引起肝炎或肝中毒，造成肝细胞损害，严重者可出现暴发性肝坏死，甚至导致患者死亡，病死率为25%～50%。所以需定期检测肝功能，以防中毒性肝炎发生。

PTU常用剂量与方法：300～600 mg/d，一日分3次口服。

②他巴唑（Thiamazole），代表药物是甲巯咪唑（MMI）。

药理作用：他巴唑为硫脲类衍生物，作用与硫脲类药物相似，代谢缓慢，疗效快。MMI半衰期较PTU长，为6～8 h，故用量仅为硫氧嘧啶的1/10，不良反应少。

MMI常用剂量与方法：20～30 mg/d，一日分2～3次口服，维持量5 mg以下。PTU和MMI对等药物剂量为15∶1～10∶1。例如：100 mg的PTU约等于10 mg的MMI。

六、注意事项

（1）糖尿病患者疑有甲亢症状者应及时做甲状腺激素实验室检查，以便早期确诊。要鼓励患者与医生协调配合，切勿增加患者心理负担。

（2）做好患者思想工作，调动有利于患者治疗的积极因素，以提高治疗效果，防止各种并发症的发生。

（3）进行药物治疗时要注意用药剂量适当，避免过急、超量用药等不利于病情的治疗。

（4）如遇感染应及早进行抗生素治疗，防止病情恶化而难以控制。

（5）糖尿病和甲亢都容易造成心肌损害，二者容易并发心脏症状，所以要注意预防糖尿病甲亢性心脏病的发生。

七、预后

糖尿病和甲亢二者常相互影响，使病情加重、难以控制，因而在治疗上要注意分析病情，及时调整治疗方案。经过合理治疗多数患者预后较好。个别发生酮症酸中毒引起甲亢危象或其他并发症者，预后屡有不测险情，尤其是甲亢危象死亡率仍在30%左右。

（路影　冯晓丹）

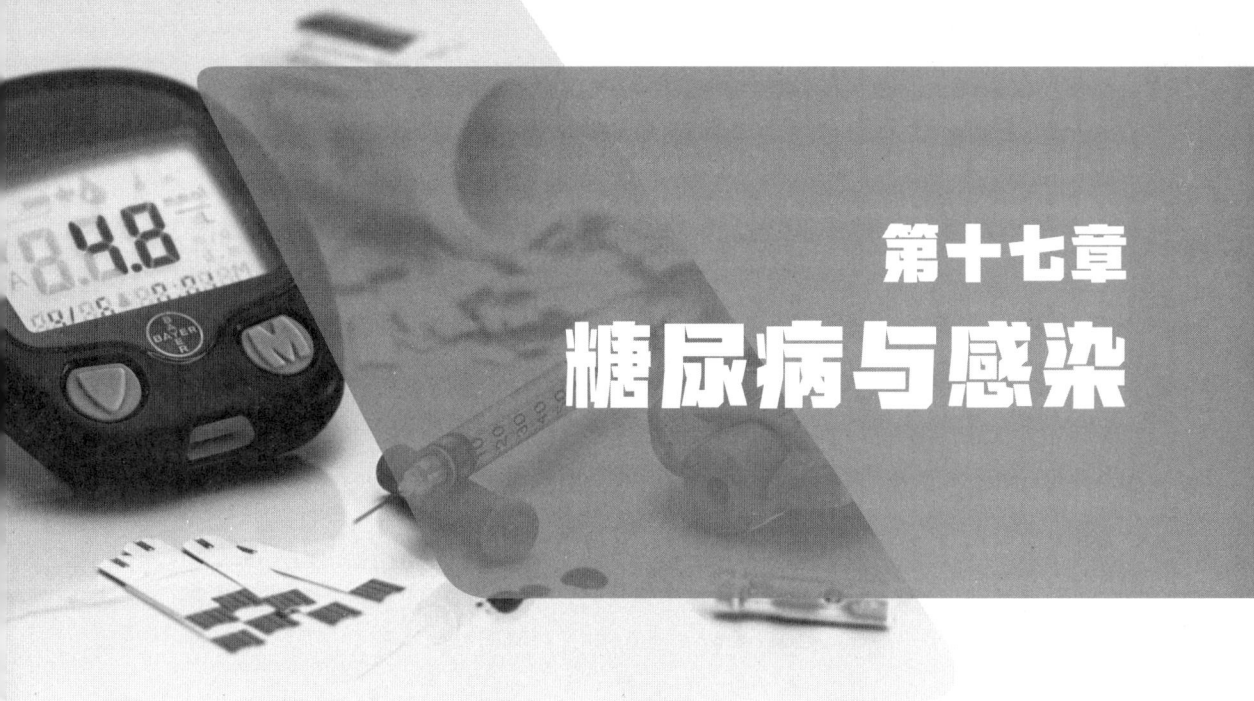

第十七章 糖尿病与感染

感染是糖尿病的严重并发症之一,是糖尿病患者死亡的重要原因。在胰岛素问世之前,15%～20%糖尿病患者的死亡与感染有关。胰岛素和广谱抗生素的出现明显改变了上述现象,使之与感染有关的病死率下降至1.5%左右。如今非感染性疾病如心脑血管疾病和糖尿病肾脏疾病等慢性并发症已成为糖尿病患者死亡的主要原因。但糖尿病患者的感染仍是一项重要课题。

糖尿病患者抵抗力下降,防御能力降低,容易发生感染,尤其在血糖长期控制不佳的情况下;而感染又可诱发或加重糖尿病病情,增加糖尿病控制的难度。两者相互影响,可急剧糖尿病病情恶化,糖尿病合并严重感染者病死率很高,严重影响患者的生存质量和生存期。糖尿病患者的皮肤和黏膜是易感部位,因为皮肤和黏膜是防护局部和全身免受微生物入侵的屏障,因此,这些部位的缺血性病变、神经反应或触觉的迟钝、小的伤口等,都可成为病原微生物入侵的缺口。

第一节 糖尿病患者易患感染的发病机制

糖尿病患者由于代谢紊乱和并发症多发,尤其是并发酮症酸中毒等急性代谢紊乱时,机体防御能力随之降低,对感染的易感性增高,特别是对化脓性细菌、真菌、结核菌和某些病毒易感。具体发病机制与下列因素有关。

一、机体防御功能减弱

糖尿病患者尤其在合并严重并发症时,由于代谢紊乱严重,机体多种防御功能都存在缺陷,对入侵的微生物抵御反应的各阶段都被抑制,包括中和化学毒素、吞噬、细胞内杀菌、调理和细胞免疫,因此患者极易感染,且感染严重。糖尿病患者细胞、体液免疫方面多有障碍,严重糖尿病患者由于蛋白质分解代谢加速,合成代谢降低,体内蛋白质进行性消耗,因此免疫球蛋白、补体等生成能力降低,血液杀菌力减弱。有学者认为,糖尿病患者血清中存在抗体生成细胞(B淋巴细胞)抑制因子,使抗体生成减少。动物实验和临床试验表明,糖尿病患者外周血中T淋巴细胞数较正常人明显减少,对金黄色葡萄球菌吞噬体溶解产物的反应异常,并发现血糖控制不良的糖尿病患者淋巴细胞转化明显降低,从而导致入侵微生物在体内繁殖,损伤身体。研究证实,糖尿病患者多形核白细胞的移动性、趋化性、粘连性和吞噬微生物的能力下降,白三烯、胰岛素B_4、前列腺素E(PGE)和血栓素B_2的水平都降低,胰岛素治疗后即可恢复白细胞的杀伤力。淋巴细胞活素释放亦不正常,与空腹胰岛素浓度负相关,与血糖水平不相关。

(1)多形核白细胞(PMN)。PMN主要是中性粒细胞,粒细胞是机体抵抗病原微生物的第一道天然防线,糖尿病患者常表现为PMN趋化能力和/或吞噬能力与杀菌能力等多种能力改变。

趋化能力:PMN被微生物分泌的各种趋化物质吸引至感染部位而发挥作用。此外,补体激活和PMN在局部产生的细胞因子在趋化过程中亦起作用。此过程所需能量由无氧酵解和磷酸己糖通路供给。体外研究显示,糖尿病患者的PMN对趋化刺激的定向移动反应能力降低,特别是血糖控制不佳的患者。

吞噬能力:吞噬过程分两个阶段,即黏附阶段和胞饮阶段。此过程由一系列非常复杂的协同机制激活,它们包括肌动蛋白、肌浆球蛋白和肌动蛋白、连接蛋白的相互作用,细胞膜IgGFc中段受体的表达和C3b补体成分的激活等。此过程所需能量由无氧酵解生成的ATP供给。现有资料表明,糖尿病患者尤其是病程长和血糖长期控制不佳的患者,其PMN吞噬能力降低。

杀伤能力:粒细胞杀伤病原微生物的能力与其释放的自由基、超氧化物和过氧化氢等有关。体外试验显示,糖尿病患者粒细胞的杀菌能力较非糖尿病患者降低,而经过一段时间良好的血糖控制后,粒细胞的杀菌能力明显增强。有报告称,糖尿病患者粒细胞内山梨醇生成的增加可能损害粒细胞的氧化杀伤能力。

(2)淋巴细胞亚群及其功能。一些研究报告显示,糖尿病患者T淋巴细胞总数下降,较有特异性的表现为CD表型(辅助)T淋巴细胞数下降,致CD4/CD8比值下降,从而干扰了机体对感染的免疫防卫能力。此种缺陷可能是胰岛素水平低下、胰岛素活性低下或高血糖等所致,良好的代谢控制可使淋巴细胞转化和T淋巴细胞亚群趋于正常。在病程长和血糖控制不佳的糖尿病患者中，几乎半数患者存在原发性体液免疫和细胞免疫缺陷，这种缺陷通常与抗原巨噬细胞识别能力不全有关。

二、糖尿病的血管、神经并发症

糖尿病引起的中、小血管功能和形态异常，可导致血流缓慢，周围组织血流供应减少，组织氧浓度降低，这不仅影响局部对感染的反应（包括细胞和体液因素），而且有利于厌氧菌的生长和降低白细胞依赖氧的杀菌作用，同时损害PMN氧化杀菌的能力。组织血流量减少亦可使抗生素不易渗透到炎症部位，导致炎症不易控制，创口不易愈合。

糖尿病合并周围神经病变时，四肢末端麻木，痛觉、温度觉、触觉减退，容易受伤，且早期不易发现而致感染，这也是糖尿病足发病的主要原因。由于周围血供不足，创伤不易愈合，糖尿病足的截肢率很高。另外，伴糖尿病神经病变的患者几乎都有神经性膀胱炎、尿潴留、尿糖增多，为细菌在局部的生长提供了良好环境。尿潴留往往需要经常导尿，因此易发生逆行尿路感染甚至急性肾盂肾炎。

三、高血糖

长期高血糖除损害机体的免疫防御机制和导致慢性并发症之外，还有利于微生物，尤其是革兰氏阳性菌的生长繁殖。研究表明，革兰氏阳性菌易在高糖溶液中繁殖，使感染发展较快且相对难以控制。而且，高血糖可使血浆渗透压升高，抑制白细胞的吞噬能力，使机体对感染的抵抗力降低，且高血糖程度与感染发生的频度呈正相关。

（冯晓丹　苏达永）

第二节　感染对糖尿病代谢的影响

感染对糖尿病患者的影响主要为应激引起血糖升高、恶化，甚至诱发高血糖危象，如糖尿病酮症酸中毒、糖尿病非酮症高渗性昏迷。感染升高血糖的机制主要是通过升高各种胰岛素拮抗激素（胰升糖素、皮质醇、生长激素、甲状腺激素和儿茶酚胺等）水平，或通过刺激糖原异生，或通过抑制胰岛素分泌（如儿茶酚胺）而致糖代谢恶化、脂肪分解和生酮作用增强。

一方面，感染所致的发热、恶心、呕吐或腹泻等可导致脱水，同时也可使血糖升高。此外，由于感染可导致患者进食减少或不进食，因此患者常自行减少或停止使用胰岛素、口服降糖药物，从而促使血糖升高和酮症、高渗性昏迷的发生。另一方面，如患者继续按原剂量应用降血糖药物，又可能导致低血糖的发生，此时患者应在医护人员的指导下，补充水分和碳水化合物，调整降血糖药物的种类和剂量。如不能进食或存在明显的脱水，应静脉补充液体、电解质、碳水化合物和胰岛素，同时监测血糖、电解质和血酮体等指标。

（冯晓丹　苏达永）

第三节　糖尿病常见感染因素、部位及处理

一、细菌感染

（1）呼吸系统感染。呼吸系统是糖尿病患者最常继发感染的部位，呼吸系统感染主要包括肺炎、急性支气管炎、慢性支气管炎、肺脓肿和肺结核等。

在非特异性感染中，如为院外感染，则病原菌以肺炎球菌为主，但近年来葡萄球菌和克雷伯菌感染较为常见，其他如革兰氏阴杆菌仍占相对较少的比例。如为院内感染，则肺炎球菌减少，革兰氏阴性菌（如大肠杆菌、肺炎杆菌、肠杆菌属和沙雷菌等）明显增多；细菌性病原体减少，真菌（念珠菌和曲菌）、支原体和病毒等增多。糖尿病患者合并肺部感染与非糖尿病患者相比，病情常较重，且进展快，尤其老年患者。凡对临床怀疑合并肺部感染者，应立即给予胸片或胸部CT检查，并同时给予痰涂片和培养，尽早开始经验性抗生素治疗，以后根据病原学检查和药敏试验结果调整用药。

糖尿病患者合并肺结核的发生率比非糖尿病患者高出2～4倍，糖尿病是肺结核的独立危险因素，血糖控制不良的糖尿病患者易发生活动性肺结核。除上述易感机制之外，糖尿病患者常合并脂代谢异常，血中游离脂肪酸和甘油三酯水平增高，其代谢产物为结核菌的生长繁殖提供了良好的环境，同时糖尿病患者血中维生素A水平降低，呼吸道黏膜上皮细胞抵御外界感染的能力减弱，也易导致结核菌感染。糖尿病合并肺结核曾是糖尿病患者死亡的重要原因之一，在世界某些卫生防护较差的地区，糖尿病患者中结核病的发病率是非糖尿病患者的16倍，死因居第2位。随着我国开展对肺结核的大力防治和卫生条件的改善，糖尿病患者中肺结核的发病率已明显下降，但近年来有增加的趋势。

糖尿病合并肺结核常以暴发性肺结核较多见，并易形成干酪性肺炎和空洞，且易溶解扩散。部分患者临床症状不明显，常在常规检查或不明原因的血糖控制恶化进一步检查时被发现。另外，糖尿病患者肺结核病变部位也常不典型，如肺下叶结核发生率相对较高，机体对结核菌的皮试反应常明显降低，甚至呈阴性。糖尿病合并肺结核可以先有肺结核后发现糖尿病，或先有糖尿病后继发肺结核，或两者同时发现，长期血糖控制不佳更易继发肺结核，肺结核又会加重糖尿病，两者形成恶性循环。积极控制血糖后，抗结核治疗的效果与非糖尿病患者相似。

对糖尿病合并活动性肺结核者应两者并治，应用口服降糖药治疗的2型糖尿病患者建议改为胰岛素控制血糖，同时联合应用利福平、异烟肼、吡嗪酰胺或乙胺丁醇等。饮食治疗可适当放宽，稍增加每日蛋白质、脂肪和碳水化合物的摄入。在肺结核得到控制或治愈后，一些2型糖尿病患者可改用口服降糖药物治疗，甚至仅需采取饮食疗法。

（2）恶性外耳道炎（malignant external otitis，MOE）。MOE又称侵袭性外耳道炎或坏死性外耳道炎，几乎总是（文献报道90%的病例）发生在糖尿病患者中，尤其多见于老年糖尿病患者。假单胞菌几乎是所有MOE的致病菌，患者常因外耳道微血管病变而使局部血流灌注不足，抗感染力降低而致病。临床表现为亚急性发生的比较严重的耳疼痛、外耳道溢液或流脓、耳周肿胀和触痛等，有时双耳均可受累，如不加以治疗，炎症将向耳郭、周围软组织、面神经出口处扩展，可累及软骨或播散至颅底，第七对脑神经麻痹常为病情恶化的先兆，严重者可向内侵及颅底骨骼、乳突的骨质、脑实质，发生颅内静脉血栓、骨髓炎、脑脓肿和脑膜炎等并发症，病死率高达50%以上。耳科检查可见骨膜正常，软骨和骨交接处有肉芽肿组织。治疗应尽早施行外耳道冲洗和引流，同时使用胰岛素积极控制糖尿病，使用强有力的抗生素控制感染。如常规治疗无效，应及时进行外科手术清除病灶并联合应用羧苄青霉素和氨基糖苷类抗生素，抗生素常需持续应用6周，在培养阴性后至少再用药1周，以巩固疗效。

（3）坏死性软组织感染。该病发展迅速，死亡率高。Stone和Matin报告，糖尿病患者占该病患者的71%，该病为甲型链球菌合并其他革兰氏阴性菌或厌氧菌的感染。开始时发生在股部、会阴部或肛门周围，疼痛明显，有全身中毒症状，可产生气体。此种感染侵入肌肉时称坏死性蜂窝织炎，可触及皮下气肿。男性生殖器及会阴部的感染称Fournier坏疽。治疗方法主要是积极控制血糖，进行广泛的清创手术，使用针对链球菌、肠杆菌、厌氧菌和松脆杆菌的强力有效的抗生素。

（4）泌尿系统感染。糖尿病患者尿路感染的发生率明显升高，是一般人群的2～3倍，尤其是女性患者。糖尿病合并泌尿系统感染者约占40.8%。资料表明，与非糖尿病女性患者相比，糖尿病女性患者泌尿系统感染发病率高出2～3倍，菌尿阳性率高出3～4倍。尿路感染的致病菌主要为肠道中的革兰氏阴性菌，约占致病菌总数的2/3，其中大肠杆菌是最常见的致病菌，其他主要包括克雷伯菌、肠杆菌、奇异变形杆菌、吲哚阳性变形杆菌、沙雷菌、表皮葡萄球菌，真菌感染也可见到。糖尿病神经源性膀胱、尿潴留者，更易出现尿路感染。肾脏穿刺活检和尸检显示，糖尿病患者肾盂肾炎的发生率分别为10%和40%～50%，且易引起革兰氏阴性菌菌血症和败血性休克，病死率较高。由于糖尿病神经病变常使患者在合并尿路感染时症状表现不明显，而仅表现为无症状性菌尿（尿菌落计数10^3/mL），因此可能成为一些患者血糖控制恶化的潜在诱因。

泌尿系统感染应强调早期发现、早期治疗，因其可加重糖尿病病情并可能最终导致肾功能损害。在临床上考虑患者合并尿路感染时，应在进行特效治疗前采集清洁中段尿进行检查，包括离心沉淀尿沉渣检查脓细胞和细菌，或取未离心的尿沉渣做涂片染色，或进行尿培养做菌落计数和药敏试验。在获取标本送检之后，立即给予抗生素治疗，同时强调多饮水和多排尿，应根据尿路感染的部位和药敏试验结果给予不同的治疗。如出现肾盂肾炎则必须应用抗生素。如果根据药敏情况应用足量敏感抗生素后疗效仍不佳，则需考虑存在肾或肾周脓肿，这种情况应积极行外科手术治疗。如合并神经源性膀胱和尿潴留，应给予导尿并应用抗生素进行膀胱冲洗。对无症状菌尿不宜长期使用抗生素。

糖尿病患者中糖尿病并坏死性肾乳头炎的发病率较非糖尿病患者高得多，这是一种少见的急性严重感染，临床上以发热、血尿、尿中有坏死性肾乳头碎片、肾绞痛及迅速发生高氮质血症为特点。糖尿病可发生气肿性膀胱炎，膀胱壁内细菌发酵产生气肿，大部分患者有肉眼血尿，对相应抗生素有较好的反应。气肿性肾盂肾炎是肾脏收集系统、肾实质和肾周围组织一种罕见产气的感染，其病原菌可能为大肠杆菌、肺炎克雷伯菌和产气肠杆菌等，临床可表现为寒战、发热、腹痛、恶心和呕吐，有时可触及腹部包块和肋脊角触痛，腹部平片和CT有助于确定气体的存在和准确定位。对此应加强抗感染治疗（建议使用第三代头孢类抗生素），抗生素要足量，疗程至少2周，如对抗生素治疗反应不佳，应及时请外科协助治疗，必要时行肾脏切除，如不能耐受肾脏切除应切开引流或在B超和CT引导下经皮插管引流。

（5）气肿性胆囊炎。糖尿病患者胆囊炎和胆囊结石的发生率高于一般人群。气肿性胆囊炎是一种少见的、病死率很高（达15%）的疾病。文献报道，35%的病例发生在糖尿病患者中，病原菌有梭形芽孢杆菌、粪链球菌和革兰氏阴性菌。病理报告提示胆囊动脉的狭窄致动脉功能不全、胆囊壁缺血，可造成一种厌氧环境，从而有利于气体的产生。该病临床表现和体征与典型胆囊炎相似，腹部X线平片检查见胆囊窝存在气体，有助于早期诊断，腹部CT可显示胆囊腔、胆囊壁或胆囊周围有气体。气肿性胆囊炎极易发生坏死和穿孔，一经诊断，应及时通过手术处理并加用足量广谱抗生素。

（6）牙周病。牙周病如牙龈炎和牙周炎等在糖尿病患者中常见。文献报道，1型糖尿病患者牙周病的发病率比非糖尿病患者高，且病情严重，可能与牙周组织的微血管病变等有关。牙周病患者可发生牙周脓肿、牙髓炎、根周炎、牙周性颌周脓肿、面部间隙感染、牙齿松动，甚至牙周膜、牙槽骨被吸收等。牙周病的发生与糖尿病病程和血糖控制不良有关，有时因未引起重视或未被发现而成为糖尿病患者血糖控制恶化的一个潜在诱因。其治疗要求在血糖控制良好的同时给予口腔局部处理，配合应用抗生素包括针对厌氧菌的药物如甲硝唑。

（7）皮肤黏膜感染。糖尿病患者皮肤黏膜感染的机会明显增加，一些患者皮肤反复感染、迁延不愈而最终被发现患有糖尿病。约20%的糖尿病患者有皮肤化脓性感染，常由金黄色葡萄球菌、铜绿假单胞菌等引起。临床上以疖、痈、蜂窝织炎、毛囊炎和汗腺炎等感染多见，反复发作，有时可引起暴发性败血症。治疗上比较困难，常规青霉素、链霉素治疗难以奏效，可根据脓液培养及药敏试验选用抗生素。

（8）红癣。红癣是常见的皮肤感染，由革兰氏阳性小杆菌所致。表现为局部奇痒，有红棕色斑疹，常位于腋窝和腹股沟处，可向外扩散。用红霉素治疗有效。

二、真菌感染

（1）鼻、脑毛霉菌感染。该病为糖尿病患者所特有的少见的真菌感染性疾病，约90%的毛霉菌感染发生于糖尿病患者，多见于未被控制的糖尿病酮症酸中毒患者。该病先侵犯鼻黏膜，再扩及面部软组织、鼻旁窦、眼眶，常急剧向颅内进展。侵犯血管可使组织坏死、血栓形成，产生上腭或鼻中隔坏死。患者表现为面部蜂窝织炎、眼眶肿、突眼、黑色鼻涕、黑色鼻痂、体温高、头痛、昏睡。严重患者可出现眼肌麻痹或视力丧失。确诊的依据为鼻腔流出物检查：革兰氏染色可见宽而不分隔的菌丝，上有呈直角的分支。如治疗延迟，患者多在1周内死亡。治疗除了控制糖尿病的酮症酸中毒外，必须清创以清除组织隐藏的菌丝，可使用两性霉素或制霉菌素，每日剂量2～4 g。早期积极治疗可明显提高生存率。

（2）真菌性尿路感染。病原体多为念珠菌或光滑球状酵母菌。酵母菌感染可有或无症状，偶可上升到肾实质，引起输尿管堵塞或血行播散。制霉菌素B可滴入膀胱内治疗，5-氟胞嘧啶对酵母菌有效，但要注意药物的副作用。

（3）皮肤真菌感染。病原体为念珠菌、表皮癣菌，少见有毛霉菌，亦是糖尿病患者皮肤感染常见的致病菌，感染主要累及阴道、外阴、阴茎、腹股沟、指或趾间、甲沟和口腔等部位。播散性念珠菌病少见，但可见于糖尿病患者。糖尿病合并皮肤真菌感染的治疗尤其应在血糖控制很好的同时进行局部抗真菌治疗，如考虑为继发系统性真菌感染，应早期给予两性霉素或氟康唑等治疗。

（4）其他真菌感染。糖尿病患者亦易发生其他真菌感染，根据临床症状和实验室检查可做出诊断。其他真菌感染的治疗应积极控制糖尿病并对症治疗。

（冯晓丹　苏达永）

第四节　糖尿病合并感染的防治

糖尿病与感染互相影响，互为因果。糖尿病患者容易发生某些感染，而感染又可引起或加重糖尿病。据国内部分医院统计，糖尿病患者并发感染的发病率为32.7%～90.5%，其中以呼吸系统感染（肺炎、慢性支气管炎合并继发感染、肺结核、肺脓疡等）发病率最高，其次为尿路感染。感染可使糖尿病症状和病情加重，使原有的糖尿病不易控制，甚至引起酮症酸中毒等严重后果。因此，早期的诊断与治疗非常重要。

一、防治原则

（1）积极治疗糖尿病，血糖控制在理想或接近正常的水平，纠正糖代谢紊乱，一方面有助于减少糖尿病慢性并发症的发生和进展（慢性并发症有利于感染的发生和播散），另一方面可能改善体内细胞免疫、体液免疫和自然防御系统，提高机体抵抗和杀灭病原微生物的能力，增强机体抵抗力，减少感染的发生。

（2）重视和避免感染的潜在诱因，注意个人和环境卫生，妇女尤应注意外阴的清洁卫生。有周围神经病变者，应避免损伤，及早发现和治疗局部损伤及感染。

（3）一旦发生感染，早期诊断和及时治疗是防止感染蔓延和扩散的根本措施之一。参照临床和药敏试验应用抗生素，以足量、足疗程、严重感染者静脉给药、联合用药为原则。不宜长期用药或预防性用药。有些感染需外科协助治疗，如肾脓肿、痈等需外科扩创或切开引流才能尽快治愈，否则疗效不佳。同时，给予改善微循环、营养神经治疗，可取得一定效果。

二、临床上对各种感染的处理方法

1. 呼吸系统感染

糖尿病患者常见的感染是肺炎，常见致病菌是肺炎双球菌、葡萄球菌和克雷伯菌等，部分肺炎由革兰氏阴性菌引起。糖尿病合并肺炎常较严重，尤其是老年人，易发生中毒性休克。因此凡临床怀疑呼吸系统感染的患者应立即摄胸部X线，做痰涂片和培养，并开始治疗。疑为革兰氏阳性菌感染者首选青霉素或先锋霉素第一、第二代，疑为革兰氏阴性菌感染者则首选氨基糖苷类或先锋霉素第二、第三代，然后根据病原学结果及治疗反应酌情调整抗生素。

2. 泌尿系统感染

糖尿病患者易并发泌尿系统感染，女性发病率明显高于男性，约为男性的8倍。革兰氏阴性菌是最常见的致病菌，真菌感染也可见到，可能与不适当地应用广谱抗生素有关。其中膀胱炎和肾盂肾炎最常见，偶可并发急性肾乳头坏死。约25%的患者表现为无症状菌尿，若合并存在继发于糖尿病的神经源性膀胱、尿潴留，则容易发生尿路感染。预防及早期发现和治疗泌尿系统感染尤为重要。对糖尿病患者应尽量避免泌尿、生殖道的各种器械操作，若必须进行，应在检查操作前就开始应用抗生素，如喹诺酮类或氨基糖苷类抗生素，前后约需48 h，对于表现为无症状菌尿的患者不宜长期应用抗生素。如发生肾盂肾炎则必须应用抗生素，且常需住院治疗，在进行清洁中段尿培养、菌落计数和药敏试验后应立即进行经验性抗菌治疗，在住院期间需仔细检查以找出可能存在的梗阻因素，并予矫正。如果根据药敏试验应用了足量敏感抗生素仍疗效不佳，则需考虑肾或肾周脓肿，在这种情况下应结合外科治疗。

3. 皮肤及软组织感染

由于周围血管神经病变，糖尿病患者的皮肤较易损伤，且不容易发现和自愈。因此，糖尿病患者易发生多种皮肤及软组织感染，临床上以疖、痈、毛囊炎、汗腺炎、头部乳头状皮炎等细菌感染多见。糖尿病患者发生疖、痈的机制尚不完全清楚，可能是高血糖、高渗状态及血中酮体产生过多等原因使白细胞杀菌能力降低所致。金黄色葡萄球菌是主要致病菌，治疗上需选择抗青霉素酶的新型青霉素，并需外科切开引流。蜂窝织炎和下肢溃疡是另两种常见感染，下肢溃疡常为革兰氏阳性菌、革兰氏阴性菌混合感染。治疗包括局部应用敏感抗生素敷料及进行清创引流术，必要时采用抗感染、扩血管及活血化瘀等全身治疗。

4. 败血症

革兰氏阴性菌败血症在糖尿病患者中多见，病原菌以大肠埃希菌、产气杆菌等多见。常由泌尿系统感染、静脉注射时感染、意识丧失后吸入感染及机体抵抗力差所致。革兰氏阴性菌所致的败血症常伴休克，易诱发酮症酸中毒、高渗性昏迷等严重并发症，病死率较高。由于败血症病原菌种类众多，难以从临床表现上加以鉴别，因此正确的病原学诊断有赖于及早进行血培养及对有关脓液或其他体液等标本进行涂片培养，并根据检验结果进行适当的治疗。

5. 牙周病

牙周病在糖尿病患者中亦较为常见，尤其是1型糖尿病患者更易发生，且较严重。有时尚未发现或未被控制的糖尿病患者可忽然发生广泛的急性牙周病，表现为牙齿松动、牙周溢脓、牙槽骨吸收，在糖尿病得到控制后这些症状可减轻或消失。牙槽骨的吸收与糖尿病病程有关。牙周病的发病可能与牙周组织微血管病变有关。平时应注意口腔卫生。治疗应包括口腔局部处理及口服甲硝唑，伴有发热、白细胞增高及中毒症状严重者可静脉给予青霉素及甲硝唑。

（冯晓丹　苏达永）

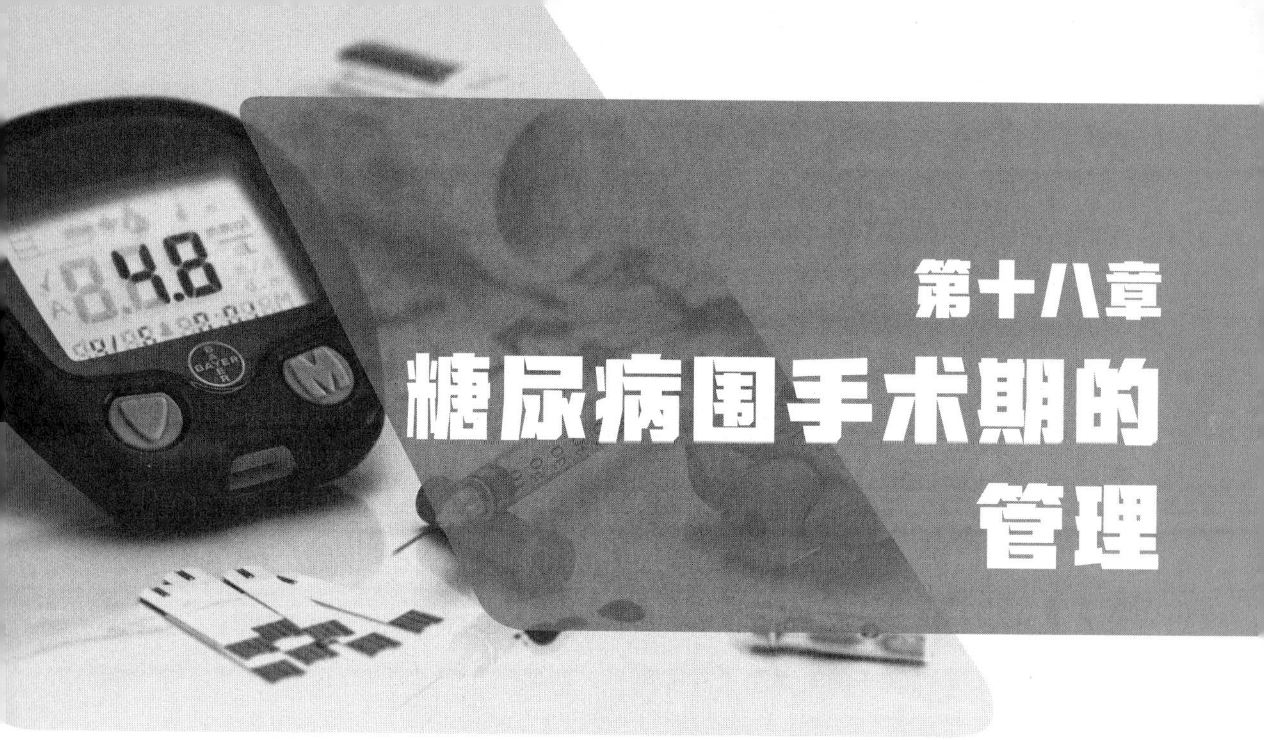

第十八章 糖尿病围手术期的管理

糖尿病患者往往有各种慢性并发症,如肾病、眼病(包括白内障、玻璃体积血和视网膜病变)、糖尿病足和心脏病等。另外,糖尿病患者合并胆囊炎、胆囊结石及各种肿瘤的危险性亦明显增加,因此糖尿病患者接受手术的机会多于一般人群。围手术期的合理处理,尤其是保持血糖水平正常或接近正常,对促进患者伤口愈合和降低术后并发症的发生率十分重要。

第一节 手术和麻醉对糖代谢的影响

手术和麻醉所导致的应激可使血胰岛素拮抗激素水平升高——促肾上腺皮质激素(ACTH)释放增加,生长激素、儿茶酚胺和胰升糖激素浓度升高,而常干扰血糖控制。麻醉时血糖水平明显上升,麻醉后2 h、4 h、6 h可能发生高血糖,手术结束后,血糖也会上升,可持续12 h;即使是非糖尿病患者,麻醉也会诱发高血糖,见图18-1。

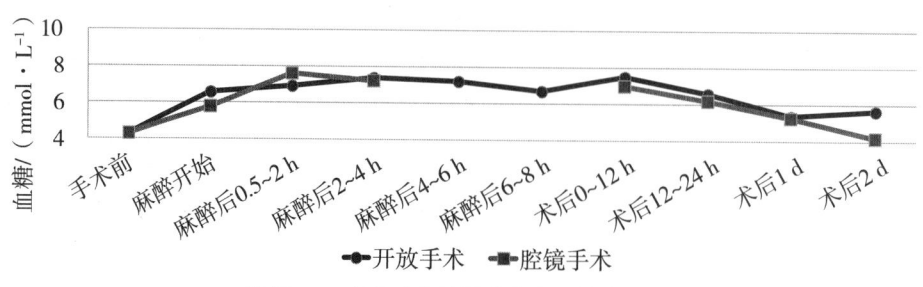

图18-1 麻醉对非糖尿病患者血糖的影响

胰岛素拮抗激素升高幅度的大小与手术的大小及有无手术并发症如术后败血症及切口感染等有关。与全身麻醉相比，硬膜外麻醉对血糖影响较小，由于内脏交感神经的阻滞，肾上腺素释放减少，肝脏葡萄糖产生减少，机体胰岛素抵抗无明显变化，但低血糖的危险性增加，尤其在缺乏血糖监测的情况下。麻醉药物最好不选择乙醚、环丙胺、甲氧氟烷和氯仿等，而以氟烷为宜。如进行局部麻醉小手术或针刺麻醉则对血糖影响不大，特别是术后便能进食者，则糖尿病原来的治疗方案无须改变，仅需加强观察；如手术时需全身麻醉、病情重、手术大、手术时间长和术后不能进食者，则应根据外科病情、手术治疗的迫切性和糖尿病病情严重程度分别处理。糖尿病患者手术时的内分泌、代谢反应及其急性期和远期的影响见表18-1。

表18-1　糖尿病患者手术时的内分泌、代谢反应及其急性期和远期的影响

内分泌反应	代谢反应	急性期和远期的影响
①胰岛素拮抗激素分泌增加，包括儿茶酚胺、胰升糖激素、皮质醇、生长激素； ②胰岛素分泌降低导致抗分解代谢减弱； ③胰岛素抵抗增加，继发于胰岛素拮抗激素水平增加	①高血糖； ②葡萄糖清除或利用降低； ③肝糖产生增加（糖原分解和糖原异生增强）； ④蛋白质分解代谢增强； ⑤脂肪分解增强伴酮体形成	①渗透性利尿致脱水和血流动力学不稳定； ②肌肉分解增加、负氮平衡、伤口愈合受损和对感染的抵抗力降低； ③脂肪组织丧失，能量储备减少； ④必需氨基酸、维生素和矿物质缺乏

（冯晓丹　宋召喜）

第二节　糖尿病围手术期的血糖管理

糖尿病围手术期的处理应根据具体情况和手术的缓急（分为择期大手术和急诊大手术）区别对待。处理程序包括术前准备、术中胰岛素应用和血糖监测及术后的治疗等。合理的处理需糖尿病专科、外科手术者和麻醉师的共同努力。

一、围手术期血糖管理的基本原则

1. 识别围手术期血糖异常的高危人群

围手术期血糖异常以高血糖为主，可分为合并糖尿病的高血糖和应激性高血糖两类。一般手术围手术期高血糖以合并糖尿病者居多。目前我国糖尿病发病率逐年升高，合并糖尿病的外科手术患者也日趋增多，其中相当比例的患者术前并未得到正确诊断，血糖未能得到有效控制。有国外研究报道，择期手术中10%以上的患者合并隐匿性糖尿病。与普通人群相比，合并糖尿病尤其是未发现、未治疗的糖尿病患者的血糖升高更加显著，围手术期死亡率和并发症发生率更高，因此应当在术前加以识别。而单纯由应激

导致血糖显著升高者往往提示手术应激很强，或合并感染、败血症等并发症，可能为危重患者。

2. 合理的血糖控制目标

大量循证医学证据表明，血糖控制有利于降低外科重症患者术后感染等并发症的发生风险，但控制过于严格（如降至"正常"范围）则会增加低血糖发生风险，对降低总死亡率并无益处。尽管目前的结论主要来源于对ICU重症患者及体外循环心脏手术患者的研究，对一般外科手术患者的理想血糖值尚缺乏高级别的研究证据，但采用适当宽松的血糖控制目标已得到了广泛的认可。

3. 围手术期血糖管理的要点

围手术期血糖管理的要点在于控制高血糖，同时避免发生低血糖，维持血糖平稳。因禁食、降糖方案未及时调整或降糖治疗中断等造成的围手术期血糖波动比稳定的高血糖危害更大。严密监测血糖、及时调整降糖治疗方案是保持围手术期血糖平稳的关键。应根据患者术前血糖水平、治疗方案、有无并发症、手术类型等进行全面评估，制订个体化的管理方案。

二、术前准备及评估

1. 一般原则

确定患者的糖尿病分型及其治疗方案、血糖控制及并发症情况，需要手术医生与麻醉医生、内科/糖尿病专科医生协同，根据患者的一般情况、手术类别和麻醉方式等制订合理的手术治疗方案（术前、术中和术后）。小型手术（如活组织检查、体表手术、血管造影或介入等，一般指手术完成时间为0.5～1 h），行局部麻醉，无须禁食；中、大型手术（如开胸、开腹、开颅、骨折内固定、截肢等，手术完成时间在1 h以上），行椎管或全身麻醉，需禁食。在制订糖尿病治疗方案时尚需考虑手术为择期手术、限期手术或急诊手术的不同。

2. 术前血糖管理

（1）术前监测血糖，每日至少4～7次。

（2）对于择期手术，术前控制餐前血糖≤7.8 mmol/L，餐后血糖≤10 mmol/L；眼科、整形等精细手术，血糖应控制在更接近正常的水平，要求餐前血糖≤6.1 mmol/L，餐后血糖≤7.8 mmol/L。

（3）对于急诊手术应根据患者的具体情况，分析手术的迫切性和有无糖尿病严重的急性并发症如糖尿病酮症酸中毒或糖尿病高渗性昏迷等，权衡病情轻重缓急而采取措施。如手术能暂缓几个小时，应争取纠正酮症酸中毒、电解质紊乱、高渗和休克等；但需紧急手术者，如急性内脏大出血和呼吸道梗阻等，可于术中应用胰岛素并密切监测血糖、电解质和酸碱紊乱情况并逐步予以纠正。对于限期手术如恶性肿瘤，可根据情况先

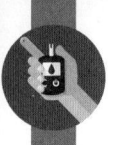

进行手术，术中、术后再应用胰岛素进一步控制血糖。

（4）手术风险越高，术前血糖控制达标越重要。术前血糖长期显著增高者，围手术期血糖不宜下降过快。因此，应当综合评估风险，合理选择手术时机，适当放宽术前血糖目标上限至空腹血糖≤10 mmol/L，随机或餐后2 h血糖≤12.0 mmol/L。

围手术期血糖控制目标如表18-2所示。

表18-2 围手术期血糖控制目标

手术	手术类型	血糖控制目标分层	空腹或餐前血糖目标/（mmol·L^{-1}）	餐后2 h或不能进食时的随机血糖/（mmol·L^{-1}）
择期手术（术前、术中、术后）	大、中、小型手术	一般控制	6.1～7.8	7.8～10.0
	器官移植手术	一般控制	6.1～7.8	7.8～10.0
	精细手术（如整形、眼科）	严格控制	4.4～6.1	6.1～7.8
急诊手术（术前、术中、术后）	大、中、小型手术	宽松控制	7.8～10.0	7.8～13.9
	器官移植手术	一般控制	6.1～7.8	7.8～10.0
	精细手术（如整形、眼科）	严格控制	4.4～6.1	6.1～7.8

资料来源：《围手术期血糖管理医药专家共识》。

3. 术前糖尿病治疗的选择

（1）胰岛素是围手术期唯一安全的降糖药物，术前应将原有降糖方案过渡至使用胰岛素控制血糖，并根据禁食情况减去控制餐后血糖的胰岛素剂量。无须禁食的短小局部麻醉手术可口服降糖药。

（2）术前住院时间超过3日的患者可在入院后即换用短效或速效胰岛素皮下注射以控制血糖，术前调整到适合的剂量。

（3）糖尿病手术当日停用口服降糖药和非胰岛素注射剂。磺脲类和格列奈类口服降糖药可能造成低血糖，术前应停用至少24 h；二甲双胍有引起乳酸酸中毒的风险，肾功能不全者术前应停用24～48 h。停药期间监测血糖，使用常规胰岛素控制血糖。

（4）入院前长期使用胰岛素治疗者，血糖控制方案多为控制基础血糖的中、长效胰岛素联合控制餐后血糖的短效或速效胰岛素皮下注射，可维持胰岛素治疗，逐步调整剂量至目标血糖。

4. 糖尿病患者术前评价

术前应对糖尿病患者进行必要的评价，以便更好地进行围手术期处理，见表18-3。

表18-3 糖尿病患者术前评价

评价项目	评价内容
糖尿病类型	①1型糖尿病：绝对胰岛素治疗； ②2型糖尿病：胰岛素需用量增加
先前血糖控制水平	①监测血糖，了解先前血糖记录； ②检测糖化血红蛋白水平
糖尿病并发症	①肾病：包括肾功能、水电解质平衡、血压和药物使用情况； ②神经病变（自主神经）：如心血管反应、心律失常、心动过速和低血压； ③膀胱功能失常：如尿潴留
心血管功能	如冠状动脉疾病、高血压和充血性心力衰竭

（1）对于合并糖尿病的患者，术前应了解其糖尿病类型、病程、目前的治疗方案、低血糖发作情况，特别是有无糖尿病并发症。合并糖尿病酮症酸中毒、高血糖高渗状态是非急诊手术的禁忌证。病程长的糖尿病患者可能并发冠心病等心脑血管疾病，且心肌缺血症状往往不典型，容易漏诊，应引起警惕。

（2）HbA1c可反映采血前3个月的平均血糖水平，可用于术前筛查糖尿病和评价血糖控制效果。对于既往无糖尿病病史者，如果年龄≥45岁或BMI≥25 kg/m^2，同时合并高血压、高血脂、心血管疾病、糖尿病家族史等高危因素，行心脏外科、神经外科、骨科、创伤外科、器官移植等高危手术前推荐筛查HbA1c，HbA1c≥6.5%即可诊断为糖尿病。既往已有明确糖尿病病史的患者，HbA1c≤7%提示血糖控制满意，围手术期风险较低，HbA1c＞8.5%者建议推迟择期手术。单纯应激性高血糖者HbA1c正常。注意贫血、近期输血等因素可能干扰HbA1c测量的准确性。

（3）手术类型与围手术期高血糖风险相关。手术越大型，应激越强，血糖增高越明显。

与局部麻醉比较，全身麻醉特别是吸入性麻醉刺激血糖升高的作用更显著，但目前并没有证据证明糖尿病患者必须首选局部麻醉。

三、手术日和术中血糖管理

（1）肠道准备期间减少胰岛素剂量，停用短效胰岛素及口服降糖药物。

（2）原口服降糖药不需变更者，不加葡萄糖或其他降糖药物，术后监测血糖。

（3）需要使用胰岛素者的血糖管理如下。

术前：小型手术者当日使用短效或速效胰岛素1/3～2/3剂量皮下注射；中、大型手术者当日静脉滴注葡萄糖，并按比例静脉给予短效胰岛素中和葡萄糖。血糖控制在6.1～10.0 mmol/L，不宜低于5.6 mmol/L或超过13.9 mmol/L。

术中：血糖监测每2 h一次，鞍区手术、心脏直视手术、器官移植等每小时一次。

可行葡萄糖-胰岛素-氯化钾（GIK）滴注：葡萄糖溶液（5%或10%）+短效胰岛素［葡萄糖（g）与胰岛素（U）的比例为（2~4）∶1］+氯化钾（20 mmol/L＝1.5 g/L）。如5%的葡萄糖500 mL（5%的葡萄糖盐水500 mL）+短效胰岛素8~10 U+10%的氯化钾10 mL，或10%的葡萄糖500 mL +短效胰岛素16~20 U+10%的氯化钾10 mL。术中葡萄糖的需要量成人为每分钟2~4 mg/kg，儿童为每分钟5 mg/kg；术中胰岛素的需要量通常情况下按每克葡萄糖搭配胰岛素0.3~0.4 U计算，患者有肝脏疾病、肥胖、严重感染、行糖皮质激素治疗或心脏搭桥手术时应适当增加胰岛素量。

（4）糖尿病患者围手术期需要输注葡萄糖者，建议液体中按葡萄糖（g）∶胰岛素（U）=（3~4）∶1的比例加用胰岛素中和。肠外营养的患者应注意营养液中的糖负荷，选用糖尿病专用型制剂，适当降低糖与脂肪的比例，缓慢输注，通过降低糖类总量、减慢糖类吸收速度，降低血糖峰值，减少血糖波动。

（5）尽量避免引起血糖升高的其他因素。地塞米松常用于预防术后恶心、呕吐，可使血糖水平升高；使用其他糖皮质激素、儿茶酚胺类药物、生长激素和免疫抑制剂也可能造成血糖升高。

（6）血糖＞10.0 mmol/L时开始胰岛素治疗。静脉给予胰岛素起效快，方便滴定剂量，因此术中适宜静脉给药。持续静脉泵注胰岛素有利于减少血糖波动，糖尿病患者及术前已经使用静脉胰岛素的患者术中首选持续静脉泵注胰岛素；应激性高血糖的患者可选择单次或间断静脉推注胰岛素，如血糖水平仍高，则予持续泵注。通常使用短效胰岛素加入生理盐水，以浓度1 U/mL配泵，参照患者的血糖水平、术前胰岛素用量、手术刺激程度等因素来确定胰岛素的泵速，密切监测，避免发生低血糖。

（7）胰岛素皮下注射适合病情稳定的非重症患者，常用于术前、术后过渡。注意避免短时间内反复给药造成降糖药效叠加。

（8）严重高血糖可能造成渗透性利尿，引起高渗性脱水和低钾血症，应注意维持水电解质平衡。术中由于多数患者血糖水平增高，因此一般输注无糖液体。术后和过长时间的手术当中，为了减少酮体合成和酸中毒风险，在血糖＜13.9 mmol/L的前提下，静脉泵注胰岛素的同时可泵注中和胰岛素的含糖液体，根据血糖水平调节泵速。胰岛素+葡萄糖双泵同时输注有利于减少血糖波动，但可能促使钾向细胞内转移，进一步加重低钾血症。因此，持续静脉泵注胰岛素时应注意监测血钾，可预防性补钾。

（9）低血糖的危害比高血糖大，长时间的严重低血糖可造成脑死亡，发生一次低血糖，围手术期死亡率即可增加，故应重视预防和及时发现低血糖。静脉输注胰岛素的患者，血糖≤5.6 mmol/L时应重新评估病情，调整泵速，血糖≤3.9 mmol/L时立即停用胰岛素，开始升血糖处理。可进食的清醒患者立即口服10~25 g能快速吸收的碳水化合物（如含糖饮料），不能口服的患者静脉推注50%的葡萄糖20~50 mL，之后持续静脉点滴5%或10%的葡萄糖以维持血糖，每5~15 min监测一次血糖，直至血糖＞

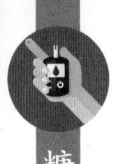

5.6 mmol/L，同时仔细筛查引起低血糖的可能原因。

围手术期胰岛素治疗方案如表18-4所示。

表18-4 围手术期胰岛素治疗方案

手术前一日早上和中午	手术前一日晚上	手术当日早上
保持胰岛素、口服降糖药治疗方案	①基础胰岛素：长效胰岛素减量10%～20%，中效胰岛素减量50%； ②胰岛素泵：可继续按常规速度泵注，输注部位需避开手术部位，或放置于大腿上部的外侧，上臂或下腹部（距脐周2 cm）	①基础胰岛素：如前一日晚上12点后空腹，长效胰岛素减量10%～20%，中效胰岛素减量50%； ②餐时胰岛素：省略早上的速效或短效胰岛素，使用胰岛素泵的患者除外，可进行个体化调整； ③停用口服降糖药和非胰岛素注射类药物； ④术前、术中及术后每2 h检测一次血糖水平

资料来源：《糖尿病中心、外科和ICU糖尿病住院患者血糖管理指南》（Joslin）。

四、术后血糖管理

（1）术后因存在疼痛应激、感染、肠内外营养液输注等情况，所以是血糖波动的高危时期，也是血糖管理的重要时期。

（2）术中持续静脉泵注胰岛素者，建议术后继续泵注24 h以上。机械通气和应用血管活性药物的重症监护（ICU）患者容易出现血糖波动，胰岛素应静脉泵注。

（3）小型手术者，监测血糖、尿糖、尿酮、电解质，调整口服降糖药物的剂量和种类，必要时加用胰岛素。控制血糖水平，空腹血糖在6.1～7.8 mmol/L，餐后2 h血糖为7.8～10 mmol/L。注意病情变化和伤口情况，有感染倾向者加用胰岛素。

（4）中、大型手术者给予如下处理。

在禁食期，应继续采用葡萄糖-胰岛素-氯化钾溶液治疗（每日碳水化合物不少于200 g），在内科医生或最好在糖尿病专科医生的帮助下，通过监测血糖调整胰岛素治疗，一般可在短期内稳定血糖。

当患者能进食流质时，继续维持低剂量的胰岛素输注，同时在餐前小剂量注射正规胰岛素（约10 g碳水化合物搭配1 U胰岛素）。

一旦患者能耐受食物，可停止输注胰岛素，餐前给予皮下注射胰岛素或者口服降糖药物，皮下注射胰岛素恢复到术前方案、剂量，或继续餐前皮下注射正规胰岛素，睡前给予中效或长效胰岛素，基础-餐时胰岛素方案更适合术后血糖管理。

过渡到皮下注射胰岛素时，注意皮下注射和静脉泵注应有2 h左右的重叠，以便于平稳过渡。应积极预防术后恶心、呕吐，尽早恢复正常饮食，根据进食情况逐步增加餐前短效或速效胰岛素剂量。

手术后血糖控制目标一般为空腹血糖＜7.8 mmol/L，餐后2 h血糖＜10 mmol/L。重症监护或机械通气的患者，如血糖＞10 mmol/L，可以持续静脉滴注胰岛素治疗，使血糖控制在8～10 mmol/L。

如术后并发症控制稳定，切口愈合好，血糖控制良好，患者可比较安全地恢复到手术前的胰岛素或药物治疗，术后的降糖药物可能需要调整，出院前评估胰岛素用量，一周内门诊复诊。

（5）术后注意预防感染。有感染倾向者及时加用抗生素，有显性蛋白尿者避免用有肾毒性的氨基糖苷类抗生素。早做肢体活动，及时应用抗血小板凝集药物等以预防血管栓塞。

五、围手术期的血糖监测

（1）对于一般情况良好的患者，推荐监测指尖血糖（毛细血管血糖）。

（2）危重、大手术或持续静脉输注胰岛素的患者，血糖监测频率为每0.5～1 h一次，对于血糖＜6.0 mmol/L或血糖急剧下降者应增加监测频次；如血糖≤3.9 mmol/L，推荐每5～15 min监测一次血糖，直至低血糖得以纠正（血糖＞4.0 mmol/L）；体外循环手术中，降温、复温期间血糖波动大，宜每15 min监测一次。

（3）严重低血糖时血糖仪所测得的数值可能偏高，应与中心实验室测量的静脉血结果进行比对。术中血糖波动风险高，低血糖表现难以被发现，应每1～2 h监测一次血糖。

（4）动脉或静脉血气分析是围手术期血糖监测的"金标准"，在低血压、组织低灌注、贫血及高血脂、高胆红素血症等代谢异常的情况下，指尖血糖准确性下降，应使用动脉血监测血糖（生理情况下，动脉血糖较毛细血管血糖高0.3 mmol/L）。

（5）皮下使用胰岛素的血糖监测频率。正常饮食的患者，每日监测7次血糖（空腹血糖、早餐后2 h血糖、午餐前2 h血糖、午餐后2 h血糖、晚餐前2 h血糖、晚餐后2 h血糖和睡前血糖）。

（6）禁食患者可每4～6 h监测一次血糖。

（7）病情稳定的门诊手术患者，如手术时间≤2 h，在入院后和离院前分别监测血糖，直至排除低血糖风险后方可离院。

围手术期的血糖管理对于减少与血糖异常相关的并发症、促进患者术后快速恢复、改善手术患者预后具有重要意义。术前筛查糖化血红蛋白有助于识别围手术期高血糖相关不良事件的高危人群。"合理、有效、安全"是血糖管理的宗旨，围手术期血糖目标值定为7.8～10.0 mmol/L兼顾了血糖管理的有效性和安全性，较为合理。血糖＞10.0 mmol/L即可启动胰岛素治疗，短效或速效胰岛素持续静脉泵注便于及时调整剂量，减少血糖波动，是高危患者围手术期血糖控制的首选方案。严密监测血糖，进行个体化管理，方可实现围手术期平稳过渡。

（冯晓丹　林进）

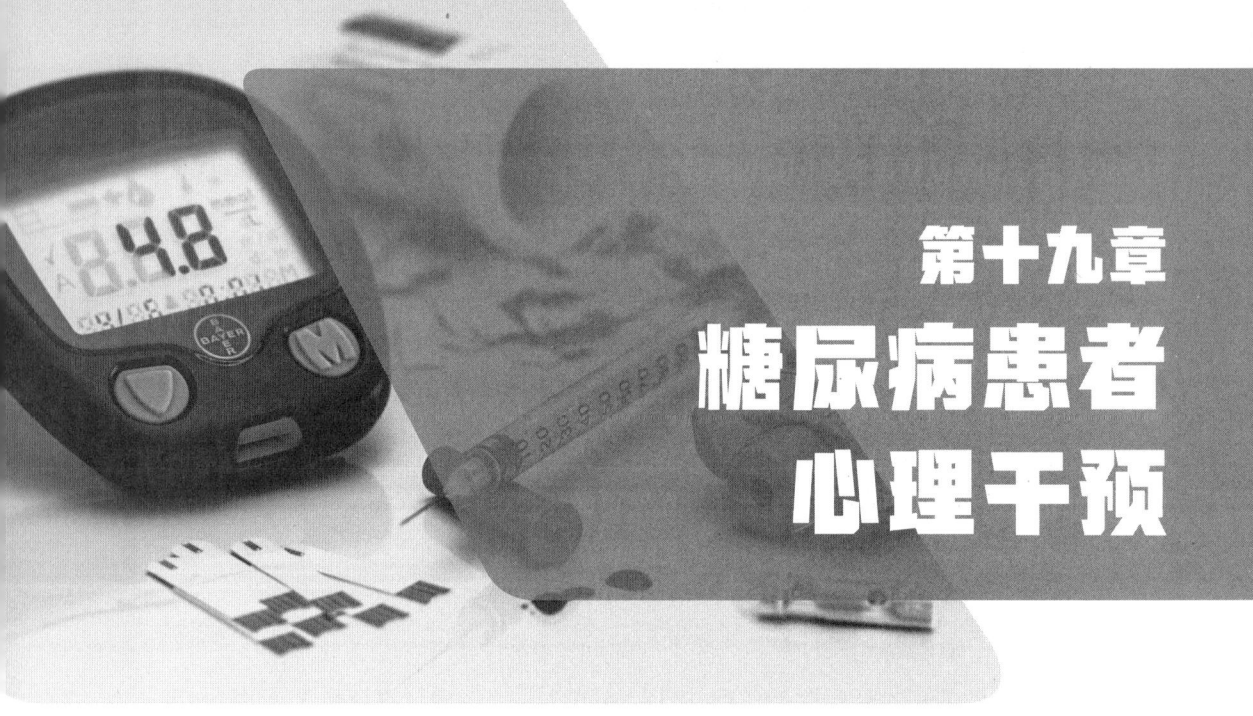

第十九章 糖尿病患者心理干预

第一节 糖尿病患者心理变化

糖尿病是当今社会的一种常见病。由于医疗条件和科技水平的限制，糖尿病目前还是一种不能彻底根治的慢性终身疾病，加上糖尿病病情复杂、易变，并发症（肾病、视网膜病变和神经病变等）和合并症（高血压、高血脂和心脑血管疾病等）多样而严重，并且患者需长期接受严格细致的饮食控制和终身的药物治疗，长期的治疗还需患者及其家庭承受较沉重的经济负担。同时，糖尿病病情易波动，常令患者防不胜防。一旦被确诊为糖尿病，对每个个体而言，都是一个严峻的挑战，因此，出现一些心理变化或心理障碍是难以避免的，关键的问题是如何去正确地面对它，并合理地加以解决。

一、糖尿病患者心理变化的影响因素

糖尿病影响个体心理变化的因素有很多，其影响程度因个体的承受力和具体情况的不同而不同。主要影响因素如下。

（1）慢性终身疾病。由于导致糖尿病的病因复杂，一旦患有糖尿病，以现有的医学水平，不能对其进行根治，但只要通过合理科学的治疗，完全可使糖尿病病情得到理想的控制，患者也完全可以与正常人一样生活、学习和工作，拥有与常人相似的生存寿命。但不少患者不能接受患病的事实而四处寻求根治糖尿病的"秘方"或"偏方"，其结果常常是事与愿违，进一步加重其沮丧和失望的情绪。

（2）并发症。糖尿病众多而严重的急性和慢性并发症常使患者感到焦虑和恐惧，但只要患者正确面对它，良好地控制糖尿病病情，许多并发症是可以预防或延缓发生的，一些患者甚至患病数十年而无明显并发症。

（3）长期的治疗。糖尿病患者在与疾病斗争的过程中，需要不断接受各种治疗，如严格仔细地制订饮食计划、终身服药、不断地就诊和做各种相关的检查，这常使患者感到烦恼和恐惧，生活质量下降。许多患者常因各种原因而需要进行胰岛素治疗，这也在不同程度上限制了患者的自由，但随着目前胰岛素输注系统的改善和血糖监测技术的进步，胰岛素的注射和血糖测定基本实现了准确、无痛、方便。

（4）长期血糖控制不佳。长期血糖控制不佳本身会影响患者的心理，导致患者产生抑郁和消极情绪，并可能导致患者对治疗失去信心，不能配合治疗，不执行医嘱或不信任医生，进一步影响其血糖控制。对此，首先应帮助患者寻找血糖控制不佳的原因，制订切实可行的血糖控制目标并鼓励患者去努力施行，对其取得的每一点进步及时给予肯定和表扬。

（5）低血糖。许多糖尿病患者在长期的治疗过程中，可能由于各种不同的原因如药物的剂量不合理、饮食或运动的不适当等导致低血糖的发生，低血糖带来的不适和窘迫，可能使患者对低血糖产生恐惧心理。加强血糖监测，及时调整治疗方案和处理措施，可避免或尽可能减少低血糖的发生。

（6）自理能力降低。由于糖尿病的病情相对复杂，病情的控制在相当程度上要依赖医生或家庭其他成员的支持，尤其当患者出现一些并发症时，其依赖程度进一步加重，这在某种程度上会使患者感到自卑或自尊心受伤。加强糖尿病教育，加深患者对糖尿病的认识，有助于提高其管理糖尿病的能力并能激发其与糖尿病作战的激情，增强其自信心。

（7）社会关系。必要的社会支持和家庭成员的帮助，对糖尿病患者树立战胜疾病的信心亦很重要，但目前社会上对糖尿病患者可能还存在一定的偏见和歧视，加上糖尿病长期比较严格、烦琐的饮食和药物治疗及其所带来的一些"窘迫"场面，如就餐时注射胰岛素、服药、限制饮食和饮酒等，可能使患者参与社交的兴趣降低、机会减少，久之可导致患者产生孤独感。

（8）经济负担。长期的就诊、服药和必要的检查，必然会给患者带来不同程度的经济负担，尤其当出现慢性并发症时，治疗所需费用可能明显增加，经济上的困难有时可能是患者中断治疗的主要原因并导致严重的焦虑情绪。良好地控制病情，减少并发症的发生，社会和家庭提供必要的经济支持对患者来说很重要。

（9）遗传性。不论是1型糖尿病还是2型糖尿病均存在遗传易感性，尤其是2型糖尿病受遗传影响的倾向更大。一些患者被诊断为糖尿病后，可能会对将疾病遗传给后代感到焦虑和自责。

二、糖尿病患者不同时期的心理变化

不同的糖尿病患者在不同的时期，心理变化或其变化的程度可能不完全一样，比较常见的有以下几种。

（1）否认或怀疑。对糖尿病病情或诊断表示否认，多见于2型糖尿病患者或初期诊断为糖尿病的患者，尤其是在常规检查时发现病情的患者。一旦医生告诉其被诊断为糖尿病，他们的反应常常是"我没有糖尿病""不，这不可能""我怎么可能得糖尿病，医生会不会搞错了？"等。这种情况可能使其不讨论病情，不进入患者的角色，从而不利于早期治疗和病情的控制。遇此情况，医务人员不可急于强迫其接受，应营造轻松的气氛，耐心向其解释，帮助患者及其家属了解糖尿病的有关基础知识，给予一定的时间，患者一般最终会面对现实并积极配合治疗。

（2）气愤。当被告知患有糖尿病或其并发症时，一些患者可能感到委屈或气愤，觉得这世界不公平，"真不幸，怎么让我得了糖尿病""为什么只有我得病"，一些患者可能责备自己，"都怪我平时不注意运动、不注意饮食"。一些有糖尿病家族史的患者可能责怪其父母，"都怪我父母把糖尿病遗传给了我"。对此医务人员或其亲友应倾听其发泄心中的不满，并表示同情和理解，然后帮助其寻找导致疾病的根由及解决方法，但不应使气愤合理化，因为怨天尤人无益于病情的控制。

（3）悲伤。一些患者在被诊断为糖尿病之后，常感到美好梦想和憧憬的破灭，联想到生活中许多重要的部分（如饮食、社交、工作和爱情等）可能被限制，并发症的发生降低其生活质量，长期治疗不得不花费相当多的时间和费用等，因此产生悲伤的情绪。

（4）沮丧和失望。糖尿病患者的沮丧和失望情绪主要来自以下方面：无法摆脱糖尿病的阴影，糖尿病一旦被诊断常终身相伴；无法忍受严格的饮食治疗和终身服药；被忽视或被过分保护；达不到期望的血糖控制目标；对当前医疗技术和医疗水平感到失望；等等。

（5）窘迫。糖尿病患者在公共场所或社交场合中，甚至在家庭环境中，可能出现一些令其难堪或窘迫的场面：如低血糖可能使患者失去常态；餐前服药或注射胰岛素，尤其在一般的公共场所或社交场合注射胰岛素可能招来陌生人的误解；严格的饮食计划使其不能"随心所欲"并常常觉得"与众不同"。

（6）恐惧。导致糖尿病患者产生恐惧的原因较多，主要来自以下方面：糖尿病可发生多种并发症，甚至可能导致过早死亡；糖尿病可能对其今后的学习、求职、事业、家庭和婚姻等产生不良影响；无法遵守或实施长期而严格的饮食计划；糖尿病需要长期不断就诊；胰岛素治疗会带来疼痛，对生活有更多的限制并可引起胰岛素反应（如低血糖等）；对定期监测血糖和其他并发症方面的检查有心理障碍。

（7）放弃或满不在乎。一些糖尿病患者因为不愿意看到自己与他人的不同而拒绝治疗，尤其是胰岛素治疗，或放弃已计划好的饮食治疗。一些2型糖尿病患者早期或病情较轻或无症状时，自认为身体无大病，放任自己，拒绝改变饮食习惯和执行医生的医嘱，而长时间拒绝治疗会导致病情加重。另外，也有一些患者因患病时间长，并发症多且严重，对治疗产生对立态度而自暴自弃，不配合治疗。

（8）抑郁。以心境低落为主要临床表现，病程迁延，常伴有焦虑、躯体不适和睡眠障碍。抑郁是糖尿病患者常见的一种心理障碍，糖尿病患者中约有20%存在抑郁心理，大多来自对糖尿病并发症和预后的担忧，对影响和拖累家庭的担心，对生活的无望和无助，对长期治疗带来的经济负担和长期血糖控制不佳的担心。

（9）焦虑。指预感到将有危险或不利情况发生的体验，以广泛和持续焦虑、心神不宁和反复发作的惊恐不安为主要特征，并常伴有自主神经功能亢进的表现，如胸闷、心悸、出汗、大小便次数增多、胃部不适和睡眠障碍等。如果糖尿病患者的人格具有焦虑的倾向，则可能因对糖尿病缺乏了解、担心糖尿病病情发展、担心血糖控制不佳、害怕并发症出现、惧怕胰岛素治疗及治疗可能带来不良反应等产生焦虑情绪。

三、糖尿病患者的性格特征

目前，国内外通过对糖尿病患者填写的人格量表等进行研究发现，糖尿病患者常有较多的躯体不适感，或过分关注身体健康，以自我为中心，经常向家人或医生诉苦并企图博得同情。有的患者有较多的抑郁倾向和无用感，情感经常不稳定，申诉多但又回避心理问题。部分患者又过分掩饰自我，倾向用否认和压抑来应对外来压力。这些患者较少有侵略性，不易产生感情冲动，缺乏自主性，漠视自己的心理问题而更多地抱怨身体的不适。另有对患者调查的结果表明，糖尿病患者易焦虑、紧张、闷闷不乐、情感反应强且较长时间也难以平复，心境常有起伏，对健康过分担忧，但又有较高的掩饰倾向。总之，糖尿病患者最常见的人格特点是疑病、抑郁症、焦虑症甚或癔症。

四、糖尿病患者的依从性

患者对经治医生医嘱的遵守、执行和听从程度，称为依从性。糖尿病患者由于长期患病，要实施严格精细且延续一生的饮食运动控制、药物治疗和自我监护，因此许多患者不能承受，缺乏长期的耐心和坚持。有的患者去看医生的前一日或当日才减少进食或按时吃药，希望在医生那里测得的血糖低一点并获得肯定和表扬，却没有意识到这种自欺欺人的做法对病情没有任何益处，反而会害了自己。研究资料显示，糖尿病患者的不依从居糖尿病患者各种心理问题之首。

依从性直接关系治疗的成效。依从性差包括以下情况：①不接受、不执行医嘱；②只执行部分医嘱，其他医嘱不执行；③起初遵从医嘱，其后在治疗过程中自行终止执行医嘱。由于糖尿病是一种需要长期坚持控制的慢性终身疾病，需长期稳定的血糖控制才能延缓并发症的发生、延长寿命，提高生活质量，所以只要患者稍有不慎，有情绪波动、睡眠欠佳或是不遵医嘱控制饮食和服药，血糖就会波动，得不到良好的控制，长此以往，不稳定的血糖就会导致各种急性和慢性并发症的发生。因此，一定要让患者认识到这个问题的严重性，认真执行医生的医嘱，长期坚持。

五、心理状态对糖尿病的影响

随着社会的发展，人们的生活质量日趋提高，糖尿病等慢性疾病会给生活带来诸多不便，造成患者的心理问题。糖尿病造成的心理障碍表现为焦虑、恐惧和抑郁等，严重地降低了患者的生活质量。患者的病程越长，病情越重，心理障碍就越大。Taptes认为糖尿病是大脑皮质、内脏相关性疾病。精神创伤、心理失衡都会使病情加重。良好的心理护理会防止或抚平心理创伤，使病情改善和稳定。Miller发现，动物在紧张状态下，生长激素、肾上腺皮质激素、肾上腺和胰升血糖激素分泌增加，抵抗胰岛素，使胰岛β细胞负担加重，血糖升高，病情加重。护理的目的就是消除这些不利的影响，使血糖控制在良好的范围内，避免并发症的发生，这需要患者的主动配合。糖尿病患者的心理状态与患者所处的环境、治疗的效果之间互相制约、互相影响。

糖尿病可能构成一种带恐惧的心理应激，因而会降低患者的适应与应对能力，这在儿童和青少年糖尿病患者中表现得更为明显。心理应激可使很多人的代谢障碍发生较大波动，因此饮食及药物安排需要特别严格，当遇到重大事件冲击导致心理情绪急剧变化时，患者可以通过变更食谱或改变胰岛素剂量来进行调整，这样就有意、无意地缓解了糖尿病酮症酸中毒或削弱了明显低血糖带来的致死性威胁。社会环境的改变，例如亲人丧故、骤然的惊吓、婚姻危机、人际关系紧张、被冤枉诬陷、难以容忍的挫折等诸多原因会造成患者的情绪改变，出现愤怒、焦虑、紧张、抑郁等多种不良状态，从而降低胰岛素的分泌，使血糖升高或诱发糖尿病。Lustman等通过对抑郁症患者的研究发现，抑郁这种心理状态可以影响体内的糖代谢。抑郁症患者糖代谢的调节能力降低，可导致空腹血中胰岛素的含量降低和血糖升高，这也正是2型糖尿病患者的特殊性。所以很可能糖尿病患者在患病前就比一般人抑郁，是抑郁使他们易患糖尿病。

多数患者罹患该病后，心理上会有一定的压力，从而产生紧张、恐惧、忧虑和焦虑的情绪。患者原有的饮食习惯被改变，由于长期控制饮食，无法享受到美味佳肴，无法与亲朋好友开怀畅饮，因此患者会对自己不能与正常人一样生活感到悲观和失望，有的甚至失去治疗的信心。

有研究显示，随着年龄增长，患者躯体功能下降，患病种类增多，参与社会活动的能力下降，使得患者接触社会的机会减少，从而使他们产生负面情绪。女性患者可能比男性患者更容易形成负面心理。此外，有配偶的患者在家庭中相互关照、相互交流，共同分担，对患者的心理是一种极大的慰藉。慢性病产生的并发症及症状会增加患者的心理负担。此外，研究发现，经济状况对糖尿病患者的心理健康也会产生重要影响，经济条件好的患者心理健康水平明显高于经济条件差的患者，而受教育程度高、与家人同住的患者心理健康水平也较高。

六、糖尿病患者心理干预的重要性

糖尿病作为一种慢性、代谢性、不可治愈的疾病，往往由于病情的长期性、治疗的复杂性和并发症的危害性而使患者出现焦虑、抑郁、恐惧等心理问题，而患者的心理问题越严重，幸福感就会越低。特别是正处于家庭、事业顶峰期的患者，当知道糖尿病无根治可能，需要终身治疗时，情感较为脆弱，常伴随强烈的应激心理。此外，糖尿病的治疗手段烦琐，且在病程的延长中，患者会逐渐发生不可逆的心、脑、肾及周围神经等的并发症，有人因为糖尿病调整工作、家庭关系受影响等，所有这些都直接影响患者的心理状态。所以患者患病后常伴随着紧张、担忧、焦虑及恐惧的心理。部分患者由于经济状况原因，希望能够快速控制病情后停止治疗，或长期使用胰岛素对其依赖的顾虑等都可加重患者的心理负担。由于糖尿病中晚期可能出现心、脑、神经、血管等多系统并发症，因此患者可能出现记忆力下降，特别是近事记忆力减退、注意力集中困难、智力减退等。胰岛素不足可引起大脑代谢紊乱，患者在临床上可出现情感不稳定、神经衰弱综合征、食欲减退、癫痫样痉挛发作和焦虑抑郁状态，严重者可出现意识障碍和幻觉妄想。刘维维的研究显示，糖尿病患者中，存在心理痛苦的患者占50%，其中严重心理痛苦者占8.9%，可见糖尿病患者的心理痛苦在人群中普遍存在，研究中情感负担、生活规律相关痛苦得分较高，这可能与疾病治疗的复杂性导致患者担心成为家庭负担有关，且疾病治疗过程中的饮食控制、血糖监测等均给患者的日常生活带来麻烦甚至困扰，因而患者容易产生心理痛苦。对存在心理痛苦的患者，应根据实际情况进行及时有效的干预，以减轻其心理痛苦，提高其生活质量及主观幸福感。

被诊断为糖尿病的患者中，有一部分人认为糖尿病无所谓，对病情比较轻视，认识不到后期糖尿病可能带来的多器官损害，仍然不注意节制饮食，不注重劳逸结合和必要的药物治疗，结果很可能加重病情，甚至延误治疗。

（龚妮容　易亚亚）

第二节　糖尿病患者心理护理干预

糖尿病是一种终身疾病，需要终身使用药物治疗来控制血糖。随着糖尿病患病时间的推移，会逐渐出现很多并发症，对患者的健康和生活质量都会产生严重影响，甚至危及患者的生命。为了更好地控制血糖，除了合理饮食、适当运动、自我监测血糖、药物治疗外，还应通过健康教育方式改善患者的焦虑、抑郁、急躁等心理状态，达到提高生活质量、延长寿命的治疗目的。因此，对患者实施心理护理干预，可以改善患者的心理状态，并且满足患者的心理诉求，使患者能够正确面对疾病，以积极的心态接受治疗和护理，主动配合护理人员，改变患者被动的地位，进而提高护理有效性，促进患者康复。

一、心理护理的目标

心理护理在于消除患者心理上的误区和消极因素，促进心理平衡，使机体内外环境处于稳定状态，从而更好地发挥医疗效果，调动机体生理和心理的积极因素，促进糖尿病病情不断改善。心理护理的目标如下。

（1）满足患者的心理需要，缓解患者的焦虑反应和心理社会应激矛盾，帮助患者提高应激能力。可在心理门诊专业医生的指导下，进行放松训练、生物反馈和焦虑管理训练。

（2）提高患者对各项治疗措施的依从性。主要通过组织患者听课及讨论，或分发科普材料，向患者讲解糖尿病的治疗知识，说明饮食控制、适度运动的方法和意义，消除患者对治疗的顾虑，指导患者学习自我监测血糖及预防低血糖的方法，帮助患者制订康复计划。

（3）调节患者情绪，改善患者的抑郁情绪，防范患者自杀。可建议和介绍患者到心理医生处，进行认知行为治疗以改变患者的负性自动想法或不合理信念。有自杀倾向者更要有专业医生细致的评估，及时采取危机干预。抑郁反应严重者可采用药物治疗，如口服氟西汀20 mg，每日1次，这类药物安全有效，不良反应少。

（4）改善患者的孤独感，调整患者的社会角色。呼吁社会重视糖尿病这一流行病，加强宣传，争取社会力量和资金，支持糖尿病的诊治工作。关心糖尿病患者的身体和心理健康，促进社会支持系统的形成和扩大。可将部分糖尿病患者集中起来进行集体心理治疗。指导患者学习放松精神，鼓励患者进行文体活动，鼓励患者向医生或病友倾诉不良情绪。

（5）处理患者的身心反应。一个人的心理状态与其性格有关，糖尿病患者也不例外。性格外向的患者比较乐观，容易接受患有糖尿病的现实，并能将心中的烦恼向别人倾诉，排解心理压力和郁闷情绪。而生性敏感、多虑或内向的患者就需要注意进行心理调节，不要让焦虑、抑郁或悲伤的情绪影响了血糖水平和生活质量。

二、心理类型和心理评估

1. 焦虑心理

产生焦虑心理的原因主要在于：糖尿病病程长，属于终身疾病，患病后慢性并发症易导致患者出现器质性损害，包括心、脑、肾等病变，这给患者带来沉重的精神负担及精神压力；需要反复住院，同时出院后需要严格控制饮食，并接受胰岛素注射治疗及血糖测定等，这亦给患者带来诸多困难；患者缺乏有关疾病知识，不能全面认识疾病，易受外界一些说法及报纸、网络等媒体上一些断章取义的文章、言论的影响，因此对糖尿病的发展感到恐惧，再加上某些患者天生性格中有易焦虑、紧张的倾向，因此就会出现焦虑心理，产生焦虑反应。

焦虑心理的特点除了烦躁不安、恐惧易惊、食欲减退、心神不宁及睡眠质量下降外，还常伴有交感神经功能亢进症状，如胸闷、窒息、心慌、颤抖、出汗、头晕，部分患者有胃部不适、尿频、大便次数增多，还可有头痛、身痛。处于焦虑中的患者常回避引起焦虑的情境，或反复寻求保证，或要人陪伴，不断求助。

焦虑反应有不同程度的表现，轻的旁人不能察觉，患者自身感觉内心不安或担心，重者可有"惊恐发作"表现，如感觉剧烈胸闷、心跳加速、恐惧，还可有过度换气引起的头晕、目眩、面手发麻，似乎"将要倒地死去"或有"将要情绪失控或发疯"的感觉。

评估焦虑程度可用焦虑自评量表，该量表中20个项目采用1分、2分、3分、4分的等级评分，将20项得分相加得总分，再乘以1.25后取整数，即为总分的标准分。若标准分＞46分，即可评定为焦虑反应，见表19-1、表19-2。

表19-1 焦虑症状等级评分

症状出现频率	评分
没有或很少时间有	1分
小部分时间有	2分
相当多的时间有	3分
绝大部分或全部时间都有	4分

表19-2 焦虑评估项目及引出症状

序号	评估项目	引出症状
1	我觉得比平常容易紧张和着急	焦虑
2	我无缘无故地感到害怕	害怕
3	我容易心里烦乱或觉得惊恐	惊恐
4	我觉得我可能要发疯	怕发疯

续表

序号	评估项目	引出症状
5	我觉得一切都不好,会发生什么不幸	不幸预感
6	我手脚发抖、打战	手足颤抖
7	我因头痛、头颈痛和背痛而苦恼	头痛
8	我感到容易衰弱和疲乏	乏力
9	我觉得心不平气不和,并且不容易安静坐着	静坐不能
10	我觉得心跳得很快	心悸
11	我因为一阵头昏而苦恼	头昏
12	我要晕倒发作或觉得要晕倒似的	晕厥感
13	我呼气、吸气都感到不容易	呼吸困难
14	我手脚麻木和刺痛	手足刺痛
15	我因为胃痛和消化不良而苦恼	胃痛和消化不良
16	我常常要小便	尿意频数
17	我的手常常不是干燥温暖的	多汗
18	我脸红发热	面部潮红
19	我不容易入睡且整夜睡得很不好	睡眠障碍
20	我做噩梦	噩梦

2. 抑郁心理

抑郁也是糖尿病患者比较常见的心理,集中表现为患者对未来和治疗效果存在担忧,特别在病情危重及经过多次住院治疗并无显著疗效时,更容易出现抑郁心理。除此之外,患病后对饮食的严格控制会影响患者的饮食喜好及生活乐趣,再加上长时间治疗的高昂费用,增加了患者的经济负担,容易使其产生意志消沉、郁闷、孤独和烦躁等心理。部分患者认为自己是家庭的负担和累赘,对自身存在价值产生怀疑甚至出现轻生念头。

抑郁发作时症状不一而足,但都是以心境低落为主要特征,且持续时间超过2周。抑郁反应产生后,可使患者不愿遵从治疗,免疫功能降低,容易发生感染等并发症。如果导致社会性退缩,就会出现少语、自闭,严重时有自杀的倾向。

糖尿病患者有以下症状时,要警惕自己存在抑郁反应,应及时排解纠正。

(1)对日常活动丧失兴趣,无愉快感。

(2)精力明显减退,没理由的疲乏感持续存在。

(3)提不起精神,运动时动作迟缓或激越。

(4)自我评价过低,有自责或内疚感,可达到妄想程度。

(5)联想困难,或自觉思考能力显著下降。

（6）反复出现死的念头，或有自杀行为。

（7）失眠或早醒，或睡眠过多。

（8）食欲不振，体重明显减轻。

（9）性欲明显减退。

有以上症状中的4项以上，就可判定为存在抑郁反应。从中可以看出，抑郁反应的主要表现是情绪低落，无愉快感，对饮食、周围事物的兴趣减退或丧失，伴有睡眠障碍（失眠、早醒等），自我评价下降。

三、心理干预原则

糖尿病患者单靠药物治疗是不够的，心理治疗有助于促进其康复，这一点不容忽视。专家认为，保持心理平衡，坚持合理饮食，注意适当运动，正确使用药物，是矫正糖尿病的四大法宝。由此可见，心理治疗具有相当重要的地位。

（1）心理护理应通过人际交往，以行为来影响、改善患者的心理状态和行为，促进其心理平衡和疾病的改善。心理护理区别于传统的躯体护理之处在于，它不仅针对疾病，更着眼于人，因此，它常常是无形的，但的确发挥着重要作用。

（2）对于有负面和消极情绪的患者，医护人员应当对患者进行认知重建，让患者对治疗保持积极乐观的态度，以提高其治疗依从性。

（3）医护人员需对患者进行一定的情绪管理辅导，倾听患者在治疗过程中的疑惑和烦恼，减轻患者的心理压力。

（4）医护人员要增加与患者的沟通和交流，主动、热情地与患者交流，耐心地向患者讲解疾病知识，用真诚打动患者，增加患者的信任，使患者在治疗期间依赖医护人员，进而提高患者治疗的依从性，减少患者的抵触情绪。

四、心理护理主要措施

1. 焦虑心理的护理

应及时、有效地向患者讲解关于糖尿病的主要病因机制和预后情况，确保患者能够详细了解糖尿病的发展以及转归情况，以更好地预防躯体变化和心理变化带来的不适感，协助患者重新树立治疗信心及勇气。在此基础上给予患者科学的营养建议及日常饮食指导，向患者讲解坚持膳食治疗的意义和重要性，协助患者尽快掌握日常饮食治疗的具体方法及步骤，养成科学的生活习惯及卫生习惯，按时作息。严格执行就餐、胰岛素注射和服药的相关标准，了解患者每日的主食和副食摄入情况，指导其正确应用胰岛素，讲解低血糖的有效应急处理措施，定期监测血糖水平。同时，向患者讲解保持心情舒畅的重要性，结合其身体情况给予运动指导以改善其身体机能。针对严重焦虑者，在完善心理疏导和对症宣教的基础之上，可遵医嘱给予抗焦虑药物，确保其肌肉松弛以缓

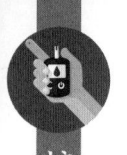

解紧张和焦虑情绪。

2. 抑郁心理的护理

护理期间应保持亲切、和蔼、热情的态度，加强与患者的良好沟通和交流，尽快取得患者信任，尽可能满足患者需求，耐心倾听患者内心诉求，尽快建立起和谐的护患关系。在此基础上，了解患者心理状态，有针对性地加强心理疏导，使患者能够感受到来自医护人员的关心与呵护，帮助其重新树立治疗信心。一方面协助其接受患有糖尿病的现实，另一方面使其意识到通过规范化治疗及有效的饮食与运动，其病情可得到有效控制，提升患者的疾病认知，改善其抑郁心理。

3. 认识患者的心理活动规律，防止其心理突变，不断地维护患者心理平衡

经营医护关系，才能使医疗护理密切协调；沟通医、护、患的关系，才能使医疗护理工作更好地实施。患者对医护的信赖是治疗的前提。实践表明，没有患者信任的治疗是失败的治疗，无法取得应有的治疗效果。同样，不为患者信任的护理也难以发挥护理的效益。这种相互信赖的人际关系是医、护、患之间最宝贵的东西。

护理人员要经常想到"假如我是一名患者"，从而体会应如何理解患者、尊重患者，使患者感到温暖，这是护理工作的前提。对患者要有正确的称呼，要亲切和蔼，不以床号代替姓名，不以疾病称呼患者。对待患者要胜似亲人。治疗护理时要说明治疗护理的意义、目的和可能出现的反应，引导患者从容应对，与患者愉快合作。了解患者病情时，要耐心听取患者的口述，然后给患者做出合理解答，这样患者必然产生一种信任感和满足感。当患者把护理人员当成自己的亲人，推心置腹地与之交谈并说出自己的心里话时，护理人员就可以详细地了解到患者的心理状态，掌握其心理活动的情况，与主管医师一起进行心理分析，有针对性地对心理异常进行心理治疗。

心理护理的另一个重要方法是因人施护，对不同人的不同精神状态采取不同的方法，以便取得最好的效果。因此，护理人员要了解或熟悉患者的性格、工作、家庭环境和文化素养，但是不要涉及患者隐私和触及其精神创伤。

五、解除患者不同时期的心理负担，发挥心理护理的作用

（1）采取拉家常、问病情的方式，接近糖尿病患者，了解患者心理活动特点和心理状态，消除患者各种消极的思想，帮助患者建立良好的心理状态，为治疗疾病做好心理上的准备。

（2）消除患者的紧张心理。患者刚入院时对环境不熟悉，生活不习惯，对医护人员不了解，可能产生精神、心理负担和心理不适应的情况。护理人员要帮助患者熟悉环境，介绍医院、病区内各项设备和规章制度，尽快使患者熟悉与适应病区环境，消除顾虑。

（3）增强患者治疗信心。患者住院的主要目的是治好疾病，而医院能否将病治好

就成为患者心理上的一个重要问题。患者常常为此"背上包袱"。护理人员应协同主管医师,通过心理沟通和思想交流,根据患者存在的思想顾虑,向患者讲述有关的医学科学知识,说明疾病发生的机制、治疗的方法和治疗的进展及治疗效果等,帮助患者消除顾虑,丢掉思想包袱,使患者愉快地接受治疗,增强患者战胜疾病的信心,达到或满足患者的要求。患糖尿病的青少年更容易产生焦虑、抑郁、孤独、绝望等情绪,家长、医护人员等应认真对待患者,与他们多交流、沟通,多给他们安慰、鼓励,尤其是医生可适当向患者做些保证等,以增强患者治疗疾病的信心。

(4)消除患者急躁情绪。患者经过治疗之后,因为各种原因可能出现心理上的急躁情绪,这种情绪会对治疗十分不利,甚至会使已经取得的治疗成果毁于一旦。所以,不但要让患者树立治疗信心,而且要使患者养成治疗的恒心与耐心,克服急躁心理,用实际事例向患者讲述治疗的必要性与长期性,让患者看到治疗的光明前途,增强患者战胜疾病的毅力。

(5)说理开导,加强认知,避免重复情志刺激。通过正面的说理,让患者认识到喜怒不节、情志失调不利于疾病的防治,正面引导患者自觉地戒除恼怒、调和情志。向患者介绍糖尿病的性质及治疗方法等,让患者领悟并消除对疾病不适当的预测、误解等,使患者感到疾病的控制与否掌握在自己的手中,从而提高自控能力。同时让患者知道如何防治疾病、如何自我调理,配合医护人员共同提高治疗的效果。而且,在诊治的过程中,应尽量做到避免使患者再次受到心理、社会的精神刺激。

(6)教会患者自我心理保健的方法。患者出院以后需要长期自我管理,所以护理工作要把自我保健工作的要点教给患者,使患者通过自我保健心理平衡法战胜一切心理不平衡,让患者在离开医护人员的情况下也能够独立地化解各种心理矛盾。

第一,对于各种刺激、激动、伤感的局面要有冷静的心理准备。不要感情用事,要理智果断,以防止激动升华,维持心理平衡。

第二,缓和工作和生活中的各种矛盾,心平气和地冷静处理,设身处地地多替人着想,矛盾自然会缓和,亦会减少心理负担和情感上的波动。

第三,遇到病情反复不要自己盲动,要看医生,讲清病情反复的原因。不要急躁,与医生一道重新努力控制病情,仍可取得事半功倍的疗效。

(包涵 龚妮容)

第三节　糖尿病患者的自身心理调节

一、糖尿病患者的自我调控

作为患者本人，更要注意心理保健，要摆脱在患病过程中产生的烦恼、沮丧等不良情绪，以免病情加重。有益的兴趣与爱好可消除不良情绪，使人愉快、乐观、豁达，遇事心平气和，有利于身心健康。糖尿病患者尤其是老年糖尿病患者，可培养自己的爱好，如欣赏音乐、练书法、养鸟、养鱼、培育花草、种植盆景、散步、打太极拳、跳广场舞、参加老人乐团等，以增添生活乐趣。精神上有了寄托，就可以保持心情愉快、情绪稳定，有利于糖尿病的康复。为摆脱不良情绪的困扰，糖尿病患者在了解糖尿病防治知识的基础上，还可以试用以下方法。

1. 瑜伽松弛训练

（1）初级阶段。①准备：找一个安静的环境，卧位，采取舒适放松的姿势，检查是否全身放松，检查顺序为头顶→前额→眼皮→面部→下巴→颈部→肩→上肢→前臂→手指→胸口部→腹部→大腿→小腿→踝部→足趾。反复3次。②开始：轻而长地吸气，吸到吸不了为止，慢慢地呼气，呼到呼不出为止。吸气时想"吸"，呼气时想"松"，同时感到身体向下沉。注意该种呼吸不是深呼吸。③次数：每日1～2次，每次呼吸10～20下。由于初级阶段是训练的基础阶段，只有能按标准达到一次完成20下呼吸后，反复练习15日，才可进行中级阶段的训练。

（2）中级阶段。①准备：同初级阶段。②开始：复习初级阶段的呼吸练习20下，吸气时由轻到重，由浅入深，同时将全身肌肉绷紧，僵直到极点后开始呼气，并将全身肌肉彻底放松，呼气时同样想"松"。③次数：每日1～3次，每次呼吸20下。30日后可以进行高级阶段训练。

（3）高级阶段。①准备：同初级阶段。②开始：复习初级、中级阶段的练习20下，慢慢地吸气，然后屏气（憋气），憋到憋不住为止，以最快的速度呼气，呼到呼不出为止，再重新吸气、屏气。③次数：每日1～2次，每次呼吸20下。

2. 安心法

正确对待生活中遇到的问题，不为琐事忧虑、焦躁，不计较生活中非原则的小事，不钻牛角尖，对人热情真诚，不苛求于人，不强加于人，坦坦荡荡，不患得患失，不爱慕虚荣，这样可以心安而神静，延年而益寿。

3. 转移法

遇有身心病痛或精神困扰时，可用转移法以求解脱。对待疾病要有"既来之则安之"的良好心理状态，以增强机体抗病能力。安排充实的生活也是转移不良精神刺激、保持正常心理活动的有效方法。人各有所好，有好书画者，有好琴棋者，有的人60岁以后还喜欢著书、立传，这些都是转移不良精神刺激的好方法。

4. 节制法

把大怒列为节制之首。另外，大欲、大醉都要节制。强调节制自己的感情，学会驾驭情绪，避免不良情绪的过分刺激。遇事可忍则忍，切勿轻易发怒，保持心理平衡，这是维持机体健康的有效措施。

5. 宣泄法

把压抑在心中的不良情绪宣泄出去，尽快地恢复心理平衡状态。宣泄有不同的方式，如向亲人或知心朋友倾诉衷肠或写信诉说苦闷，又如写诗作文抒发情感，以及唱歌、哭泣等。

6. 花香疗法

春兰秋菊，夏荷冬梅，大自然以她千姿百态的美丽花朵打扮着这生机勃勃的大千世界，使人在美景中感受到生活的美好。糖尿病患者在烦闷时，可以多到公园散步，多看看大自然的景色，条件许可时也可以在自己的小庭院栽培花卉以供观赏。许多研究表明，花香有益于健康，可调节精神状态。如丁香花、玫瑰花、橘子花、桂花的香味有镇痛安神、减轻病痛的作用。一些美丽鲜艳的花朵，能唤起人们的美好记忆和联想，增强生活的信心。经常处在优美、芬芳的花木丛中，能调节人的神经中枢，使人心情舒畅，呼吸和脉搏慢而均匀。不同的花香还可以影响人的情绪。一般来讲，水仙、荷花的香味能使人们之间的感情变得温馨缠绵，改变急躁易怒的不良情绪。紫罗兰、玫瑰花的香味给人以爽朗愉快的感觉，可改变抑郁焦虑的不良情绪。橘子、柠檬的香味使人兴奋、积极向上，可改变悲观厌世的不良情绪。茉莉花、丁香花的香味使人沉静，可改善激动不安的不良情绪。

7. 玩物疗法

玩物疗法是养生的一种方法，它能调节生活，陶冶情操，又能增长知识。琴棋书画，古称四雅。弈棋对垒，运筹帷幄，施展韬略，既能活跃心绪，又可增长智慧。书法是我国的传统艺术，历代名家神采各异，若是自己奋笔挥毫，言志抒怀，能给人以精神陶冶，又得到了很好的休息和锻炼。欣赏名画，能增强艺术修养，提高思想境界。如能泼洒丹青，亲自作画，更会丰富业余生活，使人沉浸在艺术美的享受中。古玩，除历代绘画、碑帖之外，还有各种器具，如古铜器、瓷器、玉器、古琴、古钱、文房四宝等，反映了一个时期的历史及当时的艺术、工艺水平，悉心把玩，好似游览博大精美的艺术殿堂，使人眼界开阔，也增长了多方面的知识。养鸟、喂鱼，能美化环境，使人的紧张情绪得到松弛，并得到精神上的寄托。这些都具有心理保健的意义。

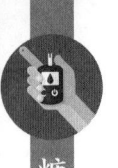

8. 音乐疗法

音乐的音律、节奏、旋律、结构都具有高度的逻辑性，反映了客观世界运动的一些规律，可以说音乐是一种情理兼容的艺术形式。常常欣赏好的音乐，可以启发智慧、明鉴哲理。热爱音乐而对音乐有深刻理解的人，往往在自己的思想和行动上也具有和谐的节奏，有秩序和韵律感。人的大脑边缘系统和脑干网状结构的部位，有调节内脏和躯体的功能，而音乐对大脑的这些部位又有直接影响。音乐可以驱除人们的痛苦和苦闷情绪，使人进入欢快的境界，可解除社会环境、人际关系引起的紧张、忧虑和不安。音乐不仅能够表达人们之间的思想感情，陶冶人的情操，还丰富了人们的生活。音乐的活动中枢在大脑皮质右侧颞叶，轻松、欢快的音乐能促使人体分泌一些有益于健康的激素、酶、乙酰胆碱等活性物质，从而调节血流量、兴奋神经细胞。音乐还可以改善人的神经系统、心血管系统、内分泌系统和消化系统的功能。

在对糖尿病患者进行饮食控制和药物治疗的同时，采用音乐疗法做对比研究，结果显示，让糖尿病患者每日听瑜伽音乐、五行音乐半小时，并将音乐的脉冲转换成弱电频刺激患者的足三里、三阴交、胰俞等穴位，治疗11周后，患者的血糖水平、胰岛素用量、降糖障碍改善明显，优于单纯药物治疗的患者。专家认为，音乐疗法能降低下丘脑和内脏交感神经的紧张度，提高大脑皮质神经细胞兴奋性，改善情绪状态，消除外界应激导致的精神紧张状态，提高机体应对能力，调节内分泌机制，降低血糖。

糖尿病的音乐保健必须根据不同的年龄、病情、情绪而有所选择。当患者感到疲劳时，听一些节奏鲜明、情绪奔放的幻想曲，能帮助大脑得到休息，还能使大脑迅速恢复清醒。对于糖尿病厌食者，就餐时可播放一些形式简洁、细腻动听的即兴歌曲，这样既能使患者心平气和地进食，又能增进食欲，增加消化液的分泌，有利于消化。当糖尿病患者精神不济或闷闷不乐时，不妨听一些速度较快、富有生气的诙谐曲，或节奏活泼、旋律流畅的圆舞曲，帮助患者从压抑的情绪中解脱出来。当糖尿病患者未老先衰、感叹岁月不饶人时，可多听一些格调高雅、充满浪漫色彩的小夜曲，或旋律优美的船歌，以使其心神爽朗，促进血脉畅通，激发青春活力。如果是糖尿病合并高血压者，则可每日听一听平静舒缓、朴实自然的牧歌，以帮助血压下降并保持稳定。

9. 接受自然光照法

研究表明，自然光线照射太少令人缺乏生气，自然光线照射充足令人充满朝气、充满信心；阴雨天气使人心情抑郁烦闷，天气晴朗则使人心情舒畅。人的情绪受自然光线照射影响。居室装饰时要注意采光，白天窗帘不经常拉开会导致自然光线的照射不足。糖尿病患者的居室要多采用自然光线，患者要多到野外、室外活动，多沐浴阳光，这样可使患者的心情开朗，有利于身体的康复。

10. 自我安慰法

糖尿病是一种顽固的终身疾病，这常常使一些患者感到很悲观。但是在现有疗法的基础上，患者如能注意自我行为调整，则控制糖尿病还是可以做到的。所谓自我行为，就是指患者在衣食住行等日常生活中所形成的习惯方式。患糖尿病时人体内糖代谢紊乱，身体的内环境发生紊乱，通过自我行为的调整，可达到部分控制紊乱的目的。很多患者患病后悲观失望，而情绪波动是糖尿病治疗上的一大障碍。要很好地渡过情绪关，首先患者要对糖尿病有一定的了解，从而消除恐惧、悲观心理，唤起患者战胜疾病的信心。患者家属及朋友的鼓励与劝导也是不可缺少的，它能使患者抛弃失落感，焕发对待生活的热情。患者悲观的时候，最需要的是周围人的理解与沟通。当感到烦恼时，患者可以想一想那些身患癌症等绝症、与死神搏斗的人，想一想那些长期卧床、生活不能自理的中风患者，想一想遭受更多不幸的人们，或许会感到一些宽慰。进而会从"精神胜利法"中收获治疗糖尿病的信心，就会自觉地配合医生治疗，也就会自觉地正确对待极其难受的节食措施。

11. 生物反馈疗法

生物反馈疗法指借助现代电子仪器，放大通常观察不到的身体内部的生理过程，以灯光颜色或声音的形式显示出来，并逐渐控制和矫正人们不正常的生理反应。通过训练，人们可以学会控制自己的某些生理功能。心理学家认为，各种病态心理及有关的躯体症状都属于异常行为，可以通过训练来调整和改造，也可通过建立新的健康行为来代替原有的异常行为。

施行生物反馈疗法，首先应该具有必要的生物反馈仪，其次要有一个较好的治疗环境。接受治疗者应与周围隔离，避免受到外界活动的干扰。室内的温度一般保持在18～25℃，使患者在治疗时不会感到过冷或过热。治疗时最好一个房间一个人，以保持环境安静。治疗前，应排除干扰，以免患者因兴奋而自我感觉不稳定。另外，还要摆脱生理和心理的紧张因素等。治疗是在指导语的引导下进行的，指导语的速度、声调和音量要适当。治疗时患者采取被动集中注意的方式，在检验指导语所暗示的身体感觉的同时，维持反馈信号向指定的方向变化。在指导语的引导下，身体各部位按顺序逐渐放松，最后达到全身心的放松。一个疗程一般需要4周，每周治疗6次，每次30 min。

生物反馈疗法对包括糖尿病在内的多种与社会心理应激有关的身心疾病有较好的疗效。生物反馈疗法之所以能迅速发展是因为它对开发、竞争、快节奏的现代社会生活带来的文明病能够产生药物所不能取代的效果，并可避免药物引起的毒副作用。

二、糖尿病患者的心理保健

1. 积极防治疾病

要定期检查身体，有病要及时看病。发现疾病时不要紧张、恐慌或悲观、失望，以免加重病情，正确的处理方法是泰然处之，不急、不躁、不忧、不郁，安心治疗，注意调养，这是获得良好疗效和保持身心健康的重要措施。

2. 坚持适当的学习和工作

只要脑力不衰就应该活到老、学到老，以自己学习所得，加上过去积累的知识经验，为社会做些有益的事情。坚持脑力活动，如适当的学习和工作，可使智力和思维保持较高水平。但脑力活动不应急躁，要稳步前进、持之以恒。这样不仅可使精神有所寄托，还可以减少消极情绪。

3. 要有一定的爱好

如果过去兴趣狭窄，现在努力培养也不迟。选择自己喜欢的项目，如养花、集邮、看书、弈棋、听音乐、练书法、绘画等，就会兴趣盎然，乐此不疲。

4. 正确对待生活事件

生活事件就是指生活中遇到的不愉快的事。生活事件有轻有重，如丧偶、离婚、家庭其他成员死亡等均属重大的生活事件。对此不要整日冥思苦想，可与自己亲近的人讨论，共想办法，共同分忧。要向前看，从生活事件中解脱出来、摆脱精神压力是心理保健的好办法。糖尿病患者生活要有规律，每日的工作、进餐、睡眠及活动要做到定时、定量。每日的工作量要大致相同，不能昨日尚清闲，今日力不支，突如其来的大工作量会增加机体的应激反应，加重病情。结婚与生育是青年患者关注的问题，糖尿病得到良好的控制后是可以结婚、生育的。但由于糖尿病的发病与遗传有关，为了优生，女性糖尿病患者在选择结婚对象时最好不要选择患糖尿病的男性，以降低将糖尿病遗传给下一代的风险。结婚无疑可以给患者带来极大的安慰，若做到婚后生活规律，也可以把病情控制在理想的程度。持之以恒而灵活地使用药物至关重要。结婚后在决定怀孕前的3个月内必须十分严格地控制糖尿病，要把血糖尽可能控制在正常水平。

糖尿病患者要有自我保护意识，避免感冒、外伤，因此，在生活中要非常注意，切忌马马虎虎，随心所欲。就目前的医疗水平来讲，若能使病情得到理想控制，则糖尿病患者的寿命与正常人相差无几。

5. 保持良好的人际关系

加强人际往来，多交朋友，与人保持融洽的关系，互敬互助，对心理保健十分有益。与人意见不一致时，应该心平气和，摆事实，讲道理，客观地分析和协商以求得一致，并要讲究方式方法，不可因意见不一致而造成人际关系的冲突和对立。对原则性问题尽可能通过上述途径求得一致，如不能达成一致，也应求同存异。有一些事情可以放一放再谈。对非原则性问题和涉及个人利益的事情，则更应谦虚，先人后己。对别人的事，可主动去帮助，助人为乐，这样对身心健康有利。在人际关系中，家庭融洽占有重要地位，尤其是夫妻间关系良好占中心地位，"夫妻恩爱利长寿"，情绪愉快和家庭幸福对心理保健十分重要。

6. 坚持运动

研究表明，参加户外运动，心情烦躁不安的现象会显著减少，血浆中的性激素水平上升，一种使人老化的蛋白成分含量下降。适当的体力活动对心理保健十分有利。运动是一种有效的自助法宝，它对一个人心情的调节作用是药物达不到的。同时，运动也是治疗糖尿病的基本方法。现代研究证实，人在运动之后，由于大脑血液供应的改善及血中电解质的不断置换，人的精神状态会趋向安逸、安静，不良情绪可得到发泄。所以糖尿病患者在病情允许的情况下，可在医生的指导下，根据自己的爱好去选择运动的方式，如散步、慢跑、打太极拳、骑车、游泳等，每周运动5次，每次至少30 min，以不感到明显疲劳为标准。

（冯晓丹　钟晓红）

第四节　医患沟通的作用

（1）2型糖尿病是我国居民最常见的慢性病之一，目前呈现"发病率高，知晓率低，致病和致残率高，控制达标率低，医疗负担沉重"等突出特点。血糖长期控制不良可产生各种严重并发症，其危害累及心、脑、肾、眼等重要器官，成为居民残疾或病死的主要原因。严格控制和管理血糖对个人、家庭和社会都具有重要意义。良好的医患沟通在糖尿病管理中可发挥重要作用，良好的医患沟通是践行"以患者为中心"医疗模式的重要基础，可最大限度地延缓急性和慢性并发症的发生。

（2）医患沟通是医疗服务治疗的重要范畴，良好的医患沟通可以减少医疗纠纷的发生，医患沟通既体现在技术、管理层面，也体现在医务人员的服务态度、道德修养、言行举止等方面。医患沟通过程中应尽可能了解患者的具体生活行为，详细询问患者饮食、运动和其他一切和糖尿病有关的危险因素，如饮食中每餐的量、结构、烹饪方法等，并在以后的随访中不断补充了解。在沟通中先要充分了解患者所思所想及改变不良个人生活行为的困难，然后有的放矢地进行健康教育，在以后的随访中不断了解患者的想法和存在的困难，根据具体情况和患者共同制订或修改治疗方案。研究结果显示，这样的沟通能使患者治疗的依从性提高，血糖控制率明显提高，患者个人生活行为方式更为健康。

良好的医患关系是抗击糖尿病的基石，系统、科学的医患沟通可在很大程度上提高患者治疗的依从性。近年来，甚至在以后相当长的一段时间，糖尿病在我国仍会呈高发态势，以糖尿病为代表的慢性非传染性疾病已成为我国目前及未来一段时间卫生保健的重点。当今的医疗服务强调"以人为本、以患者为中心"，因此良好的医患沟通在糖尿病的防治中显得尤为重要，可提高现有的糖尿病管理水平。

（卢颜　龚妮容）

第五节 如何加强医患沟通

针对住院和门诊随访的糖尿病患者,应采取多方面的医患沟通手段。良好的医患沟通与交流,可增加患者对医疗技术的了解及对医护人员的信任,并争取到患者及其家属的理解、支持与配合。具体措施如下。

一、床头贴心卡的设计和应用

(1)床头贴心卡内容包括七项,依次为科主任电话、护士长电话、科室值班电话、主管医生电话、营养师电话、责任护士电话、科训。

(2)责任护士负责向患者讲解床头贴心卡的七项具体内容。营养师对患者进行营养评估,并进行针对性、个体化的饮食指导讲解,告知联系电话,患者若有疑问可随时询问。

(3)主管医生向患者做自我介绍,询问病史,根据患者个体特点制订适合的治疗处置方案。

(4)责任护士在患者住院期间,根据制订的方案一对一对患者进行讲解指导,内容主要为糖尿病患者应保持的良好饮食及运动习惯、胰岛素及口服药的使用、如何自我监测血糖、如何进行自我心理调整、医患沟通技巧及方法、定期复诊的必要性等。对于注射胰岛素的患者,应手把手教会患者自行注射。

(5)患者出院时由责任护士收回床头贴心卡,并再次对患者进行出院后注意事项的讲解、宣教。

二、健康讲座搭建医患沟通的桥梁

健康讲座前针医护人员对相应的话题进行充分准备,印制完整的宣传资料,联系和组织患者,落实场地和设备,认真备课,制作幻灯片,发放讲课提纲等。在讲座过程中穿插典型病例、图片,以及总结性知识问答,力求让患者充分理解讲课内容。这种形式不仅可使糖尿病患者了解与自身疾病相关的知识,还可为关注自身身体健康的广大群众提供基本的糖尿病医疗保健教育,既能满足患者对保健知识的需求,也有助于医护人员了解患者及其家属的需求,以便制订更为有效的治疗方案。

三、重视医患交流

(1)要让患者充分了解病情。患者在关注自己病情的同时,更需要了解糖尿病损害自己健康的原因及如何防治等知识。病情解释得不仔细,患者就可能产生疑虑,导致对治疗的依从性下降，特别对此类临床只能缓解、不能治愈的疾病，详细解释病情就显得更为重要。

（2）要使患者感到温暖。糖尿病的发生和加重都与患者的不良情绪有关，对患者进行心理安慰和心理疏导，可让患者感到温暖，增强其战胜疾病的信心。多数患者能直接感受到的不是医生的医疗水平，而是医生的语言交流能力和对待患者的态度。建立良好的医患互信关系，双方就能较好地协调解决诊治过程中出现的各种问题。

（3）注意提醒。医院对患者来说是一个陌生的环境，患者可能产生各种不适应，容易产生一些不良的情绪。医护人员应多给患者介绍和提醒医院中应该注意的事项，并多次重复提醒。

（4）同理心是打开沟通之门的"金钥匙"。同理心即共情，是指正确了解人的感受和情绪，进而做到相互理解、关怀和情感上的融洽。将心比心，设身处地地感受和体谅患者的情绪；学会倾听，从患者繁乱的述说中发现其真实的需求。

（5）非语言式交流是有效沟通的铺路石。在沟通形式中，非语言式交流占到93%。例如，目光接触是重要的体势语言，是非语言沟通中最主要的信息渠道。反之，"表错情"或无意间的小动作往往会暴露出不耐烦、不认同的情绪，从而疏远医患距离。患者就医时常常求医心切，表现出高度的以自我为中心，并出现明显的负面情感反应，尤其是对于糖尿病这样一种慢性疾病，这种负面感受持续时间更长，反作用更大。

（6）面对面地开展健康宣教工作，给予患者糖尿病的相关知识教育，指导其正确使用家庭血糖监测仪等，并进行血糖变化的察觉训练。此时需运用专业知识，尽量用简单易懂的语言为其耐心讲解，增强老年糖尿病患者的自我保护能力，进而提高其抗病信心及生活质量。依据对患者全面评估的信息进行沟通方式的选择及沟通技巧的使用，在充分了解其不良心理状态的基础上，对其开展心理沟通干预，帮助其调整好心态。设计医患沟通的重点内容，然后与其进行深入交谈，促进医患关系的和谐构建。面对不同的患者，进行糖尿病教育管理时，应结合其生活及教育背景、成长环境、价值观念等展开不同形式的沟通。要灵活运用两个技巧：一是倾听，就是多听患者或者家属说话；二是介绍，就是多对患者或者家属说话。全方位沟通进而有针对性地进行健康教育能够适当地缩小医生与患者对糖尿病的认知差异，阶梯式的宣教有助于患者配合医生进行治疗。

（7）医患沟通的目的是进一步增加彼此间的了解及信任。在与患者交谈时，应尽量平视、话语温和、语速缓慢、吐字清晰，始终围绕交谈的核心目的，同时还要注意外在形象和举止，多采用提问方式，巧妙地诱导患者回到核心主题，鼓励患者说出病情及心理状况，使其产生安全感及信赖感，从而减少甚至消除其心理因素对血糖水平的不良影响，并指导其学会自我管理，以积极改善血糖的控制水平，最大限度地延缓并发症的发生，改善患者生活质量，提高其预期寿命。

（龚妮容　易枝秀）

第六节　接诊中的心理护理要点

糖尿病的发病已从单纯的生物学模式发展到现在的"生物–心理–医学"模式。研究发现，糖尿病的发病不仅与病毒感染、遗传基因障碍、胰岛素抵抗等因素有关，还与社会环境、心理因素有很大关系。疾病不仅是对患者身体的伤害，还是对患者心理的磨砺，糖尿病患者会有多种多样的心理行为表现，病情比较轻微、症状不明显的患者可能会怀疑诊断的正确性，出现情绪低落、心情压抑等。多数患者会因为生活不能再像从前那样无忧无虑而出现急躁、沮丧、多疑、忧郁等不良情绪，也有部分患者生活中不注意节制从而导致病情失去控制而出现严重的并发症，使心理遭受更严重的挫伤，无法积极配合治疗。这些不良情绪不仅会对患者的身体造成伤害，还易使患者丧失治疗的信心，消极悲观，甚至出现一些极端行为，为患者及其家庭带来悲剧。医护工作者应通过观察糖尿病患者不同时期疾病的表现，深入了解患者的心理状况，指导患者正确认识疾病，用科学的手段处理并发症，解除疾病带来的痛苦，帮助患者消除紧张情绪、树立战胜疾病的信心、积极配合治疗，为患者身心健康提供必要支持。

一、低血糖患者接诊及心理护理要点

糖尿病并发低血糖可诱发中枢神经症状，如神志改变、认知障碍、行为异常、抽搐、嗜睡或昏迷等。低血糖的发生往往比较突然，患者及其家属会因对糖尿病并发症认识不足，心理上出现极度恐慌，行为表现惊慌失措，无法正常应对。当患者出现低血糖时，护士应即刻为患者检测血糖，在医生指导下及时给患者补充葡萄糖及含糖食物，根据患者意识情况予以相应处理，避免因处理不及时对患者造成不可逆的神经损害。同时应积极问诊，通过饮食、运动及用药等寻找可能的原因，如药物是否使用过量、是否未按时进食，或进食过少、运动过量等，消除患者的紧张情绪，告知患者应急处理方法及自我保护的防范措施。医生应根据监测数据谨慎调整胰岛素治疗方案和用量，并鼓励患者持续监测血糖，从而降低因血糖异常引发的意外风险。

二、酮症酸中毒患者接诊及心理护理要点

糖尿病患者由于胰岛素、口服降糖药剂量不足或治疗中断，感染或饮食不当等均可出现酮症酸中毒，它是糖尿病首要的急性并发症，约占糖尿病急性并发症的80%。早期酮症阶段患者仅有多尿、多饮、疲乏等症状，继之会出现食欲缺乏、呼吸深大、呼气有烂苹果味，后期脱水明显，会出现尿少、皮肤干燥、血压下降、休克、昏迷甚至死亡。此类患者因疾病负荷较重，通常会变得烦躁、情绪多变，自我管理失控。由于对疾病认

识不足,担心疾病预后造成的心理负担较重,接诊护士应使用评判性思维对病情做初步分析,积极配合医生做对症处理。安抚患者情绪,对病情较重、生活无法自理的患者应给予必要的生活帮助,并注意保护患者隐私,增强患者自尊心,积极减弱患者因角色紊乱引发的自卑感,通过健康教育逐渐增强患者的自我管理意识,帮助患者树立战胜疾病、回归社会的信心。

三、糖尿病伴高血压患者接诊及心理护理要点

糖尿病患者从发病早期开始就可因肥胖和高胰岛素血症而出现高血压,并可随病程进展不断加重。高血压本身即为冠心病、脑卒中、视网膜病变、肾脏衰竭的独立危险因素。糖尿病合并高血压的患者因病种增加,心理负担进一步加重,通常会伴有不同程度的情绪失控及焦躁,对医护接诊及处理的需求迫切,如护士在接诊中未能及时发现血压异常及患者潜在情绪,不仅会触发患者的焦躁心理,严重者甚至会诱发一系列不良后果。糖尿病伴高血压的治疗是一个长期的过程,生活方式干预需贯穿始终,护士在接诊中应详细了解患者日常饮食结构及服药情况,耐心的解说能让患者从心理上接受疾病,重视血压管理,主动调节饮食、积极运动,提高服药依从性,从根本上改变不合理的生活方式,从而减少因高血压而引发的不良后果。

四、糖尿病肾脏疾病伴水肿患者接诊及心理护理要点

糖尿病患者部分可发展为肾病综合征,随着蛋白尿的持续增加和血清白蛋白的降低,患者可能出现不同程度的水肿,合并尿量减少,对利尿剂反应差,可出现全身高度水肿,甚至胸水、腹水等诱发心力衰竭的症状。这些症状会直接使患者产生悲观情绪,甚至出现惧怕死亡、感觉过敏、精神高度紧张、失眠等。医护在接诊中应充满同情心并关爱患者,严禁在公众场合讨论患者病情及取笑患者,以免对其造成心理阴影,应科学对症治疗,缓解水肿,并进行有效沟通以取得患者信任,告知患者疾病的诱发原理及防控措施,积极调动患者配合治疗的信心,减少其心理挫伤。

五、糖尿病足患者接诊及心理护理要点

糖尿病足是糖尿病患者合并神经病变及各种不同程度末梢血管病变而导致的下肢感染、溃疡形成或深部组织破坏。糖尿病足是导致糖尿病患者残疾和生活质量降低的主要原因,通过预防、早期诊断和积极管理,90%的截肢可以避免。糖尿病并发糖尿病足的患者通常对糖尿病足相关知识了解甚少,甚至不重视,这些患者通常会抱有无所谓、小题大做或怀疑的心理,从而耽误了治疗。皮肤溃疡期患者因相关护理知识缺乏,对伤口重视不足,认为一切防护与治疗均为不必要的麻烦,忽略早期伤口护理导致溃疡扩大、感染无法控制甚至需要截肢。故接诊护士一方面应特别注意患者四肢感觉评估及足部皮

肤检查，观察皮肤是否有皮损、水疱，足趾间是否有糜烂等，评估患者糖尿病足分级；另一方面采用图文宣教的方式让患者正确认识糖尿病足的严重性，并给予皮肤护理相关指导，加强患者糖尿病足防控意识，减少糖尿病足恶化对患者及其家属造成的身心损伤。

近年来，由于环境因素的改变及饮食结构的转变，不仅老年人患糖尿病的增多，而且青中年人糖尿病的发病率也在逐年增加，而糖尿病带来的"心理痛苦"不仅常见于病程较长的老年患者，约1/3的青少年糖尿病患者亦存在"心理痛苦"。由于遗传因素及免疫功能不足等原因，糖尿病患者的心理承受力和对内外环境刺激的适应能力下降，一旦遇到突发的生活事件或环境的突然改变或愿望受挫等应激情况，他们就不能很好地适应和排解，容易引起心理创伤和不正常的心理冲突，从而表现出相应的轻重不同的心理情感异常，影响患者对疾病管理的能力。医护人员不仅要用扎实的专业知识为患者解除疾病痛苦，还要帮助患者树立正确的疾病观，为患者提供必要的心理支持，使患者豁达、开朗，积极治疗，提高他们的生活质量。

（邱胜　张婷婷）

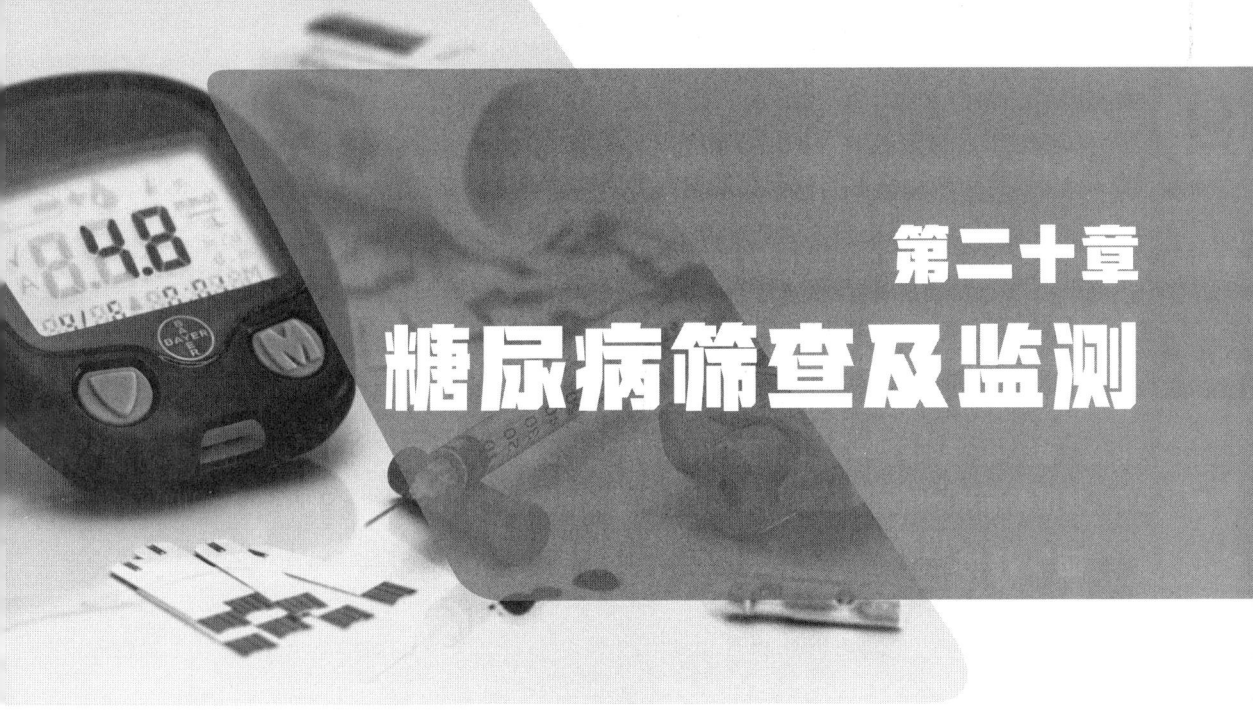

第二十章 糖尿病筛查及监测

第一节 糖尿病前期筛查和监测

我国约有1.14亿糖尿病患者（2017年），约占全球糖尿病患者的27%，我国已成为世界上糖尿病患者最多的国家。2015—2017年来我国成年人糖尿病发病率显著上升，已达11.2%，且发病日趋年轻化，农村居民发病率快速增长。糖尿病可以导致视网膜、肾脏、神经系统和心脑血管系统的损伤，是导致我国居民失明、肾衰竭、心脑血管意外和截肢的主要病因，疾病负担沉重。然而糖尿病可防、可控，糖尿病的早期发现和综合管理可以预防和控制糖尿病并发症，降低糖尿病的致残率和早死率，所以糖尿病前期筛查非常重要。

对于成年糖尿病高危人群，宜及早进行糖尿病筛查。对于儿童和青少年糖尿病高危人群，宜从10岁开始筛查，但青春期提前的个体则推荐从青春期开始筛查。首次筛查结果正常者，宜每3年至少重复筛查1次。通过对危险因素的非正式评估或使用评估工具，如中国糖尿病风险评分表进行筛查，指导临床医师识别糖尿病前期及未确诊的2型糖尿病患者并对其进行确诊检测。建议处于糖尿病前期的患者至少每年检测1次血糖相关指标，以明确糖尿病前期是否进展为糖尿病。

（一）高危人群的定义

1. 成年糖尿病高危人群的定义

在成年人（≥18岁）中，具有下列任何一个及以上危险因素者即属于糖尿病高危人群：

（1）年龄≥40岁。

（2）有糖尿病前期（IGT、IFG或两者同时存在）史。

（3）超重（BMI≥24 kg/m²）或肥胖（BMI≥28 kg/m²）和/或中心型肥胖（男性腰围≥90 cm，女性腰围≥85 cm）。

（4）有静坐生活方式。

（5）患者一级亲属中有2型糖尿病的家族史。

（6）有妊娠期糖尿病病史。

（7）高血压（收缩压≥140 mmHg和/或舒张压≥90 mmHg），或正在接受降压治疗。

（8）血脂异常（HDL-C≤0.91 mmol/L和/或TG≥2.22 mmol/L），或正在接受调脂治疗。

（9）有动脉粥样硬化性心血管疾病。

（10）有一过性类固醇糖尿病病史。

（11）有多囊卵巢综合征或伴有与胰岛素抵抗相关的临床状态（如黑棘皮征等）。

（12）长期接受抗精神病药物和/或抗抑郁症药物治疗及他汀类药物治疗。

糖尿病前期人群及中心型肥胖者是2型糖尿病最重要的高危人群，其中IGT人群每年有6%~10%的个体进展为2型糖尿病。

2. 儿童和青少年中糖尿病高危人群的定义

在儿童和青少年（<18岁）中，超重（BMI>相应年龄、性别的第85百分位）或肥胖（BMI>相应年龄、性别的第95百分位）且具备下列任何一个危险因素者为糖尿病高危人群：

（1）患者一级或二级亲属中有2型糖尿病的家族史。

（2）存在与胰岛素抵抗相关的临床状态（如黑棘皮征、高血压、血脂异常、PCOS、出生体重小于同胎龄平均体重的第10百分位数）。

（3）母亲怀孕时有糖尿病病史或被诊断为GDM。

针对高危人群进行糖尿病筛查，有助于早期发现糖尿病。高危人群的发现可以通过居民健康档案、基本公共卫生服务和机会性筛查（如在健康体检中或在进行其他疾病的诊疗时）等渠道。糖尿病筛查有助于早期发现糖尿病，提高糖尿病及其并发症的防治水平。因此，应针对高危人群进行糖尿病筛查。

（二）糖尿病筛查的方法

对于具有至少一个危险因素的高危人群应进一步进行空腹血糖或随机血糖筛查。其中空腹血糖筛查是简单易行的方法，宜作为常规的筛查方法，但有漏诊的可能性。如果空腹血糖≥6.1 mmol/L或随机血糖≥7.8 mmol/L，建议行OGTT（空腹血糖和糖负荷后

2 h血糖）。也推荐采用中国糖尿病风险评分表（表20-1），对20～74岁普通人群进行糖尿病风险评估。该评分表的制订源自2007—2008年全国14个省、自治区、直辖市的糖尿病流行病学调查数据，评分值的范围为0～51分，总分≥25分者应进行OGTT。

表20-1 中国糖尿病风险评分表

评分指标	分值
年龄/岁	
20～24	0
25～34	4
35～39	8
40～44	11
45～49	12
50～54	13
55～59	15
60～64	16
65～74	18
收缩压/mmHg	
<110	0
110～119	1
120～129	3
130～139	6
140～149	7
150～159	8
≥160	10
体重指数	
<22.0	0
22.0～23.9	1
24.0～29.9	3
≥30.0	5

续表

评分指标	分值
腰围/cm	
男性＜75.0，女性＜70.0	0
男性75.0～79.9，女性70.0～74.9	3
男性80.0～84.9，女性75.0～79.9	5
男性85.0～89.9，女性80.0～84.9	7
男性90.0～94.9，女性85.0～89.9	8
男性≥95.0，女性≥90.0	10
糖尿病家族史（父母、同胞、子女）	
无	0
有	6
性别	
女性	0
男性	2

资料来源：《中国2型糖尿病防治指南（2020年版）》（中华医学会糖尿病学分会）。

注：1 mmHg＝0.133 kPa；判断糖尿病的最佳切点为25分，总分≥25分者应进行口服葡萄糖耐量试验检查。

（谢翠华　苏达永）

第二节　糖尿病并发症筛查目的和人群

糖尿病是心脑血管疾病的独立危险因素。与非糖尿病人群相比，糖尿病患者发生心脑血管疾病的风险增加2～4倍。空腹血糖和餐后血糖升高，即使未达到糖尿病诊断标准，心脑血管疾病的发生风险也显著增加。而糖尿病患者则常伴有高血压、血脂紊乱等心脑血管疾病的重要危险因素。临床证据显示，严格的血糖控制对减少2型糖尿病患者心脑血管疾病的发生及降低其导致的死亡风险作用有限，特别是那些病程较长、年龄偏大和已经发生过心脑血管疾病或伴有多个心脑血管疾病风险因素的患者。但是，对多重危险因素的综合控制可显著降低糖尿病患者心脑血管病变和死亡发生的风险。因此，对糖尿病大血管病变的预防，需要全面评估和控制心脑血管疾病风险因素（高血糖、高血压和血脂紊乱），并进行适当的抗血小板治疗。目前，在我国2型糖尿病患者中，心脑血管疾病风险因素的发生率高但控制率较低，在门诊就诊的2型糖尿病患者中，血糖、血压和血脂控制综合达标率仅为5.6%。阿司匹林的应用率也偏低。临床上应更积极地筛查和治疗心脑血管危险因素并提高阿司匹林的应用率。

糖尿病确诊时及以后，至少应每年评估心脑血管病变的风险因素，评估的内容包括心脑血管病现病史及既往史、年龄、心脑血管风险因素（吸烟、高血压、血脂紊乱、肥胖特别是腹型肥胖、早发心脑血管疾病家族史）、肾脏损害（尿白蛋白排泄率增高等）、心房颤动（可导致卒中）。静息时的心电图检查对2型糖尿病患者心血管疾病的筛查价值有限，对大血管疾病风险较高的患者应通过进一步检查来评估心脑血管病变情况。

高血压是糖尿病的常见并发症或伴发病之一，其流行状况与糖尿病类型、患者年龄、肥胖及人种等因素有关，发生率为30%～80%。我国门诊就诊的2型糖尿病患者中约30%伴有高血压。1型糖尿病患者出现高血压常与肾脏损害加重相关，而2型糖尿病患者合并高血压通常是多种心血管代谢危险因素并存的表现，高血压也可出现在糖尿病发生之前。糖尿病与高血压的并存使心血管病、卒中、肾病及视网膜病变的发生和进展风险明显增加，也增加了糖尿病患者的病死率。反之，控制高血压可显著降低糖尿病并发症发生和进展的风险。

（谢翠华　苏达永）

第三节　糖尿病肾脏疾病的筛查

糖尿病肾脏疾病（DKD）是指由糖尿病所致的CKD。我国20%～40%的糖尿病患者合并DKD，其现已成为CKD和终末期肾病的主要原因。DKD的危险因素包括年龄、病程、血压、肥胖（尤其是腹型肥胖）、血脂、尿酸、环境污染物等。诊断主要依赖于尿白蛋白和eGFR水平，强调以降糖和降压为基础的综合治疗，规律随访和适时转诊可改善DKD预后。确诊2型糖尿病后每年应至少进行1次肾脏病变筛查，包括尿常规、尿白蛋白/肌酐比值和血肌酐（计算eGFR）。这种筛查方式有助于发现早期肾脏损伤，并鉴别其他一些常见的非DKD。1型糖尿病患者一般5年后才会发生DKD，2型糖尿病患者在诊断时即可伴有DKD。成本效益分析显示，在我国新诊断的2型糖尿病患者中进行DKD筛查可节省医疗费用。有研究显示，我国早发2型糖尿病（即40岁之前诊断）患者发生DKD的风险显著高于晚发2型糖尿病患者。

糖尿病患者需定期检测白蛋白尿和eGFR以早期诊断DKD，诊断DKD的患者还需监测疾病进展，识别使肾功能进展的合并因素，评价急性肾功能不全、心血管病变风险和CKD并发症风险，调整药物及使用剂量，决定转诊肾科的时机。应重视CKD并发症的监测，如血压升高、容量负荷过重、电解质紊乱、代谢性酸中毒、贫血及代谢性骨病等，监测内容包括并发症相关症状、血压、体重、血电解质、血红蛋白（贫血者测定铁代谢指标）、血清钙、磷、甲状旁腺激素和25-羟维生素D_3等。CKD 3期患者每6~12个月、4期患者每3~5个月、5期患者每1~3个月及有新的症状体征出现或需要改变治疗方案时需检测上述指标。CKD 4~5期患者应积极准备肾脏替代治疗。对于使用ACEI、ARB及利尿剂的患者，血钾的监测尤为重要，因为高钾血症和低钾血症均可增加心血管风险和心血管的死亡率。DKD筛查时机和项目见表20-2。

表20-2　糖尿病肾脏疾病筛查时机和项目

时机	项目
所有糖尿病患者	每年监测血肌酐、eGFR、尿白蛋白排泄、血钾
GFR为 45~60 mL/（min·1.73 m²）	如果怀疑糖尿病患者合并非DKD或CKD病因不清时，转诊至肾脏专科； 考虑调整目前使用药物的剂量； 每6个月检测1次eGFR； 每年至少检测1次电解质（包括钙、磷）、酸碱平衡、甲状旁腺素； 确定维生素D是否充足； 考虑骨密度检查； 建议咨询营养科
GFR为 30~44 mL/（min·1.73 m²）	每3个月检测1次eGFR； 每3~6个月检测1次电解质（包括钙、磷）、酸碱平衡、甲状旁腺素、血红蛋白； 考虑调整目前使用药物的剂量
GFR<30 mL/（min·1.73 m²）	转诊至肾脏专科

（蒋建平　苏达永）

第四节　糖尿病视网膜病变的筛查

糖尿病视网膜病变（DR）是糖尿病最常见的微血管并发症之一，也是居工作年龄人群第一位的不可逆的致盲性疾病。DR尤其是增生型视网膜病变，是糖尿病特有的并发症，罕见于其他疾病。DR的主要危险因素包括糖尿病长病程、高血糖、高血压和血脂紊乱，其他相关危险因素还包括糖尿病合并妊娠（不包括GDM和ODM）。另外，缺乏及时的眼底筛查、吸烟、青春期发育和亚临床甲状腺功能减退也是DR的相关危险因素，常被忽略。而遗传是DR不可干预的危险因素。2型糖尿病患者也是其他眼部疾病早发的高危人群，这些眼部疾病包括白内障、青光眼、视网膜血管阻塞及缺血性视神经病变等。存在微动脉瘤可作为鉴别DR与糖尿病合并其他眼底病变的指标。DR常与DKD同时伴发。DR合并微量白蛋白尿可作为DKD的辅助诊断指标。DR尿液特异性蛋白可能也有预测DKD进展的作用。

DR（包括糖尿病黄斑水肿）患者可能无明显临床症状，因此，从防盲角度来说，定期做眼底检查尤为重要。2型糖尿病在诊断前常已存在一段时间，诊断时视网膜病变的发生率较高，因此2型糖尿病患者在确诊后应尽快进行首次眼底检查和其他方面的眼科检查。在没有条件全面开展由眼科医师进行的眼部筛查的情况下，可由内分泌科经培训的技术人员使用免散瞳眼底照相机，拍摄至少两张以黄斑及视盘为中心的45°角的眼底后极部彩色照片，进行分级诊断，这是可行的DR筛查方法。对于筛查中发现的中度及以上的非增生型视网膜病变患者，应由眼科医师进行进一步分级诊断。

一、筛查时机

我国建议青春期前或青春期诊断的1型糖尿病患者在青春期（12岁）后开始检查眼底，青春期后诊断的1型糖尿病患者建议在病程5年内必须进行第一次DR筛查。2型糖尿病患者则建议在确诊后尽快进行首次全面的眼科检查。已确诊的糖尿病患者，妊娠期间视网膜病变有发生和发展的风险，应于计划妊娠和妊娠早期进行全面眼科检查。需要特别指出的是，妊娠期确诊糖尿病的患者发生DR的风险不增高，因此孕期不需要进行眼底检查。另外，DR和DKD密切相关，2型糖尿病患者诊断DKD时需考虑是否伴发DR，因此2型糖尿病伴发微量白蛋白尿或肾小球滤过率下降者需检查有无DR。

二、筛查频率

《中国2型糖尿病防治指南（2020年版）》推荐DR筛查的频率如下。

（1）1型糖尿病患者开始筛查DR后建议至少每年复查1次。

（2）2型糖尿病患者应在明确诊断后短期内由经培训的专业人员进行首次散瞳后的眼底筛查。而1型糖尿病患者在诊断后的5年内应进行筛查。

（3）2型糖尿病无DR者推荐每1~2年行1次检查，若已出现DR，应缩短检查间隔时间。

（4）轻度非增生型视网膜病变患者每年检查1次，中度非增生型视网膜病变患者每3~6个月检查1次，重度非增生型视网膜病变患者每3个月检查1次。

（5）患有糖尿病的女性如果准备妊娠，应做详细的眼科检查，应知道妊娠可增加DR的发生危险和/或使其进展。

（6）怀孕的糖尿病患者应在妊娠前或第一次产检、妊娠后每3个月及产后1年内进行眼科检查，如果DR持续进展，应该交由眼科医师给予更频繁的随访和相应处理。

（7）对于有临床意义的黄斑水肿，应每3个月进行1次复查。推荐采用光学相干断层成像评估视网膜厚度和视网膜病理变化以发现糖尿病黄斑水肿。

《中国2型糖尿病防治指南（2020年版）》推荐的DR筛查频率不适用于GDM和ODM患者，因为这两类患者的视网膜病变风险并不增高。关于远程医疗在DR筛查和管理中的作用目前仍有争议，多项研究得出的结论并不一致。

三、筛查方法

（1）传统的眼底镜检查包括直接眼底镜检查、间接眼底镜检查、裂隙灯附加前置镜检查等，这些方法简便、快速，无须特殊、昂贵的仪器，受检者容易配合，但是检查需要医师的主观判断，要求有经验的眼科医师采用检眼镜进行散瞳眼底检查，以完成DR筛查。

（2）7个标准视野眼底照相技术操作复杂、费时，且常需在散瞳状态下进行；荧光素眼底血管造影需要使用造影剂和眼科专业设备，价格较为昂贵且为有创检查，通常宜在眼科进行。

（3）免散瞳眼底摄片筛查DR具有较好的灵敏度和特异度，高质量的眼底照片可以筛查出绝大多数有临床意义的DR。免散瞳眼底摄片还具有以下优势：①直观。数码照相可以在电脑中放大，从而清晰地观察到眼底情况。②可记录。可以前后对比，客观记录。③操作简单。便于操作者掌握。④减少进一步检查及治疗费用，可用于患者随诊。⑤可整合远程医疗，提高筛查效率。这种模式将基层社区医疗资源充分利用起来，便利了糖尿病患者，同时避免了眼科专家在往返基层医疗机构上花费的时间和费用，可以为缺乏有经验眼科医师的区域提供有效的DR筛查，极大地提高了筛查效率。免散瞳眼底摄片不能完全替代全面的眼科检查，譬如其无法有效筛查糖尿病黄斑水肿。若出现严重的糖尿病黄斑水肿或中度以上的非增生型DR征象，建议在眼科医师处行光学相干断层成像和荧光素眼底血管造影检查，必要时行眼底超声检查。部分糖尿病患者瞳孔过小和/或患有白内障时，免散瞳眼底照片的拍摄质量常不达标，这时应转诊至眼科进一步检查以明确眼底情况。

四、转诊

将进展期视网膜病变患者转诊至眼科，获得有效、及时的治疗，是预防失明的重要环节。英国相关指南提示，增生型DR确诊后延迟2年以上治疗，与预后不良及严重视力丧失相关。因此，适时、及时的眼科转诊治疗尤为重要。

糖尿病视网膜病变筛查流程如图20-1所示。

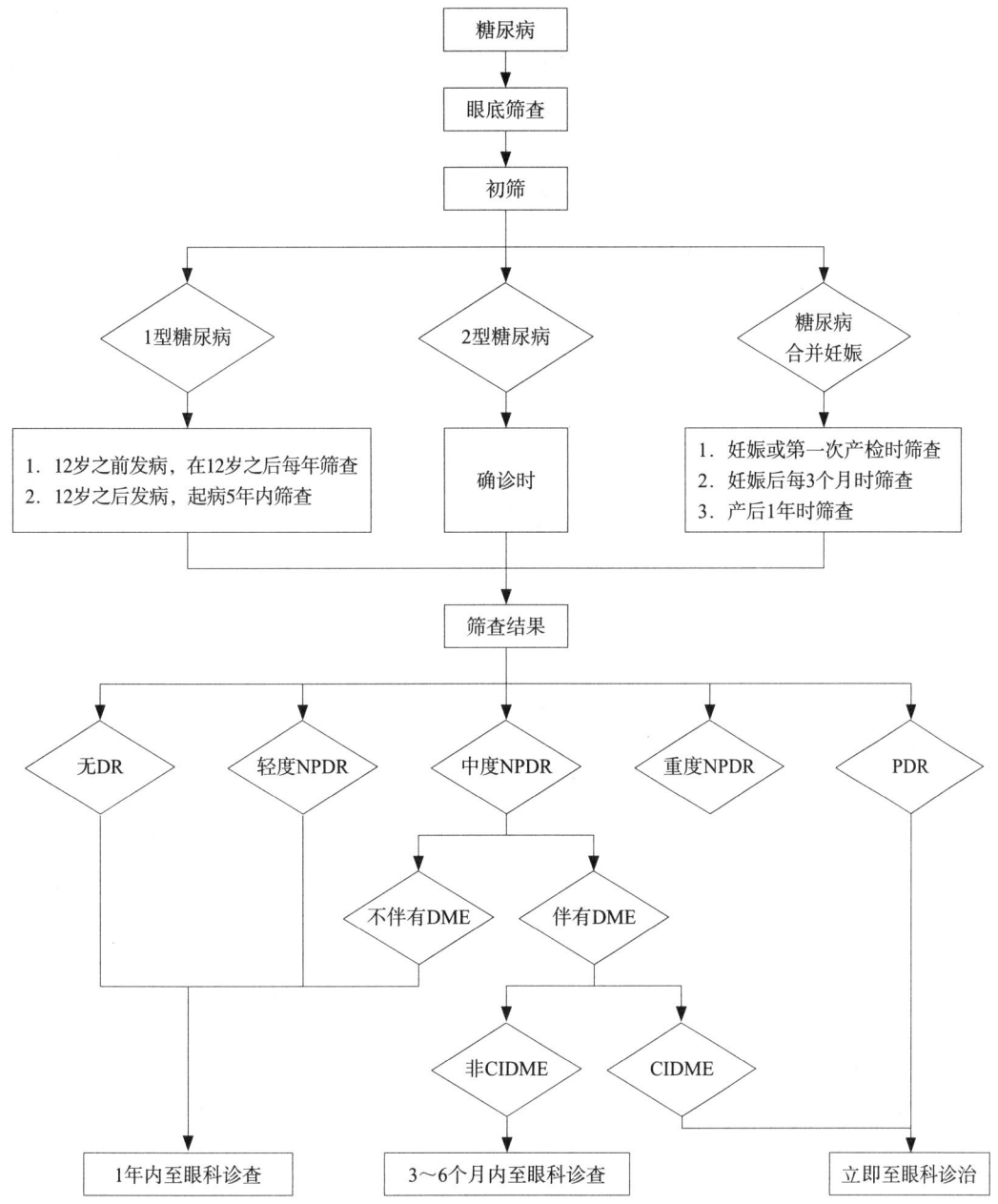

图20-1 糖尿病视网膜病变筛查流程

资料来源：《中国2型糖尿病防治指南（2017年版）》（中华医学会糖尿病学分会）。

注：NPDR，非增生型糖尿病视网膜病变；PDR，增生型糖尿病视网膜病变；DME，糖尿病黄斑水肿；CIDME，累及黄斑中心凹的糖尿病黄斑水肿。

（谢翠华　苏达永）

第五节 糖尿病周围神经病变的筛查

糖尿病周围神经病变（DPN）是指在排除其他原因的情况下，糖尿病患者出现周围神经功能障碍相关的症状和/或体征。DPN是糖尿病最常见的慢性并发症之一。DPN隐匿性强，超过50%的DPN患者没有临床症状，其病理程度与症状及其严重性往往不一致，是足部溃疡、坏疽，以及截肢的高危因素。因此，早期诊断和治疗DPN对改善患者生活质量、减少患者死亡具有重要意义。

一、筛查人群与时机

半数DPN患者没有临床症状，因此无论糖尿病患者有无神经病变的症状都应进行远端对称性多发性神经病变（DSPN）筛查。建议如下。

（1）2型糖尿病确诊之初和1型糖尿病确诊5年后进行DSPN筛查，此后至少每年复查1次。

（2）具有周围神经病变症状的糖尿病前期患者考虑筛查DSPN。

（3）对于糖尿病病程较长，或伴随眼底病变、肾病等微血管并发症的高危患者，应每隔3~6个月进行1次复查。

（4）长期使用二甲双胍治疗糖尿病的患者易出现维生素B_{12}缺失，增加DPN等疾病发生风险，应定期检查血清维生素B_{12}水平。

除了DSPN筛查外，针对高危或已存在周围神经病变的患者还需要评估心脏自主神经病变（DCAN）的症状和体征。

二、筛查评估的重点

DPN评估应包括仔细询问病史，使用温度觉或针刺觉评估小纤维神经功能，使用128 Hz音叉振动觉评估大纤维神经功能。所有患者每年应进行10 g单丝测定评估足溃疡和截肢风险。神经筛查一般不需要做电生理检查，除非临床特征不典型、诊断不清或怀疑其他病因。对筛查后的高危人群，应评估步态和平衡以了解糖尿病足和跌倒的风险。

DPN是老年患者跌倒的一个重要原因。早期识别高危跌倒人群并采取相应的预防控制措施对减少老年DPN患者跌倒至关重要。起立-行走计时测试是临床常用的评估老年人动态平衡能力的方法，测试时让受试者从靠背椅上站起，以尽可能快的步态向前走3 m，转身绕过标志杆，然后迅速走回到椅子前坐下，所用时间越长，说明动态平衡能力越差，≥14 s表明存在跌倒风险，起立-行走计时测试的敏感性和特异性高，操作简便，无须特殊设备，可快速筛选具有潜在跌倒风险的人群，目前已成为老年人跌倒危险评估工具的"金标准"。

（谢翠华　苏达永）

第六节　糖尿病足的筛查

糖尿病足是糖尿病患者残疾、死亡的主要原因之一，我国50岁以上的糖尿病患者，糖尿病足的发病率高达8.1%。据估计，全球每20 s就有一例糖尿病患者截肢，糖尿病足溃疡患者年死亡率高达11%，而截肢患者死亡率更高，达22%。国内外研究表明，糖尿病足的治疗花费巨大，约占整个糖尿病医疗费用的1/3。因此，糖尿病足是造成社会沉重负担的重大公共卫生问题。早期识别和及时有效干预糖尿病足的危险因素对糖尿病足的防治非常重要。

一、筛查方法

（1）病史采集。病史采集主要包括年龄、性别、身高、体重、民族、文化程度、职业等人口学资料，以及吸烟史、系统疾病史、糖尿病病史、糖尿病足溃疡（DFU）病史、截肢（趾）病史、下肢血管病病史、周围神经病变病史、过敏史等，并记录糖尿病及并发症和/或合并症的病程与治疗措施。

（2）全身体格检查。①皮肤黏膜、浅表淋巴结、呼吸系统、循环系统、消化系统、泌尿系统、神经系统、运动系统的检查。②重点检查：足踝部的任何生物力学异常表现，包括拇外翻、拇囊炎、骨突出、槌/锤状趾、爪形趾、沙尔科（Charcot）关节和趾甲畸形等；足踝部任何关节的活动范围；足踝部的保护性感觉；双侧股、腘、胫后动脉的触诊及足背动脉搏动评估。③皮肤的全面检查，包括皮温，是否存在干燥、皲裂、变色、硬结、水肿、真菌感染、胼胝等可能导致足溃疡的前期病变。

（3）实验室及辅助检查。实验室及辅助检查包括生化代谢指标、并发症状况等，如空腹血糖、餐后血糖、糖化血红蛋白、肝功能、肾功能、电解质、血脂、血常规、尿常规、尿白蛋白/肌酐比值和24 h尿蛋白定量、C反应蛋白（CRP）及红细胞沉降率（ESR）等。心电图应作为常规检查，有条件的医院应开展步态及足底压力检查。

二、DPN的筛查

（1）DSPN是DPN的常见类型。所有2型糖尿病患者确诊时和1型糖尿病患者诊断后5年，应进行DSPN筛查，随后至少每年筛查1次。

（2）有典型症状者易于诊断，无症状者需要通过体格检查或神经电生理检查做出诊断。临床筛查DPN，推荐联合应用踝反射、针刺痛觉、振动觉、压力觉、温度觉5项检查。

（3）用128 Hz音叉评估振动觉，用10 g单丝评估压力觉，以判断足溃疡和截肢的风险，适用于基层医疗单位或大规模人群筛查。

（4）根据有无DSPN，可确定糖尿病足筛查的频率，见表20-3。

表20-3 糖尿病足筛查频率

分类	临床特征	筛查频率
0	没有周围神经病变	每年1次
1	有周围神经病变	每6个月1次
2	有周围神经病变合并周围血管病或/和足畸形	每3～6个月1次
3	有周围神经病变及足溃疡的病史或者截肢病史	每1～3个月1次

资料来源：《中国2型糖尿病防治指南（2017年版）》（中华医学会糖尿病学分会）。

三、糖尿病下肢动脉病变的筛查

对于50岁以上的糖尿病患者，应该常规进行糖尿病LEAD的筛查，以全面评估下肢血管状况。伴有LEAD发病风险因素（如心脑血管病变、血脂异常、高血压、吸烟或糖尿病病程5年以上）的糖尿病患者应该每年至少筛查1次。对于有足溃疡、坏疽的糖尿病患者，不论其年龄多大均应该进行全面的动脉病变检查及评估。具体筛查路径见图20-2。

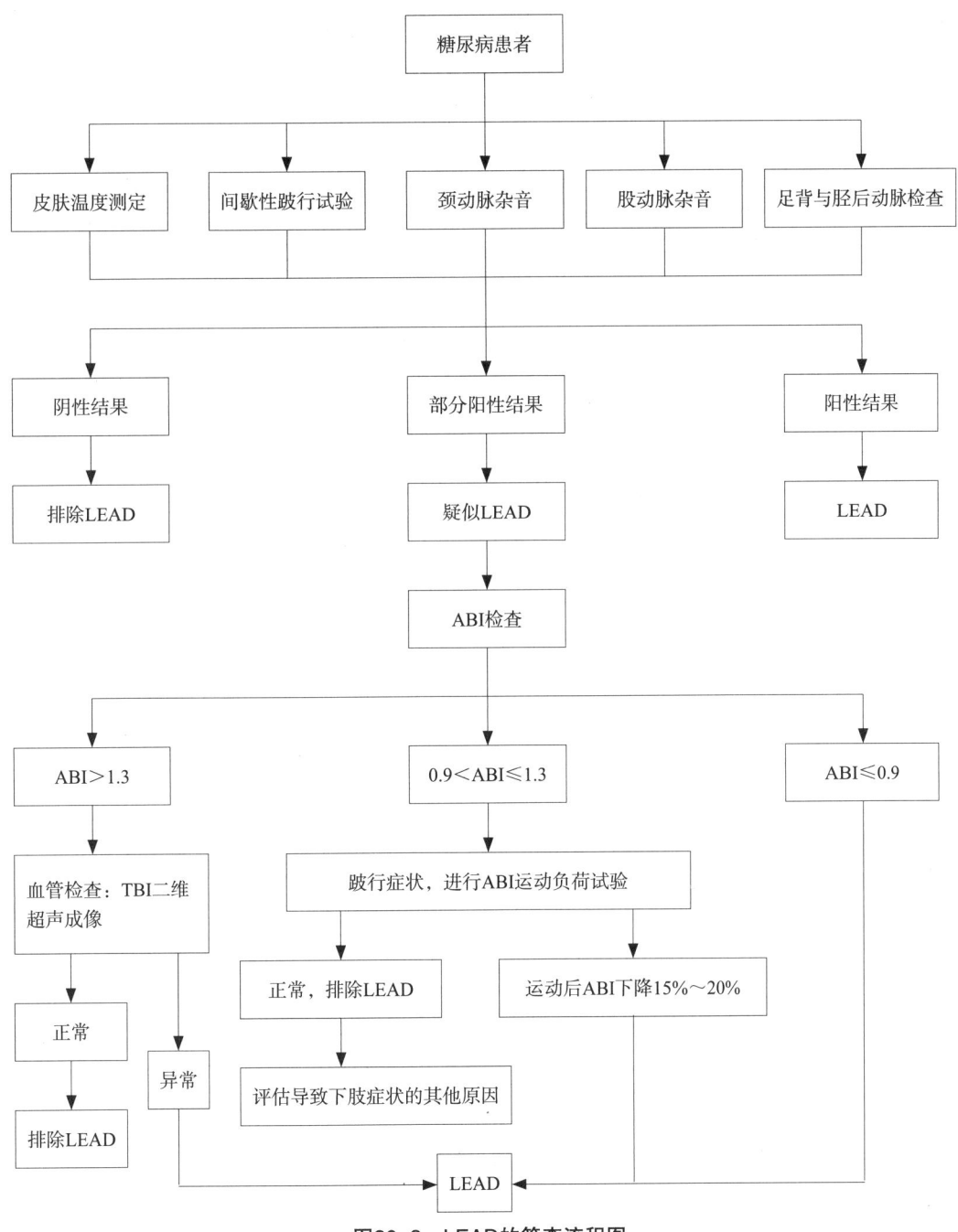

图20-2 LEAD的筛查流程图

资料来源：《中国糖尿病足防治指南（2019年版）》（中华医学会糖尿病学分会）。

注：ABI，踝肱指数；TBI，趾肱指数。

（谢翠华 苏达永）

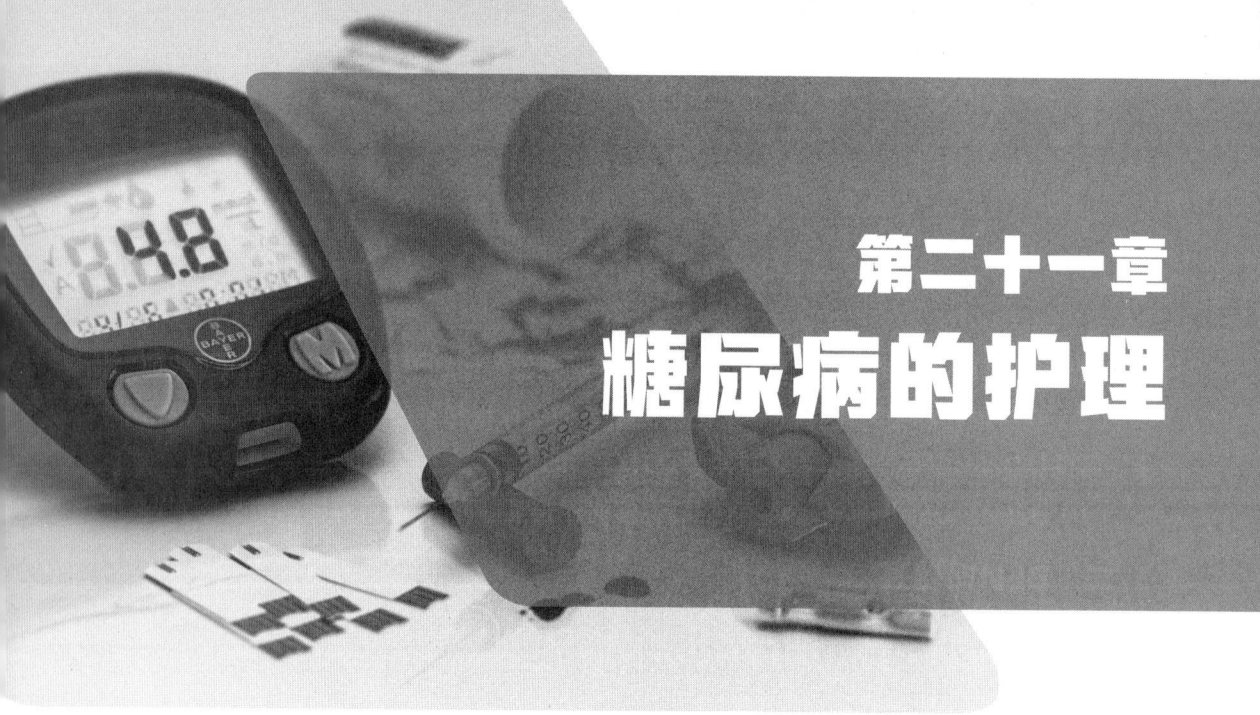

第二十一章 糖尿病的护理

第一节 护理评估

一、病史询问

（1）患病及治疗经过。详细询问患者患病的相关因素，如有无糖尿病家族史、病毒感染史等，询问患者起病时间、主要症状及其特点。对糖尿病原有症状加重，伴食欲减退、恶心、呕吐、头痛、嗜睡、烦躁者，应警惕酮症酸中毒的发生，注意询问有无相关诱因。对病程长者要注意询问患者有无心悸、胸闷及心前区不适感，有无肢体发凉、麻木或疼痛和间歇性跛行，有无视力模糊，是否会经常发生尿频、尿急、尿痛、尿失禁、尿潴留及外阴瘙痒等情况。了解患者的生活方式、饮食习惯、食量、妊娠次数、新生儿出生体重和身高等。了解患者患病后的检查和诊疗经过、目前用药情况和病情控制情况等。

（2）心理-社会状况。糖尿病为终身疾病，漫长的病程、严格的饮食控制及多器官、多组织结构功能障碍易使患者产生焦虑、抑郁等心理反应，导致患者对治疗缺乏信心，不能有效地应对疾病，治疗依从性差。护理人员应详细评估患者对疾病知识的了解程度，患病后有无焦虑、恐惧等心理反应，家庭成员对本病的认识程度和态度，以及患者所在社区的医疗保健服务情况等。

二、身体评估

（1）一般情况。评估患者生命体征、精神和神志状态。糖尿病酮症酸中毒及高血糖高渗状态者应注意观察患者瞳孔、体温、血压、心率及心律，以及呼吸节律、频率、气味等。

（2）营养状况。有无消瘦和肥胖。

（3）皮肤和黏膜。有无皮肤湿度和温度的改变；有无足背动脉搏动减弱、足底胼胝形成；有无下肢痛觉、触觉、温度觉的异常；有无局部皮肤发绀、缺血性溃疡、坏疽或其他感染灶的表现；有无不易愈合的伤口，以及颜面、下肢的水肿；等等。

（4）眼部。有无白内障、视力减退、失明等。

（5）神经和肌肉系统。有无肌张力及肌力减弱、腱反射异常及间歇性跛行。

三、实验室及其他检查

实验室及其他检查包括血糖是否正常或维持在较好的水平，HbA1c有无异常，甘油三酯、胆固醇是否升高及高密度脂蛋白胆固醇是否降低，血肌酐、尿白蛋白/肌酐比值、尿素氮是否升高，以及有无蛋白尿，血钾、钠、氯、钙是否正常。

（谢翠华　蒋娅）

第二节　护　理　措　施

一、饮食护理

1. 合理饮食

合理饮食就是患者摄取的热量要与其需求相适应，应按年龄和生理需要及病情决定摄入热量。一般年龄在45岁以上的成年人，标准体重者应按需要给予热量，防止过多或过少，使热量摄取与消耗平衡，对于超重、肥胖者应酌情减少热量。

对于儿童和青少年糖尿病患者，要根据患者生长、发育的需要酌情增加热量，供给热量应该等于消耗热量加生长、发育需要的热量。注意适当增加蛋白质热量，以满足生长、发育的需要。

护理工作宜注意患者饮食治疗状况。尽管食谱制订合理，然而患者不进餐，或者少进餐或者餐后进食都会使合理饮食变得没有实际意义，合理也变为不合理，达不到饮食治疗的目的。因此，饮食护理应达到以下要求。

（1）保证患者定时、定量进餐，同时观察患者进餐时的情绪并定期测量其体重。

（2）说服或提示患者不要餐外进餐，倘餐外进餐应将其用量自正餐中扣除，以防摄入热量突然增加。

（3）进餐定时方能进药定时，一般要求降糖药在餐前5～30 min口服。胰岛素注射后5～20 min进餐，否则易发生低血糖。

2. 合理调配

（1）护理人员应了解食物的性味和患者的八纲辨证，以达到寒者热之、热者寒之、虚者补之、实者泻之的食疗调节目的。例如，羊肉大补精血，适合气血双亏的虚寒型糖尿病患者，不宜用于阴虚火旺者。银耳养阴补肺，适用于肺阴久虚的糖尿病患者，对阳虚泻者不宜。大便干燥、便秘者宜多食蔬菜，少食辛辣，以防积热伤阴，加重便秘。

（2）应根据患者的性别、年龄、理想体重［身高（cm）－105］、工作性质、生活习惯计算其每日所需总热量。成年人休息状态下每日每千克理想体重给予热量25～30 kcal，轻体力劳动者30～35 kcal，中度体力劳动者35～40 kcal，重体力劳动者40 kcal以上，儿童、孕妇、乳母及营养不良、消瘦、伴有消耗性疾病者每日每千克体重酌情增加5 kcal，肥胖者酌情减少5 kcal，使体重逐渐恢复至理想体重（±5%）。

（3）食物的组成和分配。

食物组成：包括适量碳水化合物、低脂肪、适量蛋白质和高膳食纤维的饮食。其中：碳水化合物占饮食总热量的50%～60%；脂肪不超过30%，且饱和脂肪酸不超过7%；肾功能正常的糖尿病患者蛋白质占10%～15%，其中优质蛋白超过50%。有显性蛋白尿的患者蛋白质摄入量应限制在每日每千克理想体重0.8 g，但从肾小球滤过率下降起，推荐蛋白质摄入量为每日每千克理想体重0.6 g。提倡食用低血糖指数食物。胆固醇摄入量应在每日300 mg以下。应多食富含膳食纤维的食物，每日饮食中的膳食纤维含量以14 g/1 000 kcal为宜。

食物分配：应定时、定量，根据患者生活习惯、病情并配合药物治疗安排。对病情稳定的糖尿病患者可按每日3餐1/5、2/5、2/5或各1/3分配；注射胰岛素或口服降糖药且病情有波动的患者，可每日进食5～6餐，从3次正餐中匀出25～50 g主食作为加餐用。

3. 注意饮食卫生

饮食不洁是肠炎腹泻的祸根，而腹泻又常常是酮症酸中毒的诱因和症状。因此，应经常检查患者饮食卫生状况并告诫患者不吃变质食品或不洁食物。夏季食用的瓜果要洗净，更要注意定量，倘多食宜从正餐中扣除热量。

糖尿病饮食不仅要保持清洁、防止污染，而且要做到科学合理。20世纪70年代初期，根据糖尿病流行病学的调查，医学界开始注意糖尿病饮食中纤维素的作用。有关文献报告，倘在糖尿病患者饮食中以1.3 g/418.6 J的剂量补充果胶，则患者平均胰岛素用量可以减少26%，而且血糖比较平稳。研究者指出，这种作用不是通过增加胰岛素分泌而取得的。实验结果显示，1型糖尿病和2型糖尿病都能取得同样效应，说明糖尿病患者多进食蔬菜就能增加植物纤维的有效作用。

4. 其他注意事项

其他注意事项包括：①超重者忌吃油炸、油煎食物，炒菜宜用植物油，少食动物内脏、蟹黄、虾、鱼子等高胆固醇食物。②戒烟、限酒，女性每日的乙醇量不超过15 g，男性不超过25 g，每周饮酒不超过2次。③每日食盐摄入量<6 g。④严格限制各种甜食，包括各种食用糖、糖果、甜点心、饼干及各种含糖饮料等，可使用非营养性甜味剂，如蛋白糖、木糖醇、甜菊片等。对于血糖控制接近正常水平者，可在两餐间或睡前加食水果，如苹果、橙子、梨等。⑤可根据营养评估结果适量补充维生素和微量营养素。⑥每周定期测量体重1次，如果体重增加>2 kg，则应进一步减少饮食总热量；如消瘦患者体重有所恢复，也应适当调整饮食方案，避免体重继续增加。

二、运动护理

1. 护理人员要根据糖尿病患者的病情，对患者的运动疗法进行分类指导

（1）一级护理。糖尿病患者多半有严重的并发症如心肌梗死（恢复期）、肢端坏疽、肾病、视网膜病变、酮症酸中毒或感染等，不宜进行室外体育活动。可根据病情和患者意愿，让患者在病床上选择适当的四肢活动。

（2）二级护理。可于室内进行轻度活动，如四肢运动、腰背运动，运动量不宜过大，以运动后感到无任何不适、轻松舒适为宜。

（3）三级护理。可于户外进行体育活动，选择运动项目和运动时间要量力而行，以全面锻炼为佳。运动方式和运动量宜个体化，运动后疲劳要能在半小时内消除，同时脉搏恢复正常。运动时间的选择：如已形成晨间运动习惯，可持之以恒；如目的为降低血糖，可在餐后1～2 h运动。

2. 运动的方式

以有氧运动为主，如快走、骑自行车、做广播操、打太极拳、打乒乓球等。最佳运动时间是餐后1 h（以进食开始计时）。如无禁忌证，每周最好进行2次抗阻运动，若有心脑血管疾病或严重微血管病变者，应按具体情况选择运动方式。

3. 运动量的选择

合适的运动强度为活动时患者的心率达到个体最大耗氧量时心率的60%（心率=170－年龄）。活动时间为每周至少150 min，每次30～40 min，包括运动前做准备活动和运动结束后做整理运动的时间，可根据患者具体情况逐渐延长。肥胖患者可适当增加活动次数。用胰岛素或口服降糖药者最好每日定时活动。

4. 注意事项

（1）对于初次参加运动的患者，应调查其运动后的自我感觉和睡眠状况。一般无

疲劳感、睡眠良好、周身无任何不适为运动量适宜；倘有疲乏感、睡眠不好、关节酸痛等，则为运动过度的表现，应适当降低运动强度。

（2）运动前评估糖尿病的控制情况，根据患者具体情况决定运动方式、运动时间及运动量。

（3）运动中注意补充水分。

（4）运动中若出现胸闷、胸痛、视力模糊等应立即停止运动，并及时处理。

（5）运动后应写运动日记，以便观察疗效和不良反应。

（6）运动前后要系统观察患者血糖、体重和食量变化，良好而有效的运动后效应，应该是三者平衡，血糖在生理范围内波动，体重减轻在1 kg左右徘徊，食量不明显增加。

（7）加强血糖监测。当空腹血糖＞16.7 mmol/L时，应减少活动，增加休息。运动不宜在空腹时进行，以防发生低血糖。

三、降糖药物的用药护理

护理人员应了解各类降糖、降压、降脂药物的作用、剂量、用法、不良反应和注意事项，指导患者正确服用。

1. 口服药物的用药护理

（1）磺酰脲类药物的护理。协助患者于早餐前半小时服用，严密观察药物引起的低血糖反应。此外，还应注意水杨酸类、磺胺类、保泰松、利血平、β受体阻滞剂等可增强磺酰脲类药物的作用，而噻嗪类利尿药、糖皮质激素等可降低磺酰脲类药物的作用。

（2）双胍类药物的护理。餐中或餐后服药或从小剂量开始可减轻胃肠道不良反应。

（3）α-糖苷酶抑制剂类药物的护理。应与第一口淀粉类食物同时嚼服。如与胰岛素促泌剂或胰岛素合用可能出现低血糖，出现低血糖时应直接给予葡萄糖口服或静脉注射，进食淀粉类食物或蔗糖无效。

（4）噻唑烷二酮类药物的护理。密切注意水肿、体重增加、缺血性心血管疾病及骨折等的风险，一旦出现应立即停药。

（5）DPP-4抑制剂的护理。除维格列汀每日给药2次外，其余列汀类药物都是每日给药1次，不受进食与否的影响，该类药物吸收快，达峰时间1～2 h。该类药物具有良好的安全性和耐受性，护理中主要观察患者有无腹泻、上呼吸道感染等症状。

（6）SGLT-2抑制剂的护理。晨服，不受进食影响，密切观察生殖系统与泌尿系统是否出现感染，以及是否血容量不足。

2. 胰岛素的用药护理

（1）胰岛素的注射途径。胰岛素的注射途径包括静脉注射和皮下注射两种。注射工具有胰岛素专用注射器、胰岛素笔和胰岛素泵3种。胰岛素注射装置的合理选择和正确的胰岛素注射技术是保证胰岛素治疗效果的重要环节。

（2）使用胰岛素的注意事项。

准确用药：熟悉各种胰岛素的名称、剂型及作用特点。准确执行医嘱，按时注射。对于40 U/mL和100 U/mL两种规格的胰岛素，使用时应注意注射器与胰岛素浓度的匹配。使用胰岛素笔时要注意笔与笔芯相互匹配，每次注射前确认笔内是否有足够剂量、药液是否变质等。

胰岛素的保存：未开封的胰岛素放于冰箱2~8 ℃冷藏保存，正在使用的胰岛素在常温下（不超过30 ℃）可使用28~30 d，无须放入冰箱，但应避免过冷、过热、太阳直晒、剧烈晃动等，否则可因蛋白质凝固变性而失效。

注射部位的选择与轮换：胰岛素采用皮下注射时，宜选择皮肤疏松部位，如上臂三角肌、臀大肌、大腿前侧、腹部等。腹部吸收胰岛素最快，其次分别为上臂、大腿和臀部。如患者参加运动，不要选择在大腿、上臂等活动的部位注射胰岛素。注射部位要经常轮换，长期不改变注射部位可能导致局部皮下脂肪萎缩或增生、局部硬结。尽量每日同一时间在同一部位注射，并进行腹部、上臂、大腿外侧和臀部的"大轮换"，如餐时注射在腹部、晚上注射在上臂等；在同部位注射时，也需要进行"小轮换"，即每次的注射点相距1 cm以上，且选择在无硬结的地方注射；如有硬结，可热敷，但要避免烫伤。

监测血糖：注射胰岛素的患者一般常规检测血糖2~4次/d，如发现血糖波动过大或持续高血糖，应及时通知医生。

防止感染：注射胰岛素时应严格无菌操作，针头一次性使用，使用胰岛素泵时应定期更换导管以避免感染及针头堵塞，也应定期更换注射部位。

（3）胰岛素不良反应的观察及处理。①低血糖反应（见第十五章第三节）。②过敏反应：表现为注射部位瘙痒或荨麻疹样皮疹，严重过敏反应罕见。人胰岛素和胰岛素类似物广泛应用后，过敏反应发生减少。处理措施包括更换胰岛素制剂、使用抗组胺药和糖皮质激素及脱敏疗法等。严重者需停止或暂时中断胰岛素治疗。③注射部位皮下脂肪萎缩或增生：采用多点、多部位皮下注射和使用一次性针头可预防其发生。若发生则停止在该部位注射，之后可缓慢自然恢复。④水肿：胰岛素治疗初期可因水钠潴留而发生轻度水肿，可自行缓解。⑤视力模糊：部分患者可出现，多有晶状体屈光改变，常于数周内自然恢复。

3. 监控血糖、血脂、血压、体重

将血糖、血脂、血压、体重控制在理想范围，能显著减少糖尿病大血管病变和微血管病变发生的风险。

四、糖尿病足的护理

1. 评估患者有无足溃疡的危险因素

（1）既往有足溃疡史或截肢史。

（2）有神经病变的症状或体征（如下肢麻木、刺痛尤其是夜间疼痛，触觉、痛觉减退或消失）和/或缺血性血管病变的体征（如间歇性跛行、静息痛、足背动脉搏动减弱或消失）。

（3）足部皮肤暗红、发紫，温度明显降低，水肿，趾甲异常，胼胝，皮肤干燥，足趾间皮肤糜烂，严重的足、关节畸形。

（4）其他危险因素，如视力下降，膝、髋或脊柱关节炎，合并肾脏病变，鞋袜不合适，赤足行走等。

（5）个人因素，如社会经济条件差，年老或独居生活，不能享受医疗保险，拒绝治疗和护理等。

2. 足部观察与检查

每日检查双足1次，了解足部有无感觉减退、麻木、刺痛感，观察足部皮肤有无颜色、温度改变及足部动脉搏动情况，注意检查趾甲、趾间、足底部皮肤有无胼胝、鸡眼、甲沟炎、甲癣，是否发生红肿、青紫、水疱、溃疡、坏死等。定期做足部保护性感觉的测试，及时了解足部感觉功能。常用单丝测试。必要时可行多普勒超声踝肱动脉比值检查、经皮氧分压检查、血管造影等。

3. 保持足部清洁

指导患者勤换鞋袜。每日清洗足部1次，每次不超过10 min，水温在37～40 ℃，可用手肘或请家人代试水温，洗完后用柔软的浅色毛巾擦干，尤其是足趾间。皮肤干燥者必要时可涂油膏类护肤品。

4. 预防外伤

指导患者不要赤脚走路，外出时不可穿拖鞋。应选择轻巧柔软、透气性好、前端宽大、圆头、有带或鞋袢的鞋子，鞋底要平、厚。最好是下午买鞋，需穿袜子试穿，新鞋第一次穿20～30 min，之后再逐渐增加穿鞋时间。穿鞋前应检查鞋子，清除异物，保持里衬的平整。袜子选择以浅色、弹性好、吸汗、透气及散热性好的棉毛质地为佳，要大小适中，不粗糙、无破洞，不穿过紧、有毛边的袜子或高过膝盖的袜子。应帮助视力不好的患者修剪趾甲，趾甲修剪与脚趾平齐，并锉圆边缘尖锐部分。避免自行修剪胼胝或用化学制剂进行处理，应及时寻求专业人员帮助。冬天不要使用热水袋、电热毯或烤灯保暖，谨防烫伤，同时应注意预防冻伤。夏天注意避免蚊虫叮咬。

5. **促进肢体血液循环**

指导和协助患者采用多种方法促进肢体血液循环，如步行和腿部运动。应避免盘腿坐或跷二郎腿。

6. **积极控制血糖，说服患者戒烟**

足溃疡的发生及发展均与血糖密切相关，足溃疡的预防教育应从早期指导患者控制和监测血糖开始。同时要说服患者戒烟，防止因吸烟导致局部血管收缩而进一步促进足溃疡的发生。

五、糖尿病酮症酸中毒、高血糖高渗状态的护理

（1）预防措施。定期检测血糖，应激状况时每日检测。合理用药，不要随意减量或停用药物。保证充足的水分摄入，特别是发生呕吐、腹泻、严重感染时。

（2）病情观察。严密观察和记录患者的生命体征、神志、24 h出入量等。遵医嘱定时检测电解质、酮体和渗透压的变化。

（3）急救配合与护理。①立即开放两条静脉通路，准确执行医嘱，确保液体和胰岛素的输入；②绝对卧床休息，注意保暖，给予持续低流量吸氧；③加强生活护理，特别注意皮肤、口腔护理；④昏迷者给予昏迷常规护理。

六、糖尿病心脑血管并发症的护理

糖尿病患者心肌梗死、急性心力衰竭或心脑衰竭、多器官功能衰竭综合征等皆为糖尿病急性而危重的并发症，应迅速进行危重患者紧急治疗和急救护理的准备工作。

（1）入院时应做好一切急救准备，包括抢救药品和器械的准备，如呼吸机、吸痰器、除颤起搏器、气管插管装置等，立即将患者送入监护病房或抢救室，进行心电监护。建立特殊记录，制订特殊护理计划，每20～30 min记录1次或随时记录病情变化和处理过程。病情好转72 h后改为间断护理。

（2）患者要绝对卧床休息2周，患者的一切生活护理如洗漱、进食、大小便、翻身等均由护理人员协助，动作要轻，避免搬动患者，尽量减轻心脏负担。从病情好转的第3周开始，可以让患者在床上活动，活动量宜循序渐进。第4周可以让患者下床活动，根据病情实行动静结合的康复措施，以改善气滞血瘀现象，促进身体恢复。

（3）忧思恼怒常常使病情加重甚至导致猝死。因此，要做好患者及其陪护家属的工作，避免对患者产生各种心理或精神上的损害或刺激，消除其心理负担或思想顾虑。急性期禁止患者会客和饮酒。尽量保持环境安静和患者情绪的稳定。

（4）急性期给予流质和半流质饮食，3 d后酌情改为易消化的软食。宜少食多餐，防止过饱，以减轻心脏负荷，餐饮以低脂、低盐、充足的维生素和高纤维饮食为宜，禁食甜腻、辛辣、烤、炸等食品，亦应避免食用产气食品，如牛奶、豆类等，防止腹泻、

便秘，切实保持大便通畅。

七、低血糖的护理

1. 加强预防

护理人员应充分了解患者使用的降糖药物，并告知患者及其家属不能随意更改降糖药物及其剂量。活动量增加时，要减少胰岛素的用量并及时加餐。容易在后半夜及清晨发生低血糖的患者，晚餐应适当增加主食或蛋白质含量较高的食物。注射速效或短效胰岛素后应及时进餐；病情较重者，可先进餐再注射胰岛素。初用各种降糖药时要从小剂量开始，然后根据血糖水平逐步调整药物剂量。

2. 症状观察和血糖监测

观察患者有无低血糖的临床表现，尤其是服用胰岛素促泌剂和注射胰岛素的患者。老年患者常有自主神经功能紊乱而导致低血糖症状不明显，除应加强血糖监测外，对患者血糖不宜控制过严。强化治疗应做好血糖监测及记录，以便及时调整胰岛素或降糖药用量。

3. 急救护理

一旦确定患者发生低血糖，应尽快按低血糖处理流程急救。同时了解低血糖发生的诱因，给予健康指导，以避免再次发生。

八、糖尿病合并感染的护理

糖尿病患者免疫功能低下，容易发生皮肤、黏膜、泌尿系统等的感染。所以，护理人员应精心观察糖尿病患者有无感染迹象。

（1）注意感染的隐患。糖尿病的许多感染如牙周感染、皮肤水疱、泌尿系统感染等，虽属潜在疾患，但是往往成为感染扩散的诱因。尤其是坏疽感染更是防不胜防。因此要细心观察患者皮肤色泽、足背动脉搏动状态。如搏动减弱或消失，皮肤逐渐变白或暗紫，常提示小腿膝关节以下有较严重的缺血表现和静脉回流功能障碍。要立即采取活血化瘀、抗感染的治疗，以制止肢端坏疽的发生、发展和感染。

（2）肢端坏疽发生的预兆。肢端坏疽的发生有一定的预兆特征，值此期间要采取各项护理措施，如保护皮肤，忌用胶布贴在皮肤或疮面周围；包扎绷带宜松，避免过紧，否则有碍血液循环的畅通。

（3）糖尿病患者有足癣时应进行抗癣治疗，通常采用治癣药膏局部治疗，但亦时好时发。采用醋浸、中药泡洗方法，效果较为理想。糖尿病患者合并足癣与甲癣者甚多，占糖尿病患者的75%～85%，因此，不应忽视其治疗。

（4）倘皮肤有水疱发生，要做好无菌处理，防止感染。

九、健康指导

1. 疾病预防指导

开展糖尿病社区预防,关键在于筛查出IGT人群,并进行干预性健康指导。18岁以上成人中糖尿病的危险因素包括:有糖调节受损史,年龄≥40岁,超重或肥胖(尤其是中心型肥胖),有静坐生活方式,一级亲属有T2DM的家族史,有巨大儿分娩史或GDM史,高血压(收缩压≥140 mmHg和/或舒张压≥90 mmHg)或正在接受降压治疗,血脂异常或正在接受调脂治疗,有动脉粥样硬化性心脑血管疾病,有一过性类固醇糖尿病病史,有多囊卵巢综合征,长期接受抗精神病药物和/或抗抑郁症药物治疗等。30岁以上人群健康体检或因各种疾病、手术住院时应常规排除糖尿病。

2. 疾病知识指导

采取多种方法,如课堂讲授或一对一讲解、放录像、发放宣传资料等,让患者及其家属了解糖尿病的病因、临床表现、诊断与治疗方法,提高患者对治疗的依从性。教导患者外出时随身携带糖尿病卡,以便发生紧急情况时及时得到处理。

3. 病情监测指导

指导患者每3~6个月复查1次HbA1c。血脂异常者每1~2个月检测1次血脂,如无异常则每6~12个月检测1次。体重每1~3个月测1次。每年全面体检1~2次,以尽早防治糖尿病慢性并发症。指导患者学习和掌握监测血糖、血压、体重指数的方法,了解糖尿病的控制目标。

4. 用药与自我护理指导

(1)告知患者口服降糖药及胰岛素的名称、剂量、给药时间和方法,教会其观察药物疗效和不良反应。使用胰岛素者,应教会患者或其家属掌握正确的注射方法,开始治疗后还需进行随访。

(2)指导患者掌握饮食、运动治疗的具体实施及调整的原则和方法,嘱患者生活应规律,戒烟、限酒,注意个人卫生。

(3)指导患者及其家属掌握糖尿病常见急性并发症的主要临床表现、观察方法及处理措施。

(4)指导患者掌握糖尿病足的预防和护理知识。

(5)指导患者正确应对疾病所致的生活压力,帮助患者树立战胜疾病的信心。

(谢翠华　胡丽萍)

参 考 文 献

白灵，刘金凤，周明群，等，2015. 床头贴心卡对住院糖尿病患者自我管理能力及医患沟通的影响［J］. 世界最新医学信息文摘，15（15）：245-247.

陈灏珠，林果为，王吉耀，2013. 实用内科学：上册［M］. 14版. 北京：人民卫生出版社：977-978，981-983，1028-1030.

陈香美，2011. 临床诊疗指南：肾脏病学分册［M］. 北京：人民卫生出版社：109-104.

程红卫，张韦华，胡筱娟，等，2015. 良好的医患沟通在糖尿病诊治中的具体实施［J］. 中国社区医师，31（29）：146-147.

丁晓慧，杨泽，2010. 2型糖尿病易感基因研究进展［J］. 中国糖尿病杂志，18（4）：311-313.

董志明，王清莲，马玉珍，2014. 2型糖尿病相关基因检测方法的研究进展［J］. 包头医学，38（1）：1-2.

范光森，许岱，富志磊，等，2016. 血糖生成指数研究进展［J］. 中国食品添加剂（10）：56-68.

府伟灵，徐克前，2012. 临床生物化学检验［M］. 北京：人民卫生出版社：65-70.

葛可佑，2005. 中国营养师［M］. 北京：人民卫生出版社：67-73.

国家食品药品监督管理局，2008. 全自动生化分析仪：YY/T 0654—2008［S］. 北京：中国标准出版社：19-22.

国家卫生计生委疾病预防控制局，2015. 中国居民营养与慢性病状况报告：2015年［M］. 北京：人民卫生出版社：9-11.

韩小花，薛临萍，王芳，等，2016. 老年综合评估及干预在改善老年糖尿病合并老年综合征患者生活质量中的作用［J］. 中国药物与临床，7（11）：1631-1632.

洪天配，母义明，纪立农，等，2017. 2型糖尿病合并动脉粥样硬化性心血管疾病患者降糖药物应用专家共识［J］. 中国糖尿病杂志，25（6）：481-492.

黄秀华，2014. 粤西地区妊娠糖尿病的发病率及危险因素分析［J］. 中国医药指南，12（22）：116-117.

嵇光年，朱利勇，朱晒红，等，2018. 代谢手术治疗BMI为27.5～32.5 kg/m^{2}的2型糖尿病病人的临床疗效［J］. 中国普外基础与临床杂志，25（3）：271-275.

纪立农，2018. 工欲善其事，必先利其器：新的糖尿病监测和治疗手段正在将糖尿病治疗和管理带入新时代［J］. 中国糖尿病杂志，26（1）：1-2.

纪立农，郭立新，郭晓蕙，等，2016. 钠-葡萄糖共转运蛋白2（SGLT2）抑制剂临床合理应用等中国专家建议［J］. 中国糖尿病杂志，24（10）：865-870.

纪立农，郭晓蕙，黄金，等，2017. 中国糖尿病药物注射技术指南：2016年版［J］. 中华糖尿病杂志，9（2）：79-105.

纪立农，陆菊明，朱大龙，等，2017. 成人2型糖尿病基础胰岛素临床应用中国专家指导建议［J］. 中国糖尿病杂志，25（1）：2-8.

蒋国彦，1997. 老年糖尿病的防治［J］. 中级医刊，32（4）：20-21.

焦洁，王威，刘静，等，2009. 应用创造酶切位点PCR-RFLP检测乙醇脱氢酶2基因多态性［J］. 卫生研究，38（1）：4-6.

克里斯托弗，卡利亚尼，弗雷德里克，2015. 糖尿病指南：糖尿病的治疗与管理［M］. 郭晓蕙，译. 北京：科学技术文献出版社：102-117.

李春瑞，邢玉华，裴智，等，2019. 基于高通量测序的2型糖尿病易感基因靶向测序panel设计及临床应用［J］. 中国糖尿病杂志，27（20）：91-97.

李立明，饶克勤，孔灵芝，等，2005．中国居民2002年营养与健康状况调查［J］．中华流行病学杂志，26（7）：478-484．

李楠，杨慧霞，翟桂荣，等，2011．门冬胰岛素与人胰岛素对妊娠合并糖代谢异常患者的有效性及安全性［J］．中华糖尿病杂志，3（5）：384-388．

李全民，吴海娅，2018．糖尿病周围神经病变诊断标准与检查方法评价［J］．中华糖尿病杂志，10（11）：705-708．

李延兵，翁建平，许雯，等，2003．短期持续胰岛素输注治疗对初诊2型糖尿病患者胰岛β细胞功能的影响［J］．中国糖尿病杂志，11（1）：10-15．

梁国栋，2001．最新分子生物学实验技术［M］．北京：科学出版社：336-354．

廖二元，2012．内分泌代谢病学［M］．3版．北京：人民卫生出版社：258-263，1228．

廖二元，莫朝晖，2007．内分泌学［M］．2版．北京：人民卫生出版社：1443-1465．

刘新民，1997．实用内分泌学［M］．2版．北京：人民军医出版社：132-137．

刘洋，李梦伊，张松海，等，2019．大华北减重与代谢手术临床资料数据库年度报告（2018）［J］．中国实用外科杂志，39（2）：149-154．

刘尊永，2004．糖尿病综合防治指南［M］，北京：人民卫生出版社：11-15．

美国糖尿病协会，2014．2015年ADA糖尿病医学诊疗标准［J］．糖尿病临床，8（2）：536-548．

美国运动医学会，2011．2型糖尿病运动指南［J］．糖尿病天地，5（3）：108-113．

苗述楷，蔡惠文，2004．糖尿病并发症防治学［M］．北京：中国医药科技出版社：230-233，520-521．

母义明，尹士男，纪立农，等，2011．胰岛素泵规范治疗教程［M］．北京：人民军医出版社：9-23．

牛衍龙，陈德明，2015．运动治疗2型糖尿病训练学处方制定的分析［J］．哈尔滨体育学院学报，33（3）：91-96．

潘佳秋，2006．实用糖尿病诊治手册［M］．长春：吉林科学技术出版社：35-45．

裴智勇，刘满姣，刘禹保，等，2017．不同人群2型糖尿病的易感基因分析研究进展［J］．国际检验医学杂志，38（24）：3434-3439．

饶翀，肖新华，于森，2017．二代测序在单基因糖尿病中的应用［J］．中国糖尿病杂志，25（2）：178-180．

任香梅，黄水平，邵继红，等，2008．妊娠糖尿病发病率及危险因素分析［J］．中国妇幼保健，23（21）：2954-2956．

沙恒古丽，帕提玛·再奴拉，2018．医患沟通和常规护理在老年糖尿病患者中的护理效果对比研究［J］．中西医结合心血管病电子杂志，6（2）：128-129．

上海市医学会普外科分会减重代谢外科学组，上海市普通外科临床质量控制中心，2018．上海市减重代谢手术年度报告及趋势分析：2012—2016［J］．中国实用外科杂志，38（1）：94-96．

申晓军，郑成竹，印慨，2017．美国代谢与减重手术学会2016年最新立场声明解读［J］．中国实用外科杂志，37（1）：18-20．

孙明晓，2014．老年糖尿病医学营养治疗指南解读［J］．中国医学前沿杂志（电子版），5（12）：5-7．

孙子林，刘莉莉，2011．2010年美国运动医学会/美国糖尿病学会糖尿病运动指南解读［J］．中国医学前沿杂志（电子版），3（4）：15-18．

孙子林，刘莉莉，2013．《中国糖尿病运动治疗指南》解读［J］．国际内分泌代谢杂志，33（6）：373-375，378．

仝小林，2014．糖尿病中医防治标准（草案）［M］．北京：科学出版社：7．

托马斯，2004．临床实验室诊断学：实验室结果的应用和评估［M］．朱汉民，沈霞，吕元，等，译．上海：上海科学技术出版社：22-24．

汪海东，陆大江，陈向芳，2017．糖尿病治疗和血糖监测［M］．上海：上海科学技术出版社：

23-26.

王存川, 2014. 肥胖与代谢病外科学 [M]. 北京: 人民卫生出版社: 168-176.

王昊, 漆洪波, 2019. 2019ADA "妊娠合并糖尿病管理"指南要点解读 [J]. 中国实用妇科与产科杂志, 35 (8): 890-894.

王梅, 2019. 运动干预糖尿病前期和糖尿病的研究进展 [J]. 中国康复理论与实践, 25 (11): 1272-1276.

王晓艳, 陈临琪, 孙辉, 等, 2019. 儿童糖尿病基因检测研究进展 [J]. 中国实用儿科杂志, 34 (6): 523-526.

王学兰, 常文梅, 2016. 心理护理干预在糖尿病患者中应用效果观察 [J]. 糖尿病新世界, 6 (24): 12-15.

王延婷, 阎英, 闫硕, 2013. 对增强医患沟通有效性的伦理思考 [J]. 中国医学伦理学, 26 (6): 715-716.

王勇, 王墨飞, 2017. 腹腔镜胃袖状切除术后并发症防治策略 [J]. 中国实用外科杂志, 37 (4): 382-385.

王勇, 张旭, 2017. 减重及代谢疾病病人围手术期静脉血栓栓塞症预防 [J]. 中国实用外科杂志, 37 (2): 129-132.

魏昕, 吴悉萍, 1997. 中老年人糖尿病情况的调查分析 [J]. 中国现代医学杂志, 10 (4): 30-32.

谢欣欣, 谢虹, 张艳丽, 2019. 糖尿病患者相关心理痛苦的研究现状 [J]. 牡丹江医学院学报, 40 (5): 5-7.

谢院生, 刘玉宁, 2013. 糖尿病肾病的诊断与中西医结合治疗 [J]. 中华肾病研究电子杂志, 7 (10): 723-725.

薛耀明, 2009. 糖尿病的诊断与治疗 [M]. 北京: 人民军医出版社: 158-160.

薛耀明, 沈洁, 2009. 糖尿病的诊断与治疗 [M]. 3版. 北京: 人民军医出版社: 3-4.

薛耀明, 肖海鹏, 2018. 内分泌与代谢病学 [M]. 广州: 广东科技出版社: 110-112.

薛耀明, 张倩, 邹梦晨, 2018. 糖尿病防治实用指导 [M]. 3版. 北京: 人民军医出版社: 82-90.

杨珵璨, 王文越, 火海钟, 等, 2018. 减重代谢外科围手术期阻塞性睡眠呼吸暂停诊治指南导读和认识 [J]. 中华肥胖与代谢病电子杂志, 4 (2): 62-64.

杨架林, 孙皎, 2017. 糖尿病并发症和特殊时期血糖管理 [M]. 上海: 上海科学技术出版社: 19-22.

杨青, 古成璠, 蓝晓凤, 等, 2012. 运用看图对话教育工具对门诊糖尿病患者相关心理痛苦的影响 [J]. 护理学报, 19 (19): 71-73.

杨月欣, 2008. 营养配餐和膳食评价实用指导 [M]. 北京: 人民卫生出版社: 113-117.

杨月欣, 2009. 中国食物成分表 [M]. 北京: 北京大学医学出版社: 309-311.

姚明玲, 施文娟, 陈实, 等, 2017. 医患沟通对社区糖尿病疗效的影响 [J]. 上海医药, 38 (04): 43-45.

叶山东, 朱禧星, 2005. 临床糖尿病学 [M]. 合肥: 安徽科学技术出版社: 16-23, 148-151, 253-255.

尤黎明, 吴瑛, 2017. 内科护理学 [M]. 6版. 北京: 人民卫生出版社: 6.

张辰, 赵宏志, 钱东, 等, 2016. 腹腔镜胃旁路术与药物治疗肥胖合并2型糖尿病疗效比较分析 [J]. 中国实用外科杂志, 36 (10): 1096-1100.

张鹏, 郑成竹, 阿方索·托尔夸蒂, 等, 2014. 美国减重代谢外科现状及与我国异同 [J]. 中国实用外科杂志, 34 (11): 1094-1096.

郑黎, 2011. 充分利用健康讲座加强深层次医患沟通 [J]. 检验医学与临床, 8 (10): 1259-1260.

中国高血压防治指南修订委员会, 2011. 中国高血压防治指南2010 [J]. 中华高血压杂志, 19 (8): 701-743.

中国老年学学会老年医学会老年内分泌代谢会委员，2014．老年糖尿病诊疗措施专家共识：2013年版［J］．中华内科学杂志，53（3）：243-251．

中国老年医学学会老年内分泌代谢分会，国家老年疾病临床医学研究中心（解放军总医院），中国老年糖尿病诊疗措施的专家共识编写组，2018．中国老年2型糖尿病诊疗措施的专家共识：2018年版［J］．中华内科杂志，57（9）：630-634．

国家老年医学中心，中华医学会老年医学分会，中国老年保健协会糖尿病专业委员会，2021．中国老年糖尿病诊疗指南：2021年版［J］．中华糖尿病杂志，13（1）：16-17．

国家老年医学中心，中华医学会老年医学分会，中国老年保健协会糖尿病专业委员会，2021．中国老年糖尿病诊疗指南：2021年版［J］．中华糖尿病杂志，13（1）：20-21．

中国营养学会，2014．中国居民膳食营养素参考摄入量速查手册［M］．北京：中国标准出版社：32-35．

中国营养学会，2016．中国居民膳食指南2016［M］．北京：人民卫生出版社：52-55．

中国营养学会，2017．中国2型糖尿病膳食指南2017［J］．营养学报，39（6）：521-529．

中华医学会儿科学分会内分泌遗传代谢学组，2017．儿童青少年2型糖尿病诊治中国专家共识［J］．中华儿科杂志，55（6）：404-410．

中华医学会妇产科学分会妊娠期高血压疾病学组，2015．妊娠期高血压疾病诊治指南（2015）［J］．中华妇产科杂志，50（10）：721-728．

中华医学会麻醉学分会，2016．围术期血糖管理专家共识［J］．临床麻醉学杂志，32（1）：7-10．

中华医学会内分泌学分会，2017．糖尿病患者血糖波动管理专家共识［J］．药品评价，14（17）：1-5．

中华医学会糖尿病学分会，2012．中国糖尿病运动治疗指南：2012［M］．北京：中华医学电子音像出版社：9-10．

中华医学会糖尿病学分会，2013．新诊断2型糖尿病患者短期胰岛素强化治疗专家共识［J］．中华医学杂志，93（20）：1524-1526．

中华医学会糖尿病学分会，2013．中国动态血糖监测临床应用指南：2012年版［J］．慢性病学杂志，14（5）：321-330．

中华医学会糖尿病学分会，2014．基于胰高血糖素样肽1降糖药物的临床应用共识［J］．中华糖尿病杂志，6（1）：14-20．

中华医学会糖尿病学分会，2014．中国2型糖尿病防治指南：2013年版［J］．中华内分泌代谢杂志，30（10）：893-942．

中华医学会糖尿病学分会，2014．中国2型糖尿病防治指南：2013年版［J］．中华糖尿病杂志，6（7）：26-89，447-498．

中华医学会糖尿病学分会，2015．中国血糖监测临床应用指南：2015年版［J］．中华糖尿病杂志，7（10）：603-613．

中华医学会糖尿病学分会，2017．中国2型糖尿病防治指南：2017年版［J］．中华糖尿病杂志，10（1）：4-67，68-86．

中华医学会糖尿病学分会，2017．中国持续葡萄糖监测临床应用指南：2017年版［J］．中华糖尿病杂志，9（11）：667-675．

中华医学会糖尿病学分会，2018．国家基层糖尿病防治管理指南：2018［J］．中华内科杂志，57（12）：885-893．

中华医学会糖尿病学分会，2018．中国2型糖尿病防治指南：2017年版［J］．中国实用内科杂志，38（4）：7-8，292-344．

中华医学会糖尿病学分会，2021．中国2型糖尿病防治指南：2020年版［J］．中华糖尿病杂志，13（4）：318-328．

中华医学会糖尿病学分会，2021．中国2型糖尿病防治指南：2020年版［J］．中华糖尿病杂志，

13（4）：334-337.

中华医学会糖尿病学分会，2021. 中国2型糖尿病防治指南：2020年版［J］. 中华糖尿病杂志，13（4）：343-363.

中华医学会糖尿病学分会，2019. 国家基层糖尿病防治管理指手册：2019［J］. 中华内科杂志，58（10）：724-728.

中华医学会糖尿病学分会，中国医师协会营养医师专业委员会，2010. 中国糖尿病医学治疗指南［M］. 北京：人民军医出版社：19-21.

中华医学会糖尿病学分会，中国医师协会营养医师专业委员会，2015. 中国糖尿病医学营养治疗指南（2013）［J］. 中国糖尿病杂志，7（2）：73-88.

中华医学会糖尿病学分会，中国医师学会营养医师专业委员会，2016. 中国糖尿病医学营养治疗指南（2013）［J］. 糖尿病天地（临床），6（7）：289-307.

中华医学会糖尿病学分会，中华医学会感染病学分会，中华医学会组织修复与再生分会，2019. 中国糖尿病足防治指南：2019版：V［J］. 中华糖尿病杂志，11（6）：387-397.

中华医学会糖尿病学分会，中华医学会外科学分会，2011. 手术治疗糖尿病专家共识［J］. 中国实用外科杂志，31（5）：367-370.

中华医学会糖尿病学分会视网膜病变学组，2018. 糖尿病视网膜病变防治专家共识［J］. 中华糖尿病杂志，10（4）：241-247.

中华医学会糖尿病学分会微血管并发症学组，2019. 中国糖尿病肾脏疾病防治临床指南［J］. 中华糖尿病杂志，11（1）：15-28.

中华医学会糖尿病学会微血管并发症学组，2014. 糖尿病肾病防治专家共识：2014年版［J］. 中华糖尿病杂志，6（11）：792-801.

中华医学会外科学分会甲状腺及代谢外科学组，中国医师协会外科医师分会肥胖和糖尿病外科医师委员会，2019. 中国肥胖及2型糖尿病外科治疗指南：2019版［J］. 中国实用外科杂志，39（4）：301-306.

中华医学会外科学分会内分泌外科学组，中华医学会外科学分会腹腔镜与内镜外科学组，中华医学会外科学分会胃肠外科学组，等，2007. 中国肥胖病外科治疗指南：2007［J］. 中国实用外科杂志，27（10）：759-762.

中华医学会外科学分会血管外科学组，2017. 深静脉血栓形成的诊断和治疗指南：第三版［J］. 中华普通外科杂志，32（9）：250-257.

周蓝波，2017. 糖尿病的饮食研究进展［J］. 中国糖尿病杂志，25（9）：851-854.

朱耀明，2004. 浅谈医疗活动中的医患沟通交流［J］. 中华医院管理杂志，20（10）：634.

ANGELOPOULOS T，KOKKINOS A，LIASKOS C，et al，2014. The effect of slow spaced eating on hunger and satiety in overweight and obese patients with type 2 diabetes mellitus［J］. BMJ Open Diabetes Res Care，2（1）：e000013.

BAILEY T，BODE B W，HRISTIANSEN M P，et al，2015. The performance and usability of a factory-calibrated flash glucose monitoring system［J］. Diabetes Technol Ther，17（11）：787-794.

BERGLIND D，WILLMER M，ERIKSSON U，et al，2015. Longitudinal assessment of physical activity in women undergoing Roux-en-Ygastric bypass［J］. Obes Surg，25（1）：119-125.

BISHOP S R，LAU M，SHAPIRO S，et al，2006. Mindfulness：a proposed operational definition［J］. Clinical Psychology Science Practice，11（3）：23-41.

BLUME I，HADAR E，HADDEN D R，et al，2013. Diabetes and pregnancy：an endocrine society clinical practice guideline［J］. J Clin Endocrinol Metab，98（11）：4227-4249.

BOROT S，BENHAMOU P Y，ATLAN C，et al，2018. Practical implementation，education and interpretation guidelines for continuous glucose monitoring：a French position statement［J］. Diabetes Metab，44（1）：61-72.

BUSETTO L, DIXON J, DELUCA M, et al, 2014. Bariatric surgery in class I obesity: a position statement from the International Federation for the Surgery of Obesity and Metabolic Disorders (IFSO) [J]. Obes Surg, 24: 487-519.

CHAKRAVARTTY S, SARMA D R, PATEL A G, et al, 2013. Rhabdomyolysis in bariatric surgery: a systematic review [J]. Obes Surg, 23 (8): 1333-1340.

CHO Y S, CHEN C H, HU C, et al, 2011. Meta-analysis of genome-wide association studies identifies eight new loci for type 2 diabetes in east Asinas [J]. Nat Genet, 44 (1): 67-72.

COLBERG S R, ZARRABI L, BENNINGTON L, et al, 2009. Postprandial walking is better for lowering the glycemic effect of dinner than pre-dinner exercise in type 2 diabetic individuals [J]. J Am Med Dir Assoc, 10: 394-397.

COOK J P, MORRIS A P, 2016. Multi-ethnic genome-wide association study identifies novel locus for type 2 diabetes susceptibility [J]. Eur J Hum Genet, 24 (8): 1175.

DABELEA D, HANSON R L, LINDSAY R S, et al, 2000. Intrauterine exposure to diabetes conveys risks for type 2 diabetes and obesity: a study of discordant sibships [J]. Diabetes, 49 (12): 2208-2211.

DANNE T, NIMRII R, BATTELINO T, et al, 2017. International consensus on use of continuous glucose monitoring [J]. Diabetes Care, 40 (12): 1631-1640.

DEMARIA E J, SCHAUER P, PATTERSON E, et al, 2005. The optimal surgical management of the super-obese patient: the debate [J]. Surg Innovation, 12 (2): 107-121.

DEURENBERG P, DEURENBERG-YAP M, 2003. Validity of body composition methods across ethnic population groups [J]. Forum Nutr, 56: 299-301.

Diabetes Control and Complications Trial Researh Group, 1993. The effect of intensive treatment of diabetes on the development and progression of long-term complications in insulin dependent diabetes mellitus [J]. N Engl J Med, 329 (14): 977-986.

DRISCOLL S, GREGORY D M, FARDY J M, et al, 2016. Long-term health-related quality of life in bariatric surgery patients: a systematicreview and meta-analysis [J]. Obesity (Silver Spring), 24 (1): 60-70.

DURNWALD C P, LANDON M B, 2008. A comparison of lispro and regular insulin for the management of type 1 and type 2 diabetes in pregnancy [J]. J Matern Fetal Neonatal Med, 21 (5): 309-313.

EDGE J, ACERINI C, CAMPBELL F, et al, 2017. An alternative sensor-based method for glucose monitoring in children and young people with diabetes [J]. Arch Dis Child, 102 (6): 543-549.

EVANS M, 2016. Current methods of assessing blood glucose control in diabetes [J]. Br J Diabetes, 16: 57-59.

FINFER S, CHITTOCK D R, SU S Y, 2009. Intensive versus conventional glucose control in critically ill patients [J]. N Engl J Med, 360 (13): 1283-1297.

GAEDE P, LUND-ANDERSEN H, PARVING H H. et al, 2008. Effect of a multifactorial intervention on mortality in type 2 diabetes [J]. N Engl J Med, 358 (6): 580-591.

GARBER A J, WAHLEN J, WAHL T, et al, 2006. Attainment of glycaemic goals in type 2 diabetes with once-, twice-, or thrice-daily dosing with biphasic insulin aspart 70/30 (The 1-2-3 study) [J]. Diabetes Obes Metab, 8 (1): 58-66.

GAULTON K J, FERREIRA T, LEE Y, et al, 2015. Genetic fine-mapping and genomic annotation defines causal mechanisms at type 2 diabetes susceptibility loci [J]. Nat Genet, 47 (12): 1415.

GELIEBTER A, CHRISTOPHER N, OCHNER C N, et al, 2014. Obesity-related hormones and metabolic risk factors: a randomized trial of dietplus either strength or aerobic training versus diet alone in overweight participants [J]. J Diabetes Obes, 1 (1): 1-7.

GIUGLIANO D, CHIODINI P, MAIORINO M I, et al, 2016. Intensification of insulin therapy with basal-bolus or premixed insulin regimens in type 2 diabetes: a systematic review and meta-analysis of randomized controlled trials [J]. Endocrine, 51 (3): 417-428.

GONG K, GAGNER M, POMP A, et al, 2008. Micro-nutrient deficiencies after laparoscopic gastric bypass: recommendations [J]. Obes Surg, 18 (9): 1062-1066.

GUREIN A, NISENBAUM R, RAY J G, 2007. Use of maternal GHb concentration to estimante the risk of congenital anomalies in the offspring of women with prepregnancy diabetes [J]. Diabetes Care, 30: 1920-1925.

HAN S, CROWTHER C A, MIDDLETON P, et al, 2013. Different types of dietary advice for women with gestational diabetes mellitus [J]. Cochrane Database Syst Rev, 3 (3): CD009275.

HANEFELD M, MONNIER L, SCHNELL O, et al, 2016. Early treatment with basal insulin glargine in people with type 2 diabetes: lessons from origin and other cardiovasular trials [J]. Diabetes Ther, 7 (2): 187-201.

HELLER S, DAMM P, MERSEBACH H, et al, 2010. Hypoglycemia in type 1 diabetic pregnancy: role of preconception insulin aspart treatment in a randomized study [J]. Diabetes Care, 33 (3): 473-477.

HERNANDEZ A V, USMANI A, RAJAMANICKAM A, et al, 2011. Thiazolidinediones and risk of heart failure in patients with or at high risk of type 2 diabetes mellitus: a meta-analysis and meta-regression analysis of placebo-controlled randomized clinical trials [J]. Am J Cardiovasc Drugs, 11 (2): 115-128.

HINE J L, LUSIGNAN S, BURLEIGH D, et al, 2017. Association between glycaemic contol and common infections in people with type 2 diabetes: a cohort study [J]. Diabet Med, 34 (4): 551-557.

HOLMAN R R, BETHEL M A, MENTZ T J, et al, 2017. Effects of once-weekly exenatide on cardiovascular outcomes in type 2 diabetes [J]. N Engl J Med, 377 (23): 1228-1239.

HOLMAN R R, COLEMAN R L, CHAN J C, et al, 2017. Effects of acarbose on cardiovascular and diabetes outcomes in patients with coronary heart disease and impaired glucose tolerance (ACE): a randomised, double-blind, placebo-controlled trial [J]. Lancet Diabetes Endocrinol, 5 (11): 877-886.

HOLMES V A, YOUNG I S, PATTERSON C C, et al, 2011. Optimal glycemic control, pre-eclampsia, and gestational hypertension in women with type 1 diabetes in the diabetes and pre-eclampsia intervention trial [J]. Diabetes Care, 34 (8): 1683-1688.

HONG J, ZHANG Y F, LAI S H, et al, 2013. Effects of metformin versus glipizide on cardiovascular outcomes in patients with type 2 diabetes and coronary artery disease [J]. Diabetes Care, 36 (5): 1304-1311.

IMAI S, MATSUDA M, HASEGAWA G, et al, 2011. A simple meal plan of eating vegetables before carbohydratewas more effective for achieving glycemic control than an exchange-based meal plan in Japanese patients with type 2 diabetes [J]. Asia Pac J Clin Nutr, 20: 161-168.

IMAMURA M, TAKAHASHI A, YAMAUCHI T, et al, 2016. Genomewide association studies in the Japanese population identify seven novel loci for type 2 diabetes [J]. Nature Communications, 7 (4): 10531.

JI L N, GUO X H, GUO L X, et al, 2017. A multicenter evaluation of the performance and usability of a novel glucose monitoring system in Chinese adults with diabetes [J]. J Diabetes Sci Technol, 11 (2): 290-295.

JI L N, TONG X L, WANG H Y, et al, 2013. Efficacy and safety of traditional Chinese medicine for diabetes: adouble-blind, randomized, controlled trial [J]. PLoS One, 8 (2): e56703.

KAMBOJ M K, EIGER G, 2003. Anticoagulant therapy in hyperosmolar non-ketotic diabetic coma [J]. Diabet Med, 20 (7): 603.

KAWAMORI R, ELIASCHEWITZ F G, TAKAYAMA H, et al, 2008. Efficacy of insulin glargine and glimepiride in controlling blood glucose of ethnic Japanese patients with type 2 diabetes mellitus [J]. Diabetes Research & Clinical Practice, 79（1）: 97-102.

KAZMIN A, GARCIA-BOURNISSEN F, KOREN G. et al, 2007. Risks of statin use during pregnancy: a systematic review [J]. J Obstet Gynaecol Can, 29（11）: 906-908.

LACKLAND D T, VOEKS J H, 2014. Metabolic syndrome and hypertension: regular exercise as part of lifestyle management [J]. Curr Hypertens Rep, 16（11）: 492.

LANDGRAF R, 2000. Meglitinide analogues in the treatment of type 2 diabetes mellitus [J]. Drugs Aging, 17（5）: 411-425.

LAUTI M, KULARATNA M, HILL A G, et al, 2016. Weight regain followingsleeve gastrectomy: A systematic review [J]. Obes Surg, 26（6）: 1326-1334.

LEELARATHNA L, WILMOT E G, 2018. Flash forward: a review of flash glucose monitoring [J]. Diabet Med, 35（4）: 472-482.

LENG J H, SHAO P, ZHANG C P, et al, 2015. Prevalence of gestational diabetes mellitus and its risk factors in Chinese pregnant women: a prospective population-based study in Tianjin, China [J]. PLoS One, 10（3）: e0121029.

LÜ Z H, PAN C Y, GAO Y, et al, 2011. A randomized, double blind, placebo-controled, parallel and multicenter study to evaluate the safety and efficacy of pioglitazone with sulphonylurea in type 2 diabetic patients [J]. Zhonghua Neike Zazhi, 50（10）: 826-830.

MAHAJAN A, GO M J, ZHANG W, et al, 2014. Genome-wide transancestry meta-analysis provides insight into the genetic architecture of type 2 diabetes susceptibility [J]. Nat Genet, 46（3）: 234.

MENSH B D, WISNIEWSKI N A, NEIL B M, et al, 2013. Susceptibility of interstitial continuous glucose monitor performance to sleeping position [J]. J Diabetes Sci Technol, 7（4）: 863-870.

METZGER B E, 2007. Long-term outcomes in mothers diagnosed with gestational diabetes mellitus and their offspring [J]. Clin Obstet Gynecol, 50（4）: 972-979.

MISHRA T, LAKSHMI K K, PEDDI K K, 2016. Prevalence of cholelithiasis and choledocholithiasis in morbidly obese south indian patients and the further development of biliary calculus disease after sleeve gastrectomy, gastric bypass and mini gastric bypass [J]. Obes Surg, 26（10）: 2411-2417.

NAKAYAMA T, NAGAI Y, UEHARA Y, et al, 2017. Eating glutinous brown rice twice a day for 8 weeks improves glycemic control in Japanese patients with diabetes mellitus [J]. Nutr Diabetes, 7（5）: e273.

NEAL B, PERKOVIC V, MAHAFFEY K W, et al, 2017. Canagliflozin and cardiovascular and renal events in type 2 diabetes [J]. N Engl J Med, 377（7）: 644-657.

PAULUS G F, DE VAAN L E, VERDAM F J, et al, 2015. Bariatric surgery inmorbidly obese adolescents: a systematic review and meta-analysis [J]. Obes Surg, 2015, 25（5）: 860-878.

PETRIE J R, PETERS A L, BERGENSTAL R M, et al, 2017. Improving the clinical value and utility of CGM systems: issues and recommendations: a joint statement of the European Association for the Study of Diabetes and the American Diabetes Association Diabetes Technology Working Group [J]. Diabetes Care, 40（12）: 1614-1621.

PFEFFER M A, CLAGGETT B, DIAZ R, et al, 2015. Liisenatide in patients with type 2 diabetes and acute coronaty syndrome [J]. N Engl J Med, 373（23）: 2247-2257.

RAMDATH D, RENWICK S, DUNCAN A M, 2016. The role of pulses in the dietary management of diabetes [J]. Can J Diabetes, 40: 355-363.

REANEY M, EICHORST B, GORMAN P, 2012. From acorns to oak trees: the development and theoretical under pinnings of diabetes conversation map education tools [J]. Diabetes Spectrum, 25（2）: 111-116.

ROBERTS C K, HEVENER A L, BARNARD R J, 2013. Metabolic syndrome and insulin resistance:

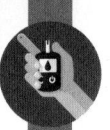

underlying causes and modification by exercise training [J]. Compr Physiol, 2013, 3 (1): 1-58.

ROSS R, HUDSON R, STOTZ P J, et al, 2015. Effects of exercise amount and abdominal obesity and glucose tolerance in obese adults: a randomized trial [J]. Ann Intern Med, 162: 325-334.

RUBINO F, NATHAN D M, ECKEL R H, et al, 2016. Metabolic surgery in the treatment algorithm for type 2 diabetes: a joint statement by international diabetes organization [J]. Diabetes Care, 39 (6): 861-877.

SALPETER S, GREYBER E, PASTERNAK G, et al, 2002. Risk of fatal and nonfatal lactic acidosis with metformin use in type 2 diabetes mellitus [J/CD]. Cochrane Database Syst Rev, (2): CD002967.

SAMANN A, MUHLHAUSER I, BENDER R, et al, 2006. Flexible intensive insulin therapy in adults with type 1 diabetes and high risk for severe hypoglycemia and diabetic ketoacidosis [J]. Diabetes care, 29 (10): 2196-2199.

SANTANA O, XYDAS S, WILLIAMS R F, et al, 2017. Percutaneous coronary intervention followed by minimally invasive valve surgery compared with median sternotomy coronary artery bypass graft and valve surgery in patients with prior cardiac surgery [J]. J Thorac Dis, 9 (S7): S575-581.

SCIRICA B M, BHATT D L, BRAUNWALD E, et al, 2013. Saxagliptin and cardiovascular outcomes in patients with type 2 diabetes mellitus [J]. N Engl J Med, 369 (14): 1317-1326.

SCOTT E M, BILOUS R W, KAUTZKY-WILLER A, 2018. Accuracy, user acceptability, and safety evaluation for the freestyle libre flash glucose monitoring system when used by pregnant women with diabetes [J]. Diabetes Technol Ther, 20 (3): 180-188.

SHANKAR P, BOYLAN M, SRIRAM K, 2010. Micronutrient deficiencies after bariatric surgery [J]. Nutrition, 26 (11-12): 1031-1037.

SHICHIRI M, KISHIKAWA H, OHKUBO Y, et al, 2000. Long-term results of the kumamoto study on optimal diabetes control in type 2 diabetic patients [J]. Diabetes Care, 23 Suppl 2: B21-29.

SIEVENPIPER J L, KENDALL C W, ESFAHANI A, et al, 2009. Effect of non-oil-seed pulses on glycaemic control: a systematic review and meta-analysis of randomized controlled experimental trials in people with and without diabetes [J]. Diabetologia, 52: 1479-1495.

SWITZER N J, MERANI S, SKUBLENY D, et al, 2016. Quality of follow-up: systematic review of the research in bariatric surgery [J]. AnnSurg, 263 (5): 875-880.

TRAURIG M, HANSON R L, MARINELARENA A, et al, 2016. Analysis of SLC16A11 variants in 12811 American indians: genotype-obesity interaction for type 2 diabetes and an association with rNASEK expression [J]. Diabetes, 65 (2): 510.

UMPIERREZ G E, PASQUEL F J, 2017. Management of inpatient hyperglycemia and diabetes in older adults [J]. Diabetes Care, 40 (4): 509-517.

UMPIERREZ G, GARDONA S, PASQUEL F, et al, 2015. Randomized controlled trial of intensive versus conservative glucose control in patients undergoing coronary artery bypass graft surgery: GLUCO-CABG Trial [J]. Diabetes Care, 38 (9): 1665-1672.

VALENTI L, BUGIANESI E, PAJVANI U, et al, 2016. Nonalcoholic fatty liver disease: cause or consequence of type 2 diabetes [J]. Liver Int, 36 (11): 1563-1579.

VIANA L V, GROSS J L, AZEVEDO M J, et al, 2014. Dietary intervention in patients with gestational diabetes mellitus: a systematic review and meta- analysis of randomized clinical trials on maternal and newborn outcomes [J]. Diabetes Care, 37 (12): 3345-3355.

WAHBI H A, ALZEIDAN R A, ESMAEIL S A, 2012. Pre-pregnancy care for women with pre-gestational diabetes mellitus: a systematic review and meta-analysis [J]. BMC Public Health, 12: 792.

WANG L M, GAO P, ZHANG M, et al, 2017. Prevalence and ethnic pattern of diabetes and prediabetes in China in 2013 [J]. JAMA, 317 (24): 2515-2523.

WANG W Q, BU R F, SU Q, et al, 2011. Randomized study of repaglinide alone and in combination with metformin in Chinese subjects with type 2 diabetes naive to oral antidiabetes therapy [J]. Expert Opin Pharmacother, 12 (18): 2791-2799.

WANNER C, INZUCCHI S E, LACHIN J M, et al, 2016. Empagliflozin and progression of kidney disease in type 2 diabetes [J]. N Engl J Med, 375 (4): 323-334.

WHITE W B, CANNON C P, HELLER S R, et al, 2013. Alogliptin after acute coronaty syndrome in patients with type 2 diabetes [J]. N Engl J Med, 369 (14): 1327-1335.

WINDING K M, MUNCH G W, IEPSEN U W, et al, 2018. The effect on glycaemic control of low-volume high-intensity interval training versus endurance training in individuals with type 2 diabetes [J]. Diabetes Obes Metab, 20 (5): 1131-1139.

World Health Organization, 2013. Diagnostic criteria and classification of hyperglycaemia first detected in pregnancy [M]. Geneva: World Health Organization: 49-52.

World Health Orgnization, 2006. Definition and diagnosis of diabetes melltius and intermediate hyperglycemia: report of a WHO/IDF consultation [M]. Geneva: WHO Document Production Services: 31-35.

YAN J, PENG D F, JIANG F, et al, 2016. Impaired pancreatic beta cell compensatory function is the main cause of type 2 diabetes in individuals with high genetic risk: a 9 year prospective cohort study in the Chinese population [J]. Diabetologia, 59 (7): 1458-1462.

YANG W Y, JI Q H, ZHU D L, et al, 2008. Biphasic insulin aspart 30 three times daily is more effective than a twice-daily regimen, without increasing hypoglycemia, in Chinese subjedcts with type 2 diabetes inadequately controlled on oral antidiabetes drugs [J]. Diabetes Care, 31 (5): 852-856.

YANG W Y, LU J M, WENG J P, et al, 2010. Prevalence of diabetes among men and women in China [J]. N Engl J Med, 362 (12): 1090-1101.

YANG W Y, ZHAO W H, XIAO J Z, et al, 2012. Medical care and payment for diabetes in China: enormous threat and great opportunity [J]. PLoS One, 7 (9): e39513.

YANG Z Y, SCOTT C A, MAO C, et al, 2014. Resistance exercise versus aerobic exercise for type 2 diabetes: a systematic review and meta-analysis [J]. Sports Med, 44 (4): 487-499.

YUMUK V, TSIGOS C, FRIED M, et al, 2015. European guidelines for obesity management in adults [J]. Obes Facts, 8 (6): 402-424.

ZHAO E F, ZHANG Y F, ZENG X L, et al, 2015. Association between maternal diabetes mellitus and the risk of congenital malformations: a meta-analysis of cohort studies [J]. Drug Discov Ther, 9 (4): 274-281.

ZHAO J H, LI M Y, BRADFIELD J P, et al, 2009. Examination of type 2 diabetes loci implicates CDKAL1 as a birth weight gene [J]. Diabetes, 58: 2414-2418.

ZHOU J, ZHENG F P, GUO X H, et al, 2015. Glargine insulin/gliclazide MR combination therapy is more effective than premixed insulin monotherapy in Chinese patients with type 2 diabetes inadequately controlled on oral antidiabetic drugs [J]. Diabetes Metab Res Rev, 31 (7): 725-733.

ZINMAN B, WANNER C, LACHIN J M, et al, 2015. Empagliflozin, cardiovascular outcomes, and mortality in type 2 diabetes [J]. N Engl J Med, 373 (22): 2117-2128.